老年常见疾病与功能障碍全周期康复专家共识丛书

老年神经精神常见疾病全周期康复专家共识

Expert Consensus of Full-Cycle Rehabilitation for Common Neurological and Psychiatric Disorders in the Elderly

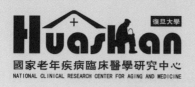 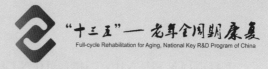

老年常见疾病与功能障碍全周期康复专家共识丛书

老年神经精神常见疾病全周期康复专家共识

Expert Consensus of Full-Cycle Rehabilitation for Common Neurological and Psychiatric Disorders in the Elderly

主 编 贾 杰 张玉梅

北京大学医学出版社

LAONIAN SHENJING JINGSHEN CHANGJIAN JIBING QUANZHOUQI
KANGFU ZHUANJIA GONGSHI

图书在版编目（CIP）数据

老年神经精神常见疾病全周期康复专家共识 / 贾杰，
张玉梅主编 .—北京：北京大学医学出版社，2024.1
ISBN 978-7-5659-2846-8

Ⅰ.①老… Ⅱ.①贾…②张… Ⅲ.①老年人 – 常见
病 – 神经系统疾病 – 康复 Ⅳ.① R741.09

中国国家版本馆 CIP 数据核字（2023）第 013403 号

老年神经精神常见疾病全周期康复专家共识

主　　编：贾　杰　张玉梅
出版发行：北京大学医学出版社
地　　址：（100191）北京市海淀区学院路 38 号　北京大学医学部院内
电　　话：发行部 010-82802230；图书邮购 010-82802495
网　　址：http://www.pumpress.com.cn
E - m a i l：booksale@bjmu.edu.cn
印　　刷：北京金康利印刷有限公司
经　　销：新华书店
责任编辑：陈　然　米存君　　责任校对：靳新强　　责任印制：李　啸
开　　本：787 mm×1092 mm　1/16　　印张：19.75　　字数：500 千字
版　　次：2024 年 1 月第 1 版　2024 年 1 月第 1 次印刷
书　　号：ISBN 978-7-5659-2846-8
定　　价：198.00 元

主编简介

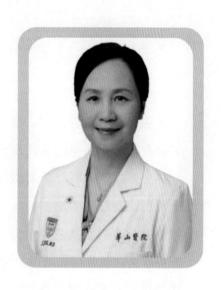

　　贾杰，主任医师，教授，博士生导师，复旦大学附属华山医院康复医学科副主任，复旦大学附属华山医院福建医院－国家区域医疗中心筹办处副主任。中国康复医学会社区康复工作委员会主任委员，中国康复医学会手功能康复专业委员会首任主任委员，中国康复医学会循证康复医学工作委员会副主任委员，国家重点研发计划项目"老年全周期康复技术体系与信息化管理研究"项目首席科学家及课题第一负责人。曾主持国家自然科学基金重大研究计划集成项目子课题1项、国家自然科学基金面上项目4项、科技部"十二五"科技支撑计划课题1项、上海市科学技术委员会/上海市卫生和计划生育委员会课题6项。发表中文、英文论文共389篇，其中被SCI收录121篇；参与编写康复医学专著20部，其中主编11部；获授权专利44项。曾获2014年教育部科学技术进步二等奖、2016年中华医学科技奖二等奖、2016年国家卫生计生委脑卒中防治工程委员会"突出贡献专家奖"、2018年复旦大学巾帼创新奖、2020年中国康复医学会科学技术奖一等奖、2020年上海康复医学科技奖一等奖等科技奖励与荣誉称号。

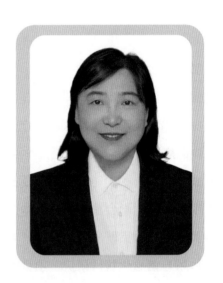

张玉梅，主任医师，教授，博士生导师，首都医科大学附属北京天坛医院康复科副主任，澳大利亚新南威尔士大学威尔士王子医院访问学者。现任中华医学会神经病学分会神经康复专业组副组长，中国卒中学会血管性认知障碍分会副主任委员，中国康复医学会阿尔茨海默病与认知障碍康复专业委员会副主任委员，中国康复医学会科技与评估专业委员会副主任委员，北京市神经内科学会神经康复分会副主任委员，北京康复医学会老年康复专业委员会副主任委员，北京康复医学会重症康复专业委员会副主任委员。主持国家自然科学基金、国家重点研发计划项目分课题、北京市优秀人才资助基金项目、北京市医院管理中心临床医学发展专项——"扬帆计划"（2021—2023）等多项科研项目，于核心期刊发表论文100余篇，其中被SCI收录30余篇。主编专著6部，获发明专利4项。

编者名单

主 编

贾 杰　复旦大学附属华山医院
张玉梅　首都医科大学附属北京天坛医院

副主编

何 霞　四川省康复医院·四川省八一康复中心
王宝兰　新疆医科大学第一附属医院
严 峰　上海市精神卫生中心
廖维靖　武汉大学中南医院
曲庆明　南通大学附属医院
杨 青　复旦大学附属华山医院

编 委（按姓氏汉语拼音排序）

艾迪娜·艾斯克尔　上海市精神卫生中心
陈俊臣　四川省康复医院·四川省八一康复中心
陈 祢　新疆医科大学第一附属医院
陈 伟　四川省康复医院·四川省八一康复中心
戴 培　首都医科大学附属北京天坛医院
邓盼墨　上海市静安区中心医院
杜润宜　首都医科大学附属北京天坛医院
杜玉英　新疆医科大学第一附属医院
房 圆　上海市精神卫生中心
付从会　上海金山区众仁老年护理医院

龚　璇　武汉大学中南医院

龚　瑜　武汉大学中南医院

郭　帅　首都医科大学附属北京天坛医院

郭双辉　首都医科大学附属北京天坛医院

郝赤子　武汉大学中南医院

何　霞　四川省康复医院·四川省八一康复中心

黄海龙　武汉大学中南医院

黄夏莲　四川省康复医院·四川省八一康复中心

季银银　上海市精神卫生中心

贾　杰　复旦大学附属华山医院

贾伟丽　首都医科大学附属北京天坛医院

蒋　婷　武汉大学中南医院

康亚丽　新疆医科大学第一附属医院

柯　洁　武汉大学中南医院

库尔班乃木·卡合曼　新疆医科大学第一附属医院

李　冲　上海体育学院

李　冬　新疆医科大学第一附属医院

李　丽　上海市静安区中心医院

李琴英　上海市静安区中心医院

李思奇　首都医科大学附属北京天坛医院

李　霞　上海市精神卫生中心

李欣育　首都医科大学附属北京天坛医院

李　雁　四川省康复医院·四川省八一康复中心

李越秀　首都医科大学附属北京天坛医院

廖维靖　武汉大学中南医院

林翠峰　复旦大学附属华山医院福建医院

林　宁　复旦大学附属华山医院福建医院

林奕芳　复旦大学附属华山医院

蔺俊斌　武汉大学中南医院

刘长彬　首都医科大学附属北京天坛医院

刘　玲　新疆医科大学第一附属医院

刘美茜　复旦大学附属华山医院

刘 琪　首都医科大学附属北京天坛医院

刘 然　首都医科大学附属北京天坛医院

刘思豪　首都医科大学附属北京天坛医院

刘 洋　首都医科大学附属北京天坛医院

刘子良　北京市延庆区医院

卢 肖　首都医科大学附属北京天坛医院

马红梅　新疆阿克苏地区第二人民医院

慕雅婷　中山大学附属第三医院

聂 婧　上海市精神卫生中心

钱佳煜　复旦大学护理学院

钱时兴　上海市精神卫生中心

仇 琦　上海市精神卫生中心

曲庆明　南通大学附属医院

任 钰　新疆医科大学第一附属医院

时 惠　新疆医科大学第一附属医院

孙海欣　首都医院大学附属北京天坛医院

田 冲　新疆医科大学第一附属医院

田淑芬　新疆医科大学第一附属医院

涂舒婷　福建中医药大学

王宝兰　新疆医科大学第一附属医院

王大立　中国人民大学社区卫生服务中心

王 倩　首都医科大学附属北京天坛医院

王 永　首都医科大学附属复兴医院

王赵霞　首都医科大学附属北京天坛医院

魏栋帅　新乡医学院

乡靖楠　上海体育学院

向春晨　首都医科大学附属北京天坛医院

肖劲松　武汉大学中南医院

熊晓琴　武汉大学中南医院

徐 硕　福建医科大学附属漳州市医院

徐向东　武汉大学中南医院

闫志杰　新乡医学院

严　峰　上海市精神卫生中心

严会荣　新疆医科大学第一附属医院

阎晶璐　四川省康复医院·四川省八一康复中心

颜　剑　武汉大学中南医院

杨　青　复旦大学附属华山医院

姚婧璠　首都医科大学附属北京天坛医院

于春洋　首都医科大学附属北京天坛医院

于惠贤　首都医科大学附属北京天坛医院

张东东　武汉大学中南医院

张　捷　武汉大学中南医院

张金宇　新疆医科大学第一附属医院

张晶晶　新疆医科大学第一附属医院

张　婧　首都医科大学附属北京天坛医院

张丽芳　复旦大学附属华山医院福建医院

张少伟　上海市精神卫生中心

张玉梅　首都医科大学附属北京天坛医院

章　鑫　武汉大学中南医院

赵依双　首都医科大学附属北京天坛医院

赵月华　上海市静安区中心医院

赵泽宇　四川省康复医院·四川省八一康复中心

郑　俊　武汉大学中南医院

周亚男　首都医科大学附属北京天坛医院

朱　琳　新疆医科大学第一附属医院

朱　墨　上海市精神卫生中心

祖力飞亚·阿勒滕别克　新疆医科大学第一附属医院

祖丽皮努尔·阿卜杜萨迪克　新疆医科大学第一附属医院

前　言

作为康复专业人员，又身处上海这座走在"老龄化"前沿的城市，笔者关注老年人群的健康和功能促进已经多年了。适逢国家科学技术部设立国家重点研发计划"主动健康和老龄化科技应对"重点专项并提出要为老年人群康复建立规范化体系与标准，以应对老龄化带来的健康挑战，我们课题组申请并承接了"老年全周期康复技术体系与信息化管理研究（2018YFC2002300）"研究项目。经过团队的数年努力和行业专家的关心帮助，课题组初拟了包括本书在内的"老年常见疾病与功能障碍全周期康复专家共识丛书"，试图为老年人群康复提供一种可参考且较系统的规范化流程和框架。

神经系统疾病和精神疾病是威胁老年人群健康的重要问题，临床康复需处理的问题常较繁难，相关领域的研究发展迅猛，但可依循的高质量临床试验相形之下仍较匮乏，而不同疾病和（或）功能障碍的研究资料繁简差异巨大。因此，如何选择和采纳信息是团队在编写时遇到的较为棘手的问题。

康复诊疗的技术和方案与经典的药物、手术的临床研究相比有其特殊性，在参考经典的循证医学证据体系时常遇到一些重要难题，如临床康复研究的对照组设置、盲法实施、同一技术在不同研究中参数的一致性常难以完善实施等，这些问题常导致可采纳的高质量临床研究证据不足。此外，主要依托文字且篇幅有限的临床研究报道对康复技术的描述较为简略，可直接用于借鉴指导临床实践的信息比较有限，而不同研究间的研究对象、技术实施等的潜在异质性也常限制了统计效力和研究结果的外推参考价值，这些都是目前国内外临床康复和相关研究领域所面临的共同问题和挑战。另一方面，康复领域相比其他临床学科的研究起步较晚，临床常用的技术虽积累了较多实践经验，但循证证据有限。如仅主要依据临床研究报道制定指南框架，虽然"证据"明确，但可能造成对于许多重要技术和信息的遗漏，降低对实践临床康复的参考价值。因此，考虑到临床康复学科的特点，经过多次团队内、外讨论，我们最终确定综合采纳多学科指南、专家共识、临床研究证据和专家经验，平衡临床研究证据和专家经验，初步制定了指南框架。当然，这种解决方案和指南框架也是一种初步的尝试，还需要在临床实践过程中接受检验，不断调整和完善，所采纳的临床研究证据和经验也需要动态地权衡调整。

在本书的编写过程中，另一个重要挑战是如何覆盖老年常见神经系统疾病和精神疾病康复的"全周期"。完整的"全周期"应当包含疾病发展、人生阶段、专业团队、机构和地域等多个方面。神经系统疾病和精神疾病具有临床前阶段长、功能障碍持续时间长，以及不同疾病间病程发展差异大等特征，不同疾病的各阶段可获得的临床康复研究证据、现有的康复实践经验差异大，且各地的机构和团队特征、可获取的临床康复资源差异大，如何构建具有统一标准的全周期康复体系极具挑战。作为初版，本书在编写过程中根据可获取的研究信息繁简，结合各参与单位、推广单位和专家论证提供的各级医疗机构、各地区实践经验，并以《国际功能、残疾和健康分类》(International Classification of Functioning，Disability and Health，ICF）框架为依据，初拟了全周期康复体系的建议流程和框架。对于研究和经验较多的"阶段"制定较细化的建议，对于信息较少的"阶段"则指明其在康复体系中的地位、康复目标和大致可考虑的康复方案，避免过于细化。我们期待通过研究和实践经验的积累，本书在未来可以进一步完善。

神经系统疾病和精神疾病康复十分复杂，本书虽然凝聚了项目团队和论证专家几年的心血努力，但在很多地方仍欠成熟。衷心希望能获得更多读者，特别是康复工作者的反馈和宝贵意见，帮助该体系在未来更趋完善。

最后，衷心感谢各位编者在编写过程中付出的宝贵时间和精力，也衷心感谢众多专家在几轮论证中给予的宝贵意见。

2023 年 10 月

目　录

第一章
老年神经精神常见疾病全周期康复概论

本书是"老年常见疾病与功能障碍全周期康复专家共识丛书"的一个分册，由国家重点研发计划"老年全周期康复技术体系与信息化管理研究（2018YFC2002300）"项目组，及其子课题"老年常见神经系统疾病综合康复体系研究（2018YFC2002302）"牵头撰写，旨在为我国老年人常见神经精神疾病的康复事业提供一定的临床与学术的指导意见。

本书基于国内外权威相关指南、共识、系统评价、随机对照试验、队列研究等高质量研究和国内外专家的临床经验进行撰写，围绕老年神经精神常见疾病的共性和特性，强调以功能障碍为核心，构架临床－康复－护理衔接综合体系，以全周期与《国际功能、残疾和健康分类》（ICF）理念为主要框架，从多角度为患者的康复评定、康复治疗方案提供指导意见和参考方案。

第一节　老年神经精神常见疾病康复的共性和诊疗特点

本书涵盖脑卒中、阿尔茨海默病、帕金森病、糖尿病周围神经病、抑郁症等几种常见神经精神疾病，覆盖了对神经精神疾病康复治疗需求最大的老年人群。这几类常见的神经精神疾病从康复角度分析具有以下重要共性。

1. 常导致多种功能障碍　由于神经系统功能复杂，因此神经系统损伤或疾病常导致多种功能障碍并存且相互关联。如脑卒中患者除最常见的运动障碍外，常同时存在感觉、语言、吞咽、认知等功能的障碍，并且运动与感觉或语言等功能障碍在表现、恢复和康复干预中存在关联性和相互作用。又如阿尔茨海默病患者，除随疾病进展逐渐加重的认知障碍外，在疾病中晚期还常合并运动、吞咽、二便等功能障碍，需要综合干预。因此，神经精神疾病的康复常需要对多种功能障碍进行全面、系统的评定，并据此制定康复目标、选择康复技术和设定其具体参数。由于疾病和功能障碍的复杂性，在进行神经精神疾病康复的过程中，康复医学科医师、治疗师需要与神经内科、精神科，以及影像科、营养科等多学科团队积极合作，以制定综合的评定和治疗方案。

2. 功能障碍的持续性和不可逆性　神经系统常见疾病所导致的功能障碍，虽然自然恢复过程各有差异（如脑卒中功能障碍存在自然恢复过程，阿尔茨海默病、帕金森病功能障碍则随病程进展逐渐加重），但与其他系统（如骨关节系统）病损所造成的功能障碍相比，一般持续时间长，且常难以恢复到病前状态。因此，在康复目标的制定、康复策略的选择上更为复杂。在康复目标的制定方面，需要结合患者的预后，即患者可能达到的功能水平（或遗留功能障碍的严重程度）、患者本身的年龄阶段（如刚进入老年期的患者与高龄老人）、患者本身的生活习惯和诉求（如患者仅要求基本生活自理，有参与休闲娱乐活动或较迫切的工作需求）等进行制定。在康复策略方面，除积极改善功能障碍外，往往还需要结合代偿策略学习和训练、环境改造、家庭和社会资源支持等，从而使患者在长期存在功能障碍的情况下，尽可能获得好的生活自理能力和生活质量。

3. 与增龄或衰老本身存在密切关系　由于上述神经精神常见疾病所造成的功能障碍持续时间一般较长，在此过程中，疾病和自然增龄的身体功能衰退过程相互交织，为康复诊疗带来更多复杂性。增龄或衰老与上述神经精神常见疾病的主要关系如下。

（1）年龄作为主要危险因素：增龄是脑卒中、阿尔茨海默病、帕金森病、糖尿病周围神经病变的最重要相关或危险因素之一。老年人发病率、患病率较年轻人显著增高，尤其是散发性阿尔茨海默病、帕金森病均主要在老年期发病，并且随着年龄增长发病率显著增高，成为危害老年人生命、健康的重要因素。

（2）增龄所致身体功能衰退与疾病的关系：脑卒中等神经系统疾病在不同年龄阶段发病所造成的功能障碍表现常有明显差异，并且恢复进程、神经系统恢复和重塑能力、学习能力等均有差异。如青少年、年轻成年人、老年人由脑卒中所致的运动障碍表现常有差异，年轻人肌张力增高可能更为明显，而老年人的软瘫可能更为常见。在康复训练过程中，年轻人学习新的运动技能、辅助器械的能力可能也较老年人更强，而老年人由于衰老原因所致的肌力减弱、关节活动度降低可能也对康复训练造成影响。

（3）疾病加重增龄伴随的功能衰退过程：即使是无神经精神疾病的老年人，随着年龄增长，也会出现身体功能的衰退，常见的如平衡功能下降、认知加工速度减慢，并且可能出现跌倒、尿失禁等意外事件和（或）并发症。若合并有上述神经系统疾病，则可能加速、加剧这些功能的衰退过程。如对于老年男性患者，在前列腺增生的基础上增加脑卒中等神经系统疾病，可能造成神经源性膀胱和尿路梗阻性因素并存，加重排尿困难，增加尿潴留风险。又例如，脑卒中、糖尿病周围神经病变导致患者肢体运动和（或）感觉障碍存在时，可能加剧骨关节退变过程，使得肌腱、关节、韧带的退变和损伤风险更高。

（4）年龄与疾病本身异质性：同一疾病在不同年龄阶段发病可能本身即存在异质性，以阿尔茨海默病为例，早发型和晚发型在遗传背景、症状表现、疾病进展等方面均存在差异（详见第二章第二节）。

除上述几种共性外，老年常见神经精神疾病在康复诊疗方面也存在明显的特性。从病因分类，以上疾病包含了常见脑血管疾病（脑卒中）、常见神经系统变性疾病（阿尔茨海默病、帕金森病）、周围神经病变（糖尿病周围神经病变），以及心境障碍（抑郁症）等不同类型，在发病原因、病程进展上有较大差异性。因此，在功能预后、康复目标制定、康复评定和治疗方案选择等方面均有各自特点，需要重点关注以下因素。

1. 自然病程　在康复目标制定方面，需要考虑疾病自然进展的速度和特点，如脑卒中患者的运动功能障碍一般在发病后 3 个月内、6 个月内恢复较明显，而 12 个月或 18 个月后进展较为缓慢。而阿尔茨海默病患者的功能障碍一般经过半年到 1 年即有较明显的进展。因此，在制定短期、长期的康复目标，康复复评和随访时间时，需要考虑上述病程规律。

2. 疾病性质与训练作用的关系 不同种类的神经精神疾病，或疾病处于不同进展阶段时，训练类型和剂量的风险与获益可能有显著差异，在制订康复治疗计划时需要特别关注。如脑卒中患者在生命体征平稳、一般情况良好的情况下，通常对运动、言语、认知等训练耐受都较好。而如阿尔茨海默病、帕金森病等神经系统变性疾病，针对疾病进展与训练剂量关系的研究仍较少，缺乏足够的临床证据和经验，但从疾病性质本身来看，可能需要注意控制训练量，避免对患者的神经系统造成过度负荷。在疾病阶段方面，以阿尔茨海默病为例，对于临床前阶段的高危人群或临床早期，患者对康复训练的耐受可能较好，而对于中晚期阶段患者，可能更需注意患者对训练剂量的反应，避免过度负担。

3. 常见伴发疾病、并发症特点 上述老年常见神经精神疾病，其常见的伴发疾病、并发症有差异，相应地在制定康复评估和治疗策略时应有所侧重。如脑卒中患者肢体运动障碍较严重时，应特别关注下肢深静脉血栓等可能的并发症；而糖尿病周围神经病变患者应注意观察肢体（尤其是末梢）的血液循环状态，注意避免意外损伤。

本共识纳入上述几种常见的老年神经精神疾病，以其所可能导致的运动、感觉、语言、认知、精神行为、吞咽、二便、疼痛、心功能、肺功能等功能障碍为核心，关注其在临床康复中的共性和特性，从康复目标制定、康复评定、康复治疗等方面系统归纳和整理现有临床研究和临床实践证据与经验，为临床康复工作提供指导和建议（图 1-1-1）。

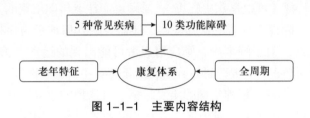

图 1-1-1 主要内容结构

第二节 老年神经精神疾病全周期康复体系

一、老年神经精神疾病全周期康复的概念

全周期的概念是指疾病的全周期，即由于神经精神疾病在发生、发展过程中具有显著的阶段性特征和差异，需要根据各阶段的特征制定康复目标、康复评定和治疗方案。神经精神常见疾病由于病因不同，其临床全周期划分有显著差异。例如，脑卒中在发病后分为急性期、亚急性期、慢性期，功能障碍通常在发病后短时间内达到高峰，然后出现逐渐恢复的过程；阿尔茨海默病和帕金森病作为神经系统变性疾病，则呈现不可逆进展的特征，应根据主要功能障碍受损的严重程度进行分期；抑郁症则无一定的变化趋势。因此，对于各种常见的老年神经精神疾病，需要根据疾病特征进行分期，并根据各周期的特点制定康复方案。

从疾病阶段进行扩展，神经精神疾病的全周期康复还应延伸至患者人生的全周期。因多种神经精神疾病在进入临床发病阶段前，可能已经历长时间的发展（如阿尔茨海默病、帕金森病），或在发病前已积累较多的危险因素（如脑卒中相关的血管性危险因素）。并且在发病后，可能长期存在功能障碍，长期影响患者及其家属或照料者的日常生活。因此，对于老年神经精神疾病的全周期康复，还需要扩展至中年乃至青年的发病前阶段的预防性康复，并且延伸至疾病终末期的护理和支持。

此外，各级医疗机构或不同地域医疗机构在医疗资源、组织架构，以及主要面对人群的社会生活习惯等方面具有差异，需要根据各自特征，在老年神经精神疾病的全周期康复的理念中制定治疗方案和协作方案，即团队、机构和地域的全周期。

二、老年神经精神疾病的康复目标

老年神经精神疾病康复目标的制定应兼顾功能障碍特征、严重程度、疾病发展特点（例如脑卒中和阿尔茨海默病具有相反的发展过程）。根据功能恢复预期速度的差异，近期治疗目标可定位 2 周或 1 个月内可短期达到的目标，主要针对患者的康复诉求和功能问题制定；远期目标一般根据疾病本身发展的特点，尽可能恢复患者的功能水平，并改善其日常生活和社会参与能力。

三、老年神经精神疾病的全周期康复评定体系

1. 功能障碍　老年神经精神疾病的全周期康复评定在功能域的选择上，需要考虑疾病主要的功能障碍特征（可根据病史筛查），兼顾可能在老年期出现的多种功能障碍。如对于阿尔茨海默病，除评定患者的认知障碍，还需兼顾其精神行为症状，以及可能合并的吞咽、二便等问题；对于脑卒中，则应对患者可能出现的运动、感觉、认知、吞咽、二便等问题进行全面筛查，必要时进行评定；对于患者主诉的功能障碍，应重点关注。

2. 背景因素　老年神经精神疾病的康复目标、可选择的康复辅具和代偿策略、转诊和随访计划等都与患者的个人背景因素，以及环境背景因素密切相关。因此，在进行康复评定、制定康复策略时，应关注对个人和环境背景因素的调查，将康复诊疗全周期融入患者的生命周期，真正发挥促进健康状态的作用。

3. 评定方法　在康复评定方法的选择上，可结合规范且有重点的病史采集、标准化量表评定、常用任务范式、影像学和神经生理学等辅助检查，以及实验室检查综合进行。从而在临床症状、功能水平、日常生活和社会参与、神经结构和功能等多层面进行综合评定。

4. 协作方式　老年神经精神疾病康复涉及的人员和活动较复杂，包含康复团队、多学科、多机构、多地域的协作。康复团队协作主要是康复医师、康复治疗师、康复护理人员、护工和（或）社工、康复研究协调人员、康复工程师等的合作，主要进行专业的康复评定、康复治疗和相关研究工作。协作方式可以选择小组讨论（team meeting）的方式常规进行。多学科协作是指以康复医学科为中心，与神经内科的临床诊疗，以及与老年科、营养科、精神科、影像科、全科医学等多学科团队的全面合作，提供全方位的评定和支持；协作方式可以通过常规会诊、开展多学科协作门诊、合作研究等方式进行。多机构合作，主要是在综合医院的神经内科专科、综合医院的康复医学专科和（或）康复专科医院、社区医院等各层级之间，形成有效的双向转诊机制，既有利于提升神经精

神疾病诊疗与康复的专业性、规范化，又有助于提升医疗资源的可及性和便利性；可因地制宜，根据医联体建设、转诊机制建设、远程诊疗协作等方式，促进机构间的有效协作。地区合作可以结合个体发展水平，积极采用合作研究、远程会诊、定期交流等方式，促进优良康复技术体系的推广。

四、老年神经精神疾病的全周期康复治疗体系

1. 目标导向　老年神经精神疾病的康复应以综合康复评定结果为基础，以康复目标为指导进行实施。康复目标的制定不仅需要考虑疾病本身的发生发展规律，还需要考虑患者个性化的诉求，这在制定代偿策略时尤为重要。老年人因神经精神疾病所导致的功能障碍，即使经过全面、系统的康复治疗，往往也并不能恢复到病前水平，部分疾病导致的功能障碍还会不可逆进展。因此，结合疾病发展阶段、患者日常生活诉求制定治疗和代偿策略，以达到既定康复目标作为评价康复疗效和制订康复计划的标准非常重要。

2. 规范化和流程化　老年神经精神疾病的康复涉及病种、功能障碍较多，采用有序、规范的康复评定和治疗流程及方案，既有助于尽可能全面评估患者的总体功能状态，避免漏诊误诊，也有助于客观、全面地判断康复疗效，协助不同医疗机构间对患者功能状态的判断以及治疗方案的对接。

3. 个体化和精准化　老年神经精神常见疾病导致的功能障碍因损伤原因、程度以及合并症的不同，常表现出显著的个体差异。同时，个人、环境背景性因素也在很大程度上影响患者的康复诉求和可获取的临床和康复资源。因此，在制定康复评定和治疗方案时，应尽可能结合主观、客观、定性、定量等多种康复评定技术，精准评定患者的身体结构和功能状态，以及日常生活和社会参与水平。并且，需根据患者的具体康复诉求、功能障碍特征及背景性因素制定康复目标，结合常规功能训练、代偿策略、辅具应用、神经调控等辅助治疗技术，以及传统康复、具备临床证据的新技术等，制定综合治疗方案。

4. 老年神经精神疾病康复的团队　老年神经精神疾病相关的功能障碍较多，表现和变化复杂，相关因素多，因此需要多学科团队配合。老年神经精神疾病的康复团队包括康复医师、物理治疗师、作业治疗师、言语治疗师、专科护士，必要时可包括辅具制作人员和工程师。康复团队还需要与神经内科、精神科、老年科、营养科、影像科等学科合作，从而形成多学科诊疗系统分工合作。此外，由于神经精神疾病造成的功能障碍病程长，且大量患者无法恢复独立日常生活能力，因此需要将患者的照护者、家属或护工也当作团队的一部分进行考虑，对其进行充分的康复宣教和技能指导。

第三节　老年神经精神疾病全周期康复的 ICF 理念

《国际功能、残疾和健康分类》（ICF）的总目标是提供一种统一的和标准的语言与框架来描述健康状况和与健康有关的状况，涉及健康领域和与健康有关的领域，可以从两个基本方面加以说明：①身体功能和结构；②活动和参与。此外，ICF 还列出了与这些方面相互作用的环境因素。基于 ICF 框架描述和评定老年神经精神疾病患者的功能状

态、日常生活和社会活动中的表现，总结可能与患者的健康相互作用的有利和不利因素，有利于在多层面综合制定康复治疗方案和治疗目标，提升患者的健康状态，并减少照护者的负担。为方便 ICF 框架的临床应用，目前工作组已根据多种疾病特征，制定了 ICF 核心组，选择、归纳与该疾病相关的 ICF 类目，以帮助评估患者全面的健康状态和健康相关因素。目前，针对部分神经系统疾病，已发布了 ICF 核心组，可参考该推荐选择 ICF 条目组合，用以评定患者的健康状态。

第四节　老年神经精神疾病康复的临床研究

一、老年神经精神疾病康复临床研究的主要问题

1. 横断面调查和自然病程　老年神经精神疾病具有病因复杂、合并症多、病程长等特点，在疾病和功能障碍的发生发展过程中，常混合了衰老本身以及其他非神经精神疾病因素。并且，疾病的功能状态表现、发展过程与患者的自身因素、支持条件等有很大关系，具有地域差异性。然而，目前对于多种老年神经精神疾病，在不同阶段、不同合并症人群、不同治疗条件下、不同地域的一般功能状态、功能自然发展过程尚缺乏大样本调查和研究。开展此类研究将为制订有效康复预防和随访等策略、配置资源、指导临床康复诊疗以及临床康复研究设计提供有益信息。开展上述研究，建议采用统一的评定体系，可以参考 ICF 的评定框架，结合各系统疾病专家共识，设计评定方案。

2. 预后研究　虽然老年神经精神疾病的康复涉及众多人群和机构，现已开展广泛的临床应用，但是由于住院周期限制、失访等因素影响，不同原因、不同严重程度、不同共患病状态下，老年人群的康复预后仍缺乏大样本、长期随访的研究。开展此类研究，需要制定规范的随访间隔，采纳较统一的康复评定体系。

3. 循证医学研究　对于康复治疗新方案、新技术开展循证医学研究是快速发展的老年神经精神疾病康复领域的迫切需求和发展方向。然而，在药物临床试验中普遍采用的双盲、安慰剂对照等常规标准方法，有时很难在康复方案、康复器械或技术的应用中实施。因此，在设计康复方案、康复技术、康复设备的循证医学研究中，有必要综合现有技术条件，对"安慰"或"对照"方案进行科学、伦理设计。对于盲法的设计，既要考虑科学性，也要考虑实际实施因素，应保障科学性并降低实施中的破盲风险。

4. 康复机制　老年神经精神疾病康复涉及的康复机制复杂，多数目前仍未阐明。对于康复机制的研究，需在多尺度、多水平中开展，如分子、突触、细胞、器官、个体水平等，开展动物模型试验需注重临床转化潜力。并且，应更要关注实际患者康复过程中的神经机制研究。神经影像、神经电生理等技术，以及客观功能评定技术的快速发展，为开展上述研究提供了有利条件。

二、临床康复研究报道规范

随着临床研究方法学体系的不断进步，为促进临床研究质量提升，帮助临床研究质量判断，提高临床研究信息共享效率，目前学术界已对随机对照试验、观察性研究、诊

断性研究、预后研究等多种类型临床研究形成多个报道共识，越来越多的期刊在发表临床研究时要求作者在文章撰写时应遵守这些报道规范共识，主要包括：①临床试验报告统一标准（consolidated standards of reporting trials，CONSORT）声明：针对多种各设计类型的随机对照研究；②定性研究报告标准（standards for reporting qualitative research，SRQR）；③定性研究统一报告标准（consolidates criteria for reporting qualitative research，COREQ）；④诊断准确性研究报告标准（standards for reporting of diagnostic accuracy，STARD）；⑤加强流行病学观察性研究报告（strengthening the reporting of observational studies in epidemiology，STROBE）；⑥系统综述和荟萃分析优先报告的条目（preferred reporting items for systematic reviews and meta-analyses，PRISMA）；⑦临床试验方案规范指南（standard protocol items: recommendations for interventional trials，SPIRIT）；⑧个体预后或诊断的多变量预测模型透明报告（transparent reporting of a multivariable prediction model for individual prognosis or diagnosis，TRIPOD）等。可以登录 Equator 网站（https://www.equator-network.org/library/）搜索临床研究相关报道规范。虽然这些共识主要针对临床研究的报道，但在临床研究设计和开展阶段参考上述共识，将有助于提高研究的质量。

此外，由于康复治疗技术的复杂性，建议对于研究涉及的康复方案、对照方案，均应进行说明，必要时可提供图片或视频资料，从而帮助读者判断该研究的可推广性，以及促进研究技术的临床推广应用。

第二章
老年脑卒中全周期康复专家共识

第一节　老年脑卒中概述

一、脑卒中定义和分类

脑卒中，又称中风、脑血管意外，是一种急性脑血管疾病，是由于脑部血管突然破裂或因血管阻塞导致脑血流灌注障碍而引起脑组织损伤的一组疾病。

脑卒中包括缺血性和出血性两种主要类型，其中根据责任血管部位、发病机制等不同，又可分为不同类型。根据中华医学会神经病学分会、中华医学会神经病学分会脑血管病学组发布的"中国脑血管疾病分类2015"中的分类介绍如下[1]。

1. 缺血性脑血管病

（1）短暂性脑缺血发作：包括颈动脉系统和椎-基底动脉系统。

（2）脑梗死（即急性缺血性脑卒中）：包括大动脉粥样硬化性脑梗死（颈内动脉闭塞综合征、大脑前动脉闭塞综合征、大脑中动脉闭塞综合征、大脑后动脉闭塞综合征、基底动脉闭塞综合征、小脑后下动脉闭塞综合征、其他）、脑栓塞［心源性栓塞、动脉源性栓塞、其他（反常栓塞、脂肪栓塞、空气栓塞等）］、小动脉闭塞性脑梗死、脑分水岭梗死、出血性脑梗死、其他原因（真性红细胞增多症、高凝状态、烟雾病、动脉夹层等）所致脑梗死和原因未明脑梗死。

（3）脑动脉盗血综合征：包括锁骨下动脉盗血综合征、颈动脉盗血综合征和椎-基底动脉盗血综合征。

（4）慢性脑缺血。

2. 出血性脑血管病（不包括：外伤性颅内出血）

（1）蛛网膜下腔出血：包括动脉瘤破裂（先天性动脉瘤、动脉硬化性动脉瘤、感染性动脉瘤、其他）、脑血管畸形、中脑周围非动脉瘤性蛛网膜下腔出血、其他原因脑出血（烟雾病、夹层动脉瘤、颅内静脉系统血栓形成、血液病、抗栓治疗并发症等）和原因未明脑出血。

（2）脑出血：包括高血压脑出血（壳核出血、丘脑出血、尾状核出血、脑叶出血、脑干出血、小脑出血、脑室出血、多发性脑出血、脑血管畸形或动脉瘤脑出血、其他）、淀粉样脑血管病脑出血、药物性脑出血（溶栓、抗栓治疗及应用可卡因等）、瘤卒中、脑动脉炎脑出血、其他原因脑出血（烟雾病、夹层动脉瘤、颅内静脉系统血栓形成、血液病等）和原因未明脑出血。

（3）其他颅内出血：包括硬膜下出血和硬膜外出血。

脑卒中所致脑损伤是由上述某种病因导致的急性神经系统损伤。约80%的脑卒中是由缺血性脑梗死所致，20%由脑出血所致。缺血性脑卒中有3种主要的亚型：①血栓形成：包括大血管病变、微血管病变；②栓塞：包括心源性、主动脉源性；③全身性灌注不足：常导致分水岭脑梗死。另外还包括：血液高凝状态、短暂性脑缺血发作。而出血性脑血管病有2种主要的亚型：脑内出血、蛛网膜下腔出血（图2-1-1）。

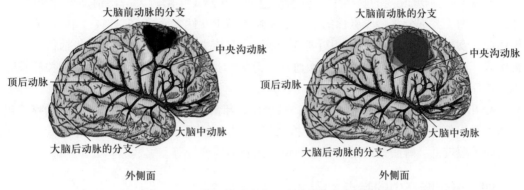

图 2-1-1　缺血性脑卒中和出血性脑卒中示意图

二、流行病学

全球范围内，缺血性脑卒中占68%，而出血性脑卒中（包括脑内出血和蛛网膜下腔出血）占32%。

全球疾病负担研究（global burden of disease study，GBD）显示[2]，我国脑卒中终生发病率为39.9%，位居全球首位，这意味着每5人中约有2人在一生中罹患脑卒中。《2019中国卫生健康统计提要》数据显示[3]，2018年我国居民因脑血管病致死比例超过20%，这意味着每5位死亡者中至少有1人死于脑卒中。

GBD数据显示，中国缺血性脑卒中发病率不断上升，由2005年112/10万升高至2017年156/10万，而出血性脑卒中发病率呈现缓慢下降的趋势，由2005年96/10万下降至2017年62/10万。根据中国国家脑卒中筛查调查数据（China national stroke screening survey，CNSSS）显示，我国40~74岁人群首次脑卒中总体标化发病率由2002年的189/10万上升至2013年的379/10万，平均每年增长8.3%。根据国家卒中流行病学专项调查（national epidemiological survey of stroke in China，NESS-China）报告显示，2013年我国20岁以上居民脑卒中发病率为345/10万，年龄标化发病率为247/10万。

这些数据提示中国的脑卒中发病率和死亡率是全世界最高的[4]。在中国，脑卒中的致死率和致残率均为成年人多种病因中的第一位。我国脑卒中流行病学特征主要表现为：①发病年龄年轻化；②男性高于女性；③地域上北高南低，中部突出；④农村高于城市；⑤缺血性脑卒中增多，出血性脑卒中降低等。对于老年人群，现有研究发现年龄增长是脑卒中最强劲的不可改变的危险因素。研究显示，55岁以后每10年脑卒中患病人群就增加一倍[5]，大约3/4的脑卒中发生在年龄≥65岁的人群中。因此，脑卒中是威胁老年人健康和生命最主要的疾病之一。

三、危险因素

1. 缺血性脑卒中的主要可改变危险因素[6]包括：①高血压；②糖尿病；③吸烟；④血脂异常；⑤超重或肥胖；⑥体力活动不足。

2. 缺血性脑卒中的两个重要危险因素可通过有效的二级预防修正，分别是：①心房颤动；②颈动脉狭窄。

3. 重要但不可改变的脑卒中危险因素包括：年龄（年龄较大，特别是超过80岁）、种族、性别（大部分年龄段男性的脑卒中风险均高于女性，而在35～44岁和85岁以上年龄段，女性的风险则与男性相近甚至更高）、家族史以及遗传。其他还包括饮酒、心脏疾病、高凝状态、高同型半胱氨酸血症、感染、炎症、代谢综合征、睡眠相关呼吸障碍、放疗等。

4. 出血性脑卒中的危险因素包括：高血压、年龄较大、颅内动脉瘤、抗凝治疗（包括华法林、新型口服抗凝药、抗血小板药等）、大量饮酒、吸烟、总胆固醇和低密度脂蛋白胆固醇较低、雌激素缺乏、部分药物作用及遗传变异等。

四、老年脑卒中的特点

由于老年人具有多系统功能减退、多病共存的特点，老年脑卒中具有以下特点。

1. 神经功能缺损情况较严重。
2. 容易出现并发症、合并症。
3. 基础疾病较多，限制临床和康复治疗的开展。
4. 运动能力储备差、衰退快，包括心肺适应能力和关节肌肉状况。
5. 使用药物较多，可能影响康复治疗。
6. 认知功能障碍发生率较高，认知及交流能力的衰退可能影响康复治疗。
7. 神经功能重塑和再生能力差。
8. 缺乏家庭和社会的支持，心理问题突出。
9. 孤独、焦虑、挫败、恐惧等心理问题突出。
10. 社交能力欠缺，社会参与主动性不够。

五、ICF 框架下的老年脑卒中后功能障碍

1. 世界卫生组织（World Health Organization，WHO）推荐的ICF将疾病的影响归为3个层面：①身体层面，指身体各系统的结构和功能；②活动层面，囊括了个体活动的全部范围；③参与层面，将个体涉及、参与以及有社会活动机会或障碍的生活领域进行了划分[7]。与这3个层面相对应的是神经功能缺损（即一些功能障碍，如偏盲、失语、偏瘫、吞咽困难或认知减退）、失能（即生理缺陷造成的日常活动能力丧失）及残障（即缺损和失能影响社会参与）。

2. 脑卒中后的功能问题常见下述几个方面。

（1）躯体功能障碍：包括运动、感觉、言语、认知、吞咽、心肺、疼痛、精神心理、二便等功能障碍。

（2）活动能力障碍：包括日常生活活动能力、工具性日常生活活动能力障碍。

（3）社会参与能力受限[8]。

ICF 认为，个体的功能水平（身体功能、执行任务活动的能力、日常活动参与）是健康状况与环境和个人因素交互作用的结果。神经科临床诊疗主要针对脑卒中的病因和病理问题。而综合康复还应围绕脑卒中后功能的损害，个人活动能力和社会参与水平，以及影响活动和参与水平的个人和环境背景因素，进行综合评定、治疗及相应的环境改造。

老年人常见多种健康问题、共存疾病，以及伴随的损伤，这些均会影响功能受损的进程。老年人功能问题有各种原因，经常因躯体功能障碍、个人及参与能力下降与个人和环境背景因素相互作用而产生[9]。临床药物治疗有可能提高脑卒中后个人能力，但综合康复干预措施可提高个人能力和（或）降低任务要求。

六、ICF 框架下的老年脑卒中功能障碍评估

ICF 评估的资料可来源于病史采集、康复评定（定性 / 定量评定、标准化量表评定、仪器辅助评定等）、实验室检查和辅助检查等（表 2-1-1）。无论是用于临床还是研究，脑卒中相关的量表评定都可有效地辅助提高诊断的准确性，确定特异性治疗的适用性，监测神经功能障碍的变化及预测和判定结局。自 20 世纪 80 年代以来，脑卒中的临床测评工具已取得了重要的进展。尽管有很多通用量表和脑卒中专用量表已确定可靠且有效，但没有哪一种量表可适用于所有临床或研究情况。此外，在评估疾病和治疗对生活质量的影响方面也变得越来越重要。

表 2-1-1 简明版脑卒中 ICF 核心集

一级类目	ICF 代码	二级类目
身体功能	b110	意识功能
	b114	定向功能
	b140	注意力功能
	b144	记忆功能
	b167	语言精神功能
	b730	肌肉力量功能
身体结构	s110	脑结构
	s730	上肢结构
活动和参与	d310	交流 - 接收 - 口头讯息
	d330	说
	d450	步行
	d510	盥洗自身
	d530	如厕
	d540	穿着
	d550	吃
环境因素	e310	直系亲属家庭
	e355	卫生专业人员
	e580	卫生服务体制政策

脑卒中功能障碍涉及较多的功能领域，尽管这些不同领域所反映的脑卒中的影响常普遍一致，但重要的是评定每个领域，因为侧重于任何一个方面都可能造成误导。神经功能缺损对生活质量的影响依据个人情况的不同可能有相当大的差别。

脑卒中神经功能缺损评估，主要包括美国国立卫生研究院脑卒中量表（National Institute of Health stroke scale，NIHSS）[10]、美国国立卫生研究院脑卒中量表儿童版（pediatric National Institutes of Health stroke scale，PedNIHSS）[11]、欧洲脑卒中量表和加拿大神经病学量表（Canadian neurologic scale，CNS）[12] 等。尽管这些量表有助于评估脑卒中所致的神经功能缺损的严重程度，但它们对于精细化康复治疗的作用有限，还需采用针对性高的量表对各功能领域进行特定评定，常用量表列举如下。

（一）针对特定功能问题的评估

1. 运动障碍　如 Fugl-Meyer 评估法[13]、运动评估量表和运动力指数（motricity index）等[14]。

2. 平衡　如 Berg 平衡量表[15]。

3. 上肢 / 手的功能　如上肢动作研究测试（action research arm test，ARAT）[16]。

4. 活动性　如 Rivermead 活动性指数[17]。

5. 失语　如 Frenchay 失语症筛查试验和沟通能力 Porch 指数。

6. 认知　如蒙特利尔认知评估（Montreal cognitive assessment，MoCA）[18]。

7. 精神行为和（或）情绪问题　如贝克抑郁量表（Beck depression inventory，BDI）[19]、流行病学研究中心抑郁量表（center for epidemiologic studies of depression scale，CES-D）[20]、汉密尔顿抑郁量表（Hamilton depression scale，HAMD）、9 条目患者健康问卷（personal health questionnaire-9，PHQ-9）[21] 等。

（二）日常生活活动能力评估

两种最常用的脑卒中失能评估量表是 Barthel 指数（Barthel index，BI）[22] 量表和功能独立性评定（functional independence measure，FIM）[23] 量表。在一项研究中，这两种量表对失能改变的反应相似，而另一项报道发现，FIM 对这种改变更敏感。

工具性日常生活活动（instrumental activities of daily living，IADL）[24] 量表试图填补失能和残障之间的评估空白。其目的在于了解患者在家中独立生活的能力，并评估各种活动（烹饪、家庭管理、娱乐等）。现有多个 IADL 量表，但 Frenchay 活动指数（Frenchay activities index）[25] 量表是专门开发用于评估脑卒中患者的，并且比较可靠。

（三）残障量表

主要有 Rankin 量表及其衍生量表，即改良 Rankin 量表（modified Rankin scale，mRS）[26]、Rankin 重点评估量表和牛津残障评分量表，其中 mRS 应用最广。Craig 残障评估和报告技术（Craig handicap assessment and reporting technique，CHART）[27] 专门用于评估残障，但在脑卒中患者的评估中尚未像 mRS 一样广泛使用。

（四）生活质量量表

健康相关生活质量（health-related quality of life，HRQOL）[28] 反映了可受急性或慢性疾病影响的患者身体、情绪和社会方面的状况。这些评估类型通常用于研究而非临床。一些已用于评估脑卒中患者 HRQOL 的量表包括：①疾病影响量表；②健康调查量表 36

（36–item short form health survey，SF–36）；③健康效用指数；④ EuroQol 健康指数量表。

然而，将这些 HRQOL 量表应用于脑卒中患者特别具有挑战性，因为这些量表通常较冗长，而且疾病本身可影响患者的应答能力，因此常常需要从代理人处得到回答。

为了解决上述在脑卒中患者生活质量评定方面的困难，现已开发出脑卒中专用 HRQOL 评定工具，包括：①脑卒中影响量表（stroke impact scale，SIS）[29]；②脑卒中专用生活质量量表；③疾病影响情况量表的脑卒中改编版。

第二节　老年脑卒中全周期康复

脑卒中发病后所致的功能问题常持续较长时间，甚至终生。即使离开康复医疗中心或康复医院后，脑卒中康复的需求依然存在，包括残留的躯体功能问题、重新融入社会、健康相关生活质量、活动性的维持和自我实现感等。

因此，脑卒中的预防非常重要，如健康的生活方式、慢病的管理等对于预防脑卒中的发生起着重要作用，80% 的患者可避免脑卒中的发生。同时脑卒中的康复治疗应涵盖疾病的全周期，从超急性期、急性期脑卒中中心住院治疗时采取的早期康复介入措施，到亚急性期脑卒中恢复期的综合康复治疗，以及慢性期在社区卫生服务中心持续康复介入、居家康复等，还包括脑卒中的二级预防和病情随访监控[30]（图 2-2-1）。

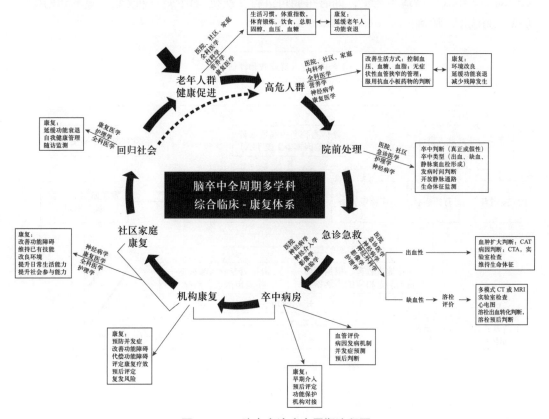

图 2-2-1　脑卒中诊疗全周期流程图

一、疾病发展全周期

（一）脑卒中预防

在脑卒中发病前，对于高危人群需要进行脑卒中预防，主要是对于可干预危险因素的综合干预、对高危人群的筛查（图2-2-2），以及对于早期征象的预警。具体包含：①控制高血压是预防脑卒中的重点[31]，包括按时服用降压药物、定期监测血压、必要时调整药物等。②防治动脉粥样硬化，关键在于防治高脂血症和肥胖，以及对于高危人群的筛查。③控制血糖，以及对糖尿病与其他疾病如心脏病、脉管炎的防治。④卒中先兆的宣教，如有血压升高、波动，头痛头晕、手脚麻木无力等先兆，应尽早采取措施加以控制。⑤短暂性脑缺血（transient ischemic attack，TIA）发作的控制：当患者有短暂性脑缺血发作时，应让其安静休息，并积极治疗，防止其发展为脑卒中。⑥注意天气因素的影响：季节与气候变化容易诱发血压波动、血管痉挛，在这种时候更要防备卒中事件的发生。⑦均衡饮食，增加果蔬摄入，避免过多摄入糖类和脂肪。蔬菜和水果中富含钾、镁、叶酸等营养物质。钾元素对血管有保护作用，还能起到降低血压的作用；镁元素也具有降低胆固醇、扩张血管等预防脑血管病的功效；而叶酸能将脑卒中患者体内的高半胱氨酸转化为蛋氨酸，降低血液中半胱氨酸的浓度，从而减少患冠心病和脑卒中的危险。⑧建议每周150～300分钟的中等强度的有氧运动或者75～150分钟的高强度有氧运动，老年人应该适当减量，同时每周可进行2次抗阻训练。⑨改变久坐不动的生活方式。⑩戒烟、限酒。

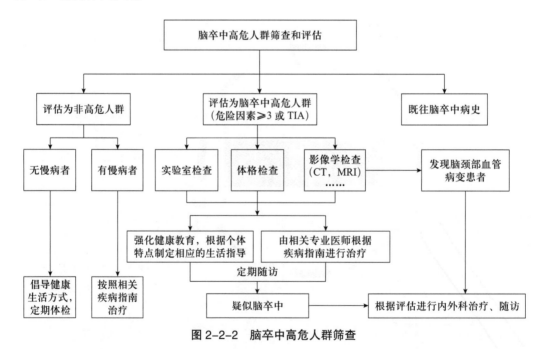

图2-2-2 脑卒中高危人群筛查

（二）超急性期及急性期康复

超急性期、急性期康复在脑卒中单元内进行，主要目标包括：早期介入、并发症预防、患者及家属的教育。

1. 早期介入　研究表明，脑卒中后应尽早介入康复治疗，康复治疗开始时机一般为患者血压、呼吸、心率、血氧饱和度稳定，且神经功能缺损症状不再进展[32]。早期康复治疗根据患者神经功能缺损情况，开展包括床上关节活动度训练、良肢位的保持、床上坐位训练、转移训练、站立及行走训练，并鼓励患者重新开始与外界交流。

2. 并发症预防　脑卒中发生后，患者或因卧床导致一系列的并发症，如肺部感染、深静脉血栓形成、压疮等，老年患者常因身体机能下降更易发生压疮、肺部感染等并发症，应通过早期康复介入，尽可能减少患者卧床和制动时间，减少相关并发症的发生。

即使未发生上述并发症，脑卒中后急性期因患者卧床和制动导致的心肺适应性下降，可能对急性期后的功能训练和活动能力的维持造成影响，应尽早开展康复治疗，减少卧床时间，增加活动量，维持心肺适应能力。

3. 患者及家属的教育　脑卒中虽然急性发病，但本质是一个长期的慢性疾病或终生疾病，发病早期即应对患者及家属进行疾病知识、康复治疗和护理的教育，让患者及家属尽早知晓脑卒中治疗和长期康复的阶段安排和注意事项，特别是患者卧床、转移、活动时的良肢位，避免发生因照护过程中的不良操作引发新的功能问题。教育内容还包括：脑卒中的二级预防、生活方式的改变、康复治疗的计划、康复治疗中可能出现的问题、营养支持、家庭和社会支持、不良情绪的处理、环境改造等。

（三）亚急性期康复

亚急性期康复主要在康复中心或康复医院进行，包括：功能障碍的康复、日常生活活动能力的康复和社会参与能力的康复。

1. 功能障碍的康复　针对脑卒中后常见的功能障碍，包括运动、感觉、语言、认知、吞咽、心肺、疼痛、精神心理和二便的功能障碍，开展强化康复治疗（具体见相关章节）。

2. 日常生活活动能力的康复　以提高患者日常生活和自我照料能力，减轻照顾者负担为主要目标。应注意的是，提高日常生活活动能力的康复不能仅关注于患者能力的训练，还应注意背景因素，可通过生活环境改造、辅助器具应用等方式，降低患者进行日常生活活动的难度。

3. 社会参与能力的康复　从社会学角度依靠社会帮助和患者自身力量，采取有效措施，以减少和消除不利于脑卒中患者进入社会的各种障碍，使患者充分参与社会生活，并为社会发展做出力所能及的贡献。

（四）慢性期康复

当患者在康复中心或康复医院接受康复治疗后，功能恢复达到平台期，可以对患者及其家属进行康复宣教，使患者能在社区或家中进行常规的锻炼以维持功能。慢性期康复的形式可包括：社区康复、家庭康复、远程康复等。

1. 社区康复　依托患者所在的社区卫生服务中心，由社区康复医师和治疗师承接脑卒中慢性期患者的康复治疗。但我国基层社区医院的康复工作者人数不足，可以考虑由经过康复培训的全科医师承接慢性期康复，主要进行康复指导、随访和康复治疗监控工作[33]。

2. 家庭康复　经康复中心、康复医院、社区康复中心的医师或治疗师指导后，在家中利用简单的器具进行功能维持性训练，适合依从性较好的患者，也是对社区康复的重要补充。

3. 远程康复　随着信息技术的发展，利用物联网设备和网络技术在社区、家庭开展远程康复已成为可能。远程康复可使得恢复期强化康复治疗得到延续，但目前还存在诸多问题，如医疗费用、康复医疗人员安排、居家设备操作繁杂等[34]。

4. 高危人群干预　在脑卒中发生之前对高危人群进行干预是脑卒中全周期康复的重要环节，而已发生过脑卒中的患者本身也有较高的再发可能性。防止脑卒中再次发生的主要措施有[35]：①健康教育；②血压、血糖、血脂的管理；③戒烟、限酒；④饮食和生活习惯的改变；⑤增加体力活动和适度运动训练；⑥抗凝、抗血小板治疗。

二、参与人员全周期

对于老年脑卒中患者，多伴随其他基础疾病、合并症和功能问题，需要临床医师对临床疾病的诊断、治疗方案的选择、药物的相互作用做整体把控；需要康复医师根据患者目前功能障碍及功能评估制订出切实可行的康复治疗计划；需要康复治疗师根据康复治疗计划结合患者的配合程度进行个体化康复治疗；需要护士24小时不间断护理，实现老年患者连续性看护；更需要患者家属、照顾者的知晓与配合，保证患者全周期康复计划的实施。

三、分级诊疗全周期

1. 三级医院康复专科/康复专科医院　承担脑卒中急性期救治、早期康复介入、脑卒中神经重症的康复介入，以及较复杂的合并症及功能障碍的处理，并给予相应的康复治疗方案后，转介至二级医院。

2. 二级医院　负责脑卒中各类功能障碍的康复治疗，包括日常生活能力和社会参与能力的训练，以及脑卒中常见合并症的临床诊疗。在功能障碍好转或进入慢性期后，制订后续的社区家庭康复治疗计划，转介至一级医院或回归家庭。

3. 社区医院及居家康复　进行脑卒中后功能障碍的持续康复治疗，维持功能水平，并进行基础疾病和合并症的随访和监控，必要时再次转介至上级医院。

四、地区全周期

由于全国各地生活水平、地域文化特点不同，医疗资源分布、可及性以及诊疗模式均存在差异，不同地区可以根据当地的情况形成自己的全周期模式。对于技术要求高的、患者情况复杂的可以远程会诊，形成整个国内医疗体系的全周期。

第三节　老年脑卒中功能障碍的康复评估与治疗

一、运动功能障碍

（一）概述

脑卒中运动功能障碍主要表现为肌肉瘫痪、联合反应、共同运动、异常的姿势反射及痉挛等异常运动模式。

联合反应是指当健侧肌肉用力收缩时，其兴奋可波及患侧，引起患侧肌肉的收缩。共同运动是指偏瘫患者期望完成某项活动时，引发的一种组合活动，该组合活动是定型的，参与活动的肌肉及肌肉反应的强度都是相同的，没有选择性运动，其本质是当高位中枢神经损伤后，失去了对脊髓的控制，出现了脊髓水平控制下的原始运动。粗大异常的运动模式包括缺乏自主运动、不能抗重力运动、不能完成选择性运动、不能进行功能性活动、不能完成精细运动和不能完成不同速度的运动。

反射异常指的是脑损伤后，高级与低级中枢之间的相互调节、制约功能受到破坏，损伤平面以下的各级中枢失去了上一级中枢的控制，正常的反射活动丧失，平衡反射、调整反射能力减弱，原始的、异常的反射活动被释放，出现反射性肌张力异常，一些原始的脊髓反射和脑干调控的姿势反射却明显亢进，因此表现为肢体协调、控制、平衡功能的异常。

肌张力增高或痉挛的作用是双向的，好的方面是有助于保持一定的姿势、体位，减缓肌肉萎缩，对关节起到一定的保护作用；但过度、过长时间的肌张力增高会引起姿势异常、偏瘫步态、关节活动范围受限，并且可能阻碍分离运动的出现，影响运动训练，造成护理困难，长期肌张力增高会导致肢体、关节畸形。

运动协调控制障碍表现为高位中枢对低位中枢的调控受损，以及各运动中枢间的协调障碍，同时可能有感觉障碍成分参与。表现为：损伤平面以下反射异常，肌张力障碍，肢体各肌群之间相互协调控制失调，正常的精细、协调、分离动作被粗大的共同运动模式或痉挛模式取代，尽管偏瘫侧肢体有肌肉收缩活动，但不能随意地协调控制，难以进行精细的分离动作。

脑卒中患者存在大脑皮层平衡反射异常、视觉异常、感觉异常、肌张力异常、肌力低下或不均衡等问题，因此会出现平衡功能障碍，表现为坐、站不稳，步行困难，跌倒风险增高。

（二）运动功能评估

1.《国际功能、残疾和健康分类》（ICF） 推荐采用 ICF 等进行整体评估，ICF 为从生物、心理和社会角度认识损伤所造成的影响提供了一种理论模式。它为从身体健康状态、个体活动和社会参与功能上探索提供了理论框架。ICF 由两大部分组成，第一部分是功能和残疾，包括身体功能（以字母"b"表示）和身体结构（以字母"s"表示）、活动和参与（以字母"d"表示）；第二部分是背景性因素，主要指环境因素（以字母"e"表示）。

2. 美国国立卫生研究院脑卒中量表（National Institute of Health stroke scale，NIHSS） NIHSS 可用于指导急性脑卒中的治疗，确定脑卒中的严重性和可预测性，并对患者进行分类。两项随机回顾研究表明，NIHSS 的等级与恢复密切相关：16 分以下预示死亡或严重的性能缺陷，6 分以下则表明恢复良好[36]。NIHSS 在测试者之间有较高的信度，因此该量表有很好的重复性。

3. Brunnstrom 运动功能评定方法[37] Brunnstrom 将脑卒中偏瘫运动功能恢复分为 6 期，根据患者上肢、手和下肢肌张力与运动模式的变化来评定其运动功能恢复状况。

4. 徒手肌力评定（manual muscle test，MMT） MMT 是通过被检查者自身重力和检查者用手施加阻力而产生的主动运动来评定肌肉或肌群的力量和功能的方法。MMT 因其简单、科学、实用而成为临床工作中无以替代的评定方法。

5. 改良 Ashworth 分级评定[38] 该评定方法广泛应用于痉挛评估，分成 0、Ⅰ、Ⅰ+、Ⅱ、Ⅲ、Ⅳ共 6 个等级，等级越高表示痉挛程度越严重。

6. Fugl-Meyer 量表[39] 这是脑卒中功能评估的经典量表，涵盖上肢运动、下肢运动、平衡、感觉、被动关节活动度等。

7. 三级平衡检测 该方法在临床上经常使用，Ⅰ级平衡是指在静态下不借助外力，患者可以保持坐位或站立位平衡；Ⅱ级平衡是指在支撑面不动（坐位或站立位），身体某个或几个部位运动时可以保持平衡；Ⅲ级平衡是指患者在外力作用或外来干扰下仍可以保持坐位或站立平衡。

8. Berg 平衡评定量表（Berg balance scale，BBS） BBS 是脑卒中临床康复与研究中最常用的量表，一共有 14 项检测内容，满分 56 分，得分高表明平衡功能好，得分低表明平衡功能差。

9. 改良 Barthel 指数（modified Barthel index，MBI） MBI 是评价日常生活能力（activities of daily living，ADL）的常用指标。"中国脑卒中康复治疗指南（2011 完全版）"中描述其为灵敏度高、经过信效度检验、简单易用的指标。MBI 中包含的移动、转移等项目，可以部分反映运动障碍对患者 ADL 的影响。推荐广泛应用 MBI 于脑卒中患者治疗前后的评估，可以预测治疗效果、住院时间及预后。

除了上述的量表，常见的运动功能评估方式还包括 Wolf 运动功能测试（Wolf motor function test，WMFT）、上肢运动研究测试（action research arm test，ARAT）量表、动作活动记录（motor activity log，MAL）、组块测试（box and blocks test，BBT）、九孔柱测试（nine hole peg test，NHPT）、Jebsen-Taylor 手功能测试（Jebsen-Taylor hand test，JTT）、手臂动作调查测试（arm motor ability test，ARAT）、运动力指数（motricity index，MI）、Frenchay 上肢测试（Frenchay arm test，FAT）、Chedoke McMaster 脑卒中评估（Chedoke McMaster stroke assessment，CMSA）等。除此之外，握力和捏力评估也常用于肌力评估；功能性前伸测试（functional reach test，FRT）用于平衡功能评估；步行速度测试（walking speed test，WST）、起立 - 行走计时测试（time up and go test，TUGT）、6 分钟步行测试（six minute walking test，6MWT）[40]、功能性步行分级（functional ambulation category，FAC）和步态分析用于下肢功能评定；生物力学评估、视频评估、肌电评估、经颅磁刺激（transcranial magnetic stimulation，TMS）评估、影像学评估等则可以提供运动功能相关的客观、定量参数。

（三）脑卒中患者运动功能康复时机

脑卒中早期康复一直是康复领域专家推崇的理念，但是过去对治疗开始的时机选择存在争议，这关系到急性脑卒中患者能否获得最大程度的功能恢复[41]。有研究表明，急性脑卒中患者进行早期康复可以预防深静脉血栓、皮肤病变、关节挛缩、便秘和肺炎等并发症。早期康复治疗包括床上良肢位摆放、体位调整、主被动关节活动度训练等，还包括鼓励患者重新开始肢体活动和参与社会活动。以往根据 WHO 提出的标准，当患者生命体征平稳，神经系统症状不再进展 48 小时以后可开始介入康复治疗。Maulden 等在一项对 969 例患者进行观察的队列研究中发现，脑卒中发病后开始康复得越早，功能恢复越好。这种现象在严重功能障碍的患者中表现非常显著，而中度功能障碍的患者次之。另一项意大利的大型队列研究中，Musicco 等发现，脑卒中后 7 天内开始康复的患者，其远期预后比 15 天后开始康复者好。Bernhardt 等也证明了早期康复的有效性[42]。"九五"国家重点科技攻关计划项目课题研究结果提示，在脑卒中后 2 周内开始康复，可以获得较好的康复效果。

（四）脑卒中患者运动功能康复治疗强度

适当的康复训练能够改善脑卒中患者的功能预后，这是现代康复通过实践所验证的理念，特别是对损伤程度较轻的患者尤其如此。有关脑卒中后运动障碍康复训练的强度和持续时间的研究很多，但是由于众多研究的异质性，以及康复干预的内容或康复治疗强度界定标准并不统一，所以康复干预的强度同功能预后之间是否存在强度反应关系的证据不足。同时，由于缺乏对强度下限（在此之下干预是无效的）和上限（在此之上的轻微改善是微不足道的）的界定，所以无法给予明确的推荐。两项 Meta 分析认为较大的强度对良好的预后影响不大。Lanhorne 等认为，接受较大强度的物理治疗可以使死亡或病情恶化的发生率减少，同时还能增加痊愈率。Karges 等关于训练时间、频率等方面的分析认为，多接受训练治疗或许是有益的，尤其是在提高 ADL 方面更明显。Kwakkel[43] 等将 101 例伴有上肢和下肢功能障碍的大脑中动脉型脑卒中患者随机分配成 3 组（上肢重点训练组，下肢重点训练组，上、下肢共同训练组），每次治疗 30 分钟，每天 1 次，每周 5 天，共 20 周。到第 20 周，下肢重点训练组在 ADL、行走和敏捷度方面改善明显，然而上肢重点训练组只是敏捷度改善较好。临床试验提供的功能预后 - 强度反应曲线的证据不足，有必要谨慎解释这些研究结果。有些患者不能耐受高强度的治疗，还有一些预后不良的患者不会因增加训练强度而受益。由于各项研究的特异性，目前没有现成的有关康复强度或持续时间的准则。

（五）肌力训练

肌力障碍是脑卒中后常见的损害，肌力下降和痉挛是影响脑卒中后患者运动功能恢复的主要因素。然而长期以来，传统的神经促进技术强调对痉挛的控制而忽视潜在的肌肉无力现象。另一种常见的情况是干预重点常放在功能训练上，有时也会忽视肌力受损现象。脑卒中患者的下肢肌力增强与步行速度呈正相关，而与老年人跌倒风险发生率呈负相关。近期的一些研究证实了强化肌力训练对脑卒中患者运动功能恢复有积极作用。Morris[44] 等的研究表明，对脑卒中患者进行高强度渐进式抗阻训练能明显提高患侧和健侧的下肢髋、膝关节周围肌肉力量，提高运动功能。Glanz[45] 等通过 Meta 分析证明功能电刺激能够提高脑卒中患者的肌力，并改善运动功能。其他研究也表明，肌电生物反馈治疗和特定任务训练也能提高肌肉力量和运动功能。因此，有必要在对脑卒中患者的运动训练中强化肌力训练。

（六）痉挛的防治

痉挛是速度依赖的紧张性牵张反射过度活跃的表现，是脑卒中后患者最常见的运动障碍表现之一。痉挛对脑卒中患者运动功能的影响是双向的，与"软瘫"相比，一定的肌张力增高有助于保持姿势、体位，减缓肌肉萎缩，对关节起到一定的保护作用；但过度、过长时间的痉挛可以导致肌肉短缩、姿势异常、疼痛和关节挛缩。由于痉挛和（或）挛缩会限制受累关节的活动，引起疼痛，所以会妨碍康复并限制患者恢复的潜力，可能影响分离运动的恢复和功能性运动。早期治疗是关键，目前公认的治疗措施包括被动扩大关节活动度，促进关节主动运动，联合应用抗痉挛药物治疗及其他辅助治疗。

1. 非药物治疗 痉挛的治疗目的是提高功能、防治并发症，要考虑痉挛发生是局部性还是全身性，治疗方法是有创还是无创。经典的治疗痉挛的方法是阶梯式的，开始采用保守的疗法，逐渐过渡到侵入式的疗法。体位摆放、被动伸展和关节活动度训练可以缓解痉挛，而且每天应该进行数次训练。挛缩的矫正方法还包括夹板疗法、连续性造模和手术纠正。目前关于不同运动疗法之间的疗效、是否应用抗痉挛药物之间的疗效，还没有可靠证据。现在普遍认为运动疗法可以单独应用，与其他抗痉挛治疗方法比较，运动疗法可以使患者在功能改善方面获得更大的益处。

2. 口服药物 替扎尼定、丹曲林、巴氯芬和地西泮是常用的治疗痉挛的口服药物。脑卒中患者抗痉挛治疗的对照研究很有限，大多数研究的结论是口服药物可缓解痉挛和疼痛，但没有明显功能改善的结果。一项非盲药物标示剂量逐步调整的研究显示，替扎尼定对恢复期脑卒中患者的痉挛和疼痛有改善作用，而且不会引起运动强度的下降，也没有影响认知功能的副作用。只有有限临床数据支持使用丹曲林治疗脑卒中患者的痉挛。有一些资料支持口服巴氯芬用于脑卒中患者的抗痉挛治疗，但口服巴氯芬可产生明显的镇静作用，与其他的疾病相比，对脑卒中患者痉挛的影响要更小。

3. 肉毒毒素注射治疗 多个随机对照研究都支持肉毒毒素注射治疗可以选择性治疗脑卒中患者的局部痉挛。有研究发现[46]，A 型肉毒毒素注射治疗患者的上肢痉挛，可以降低肌张力，改善主、被动关节活动度。还有研究表明，在脑卒中后下肢痉挛的患者中，A 型肉毒毒素局部注射能有效缓解下肢肌张力，缓解膝关节僵硬和屈曲受限，从而改善步行能力。

4. 其他方法 一些小型试验证实[47]，鞘内注射巴氯芬可以减轻脑卒中后的痉挛。还有一些外科方法用于治疗痉挛，但是缺乏临床试验证据，其中最常用的是选择性脊神经后根切断术或破坏脊髓背根入口区，但侵入性治疗有造成意外损伤和并发症的风险，一般需首先考虑非侵入性治疗，谨慎评估手术适应证、并发症，以及可能的风险和受益后选择。

（七）运动康复治疗技术

运动功能的康复训练方法包括传统的肌力增强训练、关节活动度训练、神经生理学方法（如 Bobath 方法）、本体感觉神经肌肉促进技术（proprioceptive neuromuscular facilitation，PNF）等，以及新兴的康复训练技术如运动再学习技术、强制性运动疗法、减重步行训练等。各种方案都有其理论基础和临床应用实践，并且都有其侧重点和优缺点，在治疗脑卒中运动功能障碍方面，没有证据表明一种康复治疗方法优于其他方法。治疗师可以根据各自掌握的理论体系和患者具体的功能障碍特点，以具体任务为导向，综合实施康复治疗方案。Bobath 方法根据运动的神经发育原则，通过抑制运动的异常反应，促进正常运动模式而达到康复目的。PNF 方法是通过对本体感受器进行刺激，从而促进神经和肌肉反应能力。

（1）运动再学习技术（motor relearning programme，MRP）：是 20 世纪 80 年代由澳大利亚学者 Janef H.Carr 等提出。该方法认为，脑卒中患者的功能恢复主要取决于大脑的可塑性，恢复运动能力是一个再学习过程，重点是将训练内容转移到日常生活中。运动再学习计划在促进脑卒中后运动功能障碍的康复训练方面显示出一定的潜力。几个随机对照研究比较了运动再学习技术与 Bobath 方法对脑卒中后功能恢复的影响后得出了相似的结论，即脑卒中早期选择两种方法都能显著提高运动功能和 ADL。应用运动再学习技术，在住院时间、运动功能方面略优于对照组，在 ADL 方面无显著性差异。但一项针对脑卒中早期两种干预手段的 1 年和 4 年的随访研究提示，两种方法之间没有显著性差异。

（2）强制性运动疗法：该疗法是目前上肢功能康复技术中拥有最强证据级别的技术[48]。强制性运动疗法（constraint-induced movement therapy，CIMT 或 CIT），又称强制性治疗，是 20 世纪 80 年代开始兴起的一种新的康复治疗方法。该方法通过限制健康侧上肢的运动，达到强迫使用和加强患肢训练的目的。自从被用于治疗慢性脑卒中患者的上肢运动功能障碍以来，强制性运动疗法得到了很大发展，其原理已在神经康复的许多领域得到应用并取得成功，引起了越来越多的关注。特别是在过去的五年里，大量有价值的临床应用研究证明了强制运动疗法在治疗亚急性和慢性脑卒中患者上肢运动功能障碍方面的有效性。美国 EXCITE 多中心、前瞻性临床试验于 2007 年结束，结果证明，两周的强化训练能明显提高脑卒中后 3 ~ 9 个月轻、中度功能障碍患者的上肢运动功能和生活质量，两年随访发现，这种疗效仍存在。强制性运动疗法的入选对象必须符合基本的运动标准：①患侧手腕伸展 20° 或以上，每个手指伸展 10° 或以上；②无感觉或认知功能损害；③治疗方法是每天 6 小时，每周 5 天，两周的强化训练，戴手套和支架，以限制未受伤上肢的使用。几个小型随机对照试验也证明了标准强制性运动治疗方案和改良方案的有效性[49]。

（3）减重步行训练：减重步行训练是脑卒中患者下肢康复中循证证据最高的技术。超过一半的急性脑卒中患者不能行走，需要一段时间的功能康复以获得一定的行走能力。减重步行训练（body weight support treadmill training，BWSTT）最早应用于截瘫步行训练，20 世纪 90 年代开始应用于偏瘫、脑瘫等疾病的治疗。训练通过支撑部分体重来减轻下肢的负重，为双下肢提供对称的重量转移，使患肢能够尽早负重，并重复整个步行周期，以延长患侧下肢的支撑时间，提高训练的安全性。多项随机对照研究表明，减重步行训练结合常规康复治疗组在步行速度、步行时间、平衡性和步态对称性方面优于康复治疗组。在对减重步行训练和非减重平板训练结果进行比较的荟萃分析中，两种康复效果在统计学上不显著。然而，多项研究发现，减重步行训练优于非减重平板训练，减重步行训练结合特定步行任务训练优于单独康复训练。

（4）其他上肢常用康复治疗技术：其他脑卒中常用的且具有一定循证依据的上肢康复治疗技术包括任务导向训练、日常生活能力训练、上肢康复机器人[50]、神经肌肉电刺激、镜像疗法[51]、运动想象[52]、虚拟现实、感觉刺激、双侧上肢训练等。

（5）其他下肢常用康复治疗技术：其他脑卒中常用的且具有一定循证依据的下肢康

复治疗技术包括步行训练、踝 – 足矫形器[53]、耐力训练、神经肌肉电刺激、下肢康复机器人、机械辅助步行训练、虚拟现实等。

二、感觉功能障碍

脑卒中的常见感觉功能障碍包括浅感觉障碍、本体感觉障碍，以及视觉障碍[54]、听觉障碍[55]等特殊感觉障碍。

（一）浅感觉及本体感觉障碍

浅感觉包括痛觉、温度觉、粗触觉和精细触觉，本体感觉包括位置觉、振动觉、运动觉等，统称躯体感觉。正常的躯体感觉是进行安全、有效运动的前提，脑卒中常导致偏身感觉障碍，对躯体的协调、平衡及运动功能有明显影响。同时由于感觉的丧失和迟钝，还易造成烫伤、创伤以及感染等。研究发现，触觉（浅感觉）和肌肉运动知觉（深感觉）可通过特定感觉训练而改善，感觉关联性训练可有助于患者功能的改善。

1. 浅感觉障碍训练　以对皮肤施加触觉刺激为主，如使用痛触觉刺激、冰 – 温水交替温度刺激、选用恰当的姿势对实物进行触摸筛选等，也可使用 Rood 疗法对患肢进行治疗。对于使用非特异性皮肤电刺激联合常规治疗的疗效尚有争论。此外，国内外的研究均显示，感觉功能改善的同时也可以改善患者的运动功能。

2. 深感觉障碍训练　须将感觉训练与运动训练结合起来，如在训练中对关节进行挤压、负重；充分利用健肢引导患肢做出正确的动作并获得自身体会。

3. 推荐意见

（1）建议对所有脑卒中患者进行详细的感觉检查。

（2）感觉障碍患者可采用特定感觉训练和感觉关联性训练以提高其触觉和肌肉运动知觉等感觉能力。

（3）采用经皮电刺激联合常规治疗可能提高感觉障碍患者的感觉功能。

（二）康复评定

1. 轻触觉　Semmes-Weinstein 单丝法可用于定量检测。患者闭上眼睛，检查者用棉花或软笔按顺序触摸其体表的不同部位，询问患者是否有感觉，并比较两侧的对称部位。刺激动作应轻，刺激不应过于频繁。刺激方向应与四肢长轴平行，胸部和腹部方向应与肋骨平行。检查顺序为面部、颈部、上肢、躯干和下肢。

2. 痛觉　让患者闭目，用大头针或尖锐物体（叩击锤的尖端）轻轻刺激皮肤，询问患者是否感到疼痛。首先检查患者面部、上肢、下肢，然后上下左右比较以确定刺激强度。痛觉减退患者应从障碍部位到正常部位进行检查，而痛觉过敏患者应从正常部位到障碍部位进行检查，以便可以确定异常感觉的范围。

3. 压觉　让患者闭目，检查者用大拇指使劲地去挤压肌肉或肌腱，请患者描述出感觉。对瘫痪的患者进行压觉检查常从有障碍部位到正常的部位。

4. 温度觉　包括冷觉与温觉。冷觉用装有 5 ~ 10 ℃的冷水试管，温觉用装有 40 ~ 45 ℃的温水试管。在患者闭目的情况下用试管交替接触其皮肤，嘱患者说出冷或热的感觉。选用的试管直径要小，管底面积与皮肤接触面不要过大，接触时间以 2 ~ 3 秒为宜，检查时两侧部位要对称。

5. 关节觉 这是指关节所处的角度和运动方向的感觉，包括位置觉和运动觉。

6. 位置觉 患者闭目，检查者将患者手指、脚趾或一侧肢体被动摆在一个位置上，让患者说出肢体所处的位置，或用另一侧肢体模仿出相同的角度。

7. 运动觉 患者闭目，检查者夹住患者的手指或脚趾，上下移动约5°，以便患者能够识别是否有运动和运动方向，如果不清楚，可以增加幅度或测试较大的关节，以便患者能够准确说出肢体运动的方向。在受影响的肢体上进行4～5次位置改变，并以检查次数为分母记录准确反应的次数，准确模拟关节位置的次数作为分子记录（例如，上肢关节感觉的4/5）。

8. 振动觉 患者闭目，检查者将128 Hz或256 Hz音叉置于患者骨骼突出部位上，请患者说出音叉有无震动和持续时间，并作两侧、上下对比。检查时常选择的骨突部位有：胸骨，锁骨，肩峰，鹰嘴，桡、尺骨小头，棘突，髂前上棘，股骨粗隆，腓骨小头，内外踝等。

9. 两点辨别觉 检查者用特制的两点辨别尺、双脚规或叩诊锤两尖端，两点分开至一定距离，同时轻触患者皮肤，患者在闭目的情况下，若感到两点时，再缩小距离，直至两接触点被感觉为一点为止，测出两点间最小的距离。两点必须同时刺激，用力相等。正常人全身各部位的数值不同，正常值：口唇为2～3 mm；指尖为3～6 mm；手掌、足底为15～20 mm；手背、足背为30 mm；胫骨前缘为40 mm；背部为40～50 mm。

10. 图形觉 患者闭目，检查者用铅笔或火柴棒在患者皮肤上写数字或画图形（如圆形、方形、三角形等），询问患者能否感觉并辨认，也应双侧对照。

11. 实体觉 患者闭目，检查者将日常生活中熟悉的某物品放于患者手中（如火柴盒、刀子、铅笔、手表等），让患者辨认该物的名称、大小及形状等。可两手作比较。

12. 定位觉 患者闭目，检查者用手指或棉签轻触一处皮肤，请患者说出或指出受触的部位，然后测量并记录与刺激部位的距离。正常误差手部小于3.5 mm，躯干部小于1 cm。

13. 重量识别觉 检查者给患者有一定重量差别的数种物品，请其用单手掂量后，比较、判断各物品的轻重。

14. 质地识别觉 检查者分别将棉、毛、丝、橡皮等不同质地的物品放入患者手中，让患者分辨。

（三）康复治疗

患者应进行有意义的、参与性的、重复性的、逐步适应的、任务特异性的、以目标为导向的训练，以加强运动控制，恢复感觉运动功能。训练期间应鼓励患者在功能任务期间使用患肢，并设计成模拟日常生活活动（如折叠、扣、倒、提）所需的部分或全部技能。

1. 运动想象疗法 应鼓励患者进行心理意象，以促进上肢感觉、运动功能的恢复。

2. 功能性电刺激（functional electric stimulation，FES） 针对腕部和前臂肌肉的功能性电刺激应考虑减少运动损伤，改善功能。

3. 传统的或改良的强制性运动疗法（CIMT） 对至少有20°腕关节伸展和10°手指伸展，且感觉或认知缺陷的特定人群或障碍人群，应考虑采用传统的或改良的强制性运动疗法。

4. **镜像治疗** 对于特定的患者，镜像治疗应被视为运动神经刺激术的辅助手段，有助于改善上肢运动功能和 ADL。

5. **感觉刺激** 如经皮神经电刺激（transcutaneous electrical nerve stimulation，TENS）、针刺、肌肉刺激、生物反馈等是否能改善上肢运动调节尚不明确。

6. **虚拟现实** 使用身临其境的新技术，如头安装或机械接口和无创脑损伤游戏设备等技术，可以作为辅助工具为其他康复治疗手段提供治疗机会，反馈重复、强度和面向任务的训练。

三、语言功能障碍

1/3 以上的脑卒中患者会产生各种语言障碍[56]，其中最主要的是失语症和构音障碍。以下分别介绍失语症和构音障碍的康复评估和治疗。

（一）失语症的分类

失语症影响了语言的多个方面，不管是何种交流形式（口语、书面语或手势语），失语症均表现为听理解、自发谈话、复述、命名、阅读、书写这 6 个基本方面的一个或多个功能障碍，常见的交流障碍表现为口语表达和（或）口语理解障碍。

失语症至今尚无统一的分类方法。目前使用较广泛的失语症分类是 Benson 失语症分类法（1979 年），即主要依据失语症语言交流中的各功能关系，参考临床特点及病灶（解剖）部位进行分类，分类如下。

1. 外侧裂周围失语综合征

（1）Broca 失语（Broca aphasia，BA），又称运动性失语。

（2）Wernicke 失语（Wernicke aphasia，WA），又称感觉性失语。

（3）传导性失语（conduction aphasia，CA）。

2. 分水岭区失语综合征

（1）经皮质运动性失语（transcortical motor aphasia，TMA）。

（2）经皮质感觉性失语（transcortical sensory aphasia，TSA）。

（3）经皮质混合性失语（mixed transcortical aphasia，MTA）。

3. 命名性失语（anomic aphasia，AA）。

4. 完全性失语（global aphasia，GA）。

5. 皮质下失语（subcortical aphasia，SA）。

（1）丘脑性失语（thalamic aphasia，TA）。

（2）基底核性失语（basal ganglion aphasia，BGA）。

6. 纯词聋（pure word deafness）。

7. 纯词哑（pure word dumbness）。

8. 失读症（alexia）。

9. 失写症（agraphia）。

（二）脑卒中失语症的评估

1. **失语症的筛查** 失语症的筛查必须了解失语症患者的四项口语交流能力（自发语表达、听理解、口语复述、命名能力）。筛查评估中要考虑口语表达、复述、听理解、命名、阅读、书写。常用筛查工具如下。

（1）标记测验（token test）。

（2）汉语失语成套测验简短语言检查表。

（3）基于计算机系统评估的语言障碍诊治仪 ZM 2.1。

（4）基于计算机系统评估的言语加工认知模型障碍评估。

（5）波士顿诊断性失语检查（Boston diagnostic aphasia examination，BDAE）可对失语症的严重程度进行评估[57]。

2. 系统评估

（1）汉语失语成套测验（aphasia battery of Chinese，ABC）[58]：包括语言能力和非语言能力检查，内容以汉语常用的词语、句子为主，适量选用使用频率较少的词、句，但无罕见字、句及难句。ABC 是目前临床使用最广泛的汉语失语症评估量表之一，适用于不同年龄、性别、职业、文化水平的成年人检测。

（2）汉语标准失语症检查：即中国康复研究中心失语症检查（Chinese Rehabilitation Research Center standard aphasia examination，CRRCAE），包括听、复述、说、出声读、阅读理解、抄写、描写、听写和计算 9 个方面的评估。

（3）汉语失语症心理语言评价：通过使用认知神经心理学方法发展起来的语言认知加工模型，提供检查语言加工过程中受损的模块。心理语言加工模型的核心包括 4 个心理词典和 1 个语义认知系统，其中 4 个心理词典即语音输入词典、语音输出词典、字形输入词典和字形输出词典。通过一些检测条目表征字词的具体意义（语义）、读音和拼写（词形），以及句法信息（词是如何连接起来形成句子），体现为脑损伤患者可以选择性地破坏一些模块，而其他模块不受影响。治疗师就可以根据受损模块制订语言治疗计划，对受损的加工模块进行恰当的再储存、重组或补偿。

（4）汉语失语症的计算机辅助评估：计算机辅助汉语失语症评估软件能体现语言交流测试结果，根据设定不同难易程度的检测题目对失语症进行甄别。目前，我国临床使用的计算机辅助汉语失语症评估软件包括语言障碍诊治仪（简称语言障碍 ZM 2.1）、失语症计算机评测系统、语言认知训练评估系统 OT-SOFT 等。该检查可实现自动分析音量、语速等语音参数，并设计了针对汉语语言障碍的 12 项利手检测。其中听检查、视检查、语音检查、口语表达四部分共 65 题，通过系统内语音分析软件可以对输入的语言进行即时客观分析。

（5）单一语言能力评估：临床中常用的测试是波士顿命名测验（Boston naming test，BNT），是一个由 60 个线描图和一张记录表组成的评估系统。测试者根据受试者对日常应用的熟悉程度进行分级，从熟悉的高频物体（床、树、铅笔等）到熟悉的低频物体（架子、调色板和算盘）。如果受试者正确命名了前 8 个项目，测试者会跳到第 30 个项目继续命名。如果受试者无法命名，测试者应给出标准的刺激提示（例如铅笔的“写字用的东西”）和语音提示（例如字词的第 1 个音节）。该测试已广泛用于失语症和认知障碍的研究，目前只有 15 和 30 个短版本的 BNT 测试。此外，单语言能力评估包括口语表达评估、听力理解评估和复述评估。

（6）日常生活交流能力评估：注重了解患者是否能正常沟通，而不是语言缺陷。评价得分表示患者能完成或不能完成的任务，可判断语言障碍对患者生活的影响，并证实治疗的实际效果。

（7）美国言语–语言–听力协会交流技能的功能性评价（American Speech–Language–Hearing Association functional assessment of communication skills，ASHA–FACS）：涉及日常生活活动的四个方面，评价患者完成这些活动的能力，包括社会交往（如打电话交流信息）、基本需求的交流（如紧急事件的反应）、读写和数字概念（如理解简单标志）和日常生活计划（如旅游）。该评价具有较好的信度和效度，但至今未见汉化。

（8）日常生活交流能力（communicative activities of daily living，CADL）检查：对评价康复后的交往能力在实际中的应用有价值。测试内容包括 68 个项目，对每个项目的反应分为正确、恰当和错误。

此外，对失语症患者的初步评估要采用 CRRCAE、ABC、汉语失语症心理语言评价等方法进行系统评估，至少要用一种以上方法进行评估。考虑到失语症的个体特点，可以采用 2 种不同形式的评估，如传统量表评估与计算机评估的结合。针对某些单一功能不明确，可以采用某一功能细化评估；针对鉴别诊断也可以采用认知功能评估、构音障碍评估等，有利于鉴别诊断。

3. 失语症的分型诊断要点

（1）根据语言的流畅度分为流利性和非流利性两大类。非流利性失语包括 Broca's 失语、经皮质运动性失语、完全性失语和经皮质混合性失语；流利性失语包括 Wernicke's 失语、经皮质感觉性失语、命名性失语和传导性失语。

（2）口语听理解：非流利性失语中，听理解较好的是 Broca's 失语和经皮质运动性失语；听理解较差的是完全性失语和经皮质混合性失语。流利性失语中，理解较好的是传导性失语、命名性失语；理解较差的是 Wernicke's 失语、经皮质感觉性失语。

（3）复述：非流利性失语中，听理解好的一组中复述较好的是经皮质运动性失语，复述较差的是 Broca's 失语；听理解差的一组中复述较好的是经皮质混合性失语，复述较差的是完全性失语。流利性失语中，听理解好的一组中复述较好的是经皮质混合性失语和命名性失语，复述较差的是感觉性失语和传导性失语。

4. 失语症严重程度分级　国际上采用较多的是波士顿诊断性失语检查（BDAE）中的失语症严重程度分级，见表 2-3-1。

表 2-3-1　波士顿诊断性失语检查严重度分级

分级	意义
0	无有意义的言语或听觉理解能力
1	言语交流中有不连续的言语表达，但大部分需要听者去推测、询问或猜测；可交流的信息范围有限，听者在言语交流中感到困难
2	在听者的帮助下，可能进行熟悉话题的交谈，但对陌生话题常常不能表达出自己的思想，使患者与检查者都感到进行言语交流有困难
3	在仅需少量帮助下或无帮助下，患者可以讨论几乎所有的日常问题。但由于言语和（或）理解能力的减弱，使某些谈话出现困难或不大可能进行

分级	意义
4	言语流利，可观察到有理解障碍，但思想和言语表达尚无明显限制
5	有极少可分辨的言语障碍，患者主观上可能有点困难，但听者不一定能明显觉察到

（三）脑卒中失语症的康复治疗

1. 适应证 原发疾病不再进展即可进行评估和训练。患者能够接受刺激并且训练任务能够得以实施。

2. 康复目标

（1）长期目标：轻度失语症以改善言语功能，恢复职业能力为目标；中度失语症以充分发挥残存功能，适应日常生活交流为目标；重度失语症以尽可能利用残存功能和替代方法，减少对他人的依赖为目标。

（2）短期目标：需要根据患者现有的情况，确立短期内可以达到的功能水平，以及与之相适应的可行性策略。如已完成单字词复述者，确立短期目标为短语复述。

（3）治疗原则

1）要有针对性：治疗前要对患者进行标准失语症评定，掌握患者是否存在失语症及失语症的类型和程度，以便明确治疗方向。

2）综合训练，注重口语：失语症大多为听、说、读、写均不同程度受损，所以需要进行综合训练，但随着治疗的深入，要逐步把重点放在口语的训练上来，对一些重度患者要重视阅读和书写的训练，阅读和书写的改善对口语能力的提高具有促进作用。

3）因人施治，循序渐进：可从患者的残存功能入手，逐步提高其语言能力。治疗内容要适合患者的文化水平和兴趣，先易后难，由浅入深，要逐步增加刺激量。

4）适当应用反馈机制，注意调整患者的心理反应：当治疗取得进展时，要及时适当鼓励患者，使其坚定信心。患者精神饱满时，可适当增加难度；患者情绪低落时，应缩短治疗时间或做些患者感兴趣的训练，也可暂停治疗。

5）对存在多种语言障碍的患者，要区分轻重缓急：有的患者除了失语症之外，可能还伴有构音障碍，这种情况下，要注重患者的理解训练。在命名、找词训练及组句训练的同时，也要适当进行构音器官的运动训练和发音清晰度的训练。

6）家庭指导和调整语言环境：医院的训练时间有限，要经常对患者家属进行必要指导，使之配合治疗，会取得更好的效果。另外，要让患者的家庭创造一个适当的语言环境，以利于患者语言的巩固和应用。

（4）制定训练方案：训练方案包括训练方式、频率、强度以及注意事项。治疗方式包括一对一训练、小组训练、家庭训练三种方式。对于慢性期患者，高强度、长时间的训练能带来更大改善，建议至少一周三次，每次大于40分钟。

（5）常用训练方法

1）Schuell失语症刺激疗法：是多种失语症治疗方法的基础，是自20世纪60年代以来应用最广泛的失语症治疗方法之一。Schuell失语症刺激法是指在受损害的语言符号系统中，采用强烈的、被控制的和一定强度的听觉刺激作为首要的治疗工具，去促进和扩大失语症患者语言功能的重组和恢复。

2）模块模型法：该方法把语言视为多个模块，失语症是其中一个或者多个模块受损后出现的特殊状态。训练的目标是以单独或者联合的形式，修复具体的输入或输出模块。该方法原则上要求系统地把较强和较弱的模块相结合，以去除对受损模块的阻断（除阻法）。这个原则可以运用到任何一个治疗模块。当直接命名无法完成时，可以通过复述帮助患者产生正确的反应。这种复述就是对阻断（除阻法）的一种运用。因为之前在直接命名时不能通达的目标反应，在复述时就可以达成。

3）认知加工法：该方法是一种基于认知神经心理学的正常语言处理模块。这些模型的构建和复杂认知功能的完成需要调用一系列认知链接。因此，有必要确定患者的哪些部分受损，哪些部分被保留。例如，字形涉及大声朗读字词，语音涉及复述字词，这两者都涉及语义系统和语音输出。通过比较这两项任务的不同表现，可以看出哪些语言联系受损。治疗的重点应是修复受损的词类，并对保留的词类进行补偿。虽然语言处理不能直接提供特定的治疗策略，但它有助于选择治疗靶点。

4）神经语言法：失语症是词汇、语义、语法或语音等一个或多个系统受损的表现。需要根据受损系统的神经语言学原则来恢复语言功能，如使用故事补完形式来训练语法功能。

5）强制性诱导失语症治疗（constraint-induced aphasia therapy，CIAT）：这是一种系统的、强迫使用言语进行交流的模式。CIAT的关键点是减少那些没有参与言语活动的大脑激活行为（无效行为），同时增加言语任务的练习。无效行为包括指点、姿势（非正规的符号语言）、手势、拟声、绘画、使用言语生发（发声）装置和书写。CIAT原则上包括：①集中强度（每天训练3 h，每周训练5 d，连续2周）；②交流塑形（2~3人小组实施不同难度水平的语言交流游戏）；③限制代偿（非言语的）交流策略；④行为相关（治疗关注与日常行为相关的活动）。训练基于言语交流游戏，道具采用物体图片、日常生活照片或字词，多以单个物体名词为主。每例患者的任务都是从自己的卡片中选择一张卡片，然后向其他人进行言语描述。其他人可以拿出相同的卡片作答，如果没有这张卡片，需要拒绝询问者的要求；如果没有听懂询问者索要的是什么卡片，可以提出再听一遍。每例患者都需要在游戏中尽可能多地选中卡片。

6）旋律语调疗法（melodic intonation therapy，MIT）：主要通过旋律音调唱歌的方式，将歌词过渡转换成口语表达，从而促使失语症患者携带语音输出。MIT目前已被认为是治疗非流利性失语的一种有效治疗方法。治疗步骤主要分为4步：①治疗师低声哼吟有声调的短语，患者用健侧手或脚拍打节奏；②在第一阶段的基础上患者跟随治疗师哼吟短语，同时继续拍打节奏，当患者熟练掌握后，治疗师唱出之前所哼吟的短语，紧接着患者重复唱治疗师的内容；③在第二阶段的基础上，患者重复唱治疗师所唱短语前需间隔一段时间，其目的主要是提高患者提取词汇的能力，从而促进语言表达；④增加句子长度，通过说唱的方式争取过渡到正常的口语表达。

7）计算机辅助治疗：计算机辅助汉语失语症治疗系统可以充分利用图像、声音和动画的有机结合，并具有信息量大、形式多样、图片吸引人的特点，相对一对一的语音治疗，其可以使患者更加专注于语音康复训练过程。言语治疗师可以利用计算机系统自带的语言康复训练模块，根据患者的语言障碍程度和残余能力，选择相应的治疗项目进行个性化治疗。部分计算机辅助汉语失语症治疗系统还可根据患者的语言、文化水平、爱好等，为患者设置个性化治疗方案。如语言障碍恢复系统的诊断和治疗仪，结合传统的语言治疗和认知心理治疗方法，有"听觉理解、阅读理解、发音训练、言语表达训练"等适合不同程度言语和语言功能损伤的训练任务。一些计算机辅助培训系统也有自己的"学习型教师平台"，可用于输入培训任务的内容。

8）重复经颅磁刺激（repetitive transcranial magnetic stimulation，rTMS）[59]：rTMS 是一种潜在改善脑卒中语言障碍的非侵入性神经调控治疗技术。一般认为高频 rTMS 有使大脑皮质的兴奋性增加的作用，低频 rTMS 有抑制局部神经活动兴奋性的作用，从而使刺激区域及其相关脑区的神经活动和（或）其可塑性改变，继而促进语言功能的恢复。低频（1 Hz）rTMS 应用于右侧半球语言镜像区，可以促进行为语言改变；rTMS 与图片命名和语言输出的改善有关。Barwood[60] 等对 6 例失语症患者行低频率（1 Hz）刺激，6 例行安慰剂治疗，每天 20 min，疗程 > 10 d，发现低频刺激组图片命名、语言表达及听理解发生变化，且疗效持续到刺激后 12 个月。很多研究采用 rTMS 作用于语言损伤周围区域，调节半球间相互作用，提高语言恢复，用以治疗左半球脑卒中引起的右侧半球过度激活。Allendorfer[61] 等对 8 例脑卒中后失语症患者采用 rTMS 治疗，治疗 10 d 后，患者左侧半球白质 FA 较治疗前增加，功能磁共振成像示语言激活区域有所增加。兴奋性 rTMS 介导的 FA 增加主要在刺激点附近，表明白质完整性与皮质功能的改善有关，其机制可能是促进突触连接。颅内有金属物的患者禁忌使用，癫痫患者使用 rTMS 有较大争议。

9）经颅直流电刺激（transcranial direct current stimulation，tDCS）：tDCS 由于其非侵入性、刺激面积大、操作简单，在失语症的治疗中具有独特的优势。通过刺激电极放置于大脑颅骨外的不同部位，兴奋性或抑制性 tDCS 可以对失语症的图命名、听理解、阅读及书写，以及失语症等产生不同的影响，并对与失语症有关的其他认知功能障碍显示出特定的治疗效果。Fiori[62] 等对 3 例慢性非流利性失语症患者左半球 Wernicke 区行阳极 tDCS 刺激（1 mA、20 min），连续 5 d，配合语言强化训练，发现患者图片命名正确率明显提高。Baker[63] 等对 10 例脑卒中后失语症患者的研究发现，左额叶阳极 tDCS（1 mA、20 min）连续 5 d，能够改善患者命名的正确性。这项研究除了应用 tDCS，还配合图片命名任务训练。该研究小组利用阳极 tDCS 对 8 例脑卒中后失语症患者左半球后部皮质进行刺激，结果显示患者图片命名反应时间缩短，效果持续至少 3 周。Darkow 等采用 tDCS 作用于优势侧运动皮质（语言辅助区），结果显示脑卒中后失语症患者的图片命名能力有所提高。有研究提示阳极 tDCS 可提高失语症患者的语言速度、流畅性和命名准确性。

（四）构音障碍的分类

运动性构音障碍是由于神经和肌肉的病变，言语产生由于肌肉的麻痹、收缩力减弱或运动不协调所致的言语障碍。轻症患者言语不清晰，重症患者完全不能说话，但患者的听理解、阅读、书写均正常。在成年人群中，临床上最常见的是假性延髓性麻痹引起的痉挛型构音障碍，其发声粗糙、费力，明显鼻音以及构音器官的运动障碍是其特征。

此言语障碍与失语症常不同时存在，特别是轻症时要注意与失语症鉴别。临床上根据病因以及错误语言特点将运动性构音障碍分为 6 型，在脑卒中患者中均可出现，其中痉挛型构音障碍最多见，占脑卒中后构音障碍的 87.8%。

1. 痉挛型构音障碍　其是由上运动神经元损伤后构音肌群的肌张力增高及肌力减退所致。单侧的皮质延髓束和皮质脊髓束损伤可引起痉挛性偏瘫，对言语的影响是一过性或轻度的。双侧皮质延髓束损伤引起的假性延髓性麻痹对语言影响较大。言语特征为说话缓慢、费力，鼻音较重，缺乏音量控制，声音低沉，语音、语调异常，舌交替运动减退，说话时舌、唇运动差，软腭上抬困难。常伴有吞咽、咀嚼困难，强哭、强笑等情绪控制障碍。

2. 弛缓型构音障碍　其是由下运动神经元损伤引起，如脑神经核及脑神经病变引起的构音肌群迟缓无力、肌肉萎缩所致。其特点是说话时鼻音过重，可闻及气体从鼻孔逸出的声音及吸气声。呼气发音时因鼻腔漏气而使语句短，音调低，音量小和字音不清。单侧损伤的患者嘴唇闭合差可出现流涎；患者双侧损伤时可出现口下垂，下唇张力过低时出现习惯性张口。可伴有舌肌颤动与萎缩，舌肌与口唇动作缓慢及软腭上升不全造成吞咽困难，进食易呛，食物常从鼻子流出。咽肌、软腭瘫痪可出现代偿性鼻翼收缩和鬼脸样面部动作。

3. 运动失调型构音障碍　其是由小脑或脑干内传导束病变致构音肌群运动范围、运动方向的控制能力差而引起。临床上以声音的高度及强度急剧变动，说话中断而突然爆出一句为其特征，还可表现为发音不清、含糊、不规则、重音过度等，言语速度减慢，说话时舌抬高和交替运动能力差，多伴肢体运动共济失调。

4. 运动过少型构音障碍　其主要由于锥体外系病变所致的肌张力增高，构音肌群强直而引起。其言语特征为发音低平、音量小而单一、音调单调、重音减少、声音小且缺乏抑扬顿挫，言语速度加快，甚至有颤音及第 1 个字的重复，似口吃，说话时舌运动不恰当，伴有流涎。

5. 运动过多型构音障碍　此型构音障碍也是由于锥体外系病变所致。主要由于构音肌群肌张力减低及不自主运动而引起。表现为发音高低、长短、快慢不一，音量异常且变化急剧，可突然开始或中断，类似运动失调型构音障碍，嗓音发哑紧张，言语缓慢，部分患者鼻音过重。

6. 混合型构音障碍　其是由上、下运动神经元病变造成，构音肌群的运动以及言语的语音、语调和语速均有异常，由于病变部位不同，可出现不同类型的混合型构音障碍。

（五）脑卒中构音障碍的评估

构音障碍评定的目的是确定患者是否存在构音障碍并对构音障碍进行分类，判定患者损害及残存的功能，为制订治疗计划及评定疗效提供帮助。目前的常用评定方法主要如下。

1. 中国康复研究中心构音障碍检查表　该检查法是参照日本构音障碍检查法并按照汉语普通话的发音特点编制，是目前国内较广泛应用的评定方法。此方法分为两部分，分别为构音器官检查和构音检查。其评定内容包括：①会话；②字词检查，由包含所测

50个字词的50张图片组成；③音节复述检查，选用140个常用和比较常用的音节进行；④文章检查；⑤构音类似运动检查，选有代表性的15个音的构音类似运动进行。通过对上述检查结果的分析，确定错音、错音条件、错误方式、发音方法、被刺激性、构音类似运动、错误类型等。

中国康复研究中心构音障碍检查法的优势在于兼顾了器质性构音障碍和运动性构音障碍的评估，通过评估找出错误的构音及其特点，对构音障碍患者的训练有明确的指导作用，操作时采用描记的方式进行记录，便于临床应用，但无等级量化，不便于疗效的分析和比较。

2. Frenchay构音障碍评定法　该评定法是英、美国家常用的构音障碍评定法。评定内容包括反射、呼吸、舌、唇、颌、软腭、喉、言语可理解度8大项目，29个分测验，每个分测验都设立了5个级别的评分标准。

Frenchay评定着重于运动性构音障碍的检查，采用评分量化功能受损程度，易于横向比较和进行疗效分析。但其对汉语语音的错误点评测易出现漏查，对错误构音点的指导性欠佳。

3. 辅助检查　脑卒中构音障碍的计算机辅助检查如语言障碍诊治仪、微机言语评价系统。还可以利用计算机对构音器官进行描述分析，如频谱分析、肌电图、喉动态描记仪、舌压力传感器、舌运动描记器、唇二维运动学分析法、光纤维咽喉内镜、荧光放射录像术和气体动力学检查等。

仪器检查作为对构音器官功能性检查的补充，可以更客观、精确地揭示构音器官的病理和功能状态。但仪器检查操作复杂，设备昂贵，在临床应用上受到限制。

（六）脑卒中构音障碍的治疗

脑卒中后构音障碍的治疗首先应针对原发病，在治疗原发病的基础上同时尽早进行以下治疗。

1. 构音训练　首先是运动功能训练，继而进行构音和表达训练。在发音的顺序上应遵循由易到难的原则。

2. 松弛训练　痉挛型构音障碍患者，往往有咽喉肌群紧张，全身松弛训练可缓解四肢及躯干的肌紧张，同时也可使咽喉部肌群相应地放松。

3. 呼吸训练　气流的量和呼吸气流的控制是正确发声的基础，建立规则的可控制的呼吸能为发音动作打下基础。呼吸训练时应尽量延长呼气时间并发"s""f"等摩擦音。在呼气时间达10 s的基础上，可对呼出气流进行由强到弱或由弱到强的强度变化训练，以及一长一短或一长两短的节奏控制训练。

4. 口面与发音器官的训练　发音动作要求颌、唇、舌、腭的功能正常，这些器官的功能训练是发音准确的前提。训练包括本体感觉神经肌肉促进法及构音器官运动训练。前者指通过感觉冲动（冷冻、压力、牵拉与抵抗刺激）的传入，增加神经元的兴奋性。后者包括：①颌运动；②唇闭合、唇角外展训练；③伸出和抬高舌头并作交替运动与环行运动；④抬高软腭训练；⑤交替运动，如张闭口、舌伸缩及噘缩唇运动。

5. 发音的训练　患者可以做唇、舌、下颌的动作后，并尽量长时间地保持这些动作，随后做无声的发音动作，最后轻声引出目的音。原则为先发元音，如"a、u"，然后发辅音，先由双唇音开始，如"b、p、m"。能发这些音后，将学会的辅音与元音结合，如"ba、ma、fa"等，熟练掌握以后就采取元音加辅音加元音的形式继续训练，最后过渡到训练单词和句子。

6. 辨音训练 患者对音的分辨能力对准确发音非常重要，所以要训练患者对音的分辨，首先要能分辨出错音，可以通过口述或放录音，也可以采取小组训练形式，由患者说一段话，让其他患者评议，最后由治疗师纠正。

7. 错误发音纠正训练 常见错误发音的纠正方式有以下3种：①鼻音化构音，这种情况可采用吹蜡烛、吹喇叭、吹哨子等方法来集中和引导气流通过口腔，另外发舌根音"卡"也可用来加强软腭肌力，促进腭咽闭合。②费力音，这种情况可以用打哈欠的方式诱导发音，方法是让患者处在一种很轻松的打哈欠的状态时发音；另外，咀嚼训练可以使声带放松和产生适当的肌肉张力，训练患者在咀嚼状态下从不发声到逐渐发声，利用这些运动使患者说出字词、短句和进行会话。③纠正气息音，克服气息音可采用"推撑"疗法，做法是让患者把两手放在桌面上向下推或两手掌放在桌面下向上推，在用力时发"啊"音，可以促进声门闭合。

8. 韵律水平训练 由于很多运动障碍患者的言语缺乏抑扬顿挫和重音变化，对于这些患者可利用汉语声调起伏的特点设计韵律康复。例如，可让患者随电子琴或节拍器的节奏发"妈、麻、马、骂"4声序列练习，以启动发音及纠正节律。也可通过音节折指法训练，即患者每发一个音，健侧一个手指掌屈，音速与屈指的速度一致。

9. 计算机辅助发声及构音训练 ZM 2.1语言障碍诊治仪的语音系统可通过语音平台设置训练语音的音量、音长、声调、断音、清音、浊音、韵母轨迹等对应训练。例如，在语音康复的音量训练中，相应的画面为小孩登山，只有达到预置的音量，小孩才能从山脚爬到山顶，否则小孩不能达到山顶，而音量的大小可通过预置改变，从而在训练中不断地提高音量。该方法使患者体验到康复训练的乐趣，在康复游戏中摆脱疾病的束缚，达到最大程度的语言恢复。

10. 构音障碍的其他康复治疗 电针治疗可通过神经回路，促进语言的神经反射；同时通过训练刺激，可恢复一些平时受抑制的神经通路。低频电刺激通过刺激肌肉调节张力，可改善患者的构音功能。据报道，肌电图引导下A型肉毒毒素肌内注射治疗内收型痉挛性构音障碍获得较好的疗效。此疗法按注射途径分为经鼻或口直视下和经皮肌电图引导下肌内注射法。

11. 沟通交流替代方法 对于言语功能严重受损的患者，各种治疗措施都不能使他们发音，或者他们的发音清晰度很低。对于这些患者，首先可以使用适当的替代沟通方式来代替口头沟通，以帮助他们与他人沟通。最简单且最容易的是肢体语言的使用，主要包括手语、头语、面部语言、眼睛语言、身体姿势等，其中手语是使用最频繁的语言之一，形式多样，内容丰富。适当的肢体语言不仅可以辅助语言表达，使语言表达更加清晰、易懂、形象，还可以代替口语，发挥表达的作用。其次是交流辅助系统的应用。目前市场上有多种交流辅助系统，最简单的是由图片、文字和句子组成的交流板，通过板上的内容进行表达。这也是我国各医疗机构使用最广泛的替代交流手段，可以解决严重发育不良患者的基本交流需求。

四、认知功能障碍

（一）脑卒中后认知障碍的概念

认知障碍是脑卒中后常见功能障碍之一，给患者、家庭与社会均带来沉重的负担，但长期以来却未得到足够的重视。脑卒中后认知障碍（post-stroke cognitive impairment，PSCI）是指在脑卒中这一临床事件后 6 个月内出现达到认知障碍诊断标准的一系列综合征，强调了脑卒中与认知障碍之间潜在的因果关系以及两者之间临床管理的相关性，包括了多发性梗死、关键部位梗死、皮质下缺血性梗死和脑出血等脑卒中事件引起的认知障碍，同时也包括脑退行性病变如阿尔茨海默病（Alzheimer's disease，AD）在脑卒中后 6 个月内进展引起认知障碍。它包括了从脑卒中后认知障碍非痴呆（post-stroke cognitive impairment no dementia，PSCIND）至脑卒中后痴呆（post-stroke dementia，PSD）的不同程度的认知障碍（图 2-3-1）。

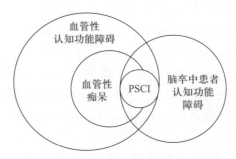

图 2-3-1　脑卒中后认知障碍种类及关系

（二）脑卒中认知特点

脑卒中后出现的认知损害称为脑卒中后认知障碍，根据严重程度可分为脑卒中后认知障碍非痴呆（PSCIND）和脑卒中后痴呆（PSD），其主要表现为结构和视空间功能、记忆力、执行功能、定向力、注意障碍等。脑卒中患者 3 个月时认知损害的发生率可达 30%[64]。老龄化、受教育水平、糖尿病、运动障碍、皮质下多发梗死被认为是脑卒中后认知损害的危险因素。脑卒中的类型、反复发作的次数、损伤的部位和体积、内侧颞叶是否萎缩以及并存的退行性病变等多项因素影响着认知功能的预后。认知障碍与脑卒中后不良预后相关，如住院时间延长和独立性降低。对大多数人来说，认知能力的丧失可能出现在脑卒中后的早期，即使是那些没有四肢无力的患者。每一个认知领域（如注意、记忆）都不应该孤立地考虑，因为大多数日常活动都依赖于一系列的能力。注意是几乎所有认知功能和日常活动的先决条件。在脑卒中后，尤其是在头几天或几周，注意障碍是很常见的，在非优势半球卒中更是如此。注意障碍可能会持续较长时间，而且可能是具体的（例如，集中、分散或持续注意力）或更笼统的，影响警觉性和处理速度，并表现为注意力不集中或整体迟钝。注意力问题可能会导致疲劳、情绪低落和独立生活困难。

（三）脑卒中后认知功能障碍流行病学调查

PSCI 的发病率、患病率、死亡率均较高。国外研究报道，根据脑卒中亚型和诊断标准的不同，17%～92% 的脑卒中患者在脑卒中后 3 个月有轻度的认知障碍。国外一项关于 PSD 的系统综述和 Meta 分析结果显示，脑卒中后 3～6 个月以医院为基础的 PSD 发病率为 20.0%；脑卒中后 12 个月以社区为基础的 PSD 发病率为 7.0%，以医院和社区为基础的 PSD 患病率分别为 14.4%（95%CI：12.0～16.8）和 9.1%（95%CI：6.9～11.3）。

（四）脑卒中后认知评估

1. 总体认知评估和认知障碍筛查　简易精神状态检查（mini-mental state examination，MMSE）和蒙特利尔认知评估（Montreal cognitive assessment，MoCA）量表是目前最为常用的总体认知功能评定和认知障碍筛查的量表之一，具有应用广泛、信效度好、耗时短、操作方便等优点；牛津认知筛查量表（Oxford cognitive screen，OCS）；简易认知评估量表（mini cognitive testing，mini-cog）；长谷川痴呆量表（Hasegawa dementia scale，HDS）包括常识、识记、记忆、计算及定向 5 个方面的测试，共 11 项，总分 32.5 分，HDS ＞ 30.2 为正常，30.5～22 之间为亚正常，21.5～10.5 为可疑痴呆，10～0 为痴呆，在临床运用中，只有严重痴呆才会在 10 分以下。

2. 记忆评估　Rivermead 行为记忆测试（Rivermead behavioural memory test，RBMT）；8 条目记忆障碍（Alzheimer's disease-8，AD8）自评量表，一共有 8 项，0～1 分为认知功能正常，2 分以上表示可能存在认知障碍；韦氏成人智力量表（Wechsler adult intelligence scale，WAIS）是目前国内外应用最广泛的智力评定工具。

3. 注意评估　行为不注意测试（behavioural inattention test）；连线测验是目前国际上应用最广泛的神经心理学测验之一。

4. 语言能力评估　动物词语流畅性测验在中国老年人中运用较多；受控口头词语联想测验（音韵流畅性）；数字符号转化测验；简单反应时与复杂反应时测验；Hopkins 听觉词语学习测验修订版（Hopkins verbal learning test-revised，HVLT-R）；Rey-Osterrieth 复杂图形测验；波士顿命名测验（Boston naming test，BNT）是最常用的命名测验之一。

5. 其他　格拉斯哥昏迷量表（Glasgow coma scale，GCS）包括睁眼、语言和运动 3 个项目。评分总分为 15 分，其最高分 15 分为意识清楚，12～14 分为轻度意识障碍，9～11 分为中度意识障碍，8 分以下为昏迷。Hachinski 缺血指数量表（Hachinski inchemic score，HIS）是血管性痴呆简易检查量表，满分 18 分，得分在 4 分以下者属老年性痴呆，得分在 7 分以上者属血管性痴呆。

（五）脑卒中后认知功能康复治疗

1. 认知康复训练　其包括注意力训练、定向力训练、记忆力训练、计算力训练，其中问题解决能力训练主要借助卡片、计算机进行训练。

2. 非侵入性神经调控治疗　如重复经颅磁治疗。

（1）高频刺激：刺激部位为左侧背外侧前额叶皮质（dorsolateral prefrontal cortex，DLPFC），按 10～20 国际脑电记录系统将线圈置于 F3 点，线圈中心点与患者头皮表面相切，刺激频率为 10 Hz，刺激强度为 80% 静息运动阈值，刺激时间 5 s，间隔时间 25 s，每日刺激 20 min，共 2000 脉冲，1 次 / 天，5 天 / 周，4 周为 1 个疗程。

（2）低频刺激：在右额叶前部背外侧皮质区，频率为 1 Hz，95% MT，20 min/ 次，10 个序列，10 天为 1 个疗程。

3. 游戏训练　游戏辅助训练有益于优化康复的过程，并通过提供个性化的康复游戏体验来满足其实际需求，例如增加患者训练的动力，同时降低与之相关的开发成本并允许治疗师追踪患者的病情。一项 RCT 针对 39 名患有执行功能缺陷的脑卒中患者参加了互动视频游戏小组干预（N=20）或传统小组干预（N=19）。干预包括每周两组为期 1 个小时的小组课程，为期 3 个月，课程包括玩视频游戏或进行传统的锻炼与活动，最后进行评估，发现交互式视频游戏提供了组合的认知运动刺激，因此具有改善慢性脑卒中患者执行功能的潜力。

五、吞咽功能障碍

脑卒中后吞咽功能障碍主要是脑干与吞咽功能有关的颅神经核受损引起的延髓麻痹或双侧皮质延髓束损害产生的假性延髓麻痹引起，是脑卒中后常见的功能障碍，这在某些患者中甚至是唯一或突出的症状。吞咽障碍是脑卒中患者的常见症状，发生率超过 50%[65]。

吞咽障碍往往严重影响患者的身心健康。从生理学角度看，吞咽不足可导致误吸、支气管痉挛、气道阻塞、窒息、脱水和营养不良。脑卒中后误吸可能与肺部感染和肺炎的高风险有关。对有吞咽障碍的脑卒中患者应及时、正确地进行评估，并采取相应的针对性康复措施和营养支持。然而，在许多医院，脑卒中后吞咽困难的检测明显不足，吞咽困难的治疗相对滞后。本文旨在指导临床医师早期发现患者的吞咽障碍问题，并采取适当方法增加食物和液体的摄入，以降低吞咽障碍引起的死亡率。本文适用于从急性期到恢复期的持续治疗，但主要关注急性期的治疗过程。吞咽障碍的诊断包括筛查和系统评价。所有急性脑卒中患者均应进行吞咽功能的筛查，筛查结果异常的患者应由专业人员进行临床评估，以确定诊断和治疗。

吞咽障碍治疗和管理的最终目的是使患者实现安全、充分、独立地吸收足够的营养和水分。吞咽障碍治疗应个体化，可能涉及的补偿方法包括改变体位、改善感觉输入、调整吞咽、积极练习计划或调整饮食、不通过口腔进食、心理支持和护理干预等。

（一）吞咽障碍的筛查

虽然筛查不足以确保安全的吞咽过程，但早期识别可能患有吞咽障碍的患者至关重要。床边筛查的目的是确定需要进一步专业评估的有误吸、营养不良和脱水风险的患者。吞咽检查通常在入院后 24 小时内完成，以帮助临床医师识别吞咽障碍高危患者，并确定他们是否需要进一步评估。筛选方法有多种，但目前还没有灵敏、特异的方法。建议所有急性脑卒中患者在口服和饮水之前完成吞咽功能筛查。患者应在入院后 24 小时内由受过培训的医务人员（言语治疗师、医师或护士）进行筛查。对患者的吞咽功能应每天进行监测，持续两周，以确定是否可能快速恢复。饮水试验可作为判断脑卒中患者误吸风险的筛查方法之一。据报道，饮水试验预测误吸的敏感性和特异性分别大于70% 和 22% ~ 66%。然而，1/3 ~ 1/2 的误吸患者为隐匿性误吸，这需要进一步的仪器检查以确认诊断。建议有误吸风险的患者不要口服食物或水，并应进行进一步的临床系统评估。筛查方法如下。

（1）洼田饮水试验：由日本人洼田俊夫在 1982 年设计并提出，通过饮用 30 ml 水来筛查患者有无吞咽障碍及其程度，该方法安全快捷。

（2）改良饮水试验：采用饮用 3 ml 水筛查，降低因筛查带来的误吸风险，可在饮水试验前实施。

（3）反复唾液吞咽试验：可评估反复吞咽的能力，与误吸的相关性高，也是一种安全的筛查检查。

（4）进食评估问卷调查工具 –10（ eating assessment tool，EAT–10）[66]：EAT–10 有 10 项吞咽障碍相关问题。每项评分分为 4 个等级，0 分为无障碍，4 分为严重障碍，总分在 3 分及以上视为吞咽功能异常。EAT–10 有助于识别误吸的征兆、隐性误吸以及异常吞咽的体征。该方法与饮水试验合用，可提高筛查试验的敏感性和特异性。

（5）多伦多床旁吞咽筛查试验（Toronto bedside swallowing screening test，TOR–BSST）：是为护士制定的筛查工具，对于有鼻饲喂养、意识障碍和肺炎等并发症患者的评估准确度有限。要求在患者清醒、能在支撑下坐直，并能执行简单指令的情况下，进行舌的活动、咽部敏感度、发声困难（饮水试验之前、之后）检查以及 50 ml 吞水试验。

（二）吞咽功能的系统评估

对吞咽功能进行系统评价的目的是明确吞咽障碍及障碍产生的机制并制订治疗计划等。吞咽功能的评价分为临床评价及仪器评价，两个系统评价了临床床旁评估（clinical bedside assessment，CBA）在口咽吞咽障碍检测方面的敏感度和特异度。不同医院使用的临床评价内容不同，目前尚无标准的临床床旁评价工具，需要进一步研发适当的评价工具，以利于直接进行研究间的比较和积累数据。临床床旁评价也存在局限性，例如不能发现隐匿性误吸，对干预措施效果判断提供的信息较少，评价结果的信度较低等。因此，对于急性脑卒中患者，应该有一种可靠、及时并且经济的仪器评估方法。临床评估还包括评价患者是否存在营养不良及脱水风险。

1. 临床吞咽评估（clinical swallow evaluation，CSE） CSE 又称为非仪器评估（clinical non—instrumental evaluation）或床旁检查（bedside examination）。CSE 视为所有确诊或疑似吞咽障碍患者干预的必要组成部分。CSE 包括全面的病史评估、口颜面功能和喉部功能评估及进食评估 3 个部分。

（1）全面的病史评估：包括吞咽相关的病史查阅、主观评估（患者精神状态、合作度、认知、沟通能力、目前营养状况、口腔卫生、呼吸功能、一般运动功能）、精神状态评估、依从性评估、沟通能力评估、营养状况评估、口腔卫生评估、呼吸功能评估、吞咽相关一般运动功能评估。

（2）口颜面功能和喉部功能评估：口颜面功能评估包括下颌、软腭、舌等与吞咽有关的解剖结构的检查，如组织结构的完整性、对称性、感觉敏感度、运动功能等，以及咀嚼肌的力量。同时检查吞咽反射、咽反射、咳嗽反射。喉部功能评估包括音质、音量的变化，发音控制、范围，主动的咳嗽、喉部的清理，喉上抬能力等方面。

（3）床旁进食评估即容积 – 黏度吞咽测试（volume–viscosity swallow test，V–VST）：是 20 世纪 90 年代西班牙的 Pere Clave 教授设计，主要用于吞咽障碍安全性和有效性的风险评估，帮助患者选择摄取液体量最合适的容积和黏稠度。对有进食能力的患者，需要进行直接摄食评估。观察患者将食物送入口中的过程，是否有意识地进食，包括摄食过程中流畅地抓取食物、将食物正常地送入口中，进食哪种质地的食物，应重点观察患者的一口量、进食吞咽时间、呼吸和吞咽的协调情况、适合患者安全吞咽的食物性状、口服药物等。

2. 吞咽造影录像检查（video fluoroscopic swallowing study，VFSS）　VFSS 是在模拟生理进食时，观测有无异常的病理变化。在 X 线透视下，针对口、咽、喉、食管的吞咽运动所进行的特殊造影，可以通过录像来动态记录所看到的影像，并加以定性和定量分析的一种检查方法。VFSS 是检查吞咽功能最常用的方法，被认为是吞咽障碍检查和诊断的"金标准"。该方法可对整个吞咽过程进行详细的评估和分析，通过观察侧位及正位成像可对吞咽的不同阶段（包括口腔准备期、口腔推送期、咽期、食管期）的情况进行评估，也能对舌、软腭、咽部和喉部的解剖结构和食团的运送过程进行观察。

3. 吞咽纤维内镜检查（fiberoptic endoscopic evaluation of swallowing，FEES）　FEES 可通过软管喉镜，在监视器直视下观察患者基本自然状态时平静呼吸、用力呼吸、咳嗽、说话、和食物吞咽过程中鼻、咽部，以及喉部各结构如会厌、杓状软骨和声带等功能状况。FEES 还可了解进食时色素食团残留的位置及量，判断是否存在渗漏或误吸。FEES 可在一段时间内多次重复评估各种吞咽策略的效果，包括头的转向、屏气等方式。附带的视频系统可以将内窥镜所见内容录制，便于反复观看，详细分析。

有研究表明，FEES[67] 可以作为价格便宜、便于携带、结果可靠的 VFSS 的替代方法。在检测渗透、误吸和滞留方面，该方法与 VFSS 同样有效。对于检测渗透和误吸的敏感性和特异性最好。另外，FEES 对于观察食团经过下咽部的运动过程和评估气道保护方法也是一个有效的工具。但是 FEES 不能评估吞咽的口腔预备期、口腔期异常及吞咽过程中食团的运动情况。

4. 营养状态评估　吞咽功能障碍常常合并营养不良，针对患者脑卒中后的营养状况，可用的简单营养评价指标包括身体质量指数、肱三头肌皮脂厚度（triceps skinfold thickness，TSF）、平均上臂肌围（mid-arm muscle circumference，MAMC）和平均上臂周径（mid-arm circumference，MAC）。MAMC（cm）=MAC（cm）−0.314×TSF（mm）。实验室检查指标包括血浆蛋白、肌酐 – 身高指数、尿羟脯氨酸指数、氮平衡、机体免疫功能检测。营养所需量如下，病情平稳者：25 ~ 35 kcal·kg^{-1}·d^{-1}；重症、病情不稳者：标准热量的 80%，蛋白质 1 ~ 2 g·kg^{-1}·d^{-1}，水 30 ml·kg^{-1}·d^{-1}。所有患者必须在入院后48 h 内进行营养筛查，之后每周进行一次营养筛查。

（三）吞咽障碍的治疗与管理

吞咽障碍的治疗与管理的最终目的是使患者能够安全、充分、独立摄取足够的营养及水分，避免误吸、营养不良及脱水，尽可能恢复正常进食。吞咽障碍的管理由多学科人员共同参与，根据吞咽功能仪器检查结果制定。吞咽障碍的治疗涉及代偿性及治疗性方法。代偿性方法包括保持口腔卫生、进食姿势的改变、食物性状的调整等。治疗性方法主要是通过直接（有食）及间接（无食）训练来改变吞咽的过程，改善患者的运动及感觉，包括温度触觉刺激、吞咽手法等方法，两者也可结合使用。代偿性方法可以在短时间内帮助患者克服感觉运动障碍，有效地改进食物性状、应用姿势或手法对于特定患者来说是有效的，这一点已经通过电视透视检查得到证实。然而这些技术不能使患者吞咽生理的变化持续较长时间，因此常短期应用。没有充分证据证实温度刺激和生物反馈方法对吞咽延迟治疗有效。其他治疗方法的应用例如感觉强化或者促进性锻炼，也缺乏证据支持。此外，国外指南一般不推荐进行针灸及物理因子治疗，而2016年国内版共识则强调多种训练方式联合物理因子治疗。

对于脑卒中患者营养干预，2006年FOOD（"喂养或普通饮食"临床研究，Feed or Ordinary Diet trail）研究是涉及3个研究内容、多中心、国际化的随机对照试验，研究对象为近期脑卒中患者。其中第一个试验主要观察常规经口营养补充是否可改善脑卒中患者的预后，结果并不支持常规给予脑卒中患者经口补充营养，至少在营养状况良好的患者群体中不需要。FOOD研究还观察了胃肠喂养的时间和方法是否影响有吞咽功能障碍的脑卒中患者的预后。鼻胃管长期应用会出现一些并发症，并影响吞咽功能的恢复，而经皮内镜下胃造瘘术（percutaneous endoscopic gastrostomy，PEG）是有效方法之一。

1. 代偿性方法　旨在用一定的方式代偿口咽功能，改善食团摄入，而并不会改变潜在的吞咽生理的治疗技术。包括：食物调整（液体稠度、食物质地、一口量）、吞咽姿势的调整、进食工具的调整和环境改造。

2. 营养管理　首先要成立营养管理小组，必须有专业营养师参与。营养是吞咽障碍患者需首先解决的问题，若无禁忌证，推荐使用肠内营养。对于肠内营养不能满足需求或有禁忌证的患者，可选择部分或全肠道外营养。推荐成立营养管理小组，并有专业营养师参与。对于吞咽障碍患者营养的管理不仅需要考虑营养的量，而且需要考虑营养的供给方式、食物的性状、膳食的合理调配等方面。

3. 促进吞咽功能训练　旨在通过改善生理功能来提高吞咽的安全性和有效性。如提高吞咽肌肉收缩力量、速率和肌肉的协调能力，以达到安全有效地吞咽。推荐使用的训练与治疗手段包括：口腔感觉训练、口腔运动训练、气道保护方法、低频电刺激、表面肌电生物反馈训练、球囊扩张术、针刺治疗、通气吞咽说话瓣膜的应用等。

（1）口腔感觉训练技术是针对口腔期吞咽障碍患者的口腔浅深感觉、反射异常设计的一系列训练技术，旨在帮助患者改善口腔器官的各种感觉功能。目前行之有效的口腔感觉训练技术包括冷刺激训练、嗅觉刺激、K点刺激、振动训练、气脉冲感觉刺激训练等方法。

（2）口腔运动训练技术包括口腔器官运动体操、舌压抗阻反馈训练、舌肌的康复训练、Masako训练法、Shaker训练。

（3）气道保护方法旨在增加患者口、咽、舌骨喉复合体等结构的运动范围，增强运动力度，增强患者的感觉和运动协调性，避免误吸。正确应用保护气道的徒手操作训练方法，可提高吞咽的安全性和有效性。

（4）体表的低频电刺激只是作为吞咽障碍治疗的辅助手法，并无循证支持的效果，不提倡广泛使用。

（5）表面肌电生物反馈训练可以通过电子仪器记录口咽喉部表面肌肉的肌电信号，以视、听觉信号等方式显示并反馈给患者，根据这种反馈信号及治疗师的语言提示，引导患者学会控制这些肌肉的活动，以此训练患者提高吞咽肌群的力量和协调性。

（6）食管扩张术目前的治疗方法包括改良的导管球囊扩张术、内镜下扩张术、胃咽橡胶梭子扩张术和支架置放术，其中导管球囊扩张术适用于环咽肌或贲门失弛缓症引起的吞咽障碍的治疗。

（7）针刺作为中国传统治疗方法，在吞咽障碍治疗中应用广泛。电针除了常规的中医穴位作用之外，还有低频电刺激作用。国内大量的文献报道其有效，推荐基于经验使用。

（8）重复经颅磁刺激（repetitive transcranial magnetic stimulation，rTMS）与经颅直流电刺激（transcranial direct current stimulation，tDCS）等，通过改变脑的兴奋性诱导脑可塑性的变化，结合吞咽训练对吞咽功能的恢复有效。该方法目前正处于临床研究与初步应用阶段，值得关注与应用。

六、心功能障碍

（一）概述

脑卒中是一组急性脑循环障碍所致的局限或全面性脑功能缺损综合征，对高龄脑卒中患者进行评定时，要特别关注血压变化和心泵功能。脑卒中患者的心功能障碍有以下特点。

1. 脑卒中大部分是在高血压、动脉粥样硬化性疾病、糖尿病、心房纤颤等基础上发生的，这些同时也是心血管疾病的重要危险因素，因此脑卒中患者常常合并心血管疾病。有研究报道约 61.9% 的非致死性脑卒中后患者冠脉造影有冠脉斑块，脑卒中后心肌梗死发病率为 2.2%。

2. 脑卒中患者大部分遗留有不同程度的功能障碍，大部分倾向于坐位生活方式，甚至是卧床为主。长期缺乏有效活动导致患者运动耐量（包括心肺耐力和肌耐力）下降，即使无合并心血管疾病的初发脑卒中患者，也同样出现心肺功能不同程度下降。其具体机制除了可能因中枢神经系统损伤导致的中枢驱动能力下降外，还可能由于其他外周机制导致了心、肺功能的下降，其中包括骨骼肌萎缩、肌纤维表型的改变、偏瘫侧肢体血液供应的减少以及胰岛素抵抗。同时，由于患者肢体肌力、肌张力、运动模式、运动灵活性、技巧性异常，因此在步行等日常生活活动中的能量消耗大于正常人，导致活动的时候心脏负荷增加，运动相关的心血管疾病风险增加。

3. 脑卒中急性发病期出现的颅内高压可能继发心脏损伤，出现脑心综合征，导致患者病情加重，甚至猝死。脑心综合征在临床上主要表现为心电图异常、心肌损伤标志物的升高以及心功能的下降。其通常以两种形式出现，一种是脑 - 心卒中，即先以脑部疾病起病，而后发生心血管疾病；另一种是脑 - 心同时卒中，即脑部疾病和心血管疾病同时或接近发生，随着脑部病情的改善而恢复正常的心电图，如不及时治疗、纠正可致患者死亡。脑心综合征的存在使得脑卒中早期的心脏监测和康复更为重要。

4. 脑卒中患者康复通常将重点放在肢体功能康复，而常常忽视了心脏康复。但是综上所述可见脑卒中患者存在极大的心血管疾病风险，如果没有重视心脏功能的评估和监测，很可能导致患者在训练中出现心血管意外甚至危及患者生命。如果没有早期和坚持进行心脏康复干预，将使得患者的心功能进一步恶化，从而直接影响患者的整体康复预后。因此，脑卒中患者从住院期到回到社区家庭环境的全周期心脏康复非常重要，不容忽视。

（二）脑卒中心功能康复的机理

心脏康复可提高患者肌肉摄氧的能力，且肌肉收缩效率提高，使运动时外周肌群的血流需求相对减少，从而对心脏供血能力需求下降。患者的运动能力因此得到提高，较少发生过度疲劳等情况。此外，加强运动训练可帮助患者控制高血压、糖尿病等危险因素，心血管事件风险也相应降低。

（三）Takotsubo 综合征

1947 年，Byer 等首次报道脑血管疾病可导致心肌损伤和心律失常。脑卒中发生后，脑心交互现象（brain-heart interaction，BHI）可能会继发心肌损伤、缺血样心电图改变、心律失常、心功能不全等情况，并包括一种特殊类型，即 Takotsubo 综合征（Takotsubo syndrome，TTS），且缺血性脑血管病患者脑梗死面积与心脏并发症的严重程度呈正相关。急性重症脑卒中对神经系统造成严重损害后，合并出现心脏并发症会进一步导致患者预后不良，全因病死率、心因病死率明显增高。

Takotsubo 综合征又称心碎综合征、应激性心肌病、心尖球囊综合征等。其最常见的症状为急性胸痛、呼吸困难或晕厥，难以与急性心肌梗死区分。在疑似 ST 段抬高型心肌梗死（ST segment elevation myocardial infarction，STEMI）的患者中，有 1% ~ 3% 为 TTS；在疑似 STEMI 的女性患者中，有 5% ~ 6% 为 TTS。Takotsubo 综合征的病理生理机制尚不完全明确，但大量证据显示，交感神经激活是发病的核心机制。TTS 的诊断常常具有挑战性，因为其临床表现、心电图异常以及生物标志物缺乏特异性，与急性心肌梗死非常相似。目前缺乏一种良好、可靠的非侵入性工具以帮助 TTS 的快速诊断，左心室造影被认为是排除或确诊 TTS 的"金标准"。

BHI 的主要病理生理机制：①支配心脏活动的高级神经中枢位于下丘脑、脑干以及包括岛叶在内的大脑边缘系统，这些部位病变会造成心律失常、心肌损伤等一系列的心脏问题。②急性脑卒中发病后机体进入应激状态，激活下丘脑 – 垂体 – 肾上腺皮质轴和交感神经 – 肾上腺髓质轴，交感神经过度兴奋，儿茶酚胺、肾上腺素、去甲肾上腺素水平明显升高。心脏神经附近的心肌细胞死亡于高收缩状态并形成收缩带，且有早期钙化和肌原纤维损伤，不沿血管供血区域分布的可逆性室壁运动异常。③脑卒中后内皮细胞损伤，血中内皮素、血栓素 A2、前列环素等炎性因子明显增加，造成炎症和免疫反应，影响心肌代谢，并对心肌有直接毒性作用。

（四）心脏功能评估

1. 院前规范救治　现场急救亦为脑卒中院前处置的关键内容，主要措施包括询问病史，遵循急救的一般性原则对患者的气道、呼吸、循环进行评估和支持，检测血糖、心电图，动态监测生命体征给予相应处置等。对疑似脑卒中患者应迅速获取简要病史，包括神经症状发生及进展特征。询问症状出现的时间最为重要，若为睡眠中起病，应以最后表现正常的时间作为发病时间。其他病史包括：近期患病史、既往病史（癫痫、既往脑卒中、糖尿病、高血压、房颤、外伤史等）；近期用药史（降糖药、抗凝药、药物滥用等）。了解患者病史有助于脑卒中的鉴别诊断。

2. 康复评定　脑卒中的康复评定分为对急性期（发病后第 1 ~ 2 周）、稳定期（发病后第 3 ~ 4 周）和恢复期（发病后 1 个月以上）3 个阶段进行评定。

（1）急性期评定，包括：①整体功能评定：神志意识、生命体征、NIHSS 评分、言语吞咽功能、认知功能、运动功能评定；②危险因素和心肺功能评定：血生化、血液黏滞度、凝血功能、血肌钙蛋白、脑钠肽（brain natriuretic peptide，BNP）或 N 末端 B 型脑钠肽前体（NT-proBNP）、心电图、心脏超声、氧饱和度、颈动脉超声、美国纽约心脏病学会（New York Heart Association，NYHA）心功能分级、咳嗽排痰能力。

（2）稳定期评定，包括：①进一步评定脑卒中后肢体感觉运动功能、吞咽言语等功能；②平衡功能评定：肢体位置试验、Berg 平衡量表；③心血管情况及心肺功能评定：心电图、心脏超声、动态心电图、动态血压、心肺运动负荷试验、6 分钟步行测试。

心肺运动负荷试验可采用运动平板或功率车，其中功率车更为常用，可进行坐位或卧位运动，特别适用偏瘫患者。运动试验的类型包括极量运动试验、次极量运动试验和症状限制性运动试验，建议选用次极量运动试验和症状限制性运动试验。鉴于脑卒中后导致患者行走障碍，患者 6 分钟步行测试过程可能导致结果差异，故测试结果需具体分析并注明患者的肢体功能情况。

（3）恢复期评定：定期复查稳定期的各项指标，以调整运动康复方案，指导康复运动。

（五）康复治疗

1. 脑卒中后心功能运动康复方案是指为该类患者制定个体化身体活动处方，进行随意肌肉收缩训练和（或）躯体运动训练以改善偏瘫肢体功能，维持和改善机体运动耐量，提高心肺耐力、肌力和肌耐力，建立健康的生活方式，降低疾病的再发。训练包括肌力训练、上肢及下肢运动功能训练、步行训练、平衡训练、有氧训练等。建议参照基础心率、峰值摄氧量、无氧阈、自感劳累程度分级（Borg 评分）等指标来确定该类患者个体化有氧运动的强度，在有氧运动以外的运动康复项目中，运动过程中心率不宜超过有氧运动强度对应的心率，并依据运动康复危险分层进行必要的安全监控。

2. 运动康复指征

（1）脑梗死患者神经系统症状稳定（生命体征稳定，症状体征不再进展）> 48 h。

（2）脑出血患者内科治疗症状稳定（生命体征稳定，症状体征不再进展）> 1 周或影像学检查血肿趋于吸收。脑出血患者外科治疗症状稳定（生命体征稳定，症状体征不再进展）≥ 2 周或影像学检查血肿趋于吸收。

（3）蛛网膜下腔出血必须经病因学处理之后，生命体征稳定，症状、体征不再进展。

（4）心脏症状稳定，能耐受运动训练者。

（5）患者意识清楚，无严重精神障碍，无颅内高压，无严重和难以控制的高血压，认知能力基本正常［简易精神状态检查（MMSE）量表得分大于 24 分］；无其他系统严重并发症，如严重的感染（肺炎等）、糖尿病酮症、频发癫痫，无未控制临床情况（甲状腺功能亢进或减退、肝肾功能不全、风湿疾病急性活动、电解质紊乱、严重贫血）。

3. 康复方案

（1）急性期运动康复训练：①被动关节活动：不能在床上主动活动的患者应尽早开始关节的被动活动，每日 2～3 次，每次每个关节至少重复活动 5～10 次。②低频电刺激：神经肌肉电刺激可提高选定肌肉的肌力和耐力，以及全身运动耐力。

（2）稳定期：运动康复目标为改善肢体功能，增加肌力，维持和提高运动耐量。例如，早期患者可进行床边被动或主动踩自行车训练，对恢复患者心肺功能起到一定作用。对于步行训练，久病卧床的患者先进行直立床上体位训练，防止出现体位性低血压；可运用减重步行训练，减轻部分体重使双下肢可以在步行过程中完成重心转移，以获得基本的步行能力。

（3）恢复期：运动康复目标为改善肢体功能和运动控制能力，纠正异常的运动模式，提高心肺耐力，建立健康生活方式，控制心脑血管危险因素。可选择肌力训练、平衡功能训练、有氧运动等。脑卒中卧床患者应该尽早离床接受常规的运动功能康复训练，以提高患者的心血管能力。下肢肌群具备足够力量的脑卒中患者，建议进行增强心血管适应性方面的训练。

（4）运动强度：①以峰值摄氧量（peak VO$_2$）为标准确定运动强度：为 50%～80% 峰值摄氧量（peak VO$_2$）的运动强度。②依据无氧阈为标准确定有氧运动强度，相当于最大摄氧量的 60% 左右的运动强度。取接近无氧阈值的功率为常规下肢踏车训练的靶强度训练，可有效改善脑卒中功能障碍患者的有氧代谢能力和体质指标。③心率储备法：目标心率 =（最大心率 − 静息心率）×（40%～70%）+ 静息心率，最大心率可通过心肺运动试验（cardiopulmonary exercise test，CPET）测得。④对无法进行运动试验的患者采用目标心率法即在静息心率的基础上增加 20～30 次 / 分，体能差的增加 20 次 / 分，体能好的增加 30 次 / 分。⑤如患者不易监测心率，则采用自我感知劳累分级法，在 12～16 分范围内运动。

（六）老年脑卒中心功能障碍全周期康复

1. 院前危险因素控制　脑血管疾病已经成为人类死亡的主要原因，而针对脑卒中危险因素的治疗可显著降低脑卒中和其相关心血管疾病的发病率及病死率。可控制危险因素包括高血压、吸烟、糖尿病、心房颤动、缺血性心脏病、脂代谢紊乱、脑动脉狭窄、缺乏体育活动、肥胖等，另外潜在可控危险因素有酗酒、高同型半胱氨酸、APO-B/APO-A1、炎症、感染等。因此，针对老年人群开展定期的血压监测、血糖与血脂检测，以及动态心电图、超声心动图等检查对于早期发现心脑血管疾病相关的危险因素和预防干预尤为重要。此外，建立良好的生活方式、戒烟、低盐低脂饮食、控制体重、坚持运动等也可以在很大程度上降低罹患心脑血管疾病的风险。

2. 医院系统康复　脑卒中患者发病后 1 个月内为恢复早期，发病 2～3 个月为恢复中期，发病 4～6 个月为恢复晚期，超过 6 个月即为慢性期。根据脑卒中三级康复治疗体系的要求，恢复早期主要在医院急诊科或神经内科治疗，推荐在脑卒中患者生命体征稳定 72 小时康复治疗就应该早期介入（一级康复）；患者病情稳定后在恢复中期转入综合医院康复科或康复医院进行综合康复治疗（二级康复）；恢复晚期和慢性期在社区和家庭进行康复治疗（三级康复）。

3. 恢复早期心脏康复内容

（1）康复评估：①整体功能评定：对神志意识、生命体征、NIHSS评分、言语吞咽功能、认知功能、运动功能的评定，可参照心肺系统疾病急性期简要版ICF分类组合。②心脏功能评定：血生化、血液黏滞度、凝血功能、血肌钙蛋白、脑钠肽、心电图、心脏超声、血氧饱和度、NYHA心功能分级、运动中实时心电监测等，必要时可行冠状动脉CT检查。③并发症及其他评定：压疮、深静脉血栓、肺部及泌尿系统感染，心理评定等。④心脏康复开始的指征：脑梗死患者神经系统症状稳定（生命体征稳定，症状体征不再进展）＞48 h；脑出血患者内科治疗症状稳定（生命体征稳定，症状体征不再进展）＞1周或影像学检查血肿趋于吸收；脑出血患者外科治疗症状稳定（生命体征稳定，症状体征不再进展）≥2周或影像学检查血肿趋于吸收；患者意识清楚，无严重精神障碍，无颅内高压、无严重和难以控制的高血压或心率失常；无其他系统严重并发症，无未控制临床情况；心脏彩超左心室射血分数＞30%；血肌钙蛋白无进行性增加。

（2）康复治疗

1）运动康复目标：减少卧床并发症，尽早、适度地开展床旁训练。

2）运动康复训练内容：①被动关节活动：不能在床上主动活动的患者应尽早开始关节的被动活动以防止失用性关节疼痛与挛缩，每日2～3次，每次每个关节至少重复活动5～10次。②低频电刺激：神经肌肉电刺激可提高选定的下肢肌肉肌力和耐力，以及全身运动耐力，功能性电刺激可以促进脑卒中患者的肢体运动功能恢复，提高瘫痪肢体的肌肉力量，防止肌肉萎缩。③体位转移训练：包括床上翻身训练及卧－坐位转换训练，减少绝对卧床对心肺功能的影响。④床边自行车：在恢复早期患者可进行床边被动或主动踩自行车训练，对恢复患者心肺功能起到一定作用。

4. 恢复中期心脏康复治疗内容

（1）康复评估：进一步评定脑卒中后肢体感觉运动功能、平衡功能、吞咽言语等功能。完成心肺系统疾病亚急性期简要版ICF分类组合评定，同时进一步完善心血管情况及心肺功能评定，包括：心电图、心脏超声、动态心电图、动态血压、心肺运动负荷试验、6分钟步行测试等。心肺运动负荷试验可采用运动平板或功率车，对于脑卒中后偏瘫患者，功率车更为常用，可选择坐位或卧位进行运动。运动试验的类型包括极量运动试验、次极量运动试验和症状限制性运动试验，脑卒中合并心脏疾病患者建议选用次极量运动试验和症状限制性运动试验。6分钟步行测试要考虑患者脑卒中后的步行问题可能导致的差异，通常用于步行功能恢复良好的脑卒中患者。

（2）康复治疗

1）运动康复目标：改善肢体功能，增加肌力，维持和提高运动耐量。

2）运动康复训练内容：①关节活动：依据患者肢体功能情况，进行被动关节活动（方法同于急性期），可逐渐增加主动参与成分，变被动运动为助动、主动关节活动度训练。②平衡功能训练：在康复治疗过程中应根据患者病情进行结合反馈的坐位、立位等基本平衡功能训练。③步行训练：大约一半以上脑卒中合并冠心病患者存在步行功能障碍。久病卧床的患者先进行直立床上体位训练，防止出现体位性低血压。可运用减重步行训练，减轻部分体重使双下肢可以在步行过程中完成重心转移，以获得基本的步行能力。

5. 社区和家庭康复　在恢复后期及慢性期，根据总体功能水平，患者可以回到社区或家中进行三级康复治疗，由社区康复医师、治疗师通过上门指导和电话随访的方式，帮助患者进行必要的功能训练，将二级康复中综合医院康复医学科、康复医院或康复中心的训练进一步巩固、提高，并运用到日常生活中，提高患者的生活质量。同时，对患者家属和陪护人员进行康复护理宣教，防止各种并发症。社区和家庭康复具有服务范围广、医疗费用低、方便患者长期康复等优点，成为患者长期持续康复的主要途径。社区和家庭心脏康复的主要内容如下。

（1）康复评估：患者需定期到社区医院进行康复评估，以调整运动康复方案。康复评估内容主要包括：心电图 / 动态心电图、血压 / 动态血压、超声心动图、心肺运动负荷试验 /6 分钟步行测试、行走计时测试、身体成分评定（体重指数、腰围和臀围比）、肢体感觉运动功能、ICF 评估等。

（2）康复治疗

1）运动康复目标：巩固医院的康复治疗效果，进一步提高心肺耐力，改善生活自理能力和生活质量。

2）运动康复训练内容：①躯干控制能力训练：桥式及躯干旋转等运动训练，提高患者腰背肌及臀部肌群的核心控制能力。②上肢功能性训练：利用弹力带或沙袋进行双手上举训练、上肢负重训练、前臂运动训练等。③下肢功能性训练：屈髋、伸髋、屈膝、屈踝训练，斜板站立训练，辅助下的站立训练逐渐过渡到扶持行走、扶杖步行、独立步行及越障步行等常用的步行训练方法。对于持续性足下垂患者可考虑使用踝 – 足矫形器，但应做到个体化。④肌力训练：肌力 3 级以上的患者可进行渐进性抗阻肌力训练，训练强度采用阻力为 1 RM 的 60% ~ 80%，1 RM 每 1 ~ 2 周评测 1 次，每天 30 min 以上，2 ~ 5 次 / 周。⑤有氧运动训练：依据患者肢体运动功能障碍情况及患者兴趣选择训练方式，对于肢体障碍的患者，可选用四肢联动训练器开展康复训练；建议 20 ~ 40 min/ 次，从 20 min 开始，根据患者运动能力逐步增加运动时间，3 ~ 5 次 / 周；有氧训练中的训练强度通过心率方式来监测，目标心率 =（最大心率 – 静息心率）×（40% ~ 70%）+ 静息心率，最大心率可通过心肺运动试验测得。对无法进行运动试验的患者采用目标心率法，即在静息心率的基础上增加 20 ~ 30 次 / 分，体能差的增加 20 次 / 分，体能好的增加 30 次 / 分。如患者合并有心房颤动或不易监测心率，则采用自我感知劳累分级法在 12 ~ 16 分范围内运动。老年脑卒中患者多合并心功能障碍，有研究报道 70 岁以上的脑卒中患者心功能不全的发病率可高达 50%。因此，老年脑卒中患者的心脏康复过程中要特别注意心功能的评估和运动强度监测，循序渐进，根据患者的反应随时调整训练方案。此外，老年患者基础疾病较多，危险因素复杂，要特别注意对危险因素的控制。

七、肺功能障碍

脑卒中患者肺功能障碍可能由于直接损害相关的呼吸中枢和相关的神经传导通路，导致中枢呼吸驱动力及储备降低，造成肺功能损伤。同时，脑卒中患者普遍存在呼吸肌力下降的情况。研究表明，脑卒中患者相关呼吸肌力较正常降低 50%。呼吸中枢的损害会造成呼吸频率和节律改变，咳嗽中枢损伤致使气道廓清障碍，延髓对 CO_2 化学感受性反射下降可能诱发阻塞性或中枢性睡眠呼吸暂停。有研究表明，约 5.6% 脑卒中患者合并肺炎发生，在意识障碍及吞咽困难状态下发生的误吸是导致脑卒中相关性肺炎的最主要原因。此外，呕吐、卧床、活动减少也是误吸的危险因素。继发性的肺功能障碍常表现为肺部感染，及由于深静脉血栓等导致的肺栓塞，呼吸肌力和耐力的下降。脑卒中患者长期卧床会导致咳嗽能力的下降，排痰困难继发坠积性肺炎等。在并发症导致的脑卒中死亡中，肺部感染是最常见的原因，15% ~ 25% 脑卒中患者死于细菌性肺炎。脑卒中后引起肺功能障碍的影响因素很多，其发病机制大致可分为原发性、继发性和医源性损伤 3 个方面。原发性损伤主要由原发病变通过直接损害相应的呼吸中枢、在病灶周围形成继发神经纤维顺行性和逆行性损害、破坏神经纤维运动传导通路等途径，使患者肺功能受损，中枢呼吸驱动力及储备降低，从而在感染、心力衰竭等应激状态下更易引发呼吸衰竭，危及患者生命。继发性损伤常见于脑卒中后并发症引起的呼吸肌肌力、耐力、协调性和结构的改变。医源性损伤主要为机械通气相关性膈肌功能障碍，临床表现为机械通气导致肌纤维萎缩和损伤，进一步导致肺损伤和膈肌功能下降。此外，包括气管切开及长期留置鼻胃管等有创操作也会破坏气管屏障，增加肺部感染的机会。

（一）康复评估

1. 肺功能测定　采用简易的肺功能测量仪进行测量，评估肺功能相关指标。具体指标包括用力肺活量（forced vital capacity，FVC）、第一秒用力呼气容积（forced expiratory volume in first second，FEV_1）、呼气流量峰值（peak expiratory flow，PEF）、最大呼气中期流量（maximal mid-expiratory flow，MMEF）、最大通气量（maximum voluntary ventilation，MVV）等。

2. 呼吸肌力测定　具体指标包括最大吸气压（maximal inspiratory pressure，MIP）、最大呼气压（maximal expiratory pressure，MEP）、最大发声时间（maximum phonation time，MPT）、静息跨膈压、鼻吸气压力等。

3. 动脉血气分析（尤其是当怀疑患者缺氧时）　包括血氧分压（blood partial pressure of oxygen，PaO_2）、二氧化碳分压（partial pressure of carbon dioxide，$PaCO_2$）、氧饱和度、碳酸氢根浓度等。

4. 影像学检查　胸部 X 线片、CT 或 MRI，尤其当患者存在肺部感染时。多容积 CT 扫描图像技术可以实现自动定量的 CT 来分析膈肌运动的病理生理。

5. 膈肌功能评估　膈肌运动诱发电位、超声检查（膈肌超声评估）可评估患者的主要吸气肌的功能，特别是针对长期卧床的脑卒中患者。膈神经电生理：膈神经运动传导的潜伏期、波幅、最小刺激强度等。

6. 经颅磁刺激膈肌运动诱发电位（diaphragmatic motor evoked potential，DMEP）　皮层潜伏期、波幅、中枢运动传导时间等。

7. 超声检查（膈肌超声评估）　膈肌移动度（diaphragm motion）、膈肌厚度（thickness of diaphragm，Tdi）及膈肌增厚率（diaphragm thickening fraction，DTF）等。平静呼气末膈肌厚度（diaphragm thickness at function residual capacity，TdiFRC）、深吸气末膈肌厚度（diaphragm thickness at forced vital capacity，TdiFVC）及深呼气末膈肌厚度（diaphragm

thickness at residual volume，TdiRV），DTF=（TdiFVC–TdiRV）/TdiRV × 100%。

（二）康复治疗

1. 宣教　应建议脑卒中或短暂性脑缺血发作的吸烟者戒烟并协助其戒烟。

2. 氧疗　必要时吸氧，应维持氧饱和度＞ 94%，无低氧血症的患者不需常规吸氧。

3. 呼吸支持　气道功能严重障碍者，如由于意识水平下降或延髓功能障碍导致气道损害的缺血性脑卒中患者，应给予其气道支持（气管插管或切开）及辅助呼吸。

4. 重症脑卒中患者合并呼吸功能下降、肺内感染的患者，建议加强床边的呼吸道管理和呼吸功能康复，以改善呼吸功能、增加肺通气和降低脑卒中相关性肺炎的发生率和严重程度，改善患者的整体功能。

5. 呼吸道管理、手法震动排痰、胸廓活动度训练和抗阻训练、腹式呼吸训练等目的是提高咳嗽的效率，保持或改善胸廓的活动度，改善呼吸肌的肌力、耐力及协调性，改善肺通气，提高呼吸功能，从而增强患者整体的功能。

6. 制定个体化的运动干预，提高心肺体适能（cardiorespiratory fitness，CRF）　所有脑卒中患者在住院期间均应开始心肺训练。无论残疾程度如何，应鼓励脑卒中患者参加正在进行的定期体育锻炼。常见的训练方法如步行、爬楼梯和功率自行车等有氧训练。

7. 体位管理　抗重力体位可有效增加患者的肺容积，避免肺不张、呼吸困难导致的异常呼吸模式或呼吸衰竭，同时减少气道阻力，帮助肺部分泌物排出。体位引流可协助支气管分泌物的清除。俯卧位通气，床上上、下肢运动等均对肺功能恢复有重要意义。

8. 气道廓清技术（airway clearance techniques，ACT）　ACT 可通过机械方法或手法辅助排痰。机械方法包括高频胸壁压迫、肺内叩击通气、呼气正压和机械吸气 – 呼气；手法包括体位引流、自主呼吸循环技术和胸部物理疗法。呼吸道管理、手法震动排痰的目的是提高咳嗽的效率。

9. 呼吸肌训练（respiratory muscle training，RMT）　RMT 主要包括吸气肌训练、呼气肌训练、吸气肌和呼气肌联合训练。吸气肌训练主要锻炼以膈肌为主的具有吸气功能的肌肉，以增强其肌力和耐力。呼气肌训练常使用缩唇呼吸、等长收缩、腹肌训练等方法来增加潮气量和肺泡通气量，提高血气交换率，与吸气肌训练相比较，其临床应用的有效性和安全性尚未确定。胸廓活动度训练和抗阻训练、腹式呼吸训练等，可保持或改善胸廓的活动度，改善呼吸肌的肌力、耐力及协调性，改善肺通气，提高呼吸功能，从而增强患者整体的功能。为达到满意的呼吸肌训练效果，需选择适宜的训练并保证训练的强度、频率和时间。

10. 有氧训练　根据 6 分钟步行试验或心肺运动试验结果，制定个体化的运动处方，应在密切监护下进行运动干预，以提高心肺体适能。

11. 脑卒中后患者如果存在呼吸睡眠暂停，建议采用持续气道正压通气（continuous positive airway pressure，CPAP）。

（三）脑卒中相关性肺炎的康复处理

研究表明，脑卒中后从急性期到一般康复阶段，肺炎的发生率为 3.9% ～ 45%，且主要发生于急性期，脑卒中相关性肺炎的发生主要与误吸和吞咽障碍等相关。

1. 康复评估 ①咳嗽咳痰评估：为常规评估，可结合 CT 或胸部 X 线片等影像学检查；②呼吸困难评估：采用改良 Borg 呼吸困难量表评估；③咳嗽峰值流速（peak cough flow，PCF）：是测量脑卒中后咳嗽功能损伤的关键方法，通过使用体积描记器来测量，要求患者尽可能用力地咳嗽；④呼吸肌测量：采用最大发声时间或最大吸气和呼气压进行评估；⑤生活质量评估，采用简明健康调查量表 36 进行评估。

2. 康复治疗 ①呼吸道管理、手法震动排痰、胸廓活动度训练和抗阻训练、腹式呼吸训练；②呼吸肌训练：吸气肌训练起始阻力为 30% ~ 40% MIP，每周逐渐增加 5% ~ 10% MIP，至最大阻力为 60% MIP（MIP 为最大吸气压）。呼气肌训练通过缩唇呼吸和腹肌训练等方法来增加潮气量和肺泡通气量，提高血气交换率，呼气肌训练强度起始为 30% ~ 50% MEP 开始，并逐渐进阶（MEP 为最大呼气压）。

八、疼痛

1. 脑卒中疼痛的特点 超过一半的脑卒中患者有慢性疼痛[68]。导致脑卒中后疼痛的因素有多种，包括中枢、外周机制和心理因素。疼痛的发生与脑卒中类型、病灶部位、发病年龄、高肌张力、肢体运动减少和感觉障碍有关。患者伴有疼痛会导致更严重的认知和功能下降，生活质量低，疲劳，抑郁。

2. 脑卒中疼痛的类型 脑卒中疼痛较常见的类型有脑卒中后中枢性疼痛（central post-stroke pain，CPSP）、痉挛引起的疼痛、偏瘫性肩痛、复杂性区域性疼痛综合征（complex regional pain syndrome，CRPS）和挛缩。许多患者同时存在不止一种类型的疼痛，常见的合并疼痛类型是脑卒中后中枢性疼痛和痉挛，或脑卒中后中枢性疼痛和偏瘫性肩痛。

（1）脑卒中后中枢性疼痛：发病率为 7% ~ 8%，一般在脑卒中后几天内开始出现，大多数患者在第 1 个月内出现症状。脑卒中后中枢性疼痛的诊断标准为发生于脑卒中后的疼痛，位于与中枢神经系统损伤相对应的身体部位，而不属于伤害性疼痛或外周神经性疼痛。中枢性疼痛通常被描述为灼烧痛、隐痛，还有与触摸、寒冷或运动相关的异常疼痛。主要症状是疼痛和感觉丧失，通常出现在面部、手臂或腿部。轻轻触摸或甚至在没有刺激的情况下，都可能感到疼痛或不适。高温或寒冷以及情绪困扰可能会加剧疼痛。

（2）痉挛引起的疼痛：痉挛是一种牵张反射高兴奋所致的，以速度依赖的紧张性牵张反射增强伴腱反射亢进的运动障碍。痉挛有时会引起疼痛，减缓功能恢复的进程。如果处理不当，患者失去关节主动活动能力，可能会导致挛缩。

（3）偏瘫性肩痛：在脑卒中后很常见，发病率在第一年为 1% ~ 22%。肩痛的发生与肩关节半脱位和肌力较弱有关。运动功能障碍可能是肩痛发生更重要的预测因素，但并不能预测偏瘫肩部疼痛的严重程度。偏瘫性肩痛是多因素的，疼痛与肩组织损伤、关节力学异常和中枢伤害性超敏反应有关。痉挛也被认为是导致一些患者肩膀疼痛的原因之一，但两者之间的因果关系还没有被证实。

（4）CRPS：掌指关节和近端指间关节的疼痛和压痛，并可能与手指背侧水肿、皮肤营养改变、感觉过敏和活动范围受限有关。

（5）挛缩：有60%的脑卒中后偏瘫患者在患病一年内患侧会发生关节挛缩，腕部挛缩最常见于手的功能性不能恢复的患者。脑卒中后第一年内发生肘关节挛缩与前4个月内出现痉挛有关。关节挛缩会引起患者疼痛，并导致患者的自我护理（包括敷料和卫生）变得困难。

3. 评估

（1）疼痛的强度：视觉模拟评分量表、疼痛日记。

（2）疼痛的原因：肌肉骨骼软组织评定、痉挛评定、半脱位的评定、局部感觉功能评定。

4. 康复治疗

（1）脑卒中后中枢性疼痛：根据患者需要、治疗反应和不良反应来个体化选择中枢性脑卒中后疼痛的治疗药物[69]。阿米替林和拉莫三嗪是一线治疗药物。普瑞巴林、加巴喷丁、卡马西平或苯妥英可作为二线治疗。TENS和深部脑刺激尚未被确定为一种有效的治疗方法。多学科疼痛管理联合药物治疗可能有效。

（2）痉挛引起的疼痛：痉挛可以通过抗痉挛体位、关节活动范围训练和被动伸展来预防或治疗。神经肌肉电刺激或局部肌肉震动等物理治疗可以暂时改善痉挛。局部注射肉毒杆菌毒素，以减少痉挛，改善被动或主动的活动范围。不建议使用夹板预防手腕和手指痉挛，应个体化考虑。经颅直流电刺激、重复经颅磁刺激、经皮电刺激、体外冲击波治疗等可以用于缓解痉挛，但需结合常规运动疗法选择性的使用。

（3）偏瘫性肩痛：进行患者和家属的宣传，教育包括活动范围、姿势等。神经肌肉电刺激可考虑用于治疗肩痛。肩胛上神经阻滞可作为偏瘫性肩痛的辅助治疗。肩部半脱位时应考虑支撑装置和吊带的定位和使用。在功能性活动和休息中应保护和支撑手臂。注射肉毒杆菌毒素可以有效地减少严重高张力的偏瘫肩部肌肉，对于严重偏瘫和肩部活动受限的患者，可以考虑手术切除胸大肌、背阔肌、大圆肌或肩胛下肌。临床中不推荐使用高位滑轮训练，针刺辅助治疗偏瘫性肩痛的疗效尚不确定，在肩峰下或肩胛盂注射皮质类固醇对这些部位有炎症的患者是否有效还不确定。除了软瘫期之外，吊带的使用仍然存在争议，因为其弊大于利（如增强屈肌协同作用，减少手臂的使用，抑制手臂摆动，导致挛缩形成）。轻柔地牵伸，增加外旋和外展活动范围可缓解此类疼痛。

（4）CRPS：应采用主动、助力或被动的关节活动范围训练来预防CRPS。早期口服皮质类固醇可以用来减轻肿胀和疼痛，每日30~50 mg，持续3~5天，然后逐渐减少剂量，持续1~2周。适度抬高患肢并配合被动活动，联合应用神经肌肉电刺激比单纯抬高患肢更有效。对于手部肿胀明显的患者可采取短期应用类固醇激素治疗，外用加压装置也有利于减轻肢体末端肿胀。

（5）挛缩：已经发生挛缩或挛缩高风险的患者，应采取积极的运动训练。功能电刺激治疗、体外冲击波治疗可能对缓解挛缩有效。嘱患者每天坐着或躺在床上，家属将患者的肩关节置于最大外旋位，持续30分钟。手部无法运动的患者，可以考虑使用手/腕夹板，以及定期的牵伸和痉挛治疗。轻度至中度肘关节和腕关节挛缩可考虑使用静态可调节夹板，严重肘关节挛缩可考虑手术治疗松解或使用矫形器。夜间和辅助站立时使用踝夹板可以预防偏瘫肢体的踝关节挛缩。

九、精神心理问题

患者脑卒中后出现抑郁和焦虑的症状很常见，脑卒中后抑郁（post-stroke depression，PSD）的机制尚不完全清楚，脑卒中后抑郁的预测因素包括抑郁史、严重残疾、认知障碍、既往脑卒中、阳性家族史、精神障碍和女性性别。抑郁症经常与其他精神症状并存，如在脑卒中患者群体中，焦虑常与抑郁并存，但常常未被诊断。焦虑会使人产生不适，或使人丧失行为能力，感到忧虑、恐惧，并伴有身体症状，这使得患者参与治疗变得更加困难。伴有脑卒中后抑郁的广泛性焦虑延迟了抑郁的恢复，延迟了 ADL 的恢复，降低了整体社会功能。

老年脑卒中患者抑郁的发生率为 22.03% ~ 43.2%，相比于无抑郁症的老年脑卒中患者，其与 5 年死亡率的增加显著相关。

1. PSD 症状

（1）PSD 的核心症状：①大部分时间内总是感到不开心、闷闷不乐，甚至感到痛苦；②兴趣及愉快感减退或丧失，对平时所爱好、有兴趣的活动或事情不能像以往一样愿意去做并从中获得愉悦；③易疲劳或精力减退，每天大部分时间都感到生活枯燥无意义，感到度日如年；④经常想到活在世上没有什么意义，甚至生不如死；⑤严重者有自杀的倾向。

（2）PSD 的非核心症状：①生理症状，如体重减轻、入睡困难、眠浅多梦、易惊醒和早醒、不明原因疼痛、食欲减退或亢进、性欲减退等；②可伴紧张不安、焦虑和运动性激越等；③其他症状，如犹豫不决、自我评价降低、自责、自罪、无价值感、自杀和自伤、注意力下降等。

2. 康复评估

（1）汉密尔顿抑郁评分量表（Hamilton depression scale，HAMD）：由 Hamilton 于 1960 年设计制定，是临床上应用最普遍的经典抑郁症状他评量表，适用于有抑郁症状的成年患者。HAMD 有 17 项、21 项和 24 项版本，主要对 7 类因子进行评估：焦虑 / 躯体化、体重、认知障碍、阻滞、睡眠障碍、绝望感、日夜变化。HAMD 17 项版本评分 < 7 分提示正常，评分为 7 ~ 17 分提示可能有抑郁（轻度抑郁），评分为 17 ~ 24 分提示肯定有抑郁（中度抑郁），评分 > 24 分提示严重抑郁（重度抑郁）。据报道，HAMD 的效度为 0.65 ~ 0.90。

（2）抑郁自评量表（self-rating depression scale，SDS）：SDS 可用于门诊患者的初筛、情绪状态评定及调查等。该量表分四组特异性症状：精神性情感障碍、躯体性障碍、精神运动障碍、抑郁的心理障碍。量表共有 20 项，总分 80 分。使用时将 20 项的总分乘以 1.25，再取整数可得标准分。标准分在 50 分以下为无抑郁，标准分为 50 ~ 59 分提示轻度抑郁，标准分为 60 ~ 69 分提示中度抑郁，标准分为 70 分以上提示重度抑郁。

（3）老年抑郁量表（geriatric depression scale，GDS）：GDS 由 Brink 等在 1982 年创制，专用于老年人抑郁的筛查。GDS 包括 30 个条目，每个条目仅有"是""否"两项。有反向计分，评价指标为总分，0 ~ 10 分视为正常，11 ~ 20 分视为轻度抑郁，21 ~ 30 分视为中重度抑郁。老年人抑郁量表现有 3 个版本，分别为 GDS-30，GDS-15，GDS-4，其中 GDS-15 被证明具有良好的信效度，并广泛地应用于各个国家。

（4）蒙哥马利抑郁评定量表（Montgomery Asberg depression rating scale，MADRS）：MADRS 是临床上应用广泛的抑郁症状他评量表之一。该量表评分相对简单，但对患者的症状变化较敏感，可以反映抗抑郁治疗的效果，并监测患者的病情变化。量表共 10 项，总分 60 分，评分越高表示抑郁的程度越高。MADRS < 12 分提示无抑郁症状，12 分 ≤ MADRS < 22 分提示轻度抑郁，22 分 ≤ MADRS < 30 分提示中度抑郁，MADRS ≥ 30 分提示重度抑郁。据报道，MADRS 的效度较高（0.80 ~ 0.90）。

（5）流调中心抑郁量表（center for epidemiologic studies depression scale，CES-D）：CES-D 是由美国国立精神卫生研究所于 1977 年设计的抑郁症状自评量表，在临床上多用于流行病学调查、抑郁筛查和抑郁症状评估。与其他抑郁自评量表相比，CES-D 更着重于个体的情绪体验，较少涉及抑郁时的躯体症状。CES-D 共有 10 项，总分 60 分。评分 ≤ 15 分提示无抑郁症状，评分为 16 ~ 19 分提示可能有抑郁症状，评分 ≥ 20 分提示有抑郁症状。

（6）Beck 抑郁自评量表（Beck depression inventory，BDI）：BDI 是临床常用的抑郁症状自评量表。BDI 有 21 项，总分 63 分。评分越高，表示抑郁倾向或程度越深。评分为 1 ~ 10 分提示正常，评分为 11 ~ 16 分提示轻度情绪紊乱，评分为 17 ~ 20 分提示临床临界抑郁，评分为 21 ~ 30 分提示中度抑郁，评分 ≥ 31 分提示严重抑郁。

（7）医院焦虑抑郁量表（hospital anxiety depression scale，HADS）：HADS 主要应用于综合医院患者中焦虑和抑郁情绪的筛查。HADS 共 14 项，其中 7 项评定抑郁（共 21 分），7 项评定焦虑（共 21 分）。评分 0 ~ 7 分为无症状；评分 8 ~ 10 分为症状可疑；评分 11 ~ 21 分为肯定存在症状。

3. 康复治疗　脑卒中后痴呆（PSD）既与脑卒中脑损害及伴随的认知损害、功能残疾、生活质量下降等有关，又与既往情感障碍病史、人格特征、应对方式、社会支持等社会心理因素有关。因此，应综合运用心理治疗、药物治疗和康复训练等多种治疗手段，以期达到最佳的治疗效果。在参照循证医学证据的同时，充分遵循个体化治疗的原则并考虑风险因素及患者（家属）意愿等，选择治疗手段及治疗药物。应注意监控和评估治疗的依从性、疗效、不良反应及症状复发的可能性。PSD 患者如出现以下情况之一，建议请精神科医师会诊或转诊精神科治疗：①重度 PSD；②伴有自杀风险［自杀想法和（或）自杀行为］；③治疗效果不明显，如复发性抑郁、难治性抑郁或抑郁症状迁延难治等；④伴有精神病性症状。

（1）心理治疗：所有脑卒中患者都应获得个体化的心理支持、健康教育等。认知行为治疗（cognitive-behavioral therapy，CBT）[70]、动机性访谈和问题解决疗法（problem-solvingpsychotherapy，PST）[71] 可用于用药依从性差、药物应答不良或不宜药物治疗的 PSD 患者，其他辅助治疗手段如音乐、放松训练、冥想、锻炼等也可尝试用于 PSD 患者。

（2）药物治疗原则：药物治疗以缓解症状、提高生活质量和预防复发为目标。在个体化基础上，综合考虑风险因素（如癫痫、跌倒和谵妄）及药物的不良反应，选择抗抑郁药物。治疗过程中，应监控和评估药物治疗的依从性、疗效、不良反应、症状的变化等。治疗剂量应个体化。初始剂量为推荐剂量的 1/4 ~ 1/2，缓慢增减；药物治疗要足量足疗程，在抑郁症状缓解后至少应维持治疗 4 ~ 6 个月以上，以预防复发。若经药物正规治疗后 4 ~ 6 周，患者抑郁症状无明显改善，考虑请精神科医师会诊。

临床推荐使用选择性 5- 羟色胺再摄取抑制剂（selective serotonin reuptake inhibitor, SSRI）、5- 羟色胺去甲肾上腺素再摄取抑制剂（serotonin-norepinephrine reuptake inhibitor, SNRI）、NE 及特异性 5-HT 能抗抑郁剂（noradrenergic and specific serotonergic antidepressant, NaSSA）、三环类抗抑郁剂，以及其他可用于 PSD 的药物（曲唑酮）与中药制剂（乌灵胶囊和舒肝解郁胶囊）。

十、二便功能障碍

（一）大便及直肠功能障碍

1. 便秘　便秘是脑卒中患者的常见功能障碍。研究指出，50% 的脑卒中患者会出现便秘的问题，27% 的患者会出现排便次数减少的问题，12.5% 的患者会出现排便不完全的问题。一篇 Meta 分析发现，脑出血患者比脑梗死患者便秘的发生率更高，而脑卒中恢复期患者比急性期患者便秘的发生率更高。文献报道脑卒中患者便秘的原因包括：脑卒中造成排便中枢的损伤、自主活动受限及减少、饮食结构改变、排便环境的改变、精神心理因素、性别因素（女性）、饮水量＜ 800 ml/ 天、年龄＞ 65 岁、消化道病史、大脑前循环受损等。

（1）评估方法：未发现脑卒中后便秘的专用评估量表，因此建议参考通用便秘评估方法，如罗马Ⅳ评估量表、Bristol 粪便性状量表（Bristol stool form scale）、排便日记、消化道影像学诊断等方法。同时，评估脑卒中患者日常生活能力的量表对排便问题也有一定的涉及，如改良 Barthel 指数、功能独立性评估量表等。

（2）治疗方法：根据文献检索，目前针对脑卒中后便秘的治疗方法主要为以下几种：运动疗法（核心肌群与盆底肌群）、饮食治疗、药物治疗、心理治疗、物理因子治疗、传统疗法、生物反馈治疗等方法。

2. 大便失禁　大便失禁（fecal incontinence，FI）是脑卒中患者的常见功能障碍之一。研究指出，脑卒中后 FI 的患病率分别为 30%（7 ~ 10 天）、11%（3 个月）、11%（1 年）和 15%（3 年），且年龄与脑卒中后大便失禁的发生率有一定关系。

（1）评估方法：问卷（如评估工具有大便失禁严重程度指数、圣马克大便失禁评分、佛罗里达克利夫兰诊所大便失禁评分、大便失禁量表修订版、大便失禁综合问卷和大便失禁问卷国际咨询表 - 大便失禁模块等），肛门直肠生理测试（包括：压力测定、肛门直肠、感觉功能、耐受量、顺应性），腔内超声检查，阴部神经电生理检查，结肠镜检查等。

（2）治疗方法：饮食治疗、药物治疗、肠道管理计划、生物反馈治疗、骶神经电刺激治疗、手术治疗等。

（二）小便及膀胱功能障碍

1. 神经源性膀胱　脑卒中后神经源性膀胱（post-stroke neurogenic bladder, PSNB）

是常见的并发症之一。国外 20 世纪末报道的脑卒中急性期尿失禁发生率为 32% ~ 79%，在无意识障碍的社区脑卒中人群中，脑卒中急性期尿失禁的发生率为 40%，脑卒中后 3 个月的发生率为 19%，12 个月后的发生率为 15%。我国报道的发生率差异性很大，为 16% ~ 50%。

大脑通过控制皮质（抑制）、下丘脑后部（刺激）、中脑（抑制）、脑桥（抑制）4 个重要区域控制下尿路功能。PSNB 的发生机制为当神经系统疾病影响到中枢导致膀胱和（或）尿道功能障碍，引起膀胱储存和（或）排空障碍，进而产生一系列下尿路症状及并发症。

（1）PSNB 的评估：病史采集（必须进行详细的病史采集，注意泌尿系统、肠道、神经系统及性功能的既往史及现病史。特别注意疼痛、感染、血尿、发热等症状），体格检查（尽可能详细地进行神经系统检查，尤其是阴部或鞍区的感觉及反射，详细检查肛门直肠的感觉与收缩功能，以及盆底功能），排尿日记、尿流率、残余尿等非侵入性检查必须安排在侵入性检查之前，尿常规、肾功能、尿细菌学检查、泌尿系统超声、泌尿系统平片、膀胱尿道造影等影像学检查，下尿路及盆底电生理检查。尽力寻找神经病变或缺陷的直接证据，通过上尿路磁共振尿路造影（magnetic resonance urography，MRU）或计算机断层扫描三维重建成像可以明确肾盂、输尿管的积水、扩张程度及迂曲状态。

（2）PSNB 的治疗：行为疗法（盆底肌训练、膀胱训练、手法辅助排尿），导尿治疗（间歇导尿、留置导尿、耻骨上膀胱造瘘术），药物治疗（口服药物、膀胱内灌注治疗），间歇性清洁导尿，A 型肉毒毒素注射（≥ 70 岁老年虚弱者使用需谨慎，可能会增加残余尿量），神经电刺激治疗，针灸治疗，手术治疗等。一般首选非侵入性治疗方法，并且评估患者可能存在长期症状的风险，综合非侵入性治疗疗效，考虑有创治疗的风险和获益。

2. 尿失禁（urinary incontinence）　研究发现，40% ~ 60% 的脑卒中患者会受到尿失禁的影响，其中 25% 的患者出院时仍有问题，15% 的患者在一年后仍有尿失禁。额叶被认为是控制排尿的区域，研究已经证实了额叶的损伤与脑卒中后的排尿功能障碍有关，目前尚不清楚尿失禁与脑损伤部位直接相关还是间接相关（如运动、视觉或语言问题，难以完成入厕所的任务）。导致尿失禁的其他非神经因素，如球前尿失禁状态、括约肌功能不全和尿频，在脑卒中人群中普遍存在。脑卒中患者发生尿失禁的原因可能与神经损害有关，同时脑卒中后患者的意识水平、长期卧床、药物使用等因素也会导致尿失禁的发生。

脑卒中后尿失禁可分为压力性尿失禁（stress urinary incontinence，SUI）、急迫性尿失禁（urge urinary incontinence，UUI）、功能性尿失禁（Functional urinary incontinence，FUI）、充溢性尿失禁（overflow urinary incontinence，OUI）、反射性尿失禁（reflective urinary incontinence，RUI）5 种分型。研究指出，92.3% 的患者至少有一种诊断，OUI 的患病率最高（72.4%），其次是 FUI（53.2%）、RUI（50.0%）、UUI（41.0%）和 SUI（37.8%）。病史和体格检查是诊断尿失禁类型的关键，尿动力学检查是辅助检查。非药物治疗（如行为疗法），以及包括抗肌萎缩侧索硬化药和 β 肾上腺素能药物在内的药物治疗的效果有待更多的研究提供证据支持。

3. 尿潴留　脑卒中患者在发病后经常表现出尿潴留。研究发现，脑卒中影响大脑优势半球的岛叶会增加尿潴留的风险，而尿潴留的发生与脑卒中患者的预后和康复效果密切相关。另一项研究发现，脑卒中患者的尿潴留与认知障碍、糖尿病、失语症、较低的入院功能状态（以改良 Barthel 指数衡量）和尿路感染显著相关。对于老年患者，应注意良性前列腺增生等非神经源性因素可能加重神经源性膀胱所致尿潴留，有时并不一定表现为完全的排尿障碍，但可能出现隐性的长期残余尿过多从而导致反复发生尿路感染、泌尿系结石，或形成充溢性尿失禁，损害上尿路功能。因此，对于老年男性脑卒中患者，及时评定残余尿和前列腺增生情况也是重要的。

4. 膀胱过度活动（overactive bladder，OAB）　脑卒中后 OAB 相关文献较少。但研究发现，脑卒中后 OAB 的患病率在 28% 左右，且脑卒中后患者的认知功能与 OAB 的严重程度有一定的相关性，同时该研究发现大脑前循环脑梗死组的膀胱过度活动症评分（overactive bladder syndrome score，OABSS）明显高于后循环脑梗死组，脑梗死与脑出血的 OAB 症状表现无明显差异。

OAB 的评估方法为膀胱过度活动症评分，其余评估方法与 PSNB 基本相似。

十一、脑卒中患者心肺适能

（一）脑卒中康复现状及局限性

尽管从 1990 年以来，全世界针对脑卒中康复的临床研究越来越多，脑卒中康复取得了显著的进步。然而，最新的指南指出，现有的各种康复手段虽然对脑卒中康复有积极影响，但是影响程度有限，脑卒中患者肢体功能只能恢复 70% 左右，而这一恢复的很大程度是由于患者自身恢复，现有的康复方法只能获得 5% ~ 15% 的康复效果，且个体之间差异很大。在最近的 *THE LANCET* 杂志综述文章 "Advances and challenges in stroke rehabilitation"[72]也明确指出现有干预方法的局限性，大多数多中心大样本量试验出现中性结果。

根据国际卒中协会（International Stroke Society，ISS）最新的调查研究，针对脑卒中患者从什么时候给予康复治疗、给予什么手段的康复会有更好的效果，这些问题还有待解决。国际卒中恢复与康复联盟领导人之一 Julie Bernhardt[73]教授指出，目前临床研究还极度缺乏对康复恢复（recovery）机制的理解；急性期是患者开始接受治疗、促进神经修复和康复的必要和最佳时期，然而在急性期给予患者什么样的治疗、从什么时候开始，都还需要深入探索。

此外，如何增强患者和家属对康复的认识和接受程度，医师、治疗师与患者及其家属之间如何更好地交流、沟通，让患者回归家庭后也能持续得到康复锻炼、持续提高 CRF 水平，这些也是至今未能解决的问题。

（二）脑卒中患者心肺适能概述

脑卒中是我国成人致死、致残的首要原因，具有高发病率、高致死率、高致残率、高复发率、高经济负担的特点，对家庭和社会带来巨大负担。最新全球经济负担研究显示，我国总体脑卒中终身发病风险为 39.9%；据推测，2030 年我国脑卒中发生率要比 2010 年升高约 50%；目前我国 40 岁以上脑卒中人群达 1318 万，每年 190 余万人因脑卒中死亡[2]。

最新研究发现，心肺适能（CRF）是影响脑卒中人群功能恢复的重要因素。忽视心肺适能在脑卒中恢复中的作用，可能是脑卒中患者恢复时程长、治疗效果差、回归社会率低等瓶颈问题出现的重要原因之一，心肺适能的改善可能会对整体功能康复产生短期和长期影响。心肺适能是指人体在运动时，对心肺、代谢、骨骼肌、神经－内分泌系统的整合能力。其中，心肌泵血功能、氧运输能力、肌肉细胞组织利用氧气分解燃料的化学能力起着重要作用。心肺适能通过标准的心肺运动测试测量，通常表示为最大耗氧量（$VO_{2\,max}$）和峰值耗氧量（VO_{2peak}），也可选择 6 分钟步行测试替代。流行病学及临床研究证明，心肺适能直接反映整体健康水平，独立影响心脏疾病、心血管危险因子（高血压、高血脂、高血糖）及死亡率。2016 年美国心脏协会推荐将心肺适能作为第 5 大生命体征在临床上应用，认为心肺适能比传统危险因子更能反映与健康的关系[74]。心肺适能值较高的脑卒中患者，寿命也相应延长。这些结果说明心肺适能对脑卒中可能有着系统且深远的影响。

自 1995 年 Potempa 等首次发文聚焦脑卒中患者的心肺适能后，美、英、澳等国学者相继开展相关研究，心肺适能逐渐成为脑卒中康复的研究新热点。2020 年，本课题研究团队在 *STROKE* 杂志上首次揭示脑卒中患者心肺适能水平：超急性期、急性期脑卒中患者心肺适能仅为健康同龄人的 10%～25%；亚急性期、慢性期脑卒中患者心肺适能的最高水平仍不及正常同龄人的 50%。对于脑卒中患者，不同时期心肺适能的干预，尤其是早期干预方法的选择，在脑卒中康复领域仍是空白，也是此研究拟解决的问题之一。同时，发现脑卒中患者发病后急性期（发病 7 天之内）心肺适能急速下降。脑卒中人群在亚急性期（subacute phase）的心肺适能显著低于慢性期（chronic phase）；在亚急性期，心肺适能呈现从低到高渐进增长的趋势。亚急性期、慢性期患者的心肺适能有所提高，但最高水平仍很难超过正常同龄人的一半，这种低水平的心肺适能几乎不能维持日常生活活动[75]（图 2-3-2）。

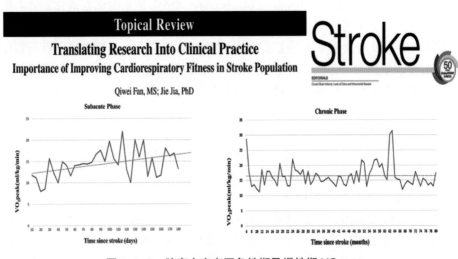

图 2-3-2　脑卒中患者亚急性期及慢性期 VO_{2peak}

（三）心肺介导的"运动－肌肉－脑"外周中枢网络——康复干预理论

心肺介导的"运动－肌肉－脑"外周中枢网络——康复干预理论认为，脑卒中康复作为卒中单元的重要组成部分，应该覆盖脑卒中治疗的全周期。美国心脏协会（American Heart Association，AHA）/ 美国卒中协会（American Stroke Association，ASA）发布的"急性缺血性卒中早期管理指南"2019 年更新版指出[76]，康复项目应作为完整卒中单元（stroke unit）的一部分，并且建议对院内急性缺血性卒中患者进行早期康复。依据国际卒中恢复与康复联盟定义的脑卒中恢复分期，建立心肺介导的"运动－肌肉－脑"外周中枢网络——康复干预理论下的脑卒中全周期心肺适能干预体系，包括全面覆盖超急性期、急性期、亚急性期和慢性期，并延伸至居家康复；单边功率车结合代谢气体分析的脑卒中心肺适能评价体系；通过健侧带动全身的脑卒中心肺适能干预方案；从超急性期、急性期开始进行健康宣教，强化脑卒中心肺适能全周期康复理念，提高依从性和康复效果。对所有脑卒中患者，应尽早开始给予心肺介导的"运动－肌肉－脑"外周中枢网络——康复干预体系的介入，提高患者心肺适能，从而改善功能状态。

贾杰教授创新性地提出心肺介导的"运动－肌肉－脑"外周中枢网络——康复干预理论意在探索新的脑卒中康复模式和体系：创建该理论下的脑卒中全周期心肺适能评价与干预体系，形成脑卒中全周期康复的诊治规范，推广脑卒中全周期心肺适能康复体系并助力现有康复突破瓶颈。基于本理论，我们建议对所有脑卒中患者，应从急性期开始，给予改善 CRF 的干预，CRF 的改善可能会对整体功能康复产生短期和长期影响。运动是提高改善 CRF 的有效方式之一。但是，针对脑卒中人群，如何在改善肢体功能的同时提高 CRF 水平，如何通过有效的方式在全周期内评估、检测脑卒中患者的 CRF 水平，如何让医师、患者及其家属接受针对 CRF 的长期干预和检测、评估机制，这需要克服现有康复体系的缺陷，也更需要全世界多中心脑卒中研究团队的共同努力，通过循证化、标准化的手段和方法，从脑卒中康复指南入手，完善建立新的脑卒中康复模式和体系。2020 年 1 月，贾杰教授团队提出了脑卒中群体需要在全周期内给予提高 CRF 的干预，同时指出提高 CRF 的干预需要从急性期开始。在急性期，提高 CRF 的干预可能是所有脑卒中康复中最需要的，应该最先实施。而 CRF 的改善是实现脑卒中群体更好康复的基础。

心肺介导的"运动－肌肉－脑"外周中枢网络——康复干预理论还提出，在急性期，针对所有不同损伤程度的患者，可以实施以健侧为主，带动全身的运动方式，用来提高患者的心肺适能水平。这一方式将打破现有脑卒中早期康复中以偏瘫患者患侧被动活动为主的运动干预方式。在急性期，传统的康复治疗策略通常是诱发患侧肌肉收缩，提升患侧肌力、肌张力，预防压疮、肌肉萎缩、关节挛缩等。相应的治疗手段常针对患侧肢体功能状态选用如电刺激、气压治疗等物理因子方法，以及良肢位摆放，被动关节活动或辅以肌腹叩击、关节挤压等手法。脑卒中患者因为长期卧床缺乏运动量，心肺适能水平开始急剧下降。从亚急性期到慢性期，尽管脑卒中患者已经开始参与多项日常活动，但心肺适能水平仍显著低于正常值，并且由于脑卒中患者异常运动模式的存在导致其进行相同活动时消耗的能量比正常人高。这些矛盾点的存在揭示了心肺介导的"运动－肌肉－脑"外周中枢网络——康复干预理论下的脑卒中全周期心肺适能康复的紧迫性和必要性，及现有脑卒中康复体系存在的不足。心肺适能水平可能制约了现有的脑卒中临床治疗与康复效果，因此提高脑卒中患者心肺适能水平至关重要。

心肺介导的"运动－肌肉－脑"外周中枢网络——康复干预理论及其相关研究将弥补这一缺陷，将在脑卒中后的全周期内实施提高心肺适能的运动康复干预，这不仅有可能改变脑卒中人群心肺适能低下的客观现象，也有希望通过提高心肺适能来改善脑卒中人群的康复现状。心肺介导的"运动－肌肉－脑"外周中枢网络——康复干预理论将重塑现有的康复路径，并为现有康复体系提供新的康复思路。

心肺介导的"运动－肌肉－脑"外周中枢网络——康复干预理论作为脑卒中全周期康复的基石理论，我们相信，在不久的将来，全新的脑卒中全周期康复体系能使脑卒中患者功能康复、回归家庭与社会的道路愈发宽阔与平坦。

十二、日常生活活动能力

提高日常生活活动能力（activities of daily living，ADL）是作业疗法一个主要的工作内容。治疗师的责任是指导和训练患者如何在现有的身体条件下完成各种 ADL。患者不仅需要学习和掌握各种 ADL 的方法，而且必须学会如何发现阻碍完成某一作业活动的问题所在以及寻找解决问题的方法。

1. 移动障碍的康复训练　移动包括床上移动（翻身，坐起）、轮椅移动及转移。①偏瘫患者的翻身和坐起训练；②健侧上肢与下肢相互配合驱动轮椅前进并保持方向；③转移的方法可采用辅助下支点转移和独立支点转移。

2. 进食障碍的康复训练　进食训练应包括拿起并把握住餐具（碗、筷子、勺等）、食品及各种饮料杯、罐，将食物送到口中，吞咽。训练应使用适应性辅助用具或设备，如：①使用抗重力的上肢支持设备（如活动性前臂支持板、悬吊带）辅助患者移动上肢将食物送到口中；②假肢；③腕关节伸展及手指屈曲受限者可使用腕关节背伸固定夹板；④握力减弱或丧失者可使用多功能固定带（万能袖带）；⑤握力减弱者可使用手柄加粗的勺、刀、叉；⑥肩、肘关节活动受限者可使用手柄加长或成角的勺、刀、叉；⑦手指伸肌肌力低下者可使用加弹簧的筷子；⑧取食过程中食物易滑落者可使用手柄呈转动式的勺、刀、叉；⑨不能单手固定餐具或食物者可使用防滑垫；⑩不能单手固定餐具或食物者可使用盘挡，防止食物被推到盘子以外。

3. 修饰障碍的康复训练　修饰活动包括洗手和脸、拧毛巾、刷牙、梳头和修剪指甲等。适应或代偿方法：①健手辅助患手进行梳洗；②将前臂置于较高的平面上以缩短上肢移动的距离；③用嘴打开盖子；④用双手握住杯子、牙刷、梳子等；⑤使用按压式肥皂液。使用适应性辅助用具或设备：①抗重力辅助上肢支持设备（活动性前臂支持板、悬吊带）辅助患者移动上肢至头面部；②假肢；③机械式抓握－释放矫形器；④多功能固定带（万能袖带）；⑤手柄加粗的牙刷、梳子；⑥手柄加长或成角的牙刷、梳子；⑦带有吸盘的刷子或牙刷：固定在水池边刷手或刷假牙；⑧安装"D"型环的头刷；⑨带有固定板的指甲刀。

4. 穿上衣障碍的训练　穿上衣动作包括：将上肢放进袖口中，脱、穿套头衫；用手将衣服的后背部向下拉；解开或系上纽扣、开关拉链和按扣；分清上衣的上、下、前、后及左、右，以及它们与身体各部位的关系。

5. 穿裤子、鞋、袜障碍的训练　主要动作包括站着提裤子；抓住裤腰并系腰带；解开或系上纽扣，开关拉链，系鞋带；分清裤子的上、下、前、后及左、右，以及它们与身体各部位的关系。

6. 洗澡障碍的康复训练　洗澡动作包括：进出浴盆或淋浴室；使用水龙头、肥皂、海绵、浴巾；手能够到身体的每一个部位和水龙头。

7. 如厕障碍的康复训练　如厕动作包括：上、下坐便器；手能接触到会阴部，拿住和使用卫生纸；能穿、脱裤子；必要时能使用尿壶或便器、自己使用栓剂、能排空和护理结肠造瘘等（表 2-3-2）。

表 2-3-2　老年脑卒中患者功能障碍评定及治疗

功能障碍	评定手段	治疗手段
运动功能：肌力、肌张力、平衡、耐力、步态	ICF、NIHSS、Ashworth、Fugl-Meyer、BBS、MBI……	肌力训练、关节活动度训练、Bobath、PNF、强制性运动疗法、任务导向性训练、减重步行训练、运动再学习、机器人辅助训练技术等
感觉功能：浅感觉、深感觉、复合感觉、特殊感觉等	感觉功能评定量表	痛触觉刺激、冰–温水交替温度刺激、选用恰当的姿势对实物进行触摸筛选等，Rood 疗法等
语言功能：自发语表达、听理解、口语复述、命名能力、构音障碍评定等	ABC、CRRCAE、WAB ZM 2.1、BNT、Frenchay……	Schuell 的失语症刺激疗法、模块模型法、认知加工法、神经语言法等
认知功能：结构和视空间功能、记忆力、执行功能、定向力、注意障碍等	MMSE、MoCA、RBMT BNT、LOTCA……	重复经颅磁治疗、注意力训练、定向力训练、记忆力训练、计算力训练等
吞咽功能：口咽、食管上扩约肌、食管本身和食管下括约肌协同等	TOR-BSST、EAT-10 VFSS（金标准）、FEES……	代偿性方法、口腔感觉训练、口腔运动训练、气道保护方法、低频电刺激、表面肌电生物反馈训练、球囊扩张术等
心脏功能：继发心肌损伤、缺血样心电图改变、心律失常、心功能不全等	急性期：BNP、NYHA分级稳定期：心肺运动负荷试验、6分钟步行测试等	急性期：关节活动度、低频电刺激稳定期：床边自行车、减重步行训练慢性期：被动关节活动、床边自行车、肌力训练、平衡功能训练、有氧运动等
肺功能：通气、换气、气道、膈肌活动等	肺通气功能测定、呼吸肌力测定、动脉血气分析、影像学检查、膈肌功能评估	呼吸道管理、手法振动排痰、胸廓活动度训练和抗阻训练、腹式呼吸训练等
疼痛：脑卒中后中枢性疼痛、痉挛、偏瘫性肩痛、肩手综合征等	VAS、NRS、SF-MPQ……	经颅直流电刺激、重复经颅磁刺激、经皮电刺激、体外冲击波治疗、药物、手术等
精神心理：抑郁、焦虑、淡漠、瞻望等	HAMD、SDS、GDS、MADRS、BDI……	CBT 及药物治疗、音乐、放松训练、冥想、锻炼等

功能障碍	评定手段	治疗手段
二便功能：直肠、膀胱、尿道等	罗马Ⅳ评估量表、Bristol 粪便性状量表、EDSS ……	饮食治疗、药物治疗、肠道管理计划、生物反馈治疗、骶神经电刺激治疗、手术治疗等、膀胱训练、间歇导尿、A 型肉毒毒素注射、手术治疗等
脑卒中心肺适能	6 分钟步行测试、心肺运动测试等	有氧训练、高强度间歇训练、高强度训练等
日常生活活动能力	日常行为活动能力量表等	作业疗法（穿脱衣训练、轮椅训练等）、工具性行为活动训练等
社会参与训练	社会参与功能量表评估	社会参与训练等

注：ICF（International Classification of Functioning, Disability and Health，《国际功能、残疾和健康分类》）；BBS（Berg balance scale test，Berg 平衡评定量表）；ABC（aphasia battery of Chinese，汉语失语成套实验）；CRRCAE（China rehabilitation research center aphasia examinant，汉语标准失语症检查）；WAB（western aphasia battery，西方失语成套测验）；BNT（Boston naming test，波士顿命名测验）；MMSE（mini-mental state examination，简易精神状态检查）；MoCA（Montreal cognitive assessment，蒙特利尔认知评估）；RBMT（Rivermead behavioural memory test，Rivermead 行为记忆测试）；EAT-10（eating assessment tool-10，进食评估问卷调查 -10）；VAS（visual analogue scale，视觉模拟量表）；NRS（numerical rating scale，数字评定量表）；HAMD（Hamilton depression scale，汉密尔顿抑郁量表）。

十三、社会参与能力

通过社会参与能力训练，使脑卒中患者能够了解和掌握自己所生活的社会的物理和人文环境。组织患者参与一些文艺体育活动，一方面对他们的心理、情绪、精神、社交有积极的影响，另一方面可以丰富他们的日常生活，充分调动他们回归社会的积极性。例如以小组（3 ~ 5 人）的形式组织患者进行人生规划，自己安排自己的人生，充分表达自己，和同伴交流自己的兴趣爱好、喜欢做什么工作、准备怎样做、现在做到哪一步了、遇到了什么困难、理想中的家庭、工作收入等。形成互相学习、互相支持、共同进步的小组组员。由康复医务人员为其进行疏导，引导患者制订谦和实际的人生规划，鼓励患者积极完成。

第四节　老年脑卒中康复护理衔接技术

一、社区护理衔接

1. 档案管理　社区对脑卒中患者建立个人及家庭健康档案，定期随访，与家属和患者共同制订康复计划，协助其积极治疗、坚持康复锻炼和树立信心。

2. 脑卒中高危人群的社区管理

（1）体检：建议每年进行 1 次全面的健康体检和 4 次面对面随访。

（2）随访内容：身高、体重、腰围、血压、血脂，以及自觉症状、查体情况、药物及非药物治疗情况。

（3）健康指导：包括生活方式；药物治疗；直立性低血压的预防及处理；指导正确监测血压、血糖和血脂；指导患者每日检查足部，预防糖尿病足；定期门诊复查。

3. 脑卒中恢复期患者的社区管理

（1）脑卒中恢复期患者二级预防

1）在一级预防档案的基础上进行完善，加强随访。

2）随访内容：进行三高的随访，包括：进行脑卒中先兆症状筛查；对脑卒中后遗症进行持续康复训练，观察训练完成情况和效果，并实时督促；寻找发生脑卒中的原因，对所有可干预因素进行控制及治疗；对留置管道的患者，定期查看各管道的护理是否规范，预防相关的并发症。

（2）社区护理

1）饮食与营养：指导患者日常饮食参照平衡膳食宝塔，注意平衡膳食营养和口味，针对具体情况制订合理的饮食计划，并动态调整。

2）管道护理管理：对胃管、尿管、气管切开置管、胃造瘘、膀胱造瘘、外周中心静脉导管（peripherally inserted central venous catheter，PICC）等做好护理管理，保持管道通畅，妥善固定，定期换药及维护，注意有效期及更换途径。

3）基础护理：注意预防跌倒、压疮和血栓等，遵医嘱服药。

4）居家坚持进行康复训练。

（3）随访与监督

1）家庭访视：了解患者现存和潜在的健康问题，掌握患者家庭现状。

2）居家护理：通过随访让患者享受到专业人员的照护。

（4）脑卒中恢复期患者及照护对象的心理护理

1）消除患者及家属对康复训练的负面影响状态。

2）正确认识脑卒中后的伤残程度及治疗后可恢复的程度。

3）运用暗示、生物反馈疗法、放松训练、音乐疗法等心理治疗方法减轻患者及家属焦虑、抑郁等不良情绪对康复训练的影响。

4）帮助患者及家属正确认知脑卒中，及时发现异常情绪。

5）帮助患者建立良好的人际关系，增强患者回归社会的信心。

6）监督患者居家康复治疗以及机体各项功能保持的情况。

7）关注主要照顾者的心理变化，及时进行心理疏导，鼓励主要照顾者进行自我调节，缓解负性情绪。

二、急诊护理衔接

1. 急诊优化管理模式

（1）分诊：护理人员快速依据脑卒中患者面、臂、言语以及时间等进行病情评估，协助在"窗口期"内及时联系相关专业组评估溶栓和（或）取栓治疗指征。

（2）急诊抢救绿色通道：优先接诊、检查、出具检查报告以及救治的原则。提高1 h溶栓率，改善患者预后。

（3）溶栓护理：静脉溶栓治疗期间，严密监测患者的意识、瞳孔、呼吸、脉搏、血压等指标，若发现异常应及时通知医师处理。

2. 危重症患者的护理指导

（1）一般护理：根据患者病情选择体位，吸氧、开通静脉通道，完善各项辅助检查，对生命体征、神志、瞳孔等变化做好记录，备好抢救设备及药品，以便突发意外时抢救。

（2）加强心电监护：护理人员应对患者的病情变化密切观察，遵医嘱予以持续心电监护，遵嘱给予药物治疗。

（3）高热护理：脑卒中后由于脑水肿常导致患者高热，此时用解热药一般无效。在这种情况下常用物理降温，如用冰帽降温，观察并做好相关记录。

（4）营养管理：以营养均衡、清淡、易消化食物为主，少食多餐，限制钠盐和脂肪的摄入。

（5）管道护理：保证各类管道通畅，妥善固定，做好管道护理。

（6）气道管理：确保呼吸道通畅，保持口腔卫生，合理摆放体位，定时翻身拍背促进痰液排出，必要时配合药物雾化吸入。

（7）康复介入：根据患者情况，指导其进行早期康复锻炼，如：肢体功能锻炼、良姿位摆放、心肺功能训练、坐位分站位训练、日常生活能力训练等。

（8）强化心理疏导：脑血管疾病患者有一定程度的肢体功能障碍，导致生活自理能力减弱，患者和家属心理上难以承受，容易产生焦虑、抑郁情绪。护理人员应充分认识并理解患者和家属的行为表现，及时进行沟通，多关心鼓励，并介绍治疗成功的案例，减少其抑郁、焦虑情绪，增强信心，积极配合治疗。

三、入院护理衔接

1. 入院病区基本情况介绍　详见本节康复护理临床路径。

2. 护理安全宣教

（1）结合评估筛查安全问题。

（2）制订安全宣教计划。

（3）定期开展护士安全教育培训。

（4）定期对患者及家属开展多模式安全教育培训。

3. 康复护理评估

（1）基本情况评估。

（2）康复护理评估

1）步态分析：评估患者的步态是否出现患侧足下垂、内翻，膝反张，呈现拖曳步态或划步态等现象（图2-4-1）。

2）日常生活活动能力评估（Barthel量表）。

3）心理评估：应用量表进行评估，主要是焦虑和抑郁。

（3）运动功能评估：肌力评估、肌张力评估、Bobath平衡量表。

（4）感觉功能评估：浅感觉、深感觉、复合感觉。

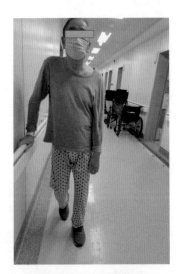

图 2-4-1　偏瘫步态

（5）认知功能评估：主要从意识、智力、记忆、失用和失认方面进行评估，其中意识状态常用格拉斯哥评分法测试。

（6）言语 – 语言功能评估：康复护理采用的是西方失语成套测验和 Frenchay 构音障碍评定。

（7）吞咽障碍评估：①评估前准备：针对病情准备评估工具，评估应在患者入院后24 小时内的进食前或服药前，由吞咽障碍筛查培训的护士、言语治疗师、医师进行评估；②洼田饮水试验；③ EAT–10 量表；④反复唾液吞咽试验；⑤容积 – 黏度吞咽测试（volume–viscosity swallow test，V–VST）。

方法：清醒患者取坐位，佩戴脉氧仪监测指脉氧，评估人员准备糖浆稠度、液体 – 水和布丁状稠度共 3 种，告知患者进食每种稠度食物的 3 ml、5 ml、10 ml（图 2-4-2）。统一用注射器喂食，将食团放置在患者口腔前部，以确保食团测量的精确度（图 2-4-3）。喂食时指导患者先把食物含在嘴里，嘱患者吞咽时才可以尽可能一次吞下。在喂食物前、后让患者说出名字或者一个短句。待患者吞咽后，询问患者咽部有无东西。

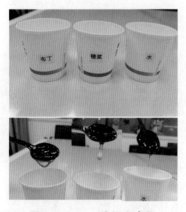

图 2-4-2 3 种稠度食物

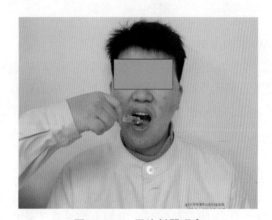

图 2-4-3 用注射器喂食

喂食顺序依次为糖浆稠度食团、液体 – 水样食团、布丁状食团的各 3 ml、5 ml、10 ml，分别通过安全性和有效性去进行评估。

1）安全性：患者摄食期间避免呼吸道并发症（喉部渗漏和误吸）风险的能力。①咳嗽；②声音的改变；③氧饱和度下降。

2）有效性：患者摄取使其营养和水合状态良好所需热量、营养和水分的能力。①唇部闭合；②口腔残留；③咽部残留；④分次吞咽。

（8）营养评估：①传统营养评估；②营养风险筛查（nutritional risk screening，NRS）；③营养供给：结合评估结果，针对吞咽障碍问题提供满足患者需求的合理饮食。如不能经口进食的患者，短期营养供给选择（2～3 周）鼻胃管；需长期（＞4 周）肠内营养的患者可酌情考虑经皮内镜胃造瘘喂养。如经口进食的患者则注重食物的加工、安全地摄取液体体积和稠度、一口量的选择，并鼓励患者尽可能自行进食。

（9）辅助工具使用评估：①床的选择：最好是两摇床、三摇床、站立功能的床；②轮椅的选择：偏瘫患者可使用普通轮椅，意识障碍患者或颈部支撑不良的患者建议使用高背的轮椅（图2-4-4）；③手杖的选择：根据患者身高、体重选择合适的手杖（包括单足手杖、问号形单足手杖、三足手杖、四足手杖）（图2-4-5）；④踝-足矫形器的选择。

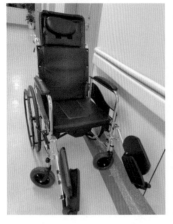 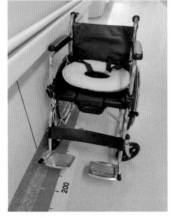 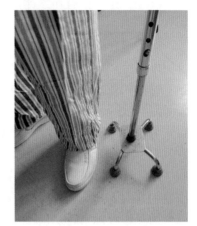

图2-4-4　轮椅　　　　　　　　　　　图2-4-5　四足手杖

4. 常用康复护理技术

（1）Bobath握手：患者取仰卧位，自行或由家属协助将十指交叉，患侧拇指位于健侧拇指之上，掌心相对，保持肘关节伸展，健手带动患手上举不超过耳廓，然后双手返回胸前。如此反复，每日规范锻炼Bobath握手（图2-4-6）。

（2）良肢位摆放技术指导

1）仰卧位：患者头部垫适宜高度的软枕，头偏向患侧；患侧肩下垫软枕，前臂向后旋，稍拉伸外展，患侧肘伸直，手心向上，手指伸直并分开，患侧上肢平放于软枕上；患侧髋部下垫软枕使骨盆前倾，大腿外侧放软枕，患侧膝关节下垫软枕；踝关节保持90°；足尖向上，保持中立位，足底不放任何东西（图2-4-7）。

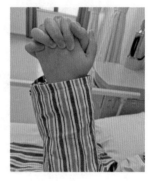

图2-4-6　Bobath握手

2）患侧卧位：头垫软枕，躯干稍后旋，背部垫枕以保持姿势稳定；患侧肩部前伸；前臂向后旋，前臂伸直，掌心朝上，手指伸直，五指分开；患侧髋关节伸展，膝关节略屈膝，踝关节背屈90°；健侧上肢放于身体上或稍后方；健侧下肢充分屈髋，置于软枕上呈迈步状；注意足底不放东西，手不握物品（图2-4-8）。

3）健侧卧位：头垫软枕，高度适当，胸前放软枕；患侧肩部充分前伸，患侧上肢掌心向下摆放于软枕上，肘、腕、指关节充分伸展，手腕呈背伸位；双腿间放软枕，患侧下肢轻度屈曲，呈迈步状，注意患侧踝关节不能内翻悬空。健侧髋关节伸直，膝关节向后自然弯曲（图2-4-9）。

4）床上坐位：缓慢摇高床头，背后需用棉被或枕头支撑；患侧膝关节略微屈曲且垫软枕或毛巾于膝下，保持足中立位或踝关节背屈；肩下可垫软枕或佩戴肩托保护肩关节（图2-4-10）。

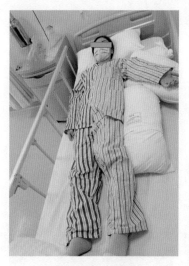

图 2-4-7　仰卧位

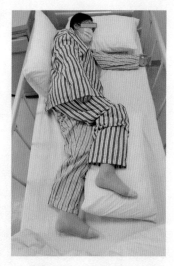

图 2-4-8　患侧卧位

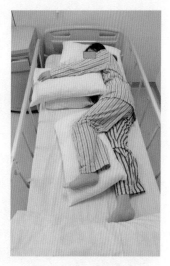

图 2-4-9　健侧卧位

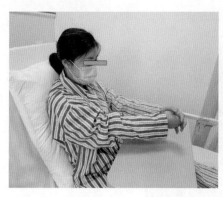
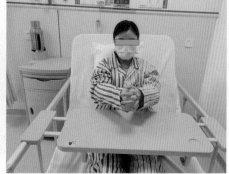

图 2-4-10　床上坐位

5）坐位：平坐在有扶手的椅内，往后靠坐满，肩下放软枕或佩戴肩托，患侧肘前伸，手抱枕，双腿自然下垂平放于地上；面前有桌子时，上肢双手 Bobath 握手，伸肘使身体稍前倾平放于前面桌子上（图 2-4-11）。

（3）肢体活动训练指导

1）被动运动：根据患者关节活动范围和方向按上下左右的顺序活动上下肢关节，适用于肌力 0 级的患者（图 2-4-12）。

2）辅助主动：运动可进行肢体的等长收缩或等张收缩训练，也可主动收缩肌肉使关节进行水平运动，适用于肌力 2 级的患者。治疗师还可进行徒手辅助主动运动、悬吊辅助主动运动、滑板上辅助主动运动 3 类（图 2-4-13）。

3）主动运动：在肌力 2 级时把肢体放在去除重力的位置上进行如水平位训练。肌力 3 级或以上时，可以让患者把肢体放在抗重力的位置上进行如上抬患肢的运动（图 2-4-14）。

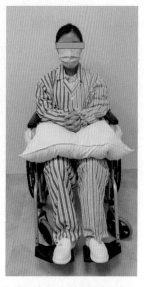

图 2-4-11　轮椅坐姿

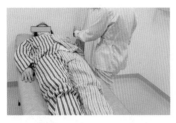
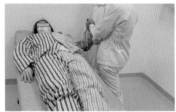
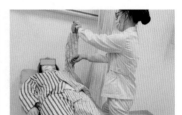

上肢被动运动

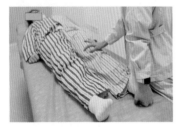
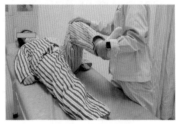
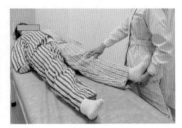

下肢被动运动

图 2-4-12　被动运动

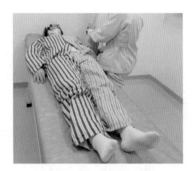

图 2-4-13　等长收缩

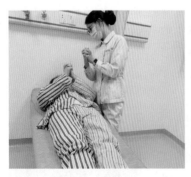
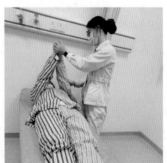
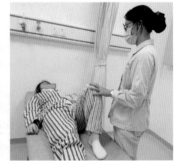

图 2-4-14　主动运动

　　4）抗阻力运动：肌力达到或超过 3 级的患者根据肌肉收缩类型进行等张抗阻运动和等速抗阻运动（图 2-4-15）。

　　5）桥式运动：可单桥也可双桥，最初可给予辅助，后期独立完成，另外桥式运动也为坐、站活动等打下了良好的基础（图 2-4-16）。

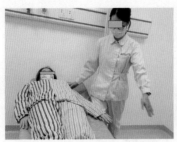 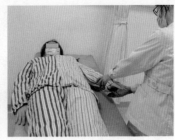

水平运动 　　　　　　　　　抗阻运动

图 2-4-15　抗阻力训练

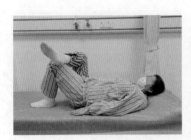 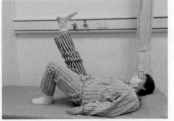

单桥运动

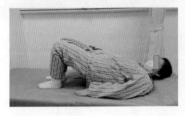 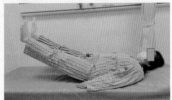

双桥运动

图 2-4-16　桥式运动

（4）体位转移技术指导

1）床上翻身：Bobath 握手，双臂举至身体上方；偏瘫者向患侧翻身时，健侧下肢屈曲，脚蹬床（图 2-4-17）；向健侧翻身时，将健足从患侧腘窝处至足的方向，插于患侧足下方（图 2-4-17）。双上肢伸展，左右摆动。双上肢向需翻身方向摆动产生惯性，将躯干上部向该侧旋转。护士或照顾者协助患者骨盆旋转以完成翻身动作（图 2-4-17）。

2）床边坐位：患者准备好患侧，双腿屈膝，患侧坐起时，将健侧手掌插在患侧腋部支撑，用力推动躯干，手掌边推动边后撤；辅助者可一手扶患者肩背，另一手撑患者髂前上棘处，同时躯干用力侧屈至坐起（图 2-4-18）。

3）坐位至床边站位：患者坐于床边或椅子上，双手 Bobath 握手，上肢前倾，躯干前倾，双腿负重，将重心向前移到足前掌部，伸膝伸髋，抬臀离开床面后挺胸直立。护士或照护者可在患膝和髋部给予帮助。肌力 0 ~ 2 级的患者取坐位后，Bobath 握手后套住护士头颈部，患者头部放护士的对应自己的健侧肩上，护士用膝盖顶住患膝，双手提住患者腰带，一起发力站起（图 2-4-19）。

4）站位—坐位：由站立到稳定地坐下，与上述相反。

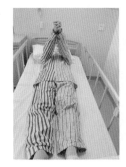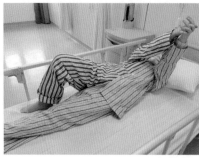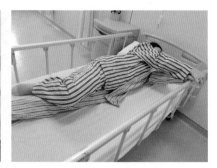

向患侧翻身

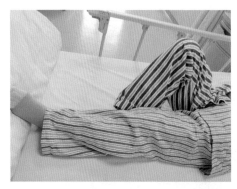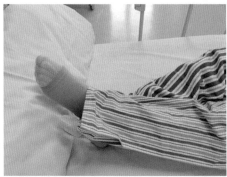

向健侧翻身足部细节

图 2-4-17　床上翻身

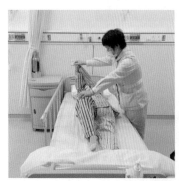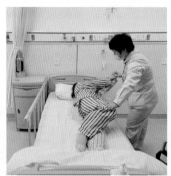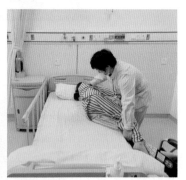

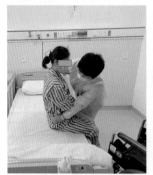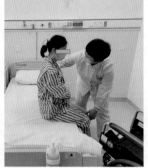

图 2-4-18　床上辅助下坐起

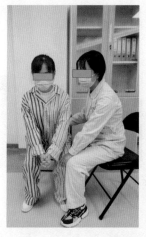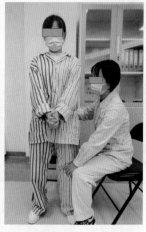

图 2-4-19　坐位—站位

（5）呼吸功能训练指导

1）缩唇呼吸：吸气时闭口用鼻吸气，稍屏气片刻再呼气，呼气时缩拢口唇呈吹口哨样，缓慢将肺内气体轻轻吹出，吸呼比为 1 : 2。

2）腹式呼吸：结合缩唇呼吸进行，双手分别放于胸前、腹部，胸廓尽量保持不动，闭口用鼻吸气使腹部隆起，吸气至不能再吸时稍屏息 2 ~ 3 s（熟练后可适当逐渐延长至 5 ~ 10 s），然后缩唇缓慢呼气，腹部尽量回收，吹气时间 4 ~ 6 s（图 2-4-20）。

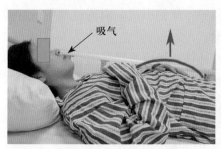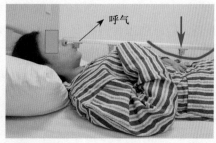

图 2-4-20　腹式呼吸

3）吸气阻力训练：简易呼吸训练器有各种不同直径的管子，管径越窄阻力越大。根据患者可接受的前提下，首选管径较粗的进行训练，浮起的高度表示肺活量大小，浮起高度越高证明肺活量越大，开始每次 3 ~ 5 min，每天 3 ~ 5 次，以后逐渐增加至每次 20 ~ 30 min（图 2-4-21）。

4）呼气肌训练：做腹肌训练，患者取仰卧位，上腹部置 1 ~ 2 kg 的沙袋，吸气时肩部和胸部尽力不动并尽量挺腹，呼气时腹部内陷（图 2-4-22）。

5）有效咳嗽方法：①取舒适体位，最好取坐位，两腿上置一个枕头，顶住腹部。②先行 5 ~ 6 次深呼吸，于深吸气末屏气 3 s，然后张口，使用腹肌用力做爆破性咳嗽 2 ~ 3 声使痰液排出。停止咳嗽，缩唇将余气尽量呼出，连续做 2 ~ 3 次以后，休息和正常呼吸几分钟后再重新开始，必要时结合拍背咳痰训练。

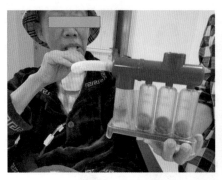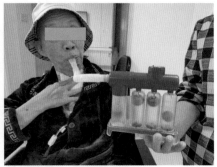

图 2-4-21 吸气阻力训练

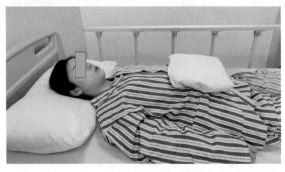

图 2-4-22 呼气肌训练

6）体位引流：根据病变部位采取不同姿势行体位引流。引流过程中，可结合手法叩击等技巧，应鼓励患者做深度、急剧地咳嗽。

7）叩击：治疗者手指并拢，掌心空虚成杯状，当患者呼气时在肺段相应的胸壁部位进行有节奏地叩击（80 ~ 100 次 /min）。运用腕关节摆动在引流部位胸壁上轮流轻叩，每一部位 2 ~ 5 min（图 2-4-23）。

8）震颤：叩击拍打后，治疗者用两只手按在病变部位并压紧，指导患者并在其深呼气时做快速、细小的胸壁颤摩振动，连续 3 ~ 5 次（图 2-4-24）。

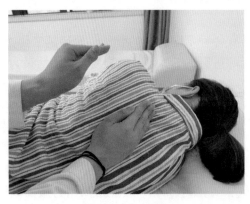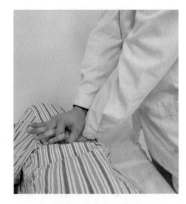

图 2-4-23 叩击　　　　　　　　　　图 2-4-24 震颤

（6）吞咽功能训练指导

1）唇部训练：通过唇部运动和发音，增加唇部力量，减少因唇部闭合不严、口角流涎等问题，训练张口发"a"声，缩唇发"f"、发"yi"等，如图 2-4-25。

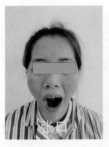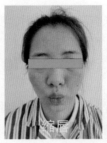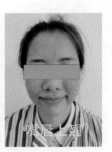

图 2-4-25　唇部训练

2）舌部训练：将舌头向舌的上、下、左、右各个方向运动（图 2-4-26）。若无法进行主动运动时，用工具进行舌的被动运动。

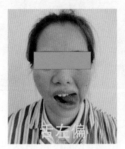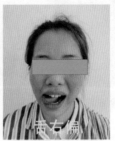

图 2-4-26　舌部训练

3）下颌、面部训练：轻张口吸气后闭上，使双颊部充满气体，鼓起腮部，随呼气轻轻吐出，再进行咀嚼运动（图 2-4-27）。

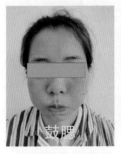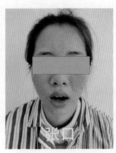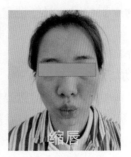

图 2-4-27　鼓腮

4）呼吸训练：主要练习腹式呼吸和缩唇呼吸。

5）感觉促进综合训练：①用汤匙增加下压向舌部的力量；②给予较强的食物刺激，如冰食团；③提供需要咀嚼的食团，提供口腔刺激；④对于清醒的患者，鼓励患者自己动手进食，帮助患者获得更多的感觉刺激。

6）冷刺激训练：在进食前，在腭舌弓处给予温度触觉刺激，将冰棉签置于前咽弓处，垂直方向平稳快速摩擦 4 ~ 5 次，再嘱患者做吞咽动作进行吞咽，若患者出现呕吐反射，则刺激终止（图 2-4-28）。

7）嗅觉刺激：一般采用芳香味刺激物，常用的嗅觉刺激有黑胡椒、薄荷脑等。

8）k 点刺激：在舌腭弓和翼突下颌帆的凹陷处，通过刺激此部位可以诱发患者的张口和吞咽启动。有助于口颜面的训练治疗和为清洁口腔卫生创造良好条件。

9）直接摄食训练指导

体位管理：包括坐位姿势和半坐位姿势，操作者站于患者患侧喂食。这种体位使食物不易从口中漏出，有利于食团向后运送，减少误吸的危险（图 2-4-29）。

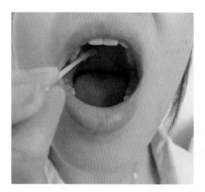

图 2-4-28　冷刺激

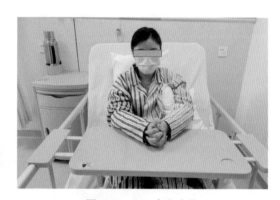

图 2-4-29　床上坐位

食物的选择：应根据吞咽障碍的程度、先易后难的原则来准备适宜质地的食物。容易吞咽的食物应符合以下要求：密度均匀；黏度适当、不易松散；有一定的硬度。

选择合适的入口量及速度：选择正常人的入口量：液体 3 ~ 15 ml，果酱或布丁 5 ~ 7 ml，浓稠食物 3 ~ 5 ml，一般肉团为 2 ml。一般以少量 1 ~ 3 ml 试食。合适的进食速度和一口量对患者能否顺利吞咽有一定的影响。

10）食物放置位置：最好把食物放在健侧舌后部或者健侧颊部，这样有利于食物的吞咽。

11）培养良好的进食习惯。

5. 二便功能训练指导

（1）神经源性膀胱功能的康复护理

1）导尿期间护理措施：①留置导尿管的患者，应严格遵守无菌原则，保持导尿管通畅，定期更换尿袋、导尿管；尿袋应低于膀胱水平，以免尿液反流造成感染。每日饮水 1500 ~ 2000 ml，定时夹闭和开放导尿管，每日外阴擦洗及消毒 2 次。②间歇导尿的患者，病情应稳定，配合饮水计划，一般每隔 4 ~ 6 h 导尿一次，每日不宜超过 6 次；患者本人或家属应掌握该技术，以便出院后继续长期实施，并定期复查尿常规和尿培养，预防感染。

2）康复护理训练及措施：①排尿意识训练；②盆底肌训练：指导患者在不同体位

下训练会阴及肛门括约肌收缩。

3）膈肌呼吸肌训练：缩唇呼吸结合腹式呼吸，在呼气末同时双手缓慢向腹部加压，使横膈肌上移，促进气体排出（图 2-4-30）。

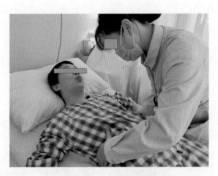

图 2-4-30　膈肌训练

（2）神经源性肠道功能的康复护理

1）养成良好的排便习惯。

2）训练意念排便，可以选择在早餐后 1 h 定时排便，持续 5 ~ 10 min 左右。

3）按摩腹部，若按摩 15 min 后，未能排出大便，可人工辅助排便。

4）腹部肌肉训练，盆底肌训练结合缩肛运动也有利于排便。

5）粪便干结者，可以人工辅助排便或药物辅助排出积便。

6）饮食上应多进食粗纤维食物，多饮水及适量运动。

6. 日常生活能力训练指导

（1）进食训练操作要点

1）进食时将患者置于坐位或半卧位，颈稍前屈，躯干直立，双足着地，嘱患者放松。

2）食物应从流质、半流质、软食逐渐过渡到正常饮食。

3）摄食动作训练：对上肢关节活动受限，肌力、肌张力异常不能完成抓握的患者，进行上肢功能训练或使用辅助装置帮助训练，健手辅助患手完成动作。

4）将匙柄、叉柄进行改造，或在碗、杯、盘底部加一固定器或橡皮垫，便于患者握持使用，使之不易倾倒以便握持，帮助进食（图 2-4-31）。

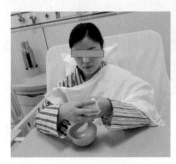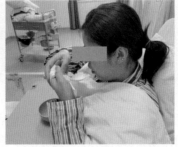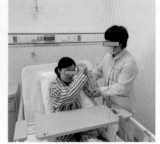

图 2-4-31　日常活动训练

（2）穿衣裤、鞋、袜训练指导

1）穿脱上衣训练：穿脱前开襟的衣服时，先穿患侧，后穿健侧；脱衣时，先脱健侧，后脱患侧。穿套头式上衣时，先将患手插入衣袖，再穿健侧，用健手将衣服尽量往患肩上拉，然后头从领口钻出；脱衣时，将衣服后身部分向上拉起，先退出头部，再退出双肩与双手（图2-4-32）。

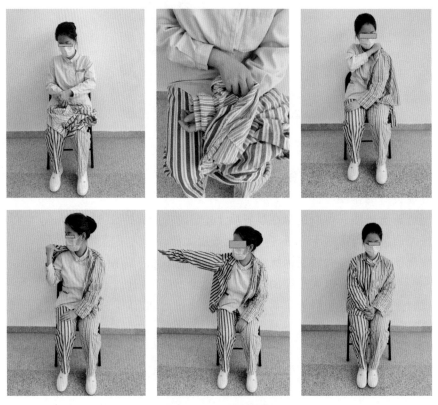

图2-4-32　穿衣训练

2）穿脱裤子训练：在椅子上穿裤子时，先穿患腿再穿健腿；然后用健手抓住裤腰站起，将裤子上提；在椅子上脱裤子时，先在座位上松解皮带或腰带；站起时裤子自然落下；先脱健侧再脱患侧（图2-4-33）。

3）穿脱袜子和鞋训练：患者取坐位，将患腿抬起置于健侧腿上，用健手为患足穿袜或鞋，再穿好健侧袜或鞋。脱袜子和鞋，顺序相反。

4）修饰训练：指导包括洗手和脸、拧毛巾、刷牙、梳头、化妆、刮胡子、修剪指甲等的训练。

5）洗澡训练：指导包括进出浴盆或淋浴室，使用水龙头、肥皂、海绵、浴巾等进行洗澡的训练。

6）如厕训练：指导包括上、下坐便器；手触及会阴部，拿住和使用卫生纸；穿脱裤子；使用尿壶或便器、使用栓剂、排便和护理造口等训练。

7）体位转移训练：详见本节相关介绍。

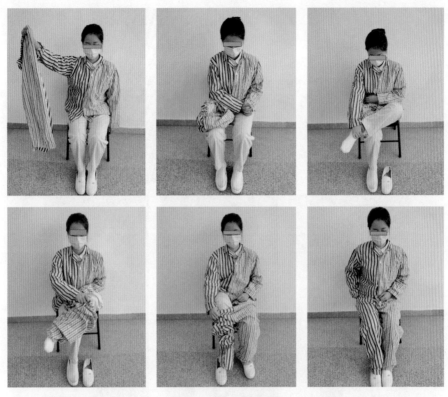

图 2-4-33　穿裤训练

7. 辅助器具的使用指导

（1）轮椅的使用：偏瘫患者坐在轮椅上时，需要用枕头垫起患肩，患者使用健手划动小轮，配合健侧脚的力量和运动完成各个方向的移动。当坐在轮椅上时需要 30 分钟减压 1 次（图 2-4-34）。

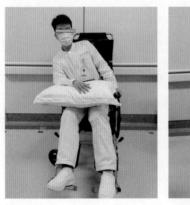
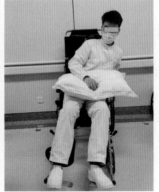

图 2-4-34　轮椅减压

（2）手杖的使用：采用三点支持步行，即：健手持杖，先伸手杖，后迈患腿，最后迈健腿（图 2-4-35）。

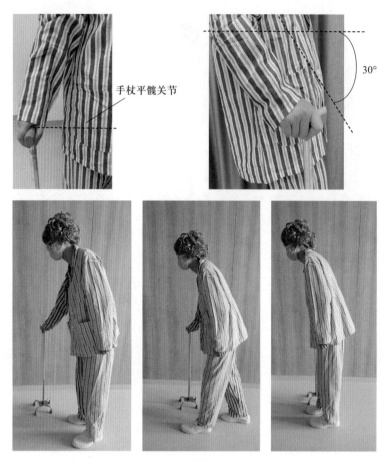

手杖平髋关节

30°

图 2-4-35　手杖"三点式"

8. 脑卒中恢复期康复专科常见并发症的预防与护理

（1）体位性低血压预防及护理措施

1）卧位时床头抬高 5°～10°，让患者头位稍高于下肢。

2）指导患者变换体位的方法，坐起或下地时动作要缓慢，不宜过快过猛。逐渐改变体位。

3）下肢静脉曲张患者，站立时穿高至腰部的下肢弹力袜，平卧后取下以利于静脉回流。

4）消除引起外周血管舒张的各种诱因，如剧烈运动、热水浴、过高室温、饮酒等，老年人在起床 1 h 内、餐后 2 h 内应避免活动过度。

5）在康复训练中动作宜慢，如站立训练、起立床训练，过程中若发现患者不适应及时处理。

6）如患者出现直立性低血压（orthostatic hypotension，OH），嘱其立即平躺或将头放低，查看神志，测生命体征，松解衣领，适当保温，患者一般很快苏醒。同时呼叫医师处理。

（2）肩部并发症预防及护理措施

1）良肢位摆放：详见本节相关内容。

2）肩关节被动或主动：运动每日给予肩关节被动或主动运动，进行肩关节各个方向的主动和被动运动（图2-4-36）。

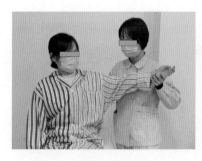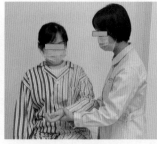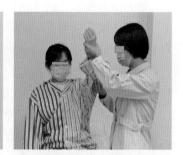

图2-4-36　肩关节运动

3）增加肩关节周围韧带肌肉的力量。

4）促进静脉及淋巴回流。

5）局部肌力训练及刺激：用一手把患侧上肢托向前方，用另一手从上肢至肱骨头方向快速有力地拍打（图2-4-37）。

（3）失用综合征（关节挛缩）预防及护理措施

1）良姿位摆放：早期介入。

2）被动运动：详见本节相关内容。

3）主动运动：详见本节相关内容。

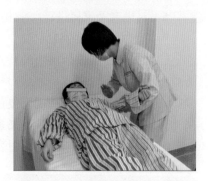

图2-4-37　肩关节局部拍打刺激

4）营养合理：增强营养，注重营养合理搭配，同时注重钙剂的补充。

5）预防骨折：防骨质疏松可采用负重站立训练。进行力量、耐久力和协调性的训练。

（4）深静脉血栓栓塞症预防及护理措施

1）机械性预防：包括早期活动、足部和踝关节的运动，以及使用渐进的复合材料弹力袜和间歇性的气动压缩装置。

2）对患者实施健康教育，告知静脉血栓栓塞症的危害和预防方法。鼓励早期活动和腿部锻炼，以减少静脉淤滞（图2-4-38）。

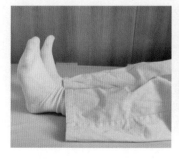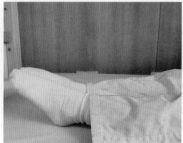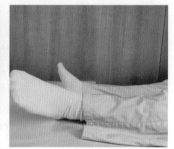

图2-4-38　腿部运动

3）在药物抗凝的基础上，适量补液或喝水，可稀释血液。

4）监督患者纠正不健康的生活习惯，鼓励患者戒烟、戒酒，控制饮食，尽量低盐低脂饮食，加强身体锻炼等。

5）在高危患者的床边设置警示标识。

6）住院期间要严密观察患者有无出现深静脉血栓（deep vein thrombosis，DVT）或肺血栓栓塞症（pulmonary thromboembolism，PTE）的征象，一旦发现立即报告上级医师及时处理。

（5）再发脑卒中预防及护理措施

1）积极宣教高血压、糖尿病的危害，促进自我保护，积极治疗原发病。

2）了解患者的心理动态，做好疏导工作。

3）劝导患者戒除烟酒，改变不良的行为习惯。

4）指导合理饮食和适当活动，保证充足睡眠。

5）对患者及家属进行疾病相关知识的宣教。

9. 康复护理临床路径

（1）概述：是根据疾病的特点以时间为节点对患者进行一系列整体、连贯性的、全方位的预见性护理模式。通过对患者及时全面地评估、计划、措施干预、效果评价等康复护理实践来提高患者功能恢复的概率，并避免一些并发症的发生和后遗症的加重，也可增进护患之间和谐、良好的关系。

（2）康复护理临床路径常用表格见表 2-4-1 与图 2-4-39。

表 2-4-1　康复护理临床路径

时间	内容	病情变异记录	护士签名
入院第 1 ~ 2 天	1. 入院安全宣教，详见附后图片内容 2. 建立入院基础的护理评估：格拉斯哥昏迷量表、自理能力、疼痛、防压疮、防跌倒、防深静脉血栓 3. 执行脑卒中护理常规 4. 告知各项检查、化验的目的及注意事项 5. 进行认知方面的评估：MMSE、MOCA 量表、连线测验 6. 进行体能方面的评估：握力、6 分钟步行测试、10 米步速 7. 根据医师、治疗师和护士的评估，制定康复护理方案		
入院第 3 ~ 10 天	1. 指导和完成基础的生活护理 2. 教导肢体功能位摆放方法，并监督及落实情况 3. 讲解管道喂食要求，预防误吸和反流 4. 了解患者进行训练的康复治疗项目，并进行护理衔接 5. 观察病情变化，指导患者学会对病情的自我监测 6. 告知各种检查、药物治疗（特别是丙戊酸钠）的目的及注意事项 7. 关注患者康复治疗的效果和依从性，注意患者的安全 8. 心理护理 9. 一周后进行功能恢复情况的评估		

续表

时间	内容	病情变异记录	护士签名
入院第 11 ~ 18 天	1. 根据第一周康复训练情况的评估结果优化项目 2. 进入第二周的递进式康复治疗，观察治疗时间和熟练度 3. 自理能力护理从被动式逐渐转为主动式 4. 继续加强利用碎片化时间进行康复治疗的护理衔接 5. 心理护理 6. 继续加强对病情的观察 7. 通过量表进行康复治疗后的第二周病情恢复情况的评估		
第 19 天至出院	1. 根据第二周评估的情况优化康复项目 2. 了解患者近期和远期恢复要求和目标，进行护理方案优化和护理衔接 3. 观察病情 4. 关注患者自理能力恢复情况 5. 出院前一天进行出院带药和出院康复治疗处方的交接和指导 6. 出院当天，做好出院宣教和材料的发放及加入随访群		

复旦大学附属华山医院福建医院
福建医科大学附属第一医院（滨海院区）　　　　修订日期：　年 月 日

康复医学科患者入院安全告知宣教表

床号：＿＿＿　姓名：＿＿＿　诊断：＿＿＿
尊敬的患者和家属：
　　您们好！感谢您的信任，选择我们医院康复学科。在您住院期间，希望您与医护人员在治疗护理中密切配合，为了最大限度防止不良安全事件的发生，我们全体医护人员温馨提醒您注意以下几点全部内容：

宣教项目	具体内容	家属签名	护士签名	日期
病区情况	病区环境、规则制度 科主任、护士长、主治医生、责任护士			
防管道滑脱	如果患者身上置管等，请您注意翻身活动时候勿牵拉管道防止脱出，勿使管道扭曲、反折造成堵塞。 如果有引流袋，请挂在低于引流平面之处，防止反流。 如果患者意识不清，烦躁不安，需要有人在床旁守护，以防患者意识不清，将管道拔出，必要的时候请考虑使用约束。 如果管道不小心脱出，不要马上回插，以防止形成感染。请马上告知护士，护士会根据情况处理，并采取措施。 管道均有标识，如果脱落请及时告知护士			
防误吸误咽	如果吞咽障碍的患者，容易发生误食误咳，请休息片刻再继续，如果还是无法下咽，不要强制喂食，告知护士。 鼻饲中和鼻饲后 30 分钟内不予翻身拍背；抬高床头 30 分防止反流。 鼻饲患者每次喂食前要确认胃管在胃内，抽出胃内容物，如量超过 150ml 则不可喂食，每 2 小时喂食 200ml。 体位：进食时最好取坐位，鼻饲患者则要抬高床头 30-60 度 根据病情制定饮食种类或稀少或稠，喂食时体位正确，喂食宜快，喂食后不能立即平躺翻身或其它较大刺激动作 进食在安静状态下进行，注意力要集中，待口内食物完全吞咽后才进行第二口。喂食中或喂食后要注意观察肤色面色，是否呕吐或，呼吸困难等不适 如果发现患者出现吞咽困难，口腔残留多，呕吐，面色青紫，主诉呼吸乏力，指脉氧低等误食表现，请停止喂食，告知医务人员			
防跌倒	穿合适的衣裤，活动时穿防滑鞋子。请将物品收入柜中，凳子定位放置，轮椅放置规定区域，保持过道宽敞。 保持病房灯光明亮，不净整洁。当地面弄湿时，请施施行走并告知护士及时通知保洁人员打扫。 如您头晕、服用镇静、安眠药物、降压药、卧床时间较长情况时，下床前先坐于床边，再由照顾者扶下床。 改变体位应遵守"三部曲"：即平躺 30 秒，坐起 30 秒，站立 30 秒，再行走。避免突然改变体位引起体位性低血压，尤其是夜间注意患者行为 如您在行走时出现头晕、双眼发黑，下肢无力，步态不稳和不能移动时，立即原地坐下或蹲着，呼叫他人帮助。 休息时请将床两边的护栏拉起，防止患者自己半夜翻身坠床，特别对夜间休息时，在在卫生间跌倒可使用紧急呼叫时，紧急呼叫装在马桶边上。 行动不便时，请家属陪伴，若有需要时，如要离开床旁请通知护理人员。当您需要协助而无家属在身旁时，请按床头呼叫器通知护理人员			

复旦大学附属华山医院福建医院
福建医科大学附属第一医院（滨海院区）　　　　修订日期：　年 月 日

宣教项目	具体内容	家属签名	护士签名	日期
防坠床	若患者烦躁不安、意识不清时，请将床拉起以进行保护，并留家属陪伴。 请正确使用床栏、摇杆等。卧床休息时请将床拉起，活动三者的患者离床活动时应有人陪伴；家属如需离开片刻，请及时与责任护士或值班护士联系，勿让患者独自留在病房。请家属勿与患者睡一张病床。 您将私人常用物品放在随手易取之处，学会床边呼叫器的使用。当您需要帮助而无家属协助时，请及时按呼叫铃呼叫护人员。家属换时请交代好相关事项。 更换体位 1-2 小时一次，不能自行翻身的患者，定时帮助其翻身；不宜翻身者应予受压部位使用气垫床等。协助患者定期翻动活动或被动肢体功能锻炼			
防皮肤压疮	保持皮肤清洁、干燥。定时为患者进行温水擦浴，以促进血液循环。 为患者翻身位或使用便器时，须将患者身体抬离病面，避免拉、拖、减少摩擦和避免便器损伤。 保持床单平整、干燥、清洁。 遵循高蛋白高营养饮食，增加患者机体抗病和修复能力。			
防烫伤	请将开水瓶放置于床头柜桌面之间的凹槽内，不要放在在地上，防止热水瓶因为摆而倾倒造成烫伤 需要沐浴的患者请先冲冷水，再开热水，先调节到温水温再进行沐浴；65 岁以上的患者必须有家属陪伴。 因为糖尿病病人、瘫痪者、老年体弱者，意识不清、痴呆或小儿对温度的感觉能力下降较差，缺乏躲避危险的能力，病人无法及时正确表达自己的感受，因此常常发生烫伤，所以使用热水袋及电热宝等取暖设施，若需取暖最好用空调、暖气片、电褥子等。 保暖设施需保持水温，如需要泡脚，洗脚的水温以 38-40 度为宜，不能过烫，以免发生意外烫伤。 请勿随意使用明火，或大功率的电器如电热杯，电饭煲，预防发生火灾，或者是意外伤他的身体。 如果您的亲人不清醒，立即电叫护理人员，第一时间避免伤情加重，再通知医务人员等采取应急措施。			
防走失	患者有认知障碍或痴呆，住院期间需要家属 24 小时陪伴，请看好病员；不要随意脱下手腕带，有条件者可佩带有定位功能的手机。 请将家人联系方式及家属住址入院告诉护士			

图 2-4-39　入院介绍表格

复旦大学附属华山医院福建医院
福建医科大学附属第一医院（滨海院区）　　　　　　　　　修订日期：　　年　月　日

宣教项目	具体内容	家属签名	护士签名	日期
基础护理	做好病人的个人卫生（梳头、洗脸、刷牙、擦澡、洗脚、大小便、会阴清洁等），保持床单位整洁，请按规定摆放物品，起床后及时整理床单被套			
	饮食护理：护士应该根据患者的实际情况给与患者及患者家属的相对应的饮食护理，以清淡饮食为主，告诫病人及其家属，严禁抽烟喝酒。			
	护士会根据医嘱提供必要的生活护理。每日整理床单位，保持整洁。			
	指导患者正确的漱口方法。化疗、放疗、使用免疫抑制剂的患者可以用漱口液清洁口腔。鼓励并协助有自理能力的患者自行刷牙			
	协助患者翻身及有效咳痰：翻身过程中注意患者安全，避免拖拉患者，保护局部皮肤，正确使用床档。烦躁患者选用约束带。			
	翻身时，根据病情需要，给予患者拍背，促进排痰。叩背原则：从下至上、从外至内，背部从第十肋间隙、胸部从第六肋间隙开始向上叩击至肩部，注意避开乳房及心前区，力度适宜。频率每分钟80~100下，拍背时间2-5min			
	更衣原则是： （1）脱衣方法：先健侧，后患侧； （2）穿衣方法：先患侧，后健侧； 更衣过程中，注意保护伤口和各种管路，注意保暖。			
	指/趾甲护理包括：清洁、修剪、锉平指/趾甲。			
	修剪过程中，与患者沟通，避免损伤甲床及周围皮肤，对于特殊患者（如糖尿病患者或有循环障碍的患者）要特别小心；对于指/趾甲过硬，可先在温水中浸泡10-15分钟，软化后再进行修剪。			
疫情防控	住院期间不得擅自离开医院，疫情期间不外出，在病区活动，不串门，不扎堆聊天			
	勤洗手，多开窗通风，除吃饭喝水，请规范佩戴口罩。			
	一床一固定陪护，请配合定期核酸检测与流行病学史调查。如更换陪护则需要48小时核酸阴性报告及通过流行病学史的调查。			
	患者定期由医生进行核酸采集检测			
	出入请佩陪伴证，出院时归还			
雾化	雾化吸入时取坐位、半坐位或侧卧位，尽量避免仰卧位，必须仰卧位时需将床头抬高30-40度。治疗时患者需进行慢而深的吸气，吸气末梢停片刻，这样会使雾滴吸入更深。			
	凡吸入激素者，应及时漱口，以防口咽部念珠菌感染和不适。			
	每次雾化吸入时间不应超过20分钟			
	雾化器在使用前后必须清洁消毒，晾干备用，不使用时，雾化器内不应有液体存留，以免细菌滋生			
	雾化过程中可协助患者拍背排痰，如不易咳出可呼叫护士，必要时候吸痰，保持呼吸道通畅			
备注	垃圾请扔于卫生间生活垃圾桶内，不得随意丢弃			
	大楼全面禁烟，请患者及家属遵守，更不能在晾晒间抽烟，不得堆放杂物，在发生危险时晾晒间也是紧急避难间			

图 2-4-39（续）

10. 医院 - 社区 - 家庭的延续护理模式

（1）概述：医院 - 社区 - 家庭的延续护理模式是针对患者在不同的场所都会得到一种全程连续、无缝隙对接的护理服务，它将患者在医院治疗期间的护理服务延伸到社区和家庭，使患者出院后也能够获得科学有效的护理服务，从而达到促进患者康复的目的，也可以提高社会资源的利用率并为患者节约开支。

（2）延续护理内容

1）住院期：除常规的病情观察、皮肤护理、管道护理、安全护理、营养护理之外，还要对生活不能自理、各种管道、吞咽功能障碍、认知功能障碍、肢体功能障碍的患者进行评估、干预和反馈，并利用碎片化时间做好患者的护理衔接，增强患者及家属对恢复的信心和依从性，也增进了护患之间的关系，加强了信任感（图 2-4-40）。

2）社区期：患者出院前，住院护士与社区护士进行联动和病情交接，做好患者居家康复训练等监督和管理。

3）居家期：医院和社区共同对患者居家环境的改造建议、居家坚持康复训练的落实、药物的服用情况等进行指导和监督，并进行评估和反馈，医院护士在患者出院后7天以及之后的每个月配合社区随访评估和反馈，落实国家要求的人人健康的大理念。

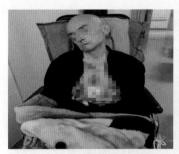
生活不能自理

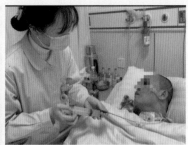
各种管道（胃管、气切管）

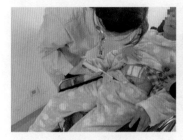
各种管道（胃造瘘管）

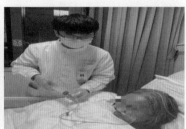
吞咽功能障碍

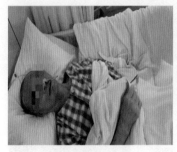
认知功能障碍

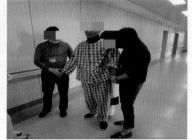
肢体功能障碍

图 2-4-40　住院期间康复护理

四、回归家庭护理衔接

1. 居家环境改造指导

（1）客厅和房间环境的改造

1）房屋保持平整、整洁，禁止搁置杂物，避免摔倒，布局上要简约并光线明亮（图 2-4-41）。

2）墙角、桌椅板凳的凸角等都要做好防护，尽量选择布类或木质带有圆角的家具（图 2-4-42）。

3）卧室床的高度不宜太高，床边要留有供患者康复训练的空间，尽量在床边墙上安装一个扶手（图 2-4-43）。

4）选择抽屉式的床头柜，固定抽屉里要放一些应急的药物或使用频率高的小物品。

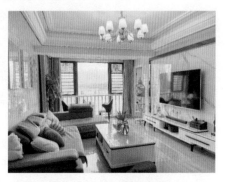
图 2-4-41　房间示意图

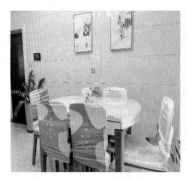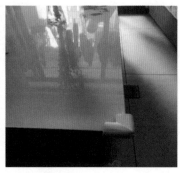

图 2-4-42　桌椅示意图

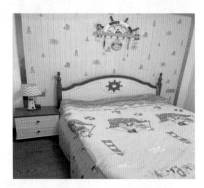

图 2-4-43　卧室示意图

5）在患者通道的墙壁和拐弯处要装扶手和防撞条（图 2-4-44）。

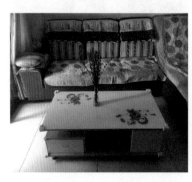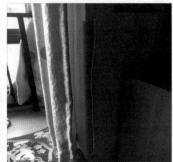

图 2-4-44　防撞示意图

6）饭桌最好改成可调节高度式。

7）客厅靠墙处可以根据需要备一些康复训练的器材或设置训练场所（图 2-4-45）。

8）房间内可以放置一些绿植以美化环境和心情。

（2）卫生间改造建议

1）卫生间马桶两侧要安装承重好的双扶手（图 2-4-46）。

2）卫生间的门宽设为 1.1 m，开口要朝向外，门锁应内外都能开启（图 2-4-47）。

3）卫生间和淋浴间地面应平整，不光滑，无水渍。

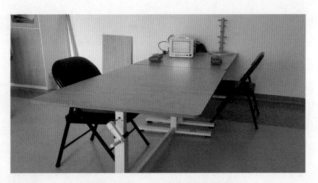

图 2-4-45 训练场所示意图

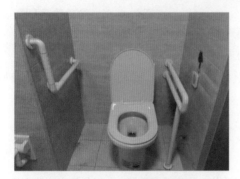

图 2-4-46 卫生间示意图

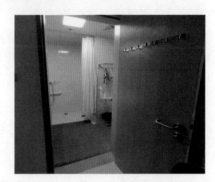

图 2-4-47 淋浴间示意图

4）浴室面积最好大于 3 m²，地板要铺上防滑垫，有条件可安装坐浴凳，无条件可放木凳（图 2-4-48）。

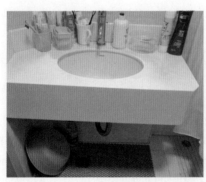

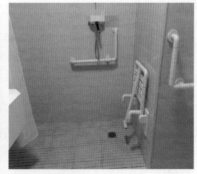

图 2-4-48 防滑垫、坐浴凳示意图

5）卫生间马桶与坐浴凳的中间安装一个急救铃，方便患者能随手按到（图 2-4-49）。

6）卫生间洗手池两侧要安装扶手。

2. 居家康复训练指导方案

（1）管道维护：气切管、胃管、胃造瘘管、间歇性经口（鼻）插管、尿管。

（2）运动方面：站立、平衡治疗、步行、爬楼梯等。

（3）吞咽方面：吞咽功能刺激、口腔肌肉运动、空吞咽等。

（4）认知方面：记忆力训练，计算力训练，逻辑训练。

（5）语言方面：构音器官运动功能训练、发音训练、语言代偿交流方法、理解能力的训练、语言训练、书写能力的训练、呼吸训练、发声训练、语音训练等。

3. 随访

（1）随访的重要性：患者在居家生活中会出现很多不可预料的情况，一旦病情复发结果就相当严重，对恢复也会产生影响。

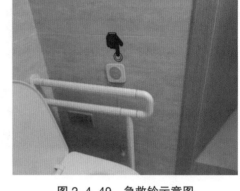

图2-4-49　急救铃示意图

（2）随访可以及时发现患者是否存在心理问题。

（3）随访可以及时调整后续康复治疗的方案。

（4）随访的必要性：可对脑卒中疾病进行跟踪研究，并提高医疗和护理的服务质量。

参考文献

［1］中华医学会神经病学分会，中华医学会神经病学分会脑血管病学组. 中国各类主要脑血管病诊断要点2019［J］. 中华神经科杂志，2019，52（9）：710-715.

［2］FEIGIN V L, NICHOLS E, ALAM T, et al. Global, regional, and national burden of neurological disorders, 1990-2016: a systematic analysis for the Global Burden of Disease Study 2016［J］. The Lancet Neurology, 2019, 18（5）：459-480.

［3］《中国脑卒中防治报告》编写组.《中国脑卒中防治报告2019》概要［J］. 中国脑血管病杂志，2020，17（5）：272-281.

［4］WU S, WU B, LIU M, et al. Stroke in China: advances and challenges in epidemiology, prevention, and management［J］. Lancet Neurol, 2019, 18（4）：394-405.

［5］YOUSUFUDDIN M, YOUNG N. Aging and ischemic stroke［J］. Aging（Albany NY）, 2019, 11（9）：2542-2544.

［6］HANKEY G J. Stroke［J］. The Lancet, 2017, 389（10069）：641-654.

［7］ALFORD V M, EWEN S, WEBB G R, et al. The use of the International Classification of Functioning, Disability and Health to understand the health and functioning experiences of people with chronic conditions from the person perspective: a systematic review［J］. Disabil Rehabil, 2015, 37（8）：655-666.

［8］PALMA G C, FREITAS T B, BONUZZI G M, et al. Effects of virtual reality for stroke individuals based on the International Classification of Functioning and Health: a systematic review［J］. Top Stroke Rehabil, 2017, 24（4）：269-278.

［9］ABDI S, SPANN A, BORILOVIC J, et al. Understanding the care and support needs of older people: a scoping review and categorisation using the WHO international classification of functioning, disability and health framework（ICF）［J］. BMC Geriatr, 2019, 19（1）：195.

［10］KWAH L K, DIONG J. National Institutes of Health Stroke Scale（NIHSS）［J］. J Physiother, 2014, 60（1）：61.

［11］BESLOW L A, KASNER S E, SMITH S E, et al. Concurrent validity and reliability of retrospective scoring of the Pediatric National Institutes of Health Stroke Scale［J］. Stroke, 2012, 43（2）: 341-345.

［12］CÔTÉ R, BATTISTA R N, WOLFSON C, et al. The Canadian Neurological Scale: validation and reliability assessment［J］. Neurology, 1989, 39（5）: 638-643.

［13］GLADSTONE D J, DANELLS C J, BLACK S E. The fugl-meyer assessment of motor recovery after stroke: a critical review of its measurement properties［J］. Neurorehabil Neural Repair, 2002, 16（3）: 232-240.

［14］FAYAZI M, DEHKORDI S N, DADGOO M, et al. Test-retest reliability of Motricity Index strength assessments for lower extremity in post stroke hemiparesis［J］. Med J Islam Repub Iran, 2012, 26（1）: 27-30.

［15］DOWNS S. The Berg Balance Scale［J］. J Physiother, 2015, 61（1）: 46.

［16］MCDONNELL M. Action research arm test［J］. Aust J Physiother, 2008, 54（3）: 220.

［17］FORLANDER D A, BOHANNON R W. Rivermead Mobility Index: a brief review of research to date［J］. Clin Rehabil, 1999, 13（2）: 97-100.

［18］KANG J M, CHO Y S, PARK S, et al. Montreal cognitive assessment reflects cognitive reserve［J］. BMC Geriatr, 2018, 18（1）: 261.

［19］RICHTER P, WERNER J, HEERLEIN A, et al. On the validity of the Beck Depression Inventory. A review［J］. Psychopathology, 1998, 31（3）: 160-168.

［20］KAGEE A, BANTJES J, SAAL W, et al. Predicting caseness of major depressive disorder using the Center for Epidemiological Studies Depression Scale（CESD-R）among patients receiving HIV care［J］. Gen Hosp Psychiatry, 2020, 67: 70-76.

［21］HUSAIN N, GATER R, TOMENSON B, et al. Comparison of the Personal Health Questionnaire and the Self Reporting Questionnaire in rural Pakistan［J］. J Pak Med Assoc, 2006, 56（8）: 366-370.

［22］SHAH S, VANCLAY F, COOPER B. Improving the sensitivity of the Barthel Index for stroke rehabilitation［J］. J Clin Epidemiol, 1989, 42（8）: 703-709.

［23］CHOO S X, STRATFORD P, RICHARDSON J, et al. Comparison of the sensitivity to change of the Functional Independence Measure with the Assessment of Motor and Process Skills within different rehabilitation populations［J］. Disabil Rehabil, 2018, 40（26）: 3177-3184.

［24］KATZ S. Assessing self-maintenance: activities of daily living, mobility, and instrumental activities of daily living［J］. J Am Geriatr Soc, 1983, 31（12）: 721-727.

［25］SCHULING J, DE HAAN R, LIMBURG M, et al. The Frenchay Activities Index. Assessment of functional status in stroke patients［J］. Stroke, 1993, 24（8）: 1173-1177.

［26］QUINN T J, DAWSON J, WALTERS M R, et al. Reliability of the modified Rankin Scale: a systematic review［J］. Stroke, 2009, 40（10）: 3393-3395.

［27］WALKER N, MELLICK D, BROOKS C A, et al. Measuring participation across impairment groups using the Craig Handicap Assessment Reporting Technique［J］. Am J Phys Med Rehabil, 2003, 82（12）: 936-941.

［28］CHEN C, LIU G G, SHI Q L, et al. Health-Related Quality of Life and Associated Factors among Oldest-Old in China［J］. J Nutr Health Aging, 2020, 24（3）: 330-338.

［29］MULDER M, NIJLAND R. Stroke Impact Scale［J］. J Physiother, 2016, 62（2）: 117.

［30］贾杰. 卒中"疾病全周期"康复［J］. 中国卒中杂志, 2021, 16（3）: 219-222.

［31］LI R, XU W, LEI Y, et al. The risk of stroke and associated risk factors in a health examination population［J］. Medicine, 2019, 98（40）: e17218.

［32］张通. 脑卒中早期康复［J］. 中华神经科杂志, 2020, 53（4）: 312-316.

［33］PLOUGHMAN M. Community-Based Stroke Rehabilitation: Recovery continued?［J］. Can J Neurol Sci, 2014, 41（6）: 679-680.

［34］SARFO F S, ULASAVETS U, OPARE-SEM O K, et al. Tele-Rehabilitation after Stroke: An Updated

Systematic Review of the Literature［J］. J Stroke Cerebrovasc Dis, 2018, 27（9）: 2306–2318.

［35］REAMY B V, WILLIAMS P M, KUCKEL D P. Prevention of Cardiovascular Disease［J］. Prim Care, 2018, 45（1）: 25–44.

［36］FISCHER U, BAUMGARTNER A, ARNOLD M, et al. What is a minor stroke?［J］. Stroke, 2010, 41（4）: 661–666.

［37］NAGHDI S, ANSARI N N, MANSOURI K, et al. A neurophysiological and clinical study of Brunnstrom recovery stages in the upper limb following stroke［J］. Brain Inj, 2010, 24（11）: 1372–1378.

［38］HARB A, KISHNER S. Modified Ashworth Scale［M］. Treasure Island: StatPearls, 2022.

［39］SANTISTEBAN L, TÉRÉMETZ M, BLETON J P, et al. Upper Limb Outcome Measures Used in Stroke Rehabilitation Studies: A Systematic Literature Review［J］. PLoS One, 2016, 11（5）: e154792.

［40］ATS Committee on Proficiency Standards for Clinical Pulmonary Function Laboratories.ATS statement: guidelines for the six–minute walk test［J］. Am J Respir Crit Care Med, 2002, 166（1）: 111–117.

［41］YEN H C, JENG J S, CHEN W S, et al. Early Mobilization of Mild–Moderate Intracerebral Hemorrhage Patients in a Stroke Center: A Randomized Controlled Trial［J］. Neurorehabil Neural Repair, 2020, 34（1）: 72–81.

［42］LANGHORNE P, WU O, RODGERS H, et al. A Very Early Rehabilitation Trial after stroke（AVERT）: a Phase III, multicentre, randomised controlled trial［J］. Health Technology Assessment, 2017, 21（54）: 1–120.

［43］KWAKKEL G, WAGENAAR R C, TWISK J W, et al. Intensity of leg and arm training after primary middle–cerebral–artery stroke: a randomised trial［J］. Lancet, 1999, 354（9174）: 191–196.

［44］MORRIS S L, DODD K J, MORRIS M E. Outcomes of progressive resistance strength training following stroke: a systematic review［J］. Clin Rehabil, 2004, 18（1）: 27–39.

［45］GLANZ M, KLAWANSKY S, STASON W, et al. Functional electrostimulation in poststroke rehabilitation: a meta–analysis of the randomized controlled trials［J］. Arch Phys Med Rehabil, 1996, 77（6）: 549–553.

［46］DONG Y, WU T, HU X, et al. Efficacy and safety of botulinum toxin type a for upper limb spasticity after stroke or traumatic brain injury: a systematic review with meta–analysis and trial sequential analysis［J］. Eur J Phys Rehabil Med, 2017, 53（2）: 256–267.

［47］FRANCISCO G E. Intrathecal baclofen in the management of post–stroke hypertonia: current applications and future directions［J］. Acta Neurochir Suppl, 2007, 97（Pt 1）: 219–226.

［48］BELAGAJE S R. Stroke Rehabilitation［J］. Continuum（Minneap Minn）, 2017, 23（1, Cerebrovascular Disease）: 238–253.

［49］CORBETTA D, SIRTORI V, CASTELLINI G, et al. Constraint–induced movement therapy for upper extremities in people with stroke［J］. Cochrane Database Syst Rev, 2015, 2015（10）: D4433.

［50］MORONE G, COCCHI I, PAOLUCCI S, et al. Robot–assisted therapy for arm recovery for stroke patients: state of the art and clinical implication［J］. Expert Rev Med Devices, 2020, 17（3）: 223–233.

［51］THIEME H, MORKISCH N, MEHRHOLZ J, et al. Mirror therapy for improving motor function after stroke［J］. Cochrane Database Syst Rev, 2018, 7（7）: D8449.

［52］SILVA S, BORGES L R, SANTIAGO L, et al. Motor imagery for gait rehabilitation after stroke［J］. Cochrane Database Syst Rev, 2020, 9（9）: D13019.

［53］GUERRA P M, MOLINA R F, ALGUACIL D I. Effect of ankle–foot orthosis on postural control after stroke: a systematic review［J］. Neurologia, 2014, 29（7）: 423–432.

［54］PULA J H, YUEN C A. Eyes and stroke: the visual aspects of cerebrovascular disease［J］. Stroke Vasc Neurol, 2017, 2（4）: 210–220.

［55］KHOSRAVIPOUR M，RAJATI F. Sensorineural hearing loss and risk of stroke：a systematic review and meta-analysis［J］. Sci Rep，2021，11（1）：11021.

［56］BRADY M C，KELLY H，GODWIN J，et al. Speech and language therapy for aphasia following stroke［J］. Cochrane Database Syst Rev，2016，2016（6）：D425.

［57］NAESER M A，HAYWARD R W. Lesion localization in aphasia with cranial computed tomography and the Boston Diagnostic Aphasia Exam［J］. Neurology，1978，28（6）：545-551.

［58］WANG H，LI S，DAI Y，et al. Correlation Between Speech Repetition Function and the Arcuate Fasciculus in the Dominant Hemisphere Detected by Diffusion Tensor Imaging Tractography in Stroke Patients with Aphasia［J］. Med Sci Monit，2020，26：e928702.

［59］ABO M，KAKUDA W，WATANABE M，et al. Effectiveness of low-frequency rTMS and intensive speech therapy in poststroke patients with aphasia：a pilot study based on evaluation by fMRI in relation to type of aphasia［J］. Eur Neurol，2012，68（4）：199-208.

［60］BARWOOD C H，MURDOCH B E，WHELAN B M，et al. Modulation of N400 in chronic non-fluent aphasia using low frequency Repetitive Transcranial Magnetic Stimulation（rTMS）［J］. Brain Lang，2011，116（3）：125-135.

［61］ALLENDORFER J B，STORRS J M，SZAFLARSKI J P. Changes in white matter integrity follow excitatory rTMS treatment of post-stroke aphasia［J］. Restor Neurol Neurosci，2012，30（2）：103-113.

［62］MARANGOLO P，MARINELLI C V，BONIFAZI S，et al. Electrical stimulation over the left inferior frontal gyrus（IFG）determines long-term effects in the recovery of speech apraxia in three chronic aphasics［J］. Behav Brain Res，2011，225（2）：498-504.

［63］FRIDRIKSSON J，RICHARDSON J D，BAKER J M，et al. Transcranial direct current stimulation improves naming reaction time in fluent aphasia：a double-blind，sham-controlled study［J］. Stroke，2011，42（3）：819-821.

［64］MCCLURE J A，SALTER K，FOLEY N，et al. Adherence to Canadian Best Practice Recommendations for Stroke Care：vascular cognitive impairment screening and assessment practices in an Ontario inpatient stroke rehabilitation facility［J］. Top Stroke Rehabil，2012，19（2）：141-148.

［65］MARTINO R，FOLEY N，BHOGAL S，et al. Dysphagia after stroke：incidence，diagnosis，and pulmonary complications［J］. Stroke，2005，36（12）：2756-2763.

［66］CHENEY D M，SIDDIQUI M T，LITTS J K，et al. The Ability of the 10-Item Eating Assessment Tool（EAT-10）to Predict Aspiration Risk in Persons With Dysphagia［J］. Ann Otol Rhinol Laryngol，2015，124（5）：351-354.

［67］NAWAZ S，TULUNAY-UGUR O E. Dysphagia in the Older Patient［J］. Otolaryngol Clin North Am，2018，51（4）：769-777.

［68］HARRISON R A，FIELD T S. Post stroke pain：identification，assessment，and therapy［J］. Cerebrovasc Dis，2015，39（3-4）：190-201.

［69］MULLA S M，WANG L，KHOKHAR R，et al. Management of Central Poststroke Pain：Systematic Review of Randomized Controlled Trials［J］. Stroke，2015，46（10）：2853-2860.

［70］WANG S B，WANG Y Y，ZHANG Q E，et al. Cognitive behavioral therapy for post-stroke depression：A meta-analysis［J］. J Affect Disord，2018，235：589-596.

［71］VISSER M M，HEIJENBROK-KAL M H，SPIJKER A V，et al. Coping，problem solving，depression，and health-related quality of life in patients receiving outpatient stroke rehabilitation［J］. Arch Phys Med Rehabil，2015，96（8）：1492-1498.

［72］STINEAR C M，LANG C E，ZEILER S，et al. Advances and challenges in stroke rehabilitation［J］. The Lancet Neurology，2020，19（4）：348-360.

［73］BERNHARDT J，HAYWARD K S，KWAKKEL G，et al. Agreed Definitions and a Shared Vision for New Standards in Stroke Recovery Research：The Stroke Recovery and Rehabilitation Roundtable Taskforce［J］. Neurorehabilitation and Neural Repair，2017，31（9）：793-799.

［74］ROSS R，BLAIR S N，ARENA R，et al. Importance of Assessing Cardiorespiratory Fitness in Clinical Practice：A Case for Fitness as a Clinical Vital Sign：A Scientific Statement From the American Heart Association［J］. Circulation，2016，134（24）：653-699.

［75］FAN Q，JIA J. Translating Research Into Clinical Practice：Importance of Improving Cardiorespiratory Fitness in Stroke Population［J］. Stroke，2020，51（1）：361-367.

［76］POWERS W J，RABINSTEIN A A，ACKERSON T，et al. Guidelines for the Early Management of Patients With Acute Ischemic Stroke：2019 Update to the 2018 Guidelines for the Early Management of Acute Ischemic Stroke：A Guideline for Healthcare Professionals From the American Heart Association/ American Stroke Association［J］. Stroke，2019，50（12）：e440-e441.

第三章
阿尔茨海默病全周期康复专家共识

第一节　阿尔茨海默病概述

一、阿尔茨海默病与"老年"

阿尔茨海默病（Alzheimer's disease，AD）是最常见的神经系统变性疾病（neurodegenerative disease），是导致老年人痴呆的最常见病因，AD 患者约占全部痴呆患者的 50% ~ 80%。据流行病学调查和相关分析，全球 65 岁以上老年人 AD 患病率为 4% ~ 7%，我国 1985 ~ 2018 年 AD 患病率约为 3.9%，其中 2015 ~ 2018 年患病率约为 6.6%[1-5]。与其他常见神经系统变性疾病类似，AD 的病程特征也具有隐匿起病、逐渐进展加重的特征，随着年龄增长，其临床发病风险显著增高，患病率也显著增长。据国外文献报道，在 65 岁以上人群中，年龄每增长 5 岁，AD 的患病率翻倍。因此，年龄是 AD 临床发病的最重要的、不可干预的危险因素[2]。在某种意义上说，AD 是具有"老年"特征的一种疾病，是维护老年人群健康所必须关注的重要临床问题。

随着现代社会人均预期寿命的不断增长，"老年期"的长度也在不断增加。目前调查和研究发现，在"老年期"不同阶段发病的 AD 患者，其临床症状特征、疾病进展以及潜在的神经机制均可能有差异。部分学者支持根据临床发病年龄分为早发型（65 岁以下发病）和晚发型（65 岁以上），其中晚发型较早发型患者病程进展较慢、更少有遗传病史、椎体外系症状和额叶功能受损较少见，早发型则相反[6-9]。此外，根据是否存在致病基因（包括 *APP*、*PSN1*、*PSN2* 基因）突变，AD 还可分为遗传性／家族性 AD 和散发型 AD。其中，遗传性／家族性 AD 仅占 AD 患者中的少数，一般中年发病，疾病进展较快。而更多患者是散发型 AD[2]。本章主要关注老年人群的散发型 AD 的全周期康复。

虽然 AD 的临床发病多见于老年期，但是 AD 的病理改变所导致的神经系统损害往往在临床发病前十几年乃至几十年已存在，并缓慢进展，直至出现临床症状。因此，多见于老年期的 AD 临床表现的只是其病理进展的最后阶段，是"冰山浮在水面上的部分"。对于老年人 AD 的全周期康复，不仅应考虑进入老年期后、临床阶段的患者，还应该针对潜在的病理变化，关注具有高发病风险的人群，在疾病的临床前阶段，利用多种综合手段进行康复预防，减缓临床症状出现[2, 10]。即对于 AD 的全周期康复，其预防应开始于青年期、中年期，然后重点延续至老年期。对于临床前阶段，以及临床发病后的不同疾病进展阶段，应该有针对性地制定康复目标，选择康复评定和治疗技术，并给予患者及其照护者、家庭康复教育和支持（图 3-1-1）。

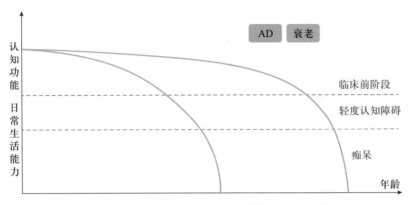

图 3-1-1　正常衰老、AD 各阶段的发展示意图

综上所述，本章关注老年人 AD 的全周期康复的评定和治疗，重点将阐述在老年期的临床阶段 AD 所致多种功能障碍的康复评定和治疗，包括散发型 AD 在老年期临床发病及老年前发病延续到老年期的患者。此外，本章也将从 AD 的预防角度考虑，对老年期之前可进行的预防性的康复干预作介绍。

二、阿尔茨海默病的诊断与分型

（一）阿尔茨海默病的诊断概述

1. 疾病诊断　阿尔茨海默病作为一种疾病，其诊断的金标准是神经病理诊断，或有明确致病基因突变证据支持的疾病诊断。AD 的病理表现主要包括特定区域脑萎缩、β 淀粉样蛋白（amyloid β-protein，Aβ）沉积以及神经纤维缠结。获取病理诊断主要可通过两种途径：①分子正电子发射体层成像（positron emission tomography，PET）探测脑组织内特征性的 Aβ 沉积；此外，对于 tau 蛋白的 PET 检测技术也在不断进步。②检测脑脊液中 Aβ 和 tau 蛋白水平。对于 AD 的临床康复研究，如能依据病理诊断标准招募受试者，将使研究结论更具说服力和可信度，尤其对于临床前阶段或轻度认知障碍（mild cognitive impairment，MCI）阶段的 AD 患者更为重要。除病理诊断外，还可根据患者的临床表现、功能评定结果（主要指神经心理测验），以及常规脑影像学检查结果等作出临床诊断，临床诊断的依据获取更为便捷，并且在规范操作的情况下与病理诊断相比有较高的敏感性和特异性。

在具体诊断时，根据 AD 导致认知障碍严重程度的不同，可以分为临床前期、轻度认知障碍（MCI）以及痴呆等不同阶段（或分期）。对于各分期分别有推荐的诊断标准。各标准一般均根据诊断依据的性质（如病史、客观评定结果或病理检查结果）以及典型性，给出不同"强度"的诊断，如"很可能（probable）""可能（possible）"，以及"有病理检查依据支持"等级别[10-15]。

具体的 AD 诊断标准随着对疾病病因、临床表现和病程的认识而不断修订。依据"2018 中国痴呆与认知障碍诊治指南（二）：阿尔茨海默病诊治指南"建议，推荐临床 AD 诊断依据 1984 年美国国立神经病、语言障碍和卒中研究所 – 阿尔茨海默病及相关疾病协会（National Institute of Neurological and Communicative Disorders and Stroke–Alzheimer

Disease and Related Disorders Association，NINCDS-ADRDA）[12] 或 2011 年美国国立老化研究所和阿尔茨海默病协会（National Institute on Aging-Alzheimer's Association，NIA-AA）[13] 提出的 AD 诊断标准进行诊断。其中，2011 版 NIA-AA 也是目前国际上较为公认的诊断标准。AD 的 MCI 阶段诊断建议依据 NIA-AA 2011 年发布的标准[14]，或 Peterson 2004 年 MCI 分类标准[16] 中遗忘型 MCI 进行诊断。AD 临床前阶段的诊断建议依据 NIA-AA 2011 年发布的诊断标准[15] 进行。临床各阶段 AD 诊断可依照上述标准，系统采集患者的病史、临床表现特征和客观的神经心理测评结果，有条件时建议检测与 AD 病理相关的生物标志物，包括脑脊液 tau 蛋白水平，以及 PET 显示的 Aβ 沉积[11, 17]。

2. 功能诊断　AD 的康复评定和康复治疗都是围绕具体功能障碍开展的。因此，除疾病诊断外，需要对患者功能障碍的有无、范围、程度、特征等作出系统的评定和诊断，从而协助规范化、个体化的康复治疗[18]。AD 患者最主要的功能障碍是认知障碍，根据疾病严重程度和分型的不同，受累的认知域数量和类别会有差异。此外，语言障碍、精神行为异常等也常与认知障碍共存。而对于老年患者，尤其是在疾病中后期的老年患者，可能存在全面的功能衰退，出现包括运动、吞咽、二便等功能问题。为全面地评定患者的功能障碍水平，需要对这些功能情况进行问询、筛查以及必要的客观评定。在具体进行诊断时，可通过系统询问功能特征先确定可能需要进行康复评定的功能域，然后针对各功能进行筛查，必要时再进行进一步评定，从而作出功能诊断。其中，认知障碍、精神行为异常是对于所有患者必须进行评定的功能领域。而对于高龄老人，或疾病已进展至中晚期的患者，对其运动（平衡和跌倒风险）功能、吞咽障碍、二便障碍的筛查则不应忽视。

在对功能做出诊断时，应综合考虑患者的客观功能表现和相关身体结构受损情况（如脑萎缩），这一诊断符合《国际功能、残疾和健康分类》（ICF）[19] 框架下"功能和残疾"部分对于"身体功能和结构"的评估和描述。

3. 日常生活和社会参与能力　临床康复的目的不仅在于改善患者的功能状态，还需要使患者尽可能地提高参与日常活动和社会生活的能力水平和表现。因此，有必要对患者的日常生活和社会参与能力进行评估和诊断，诊断依据可以根据病史询问、日常生活能力或作业活动量表评定结果等。这一诊断符合 ICF 框架下"功能和残疾"部分对于"活动和参与"的评估和描述。

（二）阿尔茨海默病的分型

根据 AD 患者最为突出的认知、行为障碍特征，可分为典型和不典型 AD[11]。典型 AD 的主要认知障碍为记忆障碍（情景记忆障碍），患者主要表现为难以记住近期发生的事件，而对远期发生的事件、已习得的知识和技能的记忆仍保留，同时可伴有解决问题能力受损、迷路等表现。不典型 AD 根据认知和行为障碍表现可分为 4 个类型：少词变异型（即 logopenic 失语）、后部变异型（posterior cortical atrophy，PCA）、额部变异型和 Down 综合征变异型。

不典型 AD 是 AD 患者临床表现中的少数，临床上易于漏诊、误诊。logopenic 失语也属于原发性进行性失语（primary progressive aphasia，PPA）的一个亚型，研究表明 97% 以上由阿尔茨海默病导致。其主要临床表现为在发病后的 2 年内，主要以语言障碍为核心功能障碍，语言障碍以语音错乱、复述障碍、语音记忆受损为主要特征，疾病进展后可出现其他功能障碍[20, 21]。PCA 患者认知障碍以视空间功能障碍为主，表现为物品识别障碍、辨距障碍等，但眼科检查无明显的可解释症状的视野缺损、视力下降等表现。此类患者主诉"视力下降"至眼科就诊，经较长时间检查和反复就诊后转诊至神经内科得以确诊。PCA 又可进一步分为枕颞叶变异型和双侧顶叶变异型[22]。额部变异型患者以怪异行为、脱抑制和冲动性行为等为主，需与行为变异型额颞叶痴呆（behavioral variant frontotemporal dementia，bvFTD）相鉴别[23]。Down 综合征变异型以早期行为改变和执行功能障碍为特征（表 3-1-1）。

表 3-1-1　不典型 AD 诊断要点

标准	内容
诊断标准（病程任何阶段中出现 1. 加 2.）	1. 特异性临床表现（下述之一） （1）后部变异型 AD 包括： ①枕颞叶变异型：早期出现对目标、符号、单词、面孔的进行性视觉理解障碍或视觉识别障碍 ②双侧顶叶变异型：早期出现以 Gerstmann 综合征、Balint 综合征、肢体失用或忽视为特征的进行性视空间障碍 （2）少词变异型 AD：早期出现进行性单词检索障碍和句子复述障碍，语义、句法和运动言语能力保留 （3）额部变异型 AD：早期出现原发性淡漠或行为脱抑制等进行性行为改变或执行功能障碍为特征的痴呆 2. 体内 AD 病理改变的证据（下述之一） （1）脑脊液 $A\beta_{1-42}$ 水平下降伴 T-tau 或 P-tau 水平升高 （2）淀粉样蛋白 PET 示踪剂滞留增加 （3）存在 AD 常染色体显性遗传突变（*PSEN1*、*PSEN2* 或 *APP* 基因）
排除标准（补充血液检测和脑 MRI 等辅助检查以排除其他导致认知障碍或痴呆的病因或血管损害等伴发病症）	1. 病史 （1）突然起病 （2）早期普遍的情景性记忆障碍 2. 足以引起相关症状的其他疾病 （1）抑郁症 （2）脑血管病 （3）重度、验证或代谢障碍

三、阿尔茨海默病患者的功能障碍

AD 患者最主要和突出的功能障碍是认知障碍，其认知障碍特征以及伴随的其他功能障碍，在疾病的各阶段、各分型分别具有共性特征，同时存在一定个体差异。

AD 患者功能障碍的发生一般是隐匿性的，这与其他多数神经系统变性疾病的特征一致。患者或熟悉其情况的照护者一般可以明确回忆认知功能障碍较发病前显著下降的大致时间，对这一下降时间的估计多为每一个时间阶段（某年或某半年），而不是一个明确的时间点（如某天，或精确到分钟）。如果患者或知情者回忆的认知功能下降呈急性或亚急性，需要鉴别其他导致认知下降的病因，如脑血管病、药物或毒物作用、自身免疫性疾病或感染性因素等。不能排除部分患者可能存在 AD 和其他病因共存的情况，如 AD 和脑血管病共存，或脑卒中后 AD 进展进入到临床阶段，这时寻找病理证据（如 PET、脑脊液化验）将有助于明确诊断。

AD 患者功能障碍的发展呈逐渐加重进展，虽然药物和非药物治疗可能短期改善患者的功能，但总体而言并不能阻止或逆转病情进展，这与脑卒中等其他神经系统疾病存在明显差异。AD 患者的功能障碍并无明显的波动性特征，如患者主诉认知障碍有显著的波动性，应注意与路易体痴呆鉴别。根据 AD 认知功能障碍的严重程度不同，可分为临床前阶段 AD、轻度认知障碍（MCI），以及痴呆。临床前阶段 AD 虽然有神经病理改变，但尚无显著临床症状；MCI 阶段已有客观检查证实的认知障碍，但其严重程度尚未影响患者的日常生活能力；痴呆阶段患者的认知障碍已导致日常生活能力障碍，痴呆阶段又根据患者功能障碍程度（不仅是认知功能障碍）分为轻、中、重度或早、中、晚期[24-27]。

AD 患者的功能障碍一般在出现临床症状的初期表现出明显的"选择性"受损，即某种（或某几种）认知功能障碍表现最为突出。继而随着疾病进展，其他认知功能、其他功能也逐渐减退，表现出全面的功能衰退、日常生活能力下降、退出社会活动，完全依赖他人照料，多死于各种并发症。其中，典型 AD 患者的"选择性"认知受损的主要表现为记忆障碍（情景记忆障碍），患者主要表现为难以记住近期发生的事件，而对远期发生的事件、已习得的知识和技能的记忆仍保留，同时可伴有解决问题能力受损、迷路等表现。随着病程进展，上述表现可逐渐加重，如对新信息的遗忘加重，在熟悉的环境中迷路等表现。不典型 AD 中的 logopenic 型失语患者，主要的认知受损是以进行性加重的语言障碍为核心的，语言障碍以语音错乱、复述障碍、语音记忆受损为主要特征；PCA 患者认知障碍以视空间功能障碍为主，表现为物品识别障碍、辨距障碍等；行为变异型患者以怪异行为、脱抑制和冲动性行为等为主；Down 综合征变异型以早期行为改变和执行功能障碍为特征。当疾病进展后，不典型 AD 患者的认知障碍与典型 AD 一样均会逐渐加重并累及其他认知域（如情景记忆），在疾病中晚期，不同亚型的 AD 临床表现逐渐接近，出现较全面的认知和其他功能衰退[11, 28]。

语言障碍对于 AD 患者的康复评定和治疗而言具有一定特殊性，一般在进行 AD 诊断时，语言障碍需要作为一个主要的认知域进行客观的神经心理检查，从而为疾病诊断和分型提供依据。而在进行康复治疗的过程中，语言障碍和其他认知障碍常由作业治疗师、言语治疗师分别进行针对性治疗，应根据康复功能评定和治疗需要，进行进一步专科评定。

精神行为症状也是部分 AD 患者较为突出的功能障碍表现，可表现为"阴性"或"阳性"的症状或症状群，如淡漠、抑郁、缺乏动机，或易激惹、激越等。AD 患者的精神障碍可在临床早期或临床前期出现，或在痴呆中期出现，常是困扰照护者、影响患者生活质量的最主要问题，也是患者就医迫切希望解决的问题[7, 29, 30]。因此，对于所有 AD 患者，均应对是否存在精神障碍进行病史询问、筛查和必要的评定。

此外，部分功能障碍虽然不是 AD 患者特征性的功能障碍，但也并非在疾病晚期才随全面功能衰退出现，而是可能在疾病早期即出现，如嗅觉障碍[31, 32]、精细运动障碍[33]等。患者和照护者对这些功能障碍可能缺乏自知力，也不一定有强烈的康复诉求。目前有研究者提出，这些早期功能障碍可能可以作为潜在的无创筛查项目，发现临床前期或临床早期患者。而对于 AD 的全周期康复而言，可根据患者的自身诉求、相关环境因素等，综合制定康复目标。此外，嗅觉锻炼、运动疗法作为一种康复治疗手段，有可能帮助改善患者的其他功能障碍[34-36]。

当 AD 进展到痴呆阶段，尤其是中重度痴呆阶段，患者可能出现全面的功能衰退，如出现吞咽障碍、二便障碍（神经源性膀胱、神经源性肠道）、心肺功能下降等表现；丧失独立的日常生活能力，长期卧床，全面依赖照护者；可能发生压疮、肺部感染、尿路感染等并发症；严重影响生活质量，并给照护者带来沉重的健康和经济压力[37, 38]（图 3-1-2、表 3-1-2）。

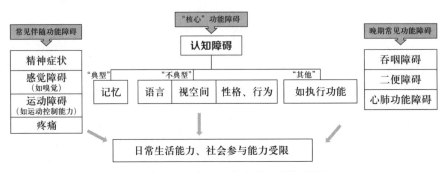

图 3-1-2　老年 AD 患者常见功能障碍

表 3-1-2　AD 各周期功能障碍特点

项目	临床前期	轻度认知障碍	痴呆		
			轻度	中度	重度
认知障碍	无	选择性受损；单认知域 / 多认知域	多于一个认知域受损；存在"选择性"受损；严重程度进展	多于一个认知域受损；严重程度进展	全面受损
其他功能障碍	无	可能不显著的其他功能障碍（如嗅觉等）	可能存在其他功能障碍；如精神行为症状、感觉和运动障碍等	可能存在其他功能障碍；如精神行为症状、感觉和运动障碍、吞咽和二便障碍等	多合并其他功能障碍；吞咽、二便、运动等障碍常见；可能出现严重并发症
日常生活能力	正常	基本正常	受损	受损加重	严重受损，可能完全依赖照护者

因此，AD 患者功能障碍的表现可概括为：隐匿出现、逐渐进展、以一种或几种认知功能障碍为最突出的表现、可伴有精神行为异常和其他功能障碍，疾病晚期表现为全面的功能衰退、完全依赖照护者。AD 涉及的最主要功能障碍包括：认知障碍、语言障碍、精神行为异常；疾病晚期会出现：吞咽障碍、二便障碍；可能同时存在：感觉障

碍、运动障碍。心功能和肺功能障碍虽然既往认为与 AD 的相关性并不特异，但近年有研究提出，中年期心、肺功能障碍可能与 AD 的临床发病有相关性。

下文将围绕上述 AD 患者主要相关功能障碍的康复评定、康复治疗进行分述。

四、阿尔茨海默病功能障碍的康复评定概述

1. 评定目的　对 AD 患者康复评定的目的主要包括：①确定是否存在功能障碍；②评定功能障碍的特征、程度、范围，功能障碍的变化；③评定功能障碍对日常生活能力与社会参与能力的影响，从而为明确诊断提供依据，为确立康复目标、制定康复治疗方案、评估疗效评价、预测功能预后等提供信息和依据。

2. 评定内容　对 AD 患者的全面评定建议应包括身体结构水平、功能水平、活动与参与水平的评定，同时应对与康复相关的背景性因素做出评定[18]。身体结构水平主要包括脑结构和功能活动，可通过神经影像学、神经电生理学等检查判断，还应注意通过必要的实验室检查进行鉴别诊断。功能水平应着重进行全面的认知功能评定，需要包括记忆、语言、注意、视空间功能、执行功能等认知领域；还需要对患者可能存在的精神行为问题进行全面检查；同时建议对患者的吞咽、二便问题进行筛查，必要时进行进一步评定。此外，对所有 AD 患者，均应进行日常生活能力和社会参与能力的评估，以帮助鉴别疾病阶段，并为治疗方案提供依据。上述功能的具体评定方法将在后文针对每一类功能障碍分别进行介绍。背景性因素的评定应包含患者的个人因素和环境因素，前者包括如受教育水平、职业特征、人生阶段、兴趣爱好等，后者包括如经济条件、家庭和工作环境、亲属或照护者支持条件、可利用的家庭和社会资源等。综合评定上述信息，有助于系统、全面地制定康复方案和综合策略，不仅帮助患者提升功能水平，还需帮助患者改善生活和参与能力。

3. 评定方式　AD 的康复评定方式包括系统的病史采集、神经系统体格检查、标准化量表评定、特殊测验或检查，以及实验室检查和神经影像学检查等[11, 18]。

系统的病史询问应作为评定的第一步，帮助确定需要进行进一步评定的项目。标准化量表评定是提供功能障碍客观信息的主要途径，一般包括筛查和专项检查，可通过筛查确定需要进一步进行全面评定的患者，专项检查需要覆盖患者可能存在的全部主要功能问题，即至少包含客观的全面认知功能评定、精神行为问题评估和日常生活能力评定。但在不同医疗机构可根据自身条件进行选择，如在基层医疗机构可通过病史询问和筛查发现可能需要进一步评定的患者，然后转诊至专科进行进一步评定。除标准化量表评定外，还可根据特殊需求（如开展临床研究）选择或设计专项测验（如对于情景记忆、注意力等认知域的专门测验），为患者的功能表现水平提供更深入和全面的信息[39]。神经影像学检查常用头颅磁共振平扫检查，普通的脑磁共振平扫可帮助提示 AD 特征性的脑萎缩情况，并帮助与其他神经系统疾病鉴别。有条件的单位还可进行海马磁共振、功能磁共振成像、弥散张量成像、PET 检查等，有助于进一步揭示 AD 相关的脑结构损伤、功能异常以及病理变化[40]。实验室检查一般包括梅毒、甲状腺功能、叶酸和维生素 B12 水平、肝肾功能电解质、血常规等检查，有助于帮助鉴别诊断造成患者认知障碍的病因，有条件的机构可进行脑脊液检查提供 AD 病理诊断的依据[11]。

对于评定方式或评定工具的选择，根据评定目的有所差别。如为筛查患者，可以选择筛查量表；如为明确诊断，则需要对认知功能进行全面检查。而确立诊断后，为判断临床疗效，则可以选择一些专门为 AD 患者设计、符合 AD 认知损害特征的成套测验。

4. 其他　阿尔茨海默病的病程较长，需要定期随访功能障碍变化。一般如果未进行特殊治疗，仅需要对于患者认知等功能障碍的变化进行随访观察，建议可每半年、一年随访，以了解疾病进展情况。但如介入药物或其他治疗，或在加强康复治疗过程中，则应根据治疗需求增加随访，以便及时观察患者对治疗的反应与可能的副作用。需要注意的是，部分认知评定量表可能存在较明显的学习效应，两次测验的间隔不宜过短。如有条件可以选择 A、B 式进行测验，从而减少学习效应的影响（图 3-1-3）。

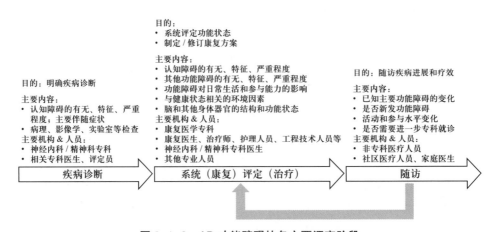

图 3-1-3　AD 功能障碍的各主要评定阶段

五、阿尔茨海默病功能障碍的康复治疗概述

阿尔茨海默病功能障碍的治疗从治疗方式来说，包括药物治疗和非药物治疗；从介入阶段来说，包括临床发病前的预防性康复治疗、临床发病后的以改善功能障碍和症状为目的的康复治疗，以及以改善生活能力或减轻照护者负担为目的的替代性康复策略。目前一般认为，尚无药物或非药物治疗可阻止 AD 发病或逆转 AD 疾病进展，但在一定时期内可改善患者的功能水平和临床症状。而早期针对危险因素的干预，可能会减缓 AD 的临床发病[2, 11, 18]。

1. 康复目标　制定符合各周期特点和患者诉求的康复目标是有效进行 AD 康复的重要部分。由于 AD 本身逐渐发展的特点，远期康复目标一般是尽可能减缓 AD 功能障碍进展、痴呆转化，尽可能长时间维护患者的日常生活能力和生活质量，减少并发症和（或）意外事件，从而延长寿命。近期康复目标则根据患者疾病所处的临床阶段（周期）特征制定，在 MCI 期以尽可能改善认知障碍为主；在痴呆的早期、中期，以代偿认知障碍，恢复日常生活能力为主；而在痴呆晚期，以减少并发症，减轻照护者负担为主。

2. 康复方案

（1）预防性康复：主要针对 AD 高风险人群及可干预的危险因素进行。AD 可干预的危险因素包括：高血压、糖尿病、高脂血症、肥胖等，积极控制血压、血糖、血脂水平，控制体重预防过重。此外，具有以下 AD 不可干预危险因素的人群因其发病率高，获得额外关注可能有更高的收益，包括：风险基因、家族史、年龄增长等。预防性康复的主要手段包括锻炼身体和增加认知储备，前者包括各种形式的体力活动和身体锻炼，后者包括教育程度、认知训练、参与社交活动等。此外，合理营养也被认为可减缓 AD 临床发病[2]。

（2）药物治疗：目前主要用于 AD 治疗的药物包括胆碱酯酶抑制剂，包括多奈哌齐、加兰他敏、卡巴拉汀，和兴奋性氨基酸受体拮抗剂，包括美金刚。其中胆碱酯酶主要用于轻、中度痴呆患者，美金刚主要用于中、重度 AD 患者。现有临床研究结果报道胆碱酯酶抑制剂、美金刚可改善患者的认知功能（包括语言功能）、精神行为症状、日常生活能力。其他药物治疗包括银杏叶提取物、脑蛋白水解物等，但支持其疗效的临床证据尚不足[10, 11, 35]。此外，国产 AD 治疗新药甘露特纳目前也已投入临床应用。对于非药物治疗及上述药物治疗无法改善的精神症状，如对 AD 患者及照护者日常生活造成严重影响，可短期应用精神类药物，遵循小剂量、短期应用原则，症状改善后尽量及时停药[11, 41]。药物治疗期间应注意副作用和不良反应，较常见的是胃肠道副作用，如患者有心律失常、慢性阻塞性肺疾病（chronic obstructive pulmonary disease，COPD）等基础疾病，需考虑药物对心血管系统、呼吸系统可能存在的效应。

（3）非药物治疗：非药物治疗是 AD 患者康复治疗的主要内容。AD 患者的非药物治疗，从治疗目标上，主要包括针对各种功能障碍，以改善功能表现为目的的治疗，以及以改善患者日常生活能力、减轻照护者负担为目的的替代策略或支持治疗[18]。从治疗手段或治疗方式上讲，包括：①经典的治疗师指导的认知训练、认知策略以及作业活动；②利用新型技术开展的认知训练，如计算机辅助训练，虚拟现实训练等；③对于神经功能的直接调控，主要包括经颅磁刺激、经颅直流电刺激等无创神经调控技术；④传统医学疗法，如针灸、功法治疗等。在制定治疗方案时，需要体现改善功能、提高活动和参与能力的理念，结合患者的兴趣、诉求等个人和环境支持因素，尽量优化综合康复方案（图 3-1-4）。

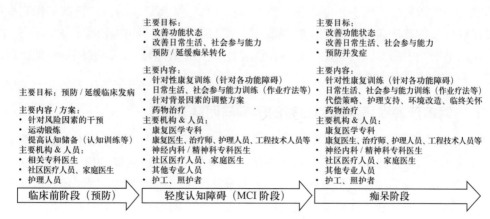

图 3-1-4　AD 各周期康复治疗概况

第二节　阿尔茨海默病全周期康复的重要特征

一、阿尔茨海默病全周期与功能障碍

AD 的发病是长期的过程，是自身和环境高危因素、衰老综合作用的结果，贯穿患者中年、老年全程，甚至在青少年时期可能已经开始积累神经系统损伤。AD 根据严重程度的不同，可以分为临床前期、轻度认知受损期、痴呆期，其中痴呆期又可分为早、中、晚期（或轻、中、重度），对 AD 患者的康复评定及干预需要在疾病的不同阶段有重点地进行。在不同阶段，功能水平和功能障碍对于康复活动的地位是不同的。以运动功能为例，在早期阶段，良好的运动水平和状态可能成为制定预防性运动康复方案的有利条件，帮助预防其他功能障碍的发生；而在晚期阶段，患者可能已出现明显的平衡等运动障碍，改善运动功能本身又成为康复目标。因此，随着疾病发展，AD 患者的功能水平 – 功能障碍呈现逐渐演变的过程，在某一时间点进行康复介入时，需要具备功能障碍动态变化的思维，考虑到功能水平 – 功能障碍可能的发展和变化趋势，从而从预防、改善功能、改善活动和参与等层面，综合处理功能障碍。

二、阿尔茨海默病各周期康复目标

制定符合各周期特点、患者诉求的康复目标是有效进行 AD 康复的重要部分。由于 AD 本身逐渐发展的特点，一般认为进入临床发病后，几乎将不可避免地逐渐加重，直至痴呆和全面的功能衰退阶段。虽然这一过程的方向可能是不可逆的，但是综合治疗会尽可能提升患者在一定时期内的功能状态，通过代偿策略在存在功能状态的情况下尽可能提高患者独立生活能力和社会参与程度。而早期开展综合康复，也可能减缓 AD 的临床发病、痴呆转化，尽可能维持长时间的正常生活状态。因此，对于 AD 患者，远期康复目标一般是尽可能减缓 AD 功能障碍进展、痴呆转化，尽可能长时间维护患者的日常生活能力和生活质量，减少并发症和（或）意外事件，从而延长寿命。近期目标则根据患者疾病所处的临床阶段（周期）特征制定：在 MCI 期，以尽可能改善认知障碍为主；在痴呆的早期、中期，以代偿认知障碍，恢复日常生活能力为主；而在痴呆晚期，以减少并发症，减轻照护者负担为主。

三、阿尔茨海默病全周期康复的机构与团队支持

AD 康复涉及三级综合性医院—二级 / 康复专科医院—社区卫生服务站点 / 家庭医疗全周期，各级医疗机构可根据自身条件从多角度介入患者的康复过程。多数 AD 患者的确诊在三级医院的神经病学专科进行。全面康复评定、综合康复方案制定一般在三级医院的临床康复专科或专业康复机构进行。但患者的早期筛查、长期康复干预、护理和随访需要在二级医院、社区卫生服务站点进行，同时需要家庭照护者积极参与。因此，AD 的全周期康复需要神经内科医师、康复科医师、康复治疗师、护士、社工、照护者等多专业团队，和三级医院神经病学专科、康复专科以及社区医疗卫生服务中心等多层

级医疗机构的配合和支持。

四、阿尔茨海默病全周期康复与护理衔接

护理是 AD 全周期康复不可缺少的组成部分，护理是衔接康复医师、治疗师的专业指导，以及护工、家属的日常照护的重要环节。良好的康复护理是扩展康复治疗覆盖时间、广度的重要保障。AD 的专科护理一般包括：①对家属和照护者的康复宣教；②对于功能障碍和潜在风险的观察和筛查；③对康复护理技巧的掌握和指导；④患者离开专科机构后的随访的技能指导；⑤对照护者的心理支持等[42]。

五、ICF 与阿尔茨海默病全周期康复

《国际功能、残疾和健康分类》（ICF）的总目标是提供一种统一的和标准的语言和框架来描述健康状况和与健康有关的状况，涉及健康领域和与健康有关的领域，可以从两个基本方面（列表）加以说明：①身体功能和结构；②活动和参与。此外，ICF 还列出了与这些方面相互作用的环境因素。基于 ICF 框架描述和评定 AD 患者的个体功能状态，以及在日常生活和社会活动中的表现，总结可能与患者的健康相互作用的有利和不利因素，有利于在多层面综合制定康复治疗方案和治疗目标，提升患者的健康状态，并减少照护者负担[19]。

为方便 ICF 框架的临床应用，目前工作组已根据多种疾病特征，制定 ICF 核心组，选择、归纳与该疾病相关的 ICF 类目，以帮助评估患者全面的健康状态和健康相关因素。目前，针对 AD 尚无专门的 ICF 核心组，但可参考神经系统疾病相关核心组评估 AD 患者健康状况。还可根据临床应用或研究需要，选择 ICF 类目，进行编制应用。此外，ICF 的另一重要作用是提供了统一框架用以横向和纵向比较目标人群的健康状况和相关因素。对于 AD 康复而言，其全周期贯穿高风险人群、患者生命数十年的长期阶段，在进行基于人群的大样本、长期纵向调查时，如能建立基于 ICF 框架的健康描述和评估体系，将更有利于全面比较和分析患者健康状况多维度的纵向动态变化以及与环境因素的关系，构建总体的康复描述体系（图 3-2-1）。

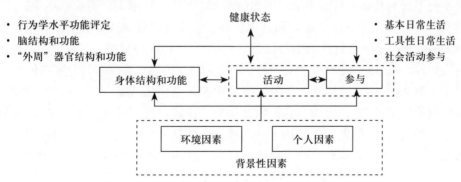

图 3-2-1 ICF 框架和 AD 全周期康复评估体系

第三节　阿尔茨海默病功能障碍的康复评估与治疗

一、认知功能障碍

认知障碍是 AD 患者最主要、最核心的功能障碍，是影响 AD 患者日常生活能力和社会参与的最重要限制因素，也是大多数 AD 患者寻求康复治疗的主要目的，是康复治疗处理的核心问题。认知障碍的特征和严重程度是做出 AD 诊断必不可少的依据，对认知障碍的全面、系统评定是制定康复治疗方案必不可少的基础，对认知障碍的纵向评定也是判断疾病进展以及康复疗效的重要依据。

（一）特点

AD 患者认知障碍的发病特点是隐匿起病的，这与其他神经系统变性疾病的特征是一致的。患者或照护者可以明确回忆患者的认知功能障碍较发病前显著下降，但对这一下降时间的估计多为每一个时间阶段（某年或某半年），而不是一个明确的时间点（如某天，或精确到分钟）。但是，AD 患者对于自身的认知障碍往往缺乏自知力，常会出现患者表示"状态良好，没有明显问题"，而家属或照护者认为患者出现显著的认知功能下降的情况。当患者听到家属或照护者的评价时，往往并不能"感同身受"，将家属的描述和自身回忆做比较，但也无法"自知"出现了怎样的问题。与之相反，正常衰老造成的认知水平下降，患者常会有明确的自我认知并出现显著焦虑，患者自诉的认知障碍程度往往较明显[24, 27, 43]。不过需要注意的是，其他一些神经系统疾病、损伤或精神障碍，也可能出现患者缺乏自知力的情况，需要与 AD 导致的认知障碍相鉴别。此外，存在认知力并不能排除 AD 诊断。虽然如此，评估患者对自身功能状态的自知力，对于康复治疗而言是非常重要的。如患者存在较好的自知力，可能对康复治疗更为配合，并且更可能通过学习和联系掌握一些代偿性的康复策略，而缺乏自知力的患者可能更难以达到上述要求。

AD 患者在临床症状出现早期，可能仅表现为一个主要认知域或少数几个认知域，严重程度尚不影响基本的日常生活，即 MCI 阶段[14, 16, 44]。继而随着疾病进展，患者的认知障碍逐渐加重，并且逐渐延伸到其他认知域。这种"选择性"的受损和进展特征，与其他大多数神经系统变性疾病的特征是一致的[45]。在疾病早期，最早出现"选择性"受损的认知域，在不同的 AD 亚型有差异，也是对 AD 的临床表现进行分型的依据。

对于典型 AD（即"遗忘型"），患者或照护者常会回忆从某个上半年或下半年，患者出现明显的"记性差"，比如会忘记物品摆放的位置、忘记近期发生的重要活动或事件（并非琐事）、忘记预先计划或约定好的事情，并且无法像以往一样轻松记住新的信息（如新电话号码等）。同时，患者可能出现在比较不熟悉的场景迷路，并且可能无法像往常一样周到地计划和处理复杂事物，如管理经济问题等。然后，随着疾病进展，患者的遗忘症状逐渐加重，回忆近期发生事情的时长缩短（如从遗忘 1 个月内的重要事件进展为遗忘 1 周内的重要事件），并且不仅遗忘重要事件或活动，还可能对日常生活中熟悉的日常事件也难以回忆（如忘记已经准备过饭菜），迷路问题可能还会在更熟悉的场景出现（比如居住的小区）。同时，可能无法认清较熟悉的亲朋好友，处理事务的能力也从复杂事务扩展到日常事务，影响到对个人日常生活的基本规划和执行，从而丧失独立的日常生活能力，需要照护者帮助完成基本的日常生活活动。当疾病进展到晚期，患者的认知障碍可能表现为"无反应"或类似于"缄默"状态，对于环境中的信息或活动无反应，并且也几乎不主动计划活动和执行任务。这一阶段除认知障碍外，患者往往还会出现其他功能障碍（见下文），呈现全面的功能衰退状态，完全依赖照护者完成基本的日常生活活动，如进食、排尿排便和清洁等。

对于不典型 AD，认知障碍的最初表现可能并非"遗忘"，而是出现其他认知域受损的表现，继而随着疾病进展，其他认知域（包括记忆）逐渐出现功能受损表现。到疾病终末期，患者出现全面功能衰退。各亚型患者的临床表现无明显差异。例如，对于 logopenic 型失语的患者，最初的认知障碍表现可能是在进行自发言语表达时出现忘词，因此引起反复停顿"找词"，或看到物品时一时难以命名（即命名障碍），同时可能伴有口语的语音错误、复述障碍，其中复述障碍可能具有典型的语音"工作记忆"受损的特征，即当复述语句的因素构成复杂且并不"唯一"时，复述障碍表现会显著加重[20]。PCA 患者认知障碍以视空间功能障碍为主，可能主诉"视物模糊、看不清"，详细询问时可发现患者在复杂视觉环境中可能出现对物品的识别困难，或同时有图形识别障碍，无法正确辨别视空间中物体之间的距离或空间关系，导致在行走中撞到障碍物，甚至由此引发交通事故。患者可能先至眼科就诊，但眼科检查无明显的可解释症状的视野缺损、视力下降等表现，经较长时间检查和反复就诊后转诊至神经内科得以确诊。PCA 又可进一步分为枕颞叶变异型和双侧顶叶变异型，前者的物体识别障碍可能更严重，而后者的空间辨距障碍可能更严重[22]。额部变异型患者以怪异行为、脱抑制和冲动性行为等为主，表现出不合时宜的举动，如在公共场合点评陌生人的外貌衣着等，并且这种异常行为并非是患者的一贯表现，而是在某个时间段出现，并且逐渐加重。额部变异型患者需与行为变异型额颞叶痴呆（behavioral variant frontotemporal dementia，bvFTD）相鉴别，可能需要病理依据确立诊断。Down 综合征变异型以早期行为改变和执行功能障碍为特征，一般发病较早，在未进入老年期时已有明显功能障碍表现，这不是本章关注的重点。

不同临床分型的 AD 虽然有类似的神经病理机制（即典型的 β 淀粉样蛋白沉积、异常 tau 蛋白、神经原纤维缠结等），但在病理改变最先出现的部位，即脑萎缩（神经元丢失）最早出现的部位有差异，脑萎缩出现的部位与临床表现有很高的相关性。典型 AD 患者的病理改变和脑萎缩一般首先出现在内嗅皮质，然后向海马、颞叶内侧蔓延并造成显著脑萎缩[46]；logopenic 型失语患者的脑萎缩一般首先出现在外侧裂周围的后部，累及颞顶叶语言相关脑区，并且有较明显的左侧偏侧性[47]；PCA 患者的脑萎缩一般首先出现在后部皮层，累及枕叶及颞、顶叶视觉通路；额部变异型患者的脑萎缩一般首先出现在前额叶[48, 49]。为何类似的神经病理和异常蛋白会开始于不同部位，目前仍待进一步研究。此外，虽然目前 AD 诊断以病理为金标准，但临床表现和病理之间的关系仍一直存在学术争议。无论如何，对于康复而言，临床分型的确立以及功能评定都是非常重要的（图 3-3-1）。

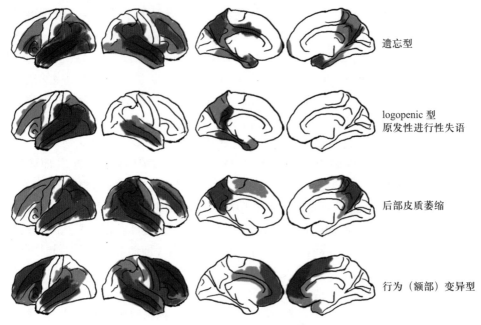

遗忘型

logopenic 型
原发性进行性失语

后部皮质萎缩

行为（额部）变异型

图 3-3-1　不同分型 AD 的脑萎缩特征

当不同临床分型的 AD 患者疾病进展到晚期阶段时，均可能出现全面功能衰退，从而使认知障碍的"选择性"消失，表现为对外界反应减少、无主动积极的活动计划、日常工作生活依赖他人照料。AD 从首先出现临床症状到进展至终末期的病程长度有一定个体差异，但一般认为以十年左右或十余年居多[24, 50]。患者最初的就诊时间和其相关卫生健康知识有关。因此，良好的科普和宣教、社区筛查对于尽早发现高风险和临床早期人群有重要意义，尽早干预有望延长患者维持较好生活质量和生活能力的时间，并且有助于帮助患者及其亲属尽早进行后期规划，以及预防并发症。AD 患者的最终寿命与护理质量有重要关系，良好的护理可减少跌倒、肺部感染、尿路感染等风险，可明显延长患者的生存期。

（二）认知障碍的评定

对于 AD 患者的认知功能评定是建立康复诊断、制定康复方案、评估康复疗效的基础。根据目的不同可进行筛查、全面认知功能评定（确立诊断），以及通过 AD 专项检查判断康复疗效。从应用的康复评定技术角度来看，广义的认知功能评定应包括详细的病史采集和规范化的认知功能评定。

1. 认知障碍相关的病史采集　AD 患者认知障碍相关的病史采集应包括询问患者和照护者，因为部分 AD 患者缺乏自知力，并不能客观反映自身的认知障碍。

病史采集要点包括：①认知障碍发生的时间，是否可以确定到某个具体的时间点，或是发生于某个时间段，距今有多长时间，这有助于帮助推测引起认知障碍的病因，并且可以帮助推测病程。②认知功能较发病前的变化，是否有显著的下降，AD 引起的认知障碍应该较发病前有显著下降，这与精神发育迟滞有根本差别。③病程特点，即认知障碍严重程度是逐渐加重，还是维持稳定，或逐渐改善，或认知障碍是否存在明显波动性？AD 引起的认知障碍一般都是逐渐加重的，但如果存在 AD 和其他致病因素叠加（如 AD 在脑卒中事件后临床发病），则也有可能在一定时期内出现改善或波动，但仍不会改变总体上认知障碍程度逐渐加重的趋势。④认知障碍的发生和变化是否和脑卒中、药物使用等其他因素有关；是否有和认知障碍相关的既往病史，如颅脑外伤；是否有近亲属存在认知障碍病史。⑤认知障碍的特征，即需要采集与各认知领域受损相关的症状，包括近期记忆、远期记忆、注意、语言功能、异常行为等。其中对于认知障碍特征的病史采集，如在社区医院或非专科进行筛查，可根据上述功能障碍特点进行大致询问；对于专科的病史采集，可考虑采用结构化的问题，对每个可能受影响的认知域的典型症状进行询问，并做记录。

2. 认知功能评定　认知功能评定包括总体认知功能筛查、各认知领域的评定和成套认知功能测评，这对于建立阿尔茨海默病诊断与分型，评估疾病进展和干预疗效至关重要。对于已确诊的患者，建议还应进行针对阿尔茨海默病特点的认知功能评定，如利用阿尔茨海默病评估量表—认知行为量表（Alzheimer disease assessment scale-cognitive subscale，ADAS-Cog）进行认知功能评定。各级医疗结构可根据评定目的与自身条件选择进行认知筛查、全面认知评定或专项评定；必要时转诊至专科进行评定。此外，为确定疾病分期以及综合制定康复治疗方案，还需对受试者进行日常生活能力评定，在选择日常生活能力评定工具时，建议包含基本日常生活能力、工具性日常生活能力，并且包含认知功能相关的日常生活能力。

目前应用较为广泛的认知评定工具如下。

（1）总体认知功能—快速评定和认知障碍筛查：为进行总体认知功能的快速评定和认知障碍筛查，一般选择应用方便、快捷的标准化神经心理测验量表，通过结合针对不同认知域的测试项目，利用总分对受试者的整体认知功能做出评定，并通过与"划界分"对比，做出是否可能存在认知障碍的判断。总体认知功能筛查量表便于应用、推广，便于在多级医疗机构中应用；但如以确诊或深入研究为目的，还需要配合其他认知功能检查。常用的总体认知功能评定和认知障碍筛查量表包括简易精神状态检查（mini-mental state examination，MMSE）量表、蒙特利尔认知评估（Montreal cognitive assessments，MoCA）量表等[18, 51, 52]。

1）简易精神状态检查（MMSE）量表[53, 54] 是 Folsten 等编制的用于评估总体认知功能的工具，是目前最为常用的总体认知功能评定和认知障碍筛查量表之一，已被翻译和修订成 100 种语言版本，具有应用广泛、信效度好、耗时短、操作方便等优点。MMSE 量表包含定向、即刻记忆、计算、词语回忆、语言能力、结构模仿等测验项目，评价指标为：①总分（满分 30 分）：反映总体认知功能水平，可将测得总分与划界分做出比较从而判断是否可能存在认知障碍；②单项分：可以帮助提示患者可能存在损害的认知域，但一般不将单项分单独作为某个认知域的评定指标。MMSE 单次评定耗时约 5 ~ 10 min。但需注意的是，MMSE 评定项目中定向、语言等功能所占比重较大，而对右半脑、额叶功能损害较不敏感。并且，MMSE 评分受教育程度影响大，需要根据不同受教育程度采用不同的划界分。另外，还需注意的是，MMSE 量表目前常用的中文版本是其原版第一版的中文修订版（表 3-3-1），而目前原版 MMSE 已更新至第二版，并且也有中文修订版。如应用 MMSE 第二版，需要按份购买正版量表使用，在临床研究中需要特别注意这一问题。

表 3-3-1　MMSE（张明园修订版）

项目	题目
定向	1. 今年的年份？＿＿年　　　　　　　　2. 现在是什么季节？季节＿＿ 3. 现在是几月？＿＿月　　　　　　　　4. 今天是几号？＿＿日 5. 今天是星期几？＿＿　　　　　　　　6. 现在我们在哪个省、市？＿＿ 7. 你住在什么区（县）？区（县）＿＿　8. 住在什么街道？街道（乡）＿＿ 9. 我们现在是第几层楼？楼层＿＿　　　10. 这儿是什么地方？地址（名称）＿＿
词语即刻记忆	11. 现在我要说三样东西的名称，在我讲完之后，请你重复说一遍，请你记住这三样东西，因为等一下要再问你的。（以第一次答案记分）。皮球＿＿　国旗＿＿　树木＿＿
计算	12. 现在请你从 100 减去 7，然后从所得的数目再减去 7，如此一直计算下去，把每一个答案都告诉我，直到我说"停"为止。93——86——79——72——65
词语回忆	13. 现在请你告诉我，刚才我要你记住的三样东西是什么？皮球＿＿　国旗＿＿　树木＿＿
语言能力	14.（访问员拿出手表）请问这是什么？手表＿＿（拿出铅笔）请问这是什么？笔＿＿ 15. 现在我要说一句话，请清楚地重复一遍，这句话是："四十四只石狮子" 16.（访问员把写有"闭上你的眼睛"大字的卡片交给受访者）请照着这卡片所写的去做 17.（访问员说下面一段话，并给他一张空白纸不要重复说明，也不要示范） 用右手拿这张纸＿＿再用双手把纸对折＿＿将纸放在大腿上＿＿ 18. 请你说一句完整的、有意义的句子（句子必须有主语、动词） 记下句子＿＿＿＿
结构模仿	19. 照样子画图（画在背面）

2）蒙特利尔认知评估（Montreal cognitive assessments，MoCA）：MoCA[55, 56] 是由 Nasreddine 等于 2005 年编制并发表的用于快速评估总体认知功能、筛查认知障碍的量表，也是目前最为常用的总体认知功能评定和认知障碍筛查量表之一，同样具有应用广泛、信效度好、耗时短、操作方便等优点，且已被翻译成数十种语言版本。该量表包含交替连线、视空间技能、语言能力、即刻记忆、注意和计算、抽象为、词语回忆、定向等测验项目，评价指标为：①总分（满分 30 分）：反映总体认知功能水平，可将测得总分与划界分做出比较从而判断是否可能存在认知障碍；②单项分：可以帮助提示患者可能存在损害的认知域，但一般不将单项分单独作为某个认知域的评定指标（表 3-3-2）。与 MMSE 相比，MoCA 对认知受损的敏感性更高，可用于筛查 MCI 的患者。同样需要注意的是，MoCA 受教育程度影响较大，部分项目不适合文盲和低教育程度者。

表 3-3-2　MoCA（北京版）

| 姓名 | 编号 | 学历 | 年龄 | 临床诊断 | 评定日期 |

视空间与执行功能		得分
 ⑤ 戊 结束　甲 ① 乙　② ① 开始 丁　④ 丙　③ [　　]	复制立方体 [　　]	画钟表（11点过10分）（3分） 轮廓［　　］　指针［　　］ 数字［　　］　　　　　　　　__/5

命名			得分
 [　　]	 [　　]	 [　　]	__/3

记忆	读出下列词语，然后由患者重复上述过程重复2次，5分钟后回忆		面孔	天鹅绒	教堂	菊花	红色	不计分
		第一次						
		第二次						

注意	读出下列数字，请患者重复（每秒1个）。	顺背［　　］	21854	__/2
		倒背［　　］	742	

读出下列数字，每当数字出现1时，患者敲1下桌面，错误数大于或等于2不给分	［　　］5213941180621519451114190 5112	__/1

100 连续减 7	［　　］93	［　　］86	［　　］79	［　　］72	［　　］65	__/3
4～5个正确给3分，2～3个正确给1分，全部错误为0分						

语言	重复：我只知道今天张亮是来帮过忙的人。［　　］狗在房间的时候，猫总是躲在沙发下面［　　］	__/2
	流畅性：在1分钟内尽可能多地说出动物的名字。［　　］_____（N≥11名称）	__/1

抽象	词语相似性：香蕉—橘子＝水果　　［　　］火车—自行车　　［　　］手表—尺子	__/2

延迟回忆	回忆时不能提醒	面孔 [　　]	天鹅绒 [　　]	教堂 [　　]	菊花 [　　]	红色 [　　]	仅根据非提示记忆得分	__/5
	分类提示：							不计分
	多选提示：							不计分

定向	日期［　　］　月份［　　］　年代［　　］　星期几［　　］　地点［　　］　城市［　　］	__/6

总分		__/30

3）蒙特利尔认知评估 – 基础版（Montreal cognitive assessments–basic，MoCA–B）：MoCA–B[57, 58]是 MoCA 的作者针对其受教育程度影响较大的特点，将部分测验项目专为低教育程度者进行修订，从而制定的版本。例如，中文版 MoCA 中的连线测验，要求将数字"1、2、3、4、5"和汉字"甲、乙、丙、丁、戊"按顺序交替相连，而受教育程度较低的患者可能并不知晓中文天干计数的顺序，因此此项扣分并未反映患者真实的"认知功能较发病前下降"，而是反映了患者"从未获得该知识"。而 MoCA–B 版本中，将天干计数替换为数点数，从而避免了这一问题。

（2）总体认知功能—综合性评定量表：一些综合性量表针对主要认知域或针对某些疾病的认知受损特征，系统编制了测验题目，用以全面评定受试者认知受损的模式和程度。这类量表除总分外，常还可以提供分量表分、因子分等，对某个认知域或认知加工过程进行评定。常用的综合性评定量表包括临床痴呆评定量表（clinical dementia rating scale，CDR）、Mattis 痴呆评定量表（Mattis dementia rating scale，DRS）、韦氏智力测验等。阿尔茨海默病评估量表（Alzheimer disease assessment scale–cog，ADAS）是专门针对 AD 患者认知障碍特征设计的综合性评定量表，常用于评价 AD 药物的临床疗效。

1）临床痴呆评定（clinical dementia rating，CDR）：CDR 量表[59]是目前国际上用于评价痴呆严重程度最常用的综合性评定量表之一，该量表的评定方式结合了对知情者的系统询问，以及对受试者本人的认知测验，由主试者根据知情者提供的信息和受试者的测验表现综合给出认知功能评级。因此，该量表的应用要求主试者对认知障碍的临床特征、表现比较熟悉，并且通过专业考核取得相关资质。CDR 量表包括记忆、定向、判断和解决问题、工作及社交能力、家庭生活和爱好、独立生活能力 6 个项目。根据上述信息，对受试者的认知水平做出 5 级判断（即 CDR–global score，CDR–GB）：正常 CDR=0，可疑痴呆 CDR=0.5，轻度痴呆 CDR=1，中度痴呆 CDR=2，重度痴呆 CDR=3。评分：CDR–GS（按规则评级）；CDR–SB（6 个项目得分之和）。除 CDR–GB 分级评分外，目前国际上更常用的 CDR 评分指标是 CDR–SB（clinical dementia rating scale sum of boxes），该评分是将 6 个分项目的得分直接相加得到。CDR–GS 评分方式对记忆障碍有一定侧重，对于典型 AD 患者较为合适，但对其他分项的权重则较低；CDR–SB 更有利于均衡综合评定受试者的总体认知功能水平。进行全套 CDR 评定一般耗时 30 ～ 40 min。

2）Mattis 痴呆评定量表（Mattis dementia rating scale，DRS）：DRS[60, 61]量表是一套国际常用的临床精神状态检查工具，该量表包含 5 个因子分，其中注意 37 分（数字广度，执行比较复杂的口头指令，数出随机排列的 7 个数，读一组词语和图片匹配），起始与保持 37 分（言语流畅性、语言重复、两手交替运动和书写运动），概念形成 39 分（词语归类和图片相似性），结构 6 分（模仿画几何图形），记忆 25 分（定向、词语再认、句子延迟回忆、无意义图案再认）等。共 37 道题目，耗时 15 ～ 30 min，总分 144 分。对于认知障碍严重的患者而言，可能无法完成其他一些综合性认知检查（如韦氏智力测验、ADAS–cog），也可通过 DRS 做出较全面的认知功能评定，并且可提供因子分。

3）阿尔茨海默病评估量表（ADAS）：该量表包括认知行为（ADAS–cog）量表和非认知行为量表[62-65]。其中，前者包括定向、语言、结构、观念运用、词语即刻回忆、词语再认等测验项目，共 11 题，满分 70 分，单次测验耗时 15 ～ 30 min。非认知量表包括恐惧、抑郁、分心、不合作、妄想、幻觉、步态、过度运动、震颤、食欲改变10项，共50分。ADAS-cog是评价AD药物临床疗效的常用工具，一般认为未经治疗的中度AD患者每年ADAS-cog总分下降7～10分。通常将改善4分作为抗痴呆药物显效的判断标准，与安慰剂对照组相差2.5分以上可作为药物有效的标准。

4）韦氏成人智力测验（Wechsler adult intelligence scales，WAIS）：WAIS是国内外应用最广泛的智力评定工具，目前已修订至第Ⅳ版[66]，具备各年龄组常模，并且对于正常人群和认知障碍人群均有较良好的区分度。韦氏智力测验的分析指标主要是总智商（intelligence quotient，IQ）、语言商（verbal intelligence quotient，VIQ）和操作商（performance intelligence quotient，PIQ），通过将测验粗分转化为量表分后计算获得，通过与常模对比可获得受试者表现在类似背景人群中大致所在的水平。此外，通过因子分析，WAIS还可提供数个因子，如语言理解指数、知觉推理指数、工作记忆指数、加工速度指数、一般能力指数等。WAIS的主要优点是内容全面、结构合理、对较好的智力区间区分度好、适用范围广；缺点是内容较偏重知识性，认知障碍较严重的患者可能无法完成，并且不太适于用于脑损伤的定位。

3. 各认知领域的评定

（1）记忆：记忆是AD认知功能评定中最为重要的认知域之一，典型AD患者表现出显著的情景记忆障碍。评定时可结合不同神经心理测验，如采用语言材料、图形材料、行为操作任务的记忆测验等，以更好地反映记忆功能。常用的测验包括：听觉词语学习测验［尤其注重词语延迟回忆（延迟自由回忆和线索回忆）］、复杂图形测验—回忆、韦氏记忆量表等。

1）听觉词语学习测验（auditory verbal learning test，AVLT）：AVLT[67]国内有多个不同版本，主要是应用的词语材料不同，但操作过程和评分方法基本类似，主要包括即刻回忆、短延迟回忆、长延迟回忆、线索回忆和再认等测验过程，可以反映患者对词语的学习能力、记忆的保持等，还可对语义编码、语义记忆做出一定判断。具体评分项目常采用的有：即刻回忆数、延迟回忆数、再认数和错误数、学习斜率等。AD患者典型的表现是延迟回忆显著障碍，短延迟和长延迟回忆都出现明显障碍甚至不得分，而即刻回忆可有障碍但无延迟回忆明显，并且在即刻回忆的几次学习过程中可以表现出一定的学习效率。

2）复杂图形测验—回忆（complex figure test-recall）：由于AVLT采用词语材料，会受到语义记忆、概念知识等的影响，加入图形记忆测验，可更好地明确和鉴别记忆障碍特征。复杂图形测验一般包含一次临摹和一次延迟回忆，其中临摹测验主要反映视空间能力，回忆测验主要反映记忆功能。根据评分标准，按照受试者回忆出的主要结构、图形细节等进行计分。复杂图形测验有多个版本，如Rey-Osterrieth复杂图形（Rey-O复杂图形）[68]。或许是由于使用汉字的因素，我国成年人和西方成年人对于复杂图形测验的得分有明显差异。因此，虽然复杂图形测验属于非语言测验，但应用于我国人群时，不宜使用国外的常模。

3）韦氏记忆量表（Wechsler memory scale，WMS）分测验：韦氏记忆量表[69]中的分测验也常用于记忆障碍的评定，其中逻辑记忆测验（logical memory test，LMT）是较为常用的一个分测验。LMT 包含一段或几段小故事，要求受试者在听完故事后进行回忆，根据回忆内容答到的要点进行评分。LMT 在最初的版本仅包含即刻回忆，在修订版中包含了 30 min 后的延迟回忆。

（2）注意：注意是指把感知和思维等心理活动和认知过程集中指向某一事务、任务或空间范围等的能力，同时可抑制其他不相干信息的干扰。注意功能的主要评估工具包括韦氏记忆测验的注意分测验（数字广度测验、视觉记忆广度测验）、连线测验 A、符号数字模式测验、同步听觉连续加法测验、持续操作测验、数字划销测验、字母划销测验等，Flanker 任务也是常用的注意测验范式。部分测验对于空间注意更加侧重，如划销测验，有利于发现脑损伤后偏侧忽略等空间注意显著障碍的患者。但 AD 患者一般不会出现明显的偏侧忽略表现，如该症状非常显著，需要鉴别是否有其他造成注意障碍的病因。

1）数字广度测验（digit span test，DST）顺背：该测验是韦氏智力测验的一个分测验，其顺背模式是在主试者读出一系列数字后，要求受试者即刻按顺序复述数字，是应用最为广泛的注意测试之一。测试时先从 3 个连续数字开始，逐个增加数字串长度，逐渐增加至 12 个数字，每个数字长度分为 A 试和 B 试，两试完成任意一个得分，否则不得分。实施时主试者需要注意以每秒 1 个数字的速度读出数字，并且尽量减少语气起伏，从而减少记忆的组合效应。

2）符号数字模式测验（symbol digit modalities test，SDMT）：该测验[70]是 Aron smith 制定的，用来评估注意、视觉扫描、追踪和运动速度。测验中包含 9 个抽象符号，分别与数字 1～9 对应，测验时要求受试者在连续印刷的符号行下，填入每个符号对应的数字，在不能跳格和错误的情况下，在限定时间（90 s）内填入的数字越多越好。90 s 内填写正确的个数为最后得分。

3）连线测验 A（trail making test-A，TMT-A）：该测验[71, 72]是目前国际上应用最广泛的神经心理学测验之一，包含 A 测验和 B 测验，A 测验为将 1～25 个数字按顺序连线任务，B 测验为将 1～25 个数字和字母交替顺序连线任务，但中文修订版多将字母改为其他模式，如形状交替测验（数字加方形或圆形外框）、颜色交替测验等。在连线时，TMT 测验有一定要求，如不能将笔尖抬起，因此对受试者保持执行指令有一定要求。TMT-A 测验可反映注意、次序排列、视觉搜索、运动能力、加工速度等功能。

4）Flanker 任务：Flanker 任务[73, 74]又称抑制任务，主要用于测量注意或执行功能中的意志和控制能力，是最常用的注意和执行测验范式之一。由于 Flanker 任务是电子化任务，因此在日常施测时需要具备相应设备配备，可根据本单位情况进行选用。

（3）执行功能：该功能是指有效地启动并完成有目的活动的能力，是多种认知加工能力的综合，涉及计划、启动、顺序、运用、反馈、决策、判断、心理灵活性等，其核心成分包括抽象思维、工作记忆、定势转移、反应一致等。常用的执行功能测验包括：韦氏智力测验的相似性、图片完成分以及领悟分测验，词语流畅性测验、连线测验、符号数字模式测验、Stroop 色词测验、卡片分类测验、迷宫测验等。

1）连线测验（trail making test，TMT）：如上文介绍，TMT 是目前应用最广泛的神经心理测验之一，分为 A、B 两个分测验。其中 B 测验是交替测验，需要定势转换，并且保持对多个指令要求的执行，将 B 测验表现与 A 测验表现进行比较，可以更好地反映执行负荷。

2）Stroop 色词测验（Stroop color word test，SCWT）：SCWT[75-78] 是最常用的抑制能力测验之一，包括 3 类卡片，分别印刷有：黑色字体的颜色词汇（如"红""黄""蓝""绿"）、色块或着色的单一字母（如"X"），以及文字和颜色不匹配的着色词汇（如印刷为黄色的"红"字）。根据对卡片应用的不同，经典版和各修订版包含 3 或 4 个部分测验，测试时要求患者读出文字或颜色的名称。显著的"抑制"效应主要出现在读出第三类卡片中的词汇着色时（即对于印刷为黄色的"红"字，要求说黄，而不能说红），因经过读写教育的受试者，占优势的加工过程是读出文字而非颜色，当要求读颜色时命名速度明显减慢，称为"颜色命名干扰效应"。但应当注意，对于未接受读写教育的受试者，或有显著失读症或语义障碍的患者，该效应会消失，则不宜使用该测验进行评定。此外，研究发现年龄、教育程度对 SCWT 加工速度、抑制效应评分均有影响[78]，在老年人群中应用该测验时应尤其注意，需要与同年龄组常模或对照组进行比较。另外需要注意的是，除了抑制以外的其他功能障碍也可能影响 AD 患者在 SCWT 中的表现，如 AD 患者可能更易混淆颜色名称[75]，可能与其语义障碍有关。因此，在应用该测验时也需要注意鉴别。

3）数字广度测验（digit span test，DST）倒背：该测验是韦氏智力测验的一个分测验，其倒背模式是在主试者读出一系列数字后，要求受试者即刻按相反的顺序重复数字，是应用最为广泛的工作记忆测试之一。测试时先从 2 个连续数字开始，逐个增加数字串长度，逐渐增加至 10 个数字，每个数字长度分为 A 试和 B 试，两试完成任意一个得分，否则不得分。实施时主试者需要注意以每秒 1 个数字的速度读出数字，并且尽量减少语气起伏，从而减少记忆的组合效应。

4）威斯康星卡片分类测验（Wisconsin card sorting test，WCST）：该测验[79, 80] 是最常用的执行功能测验之一，其用途是评估形成抽象概念、转换和维持分类、应用反馈信息的能力。测验包含 4 张刺激卡，印刷有不同颜色的图形，受试者会拿到两叠反应卡，每叠含 64 张。测试中，要求受试者将反应卡根据特征分入刺激卡类别，每次分类会根据"规则"得到正确或错误的反馈，当分类规则改变时不给予提示。因此可评估受试者总结规则、转换适应新规则的能力。

（4）语言：由于脑损伤和病变造成的语言障碍可能累及语言理解、表达、复述、命名等不同过程，还可能选择性影响语义、语音、语法等功能（如原发性进行性失语）。AD 患者的语言障碍根据临床亚型不同有差异，典型 AD 患者的语言障碍主要表现为一定程度的找词困难，可能出现一定的言语流畅性下降（但远不如 Broca 失语等患者明显），但语言障碍在疾病早、中期并不如记忆障碍显著。而 logopenic 失语亚型的 AD 患者，语言障碍是最早出现、最为显著的认知障碍表现，主要表现为命名障碍、找词困难、复述障碍（尤其是对语音记忆要求较高时更为明显）以及语音错乱。常用的 AD 患者语言评定包括：波士顿命名测验、词语流畅性测验等。全面评估可用西方失语成套测验（WAB）、波士顿诊断性失语症检查、汉语失语成套测验及详细失语成套测验等。如希望针对 logopenic 失语进行研究，需要选择专门的针对性测验。

1）词语流畅性测验（verbal fluency test，VFT）：该测验[81, 82]是应用最为广泛的语言测验之一，一般要求受试者在 1 min 内尽可能多地说出某一范畴的词汇，如尽可能多地说出动物的名称。除范畴流畅性外，在英语国家中还常用字母流畅性测验，要求受试者在 1 min 内尽可能多地说出以某个字母（如"F"或"A"）开头的词语，但由于中英文差异，该测验尚无满意的中文版本。VFT 的主要优势是施测方便、耗时短，便于对多个范畴进行测试。但其缺点是涉及的语言加工和其他认知加工成分较为复杂，不利于对特定的语言能力进行评定。

2）波士顿命名测验（Boston naming test，BNT）：该测验[83]是最常用的命名测验之一，施测时要求受试者对黑白线描图画的物品进行命名，包含自发命名、语义线索命名和语音线索命名等部分，当受试者误解图片时给予语义线索，回答错误时给予语音提示。

（5）视空间和结构能力：和语言障碍一样，AD 患者的视空间和结构能力水平在不同的临床分型表现有差异，PCA 患者在疾病的早期即会出现选择性的、明显的视空间能力受损，表现为对物品位置、空间结构和空间关系的辨别和判断障碍。常用的视空间能力测验包括：复杂图形测验—临摹、画钟测验、线方向判断测验等。

1）画钟测验（clock drawing test，CDT）：该测验[84, 85]是应用最为广泛的视空间结构能力测验之一，其优势是施测方便，在床旁即可完成，可单独使用，也是多个常见认知评定量表的组成部分。画钟测验最常用的是自发画钟，其他还有模仿、有部分图形提示的画钟测验等。画钟测验评分方法较多，一般根据表盘、指针、数字的形态、位置等给予评分，得分 3 ~ 30 分不等。

2）复杂图形测验（complex figure test，CFT）：该测验主要反映视空间能力，目前应用最为广泛的复杂图形测验是 Rey-Osterrieth 复杂图形测验，测试时要求受试者在计时情况下临摹该图形，根据评分标准，按照受试者临摹的图形结构、图形细节等进行计分。

3）线方向判断测验（judgement of line orientation，JLO）：该测验[86]主要用于评估受试者的空间感知和判断能力，也是目前较常用的视空间结构能力测验之一。测验由 35 组卡片组成。卡片上半部分是测试卡，印刷有两条不同方向、不同长度的线段，下半部分为参照卡，印刷有扇形排列的 11 条线段，相邻线段间的夹角为 18°，且各线段有编码。测试时要求受试者将测试卡线段与参照卡线段进行比较，说出测试卡分别与参照卡上的哪两条线段方向相同。常用评分指标是正确判断的数量。

4. 与认知功能相关的日常生活能力评定　除对认知功能本身进行评估外，为制定康复方案、评估康复疗效，还需要对 AD 患者的日常生活能力和作业表现进行评定。对于与认知障碍相关的日常生活能力评定，建议需要包含基本日常生活能力，和工具性日常生活能力，前者常用量表有改良 Barthel 指数，后者常用量表如 Lawton & Brody 编制的工具性日常生活能力量表。此外，Bristol 日常生活能力评分也包含了基本日常生活能力和工具性日常生活能力评定部分，也是较为常用的评定量表。此外，功能独立性评定量表（FIM）可用于全面评估患者的日常生活能力水平，是国际上应用广泛的功能评估、诊断，以及评估康复疗效的工具。但是，FIM 量表的使用需要购买正版量表，在使用时需注意。

5. 不同目的的评定工具的选择、组合和评定流程　由于认知障碍是 AD 患者最重要、最关键的认知障碍，因此对于所有怀疑 AD 的患者，都需要对认知障碍进行评定。但是，不同医疗机构和目的选择的工具可以不同。

以筛查是否存在认知障碍为目的，可以选择 MoCA 或 MMSE 量表，其中 MoCA 对于 MCI 筛查的诊断性较 MMSE 更高。以明确 AD 诊断为目的的认知障碍评定，需要尽量对记忆、注意、语言功能、视空间功能、执行功能、行为症状等各主要认知域进行评定，从而帮助确立认知受损模式是否符合典型的 AD 患者表现。如为评定认知障碍严重程度，可以选择 CDR、ADAS-cog、DRS 等量表，其中 CDR 是国际上评定认知障碍严重程度较公认的标准。为评定认知障碍的康复疗效，可选择组合多种认知量表，着重关注记忆等关键认知域。也可选择 ADAS-cog 等针对性的综合评定测验，其中 ADAS-cog 也是 AD 临床药物试验最常选用的量表。同时，需关注对日常生活能力的评定。但是这种量表要在比较理想的状态下选择，即筛查或患者在症状出现后尽早就诊，患者功能水平较好，仍可配合较全面的认知检查。如患者就诊较晚，或在痴呆中晚期进行复评，患者可能无法配合上述量表评定，则选择简单的总体评定量表即可。这种情况下，由于 CDR 采用了结合询问知情者和对患者进行直接测评的方法，因此不受患者认知障碍严重度限制，即使在中晚期仍可采用 CDR 对患者的认知障碍严重程度进行评定。

对于 AD 患者的认知障碍评定流程，一种情况是患者或其照护者已注意到认知障碍症状而就诊，如患者首先选择非专科就诊，可根据上述要点进行病史采集；如有专业人员条件，可选择进行认知障碍筛查；如无条件，或筛查认为需要进一步评定，可转至神经内科专科门诊，在专科进行系统的认知障碍评定以及必要的脑影像学和实验室辅助检查，从而确立诊断。诊断明确后，为进行康复治疗，需要进一步补充必要的认知评定、日常生活能力或作业表现等评定，并进行康复访谈，从而帮助确定康复目标和康复治疗方案。在康复治疗过程中，间隔一段时间需要进行认知功能的复评，间隔不宜太短，可酌情选择 1 个月或其他间隔时间。根据 AD 药物临床研究专家共识[87]，建议短期有效性研究周期为 6 ~ 12 个月，中期有效性评估研究周期为 12 ~ 24 个月，长期有效性评估研究周期为 24 ~ 80 个月。另一种情况是值得倡导的方式，即对老年人群，尤其是具有危险因素的老年人群，在常规体检的过程中，即可进行认知障碍筛查，以便早期发现认知受损的患者。这种筛查可以通过针对性询问病史，或采用简短的认知受损问卷的方式进行，但是不宜过多采用 MoCA、MMSE 等神经心理测验，因为对认知水平较好的受试者反复应用这类测试，将会造成明显的学习效应，使测验结果偏离患者实际认知水平（图 3-3-2）。

6. 辅助检查与实验室检查

（1）影像学检查：AD 相关的影像学检查可以分为三类：第一类主要以鉴别诊断为目的，是做出 AD 临床诊断应具备的检查；第二类是提供 AD 病理诊断依据的检查；第三类是提供 AD 相关神经损伤或代谢、功能障碍的检查。

以鉴别诊断为目的的影像学检查常规如头颅 MRI 检查即可以提供较多信息，包括是否存在可疑的占位性病变、脑梗死或出血病灶、脑白质病变、脑积水等；从影像学检查观察到可能存在非 AD 的其他神经系统疾病、损伤存在，则有必要依据相关诊疗常规进行诊治。

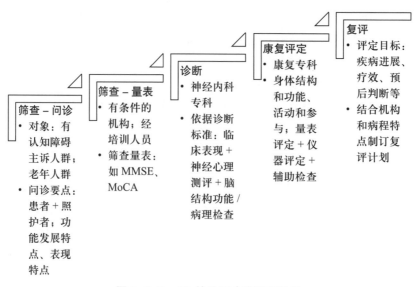

图 3-3-2　AD 的认知功能评定阶段

提供 AD 病理依据的检查主要是用以反映脑内 β 淀粉样蛋白沉积的 PET 检查[13-15, 46]。此外，tau 蛋白相关 PET 检查近年来也在快速发展[88, 89]，有望成为新的提供病理依据的 AD 影像学生物标志物（图 3-3-3）。

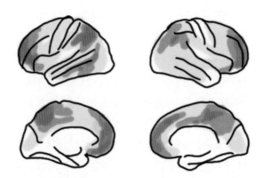

图 3-3-3　AD 患者脑内 β 淀粉样蛋白分布示意图（暖色示沉积更多）

反映 AD 患者脑结构和功能损伤的影像学检查主要包括：①海马磁共振：对于典型 AD 患者，海马和内侧颞叶是最早出现脑萎缩的部位之一，海马磁共振有助于更清晰、明确地判断海马萎缩情况和严重程度[40]。②氟脱氧葡萄糖—正电子发射断层成像（fluorodeoxyglucose- positron emission tomography，FDG-PET）：采用 FDG-PET 可以反映 AD 患者脑组织葡萄糖摄取和代谢水平，AD 患者在疾病早期即可能表现出顶叶等脑区代谢下降[90, 91]。③脑白质损伤的 MRI 检查：虽然白质损伤传统不作为 AD 主要的诊断标准，但大量研究发现白质损伤可能也参与了 AD 患者功能障碍和代偿的过程，因此，有条件可利用扩散张量成像等技术，对 AD 患者的脑白质损伤情况进行研究[92]。④功能磁共振成像（functional magnetic resonance imaging，fMRI）：利用任务态或静息态 fMRI 技术，可以检测 AD 患者在进行特定任务或静息状态下的脑血氧含量动态变化，从而反映上述状态下患者脑功能活动特点及异常，有助于对患者的功能障碍、功能代偿的脑机制进行研究分析[26, 93-97]。

（2）实验室检查：AD 相关的实验室检查可以分为两类，第一类主要以鉴别诊断为目的，用于排除其他可能导致认知受损的病因，如脑积水、特殊类型感染等；第二类以明确 AD 诊断为目的，主要提供支持 AD 病理诊断的信息。

用于鉴别诊断的检查主要包括：血常规、肝功能、肾功能、电解质、甲状腺功能、维生素 B12、梅毒、HIV 等，用以鉴别严重贫血、肝性脑病、电解质紊乱、甲亢或甲减、Wernicke 脑病、神经梅毒等疾病所导致的认知功能受损。此外，如患者有相关服药和可能中毒的病史，还需要进行相应的药物或毒物化验，用以鉴别诊断。

用于提供病理依据的检查主要是脑脊液中 β 淀粉样蛋白以及 tau 蛋白浓度检查。AD 患者典型表现为脑脊液 Aβ 蛋白浓度降低，伴随总 tau 蛋白（t-tau）、磷酸化 tau 蛋白（p-tau）浓度升高。

（三）认知障碍的治疗

阿尔茨海默病的认知障碍治疗包括药物治疗和非药物治疗。其中非药物治疗是康复治疗主要应用的手段，也是目前神经康复中快速发展的领域，在传统的认知训练之外，已快速发展出基于计算机、互联网、移动终端应用的辅助认知训练技术，虚拟现实、增强现实训练技术，以及多种无创神经调控技术。具体治疗方式包括：①经典的治疗师指导的认知训练、认知策略以及作业活动；②利用新型技术开展的认知训练，如计算机辅助训练、虚拟现实训练等；③对于神经功能的直接调控，主要包括经颅磁刺激、经颅直流电刺激等无创神经调控技术；④传统医学疗法，如针灸、功法治疗等。具体制定治疗方案时，需要体现改善功能、提高活动和参与能力的理念，结合患者的兴趣、诉求等个人和环境支持因素，尽量优化综合康复方案。

1. AD 的药物治疗　目前主要用于 AD 治疗的药物包括胆碱酯酶抑制剂（如多奈哌齐、加兰他敏、卡巴拉汀）和兴奋性氨基酸受体拮抗剂（如美金刚）。其中胆碱酯酶主要用于轻、中度痴呆患者，美金刚主要用于中、重度 AD 患者。现有临床研究结果报道胆碱酯酶抑制剂、美金刚可改善患者的认知功能，但其对于长期认知功能和预后的影响尚不明确。其他药物治疗包括银杏叶提取物、脑蛋白水解物等，但支持其疗效的临床证据尚不足[11]。此外，国产 AD 治疗新药甘露特纳目前也已投入临床应用。AD 患者在接受药物开始时，以及治疗期间应注意副作用和不良反应，较常见的有胃肠道副作用。若患者有心律失常、COPD 等基础疾病，需考虑药物对心血管系统、呼吸系统可能存在的效应。

2. 非药物治疗　AD 的非药物治疗从疾病阶段上分，包括发病前针对危险因素的干预和生活方式改变，以及临床期以改善认知功能和活动参与能力为目的的治疗。具体方法包括：①危险因素干预和生活方式改变；②经典的治疗师指导的认知训练、认知策略以及作业活动；③利用新型技术开展的认知训练，如计算机辅助、虚拟现实训练等；④对于神经功能的直接调控，主要包括经颅磁刺激、经颅直流电刺激等无创神经调控技术；⑤传统医学疗法，如针灸、功法治疗等（图 3-3-4）。

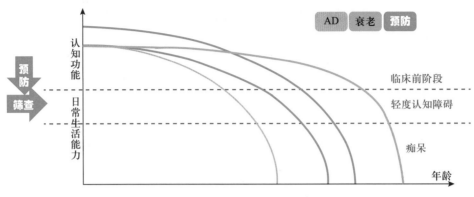

图 3-3-4　AD 的康复预防示意图

（1）危险因素干预及生活方式改变：AD 患者的预防性康复干预，注意应针对存在危险因素的高危人群，以及有诉求希望通过康复干预手段增进认知健康的人群。干预方式主要针对 AD 可干预的危险因素，进行生活方式调整，以及运动锻炼即认知训练。

AD 可干预的危险因素主要包括：高胆固醇血症、高血压、糖尿病等血管性危险因素，以及中年期肥胖、吸烟、大量饮酒等。针对上述因素可进行康复宣教，并制定定期体检方案，达到促进优良生活方式形成，以及尽早发现临床早期患者的目的。此外，生活方式调整包括地中海饮食等，也可能延缓 AD 临床阶段发病。针对危险因素的宣教、控制需要社区医师的大力配合，也是康复护理可进行衔接的重要环节。

此外，现有研究还发现，体力活动和认知储备与 AD 的发病风险相关，尤其是工作之外的额外体育锻炼可能可以降低 AD 的发病风险。同时，更高的受教育程度，以及从事复杂、涉及较多人际交流的认知活动，也可能降低 AD 临床发病的风险[34, 98-104]。

目前也有较多研究提示，在 AD 的临床前阶段、MCI 阶段甚至痴呆早期，均可以通过开展运动锻炼的方式，延缓临床阶段 AD 的发生，或改善 AD 患者的认知功能[35, 105]。但是，对于具体的运动处方（运动形式、运动剂量），目前尚无公认的推荐方案。根据一些 RCT 报道和 Meta 分析总结，每个星期至少需要运动 90 ~ 150 min。美国运动医学学会建议健康的老年人应每周自主性的练习，运用中等到大强度之间的练习强度，每周至少 2 次，一周持续的总时间是 150 min[35]。但这一方案是否适用于 AD 患者并无单独分析，在具体应用时还应考虑患者实际的功能水平。

在设计运动处方时，可根据患者的认知水平、心肺功能、运动习惯、运动能力，制定具有一定个性化的运动处方。可以考虑采用有氧耐力性运动、抗阻力性力量运动、伸展柔韧性运动等多种不同运动方式的混合运动，或许可以增进疗效。此外，在设计运动时，可以考虑增加运动的趣味性，从而改善患者的参与度，例如对认知和体力水平较好的患者，可设计团体操、特殊舞蹈（如记忆特殊步伐位置）等方法进行锻炼。采用太极拳、八段锦等传统功法增强体力活动，也已被部分研究报道可能改善老年患者的认知功能。

此外，通过提高教育水平、认知训练等方式提高"认知储备"[101]，也可延缓认知下降。对于高危人群，以及临床早期的 AD 患者，可以进行适当的认知训练，提升认知储备，可能对改善认知障碍、延缓临床发病或认知障碍进展有一定帮助。但是，现有临床证据尚不足以支持某一特定认知干预方案。在具体设计训练方案时，可结合患者的"背景性因素"调查，根据患者本人的兴趣、职业、技能特点以及可获得的支持资源，综合制定训练方案。方案可以包含多种活动（如读书、学习新技能、益智游戏），同时可包含社交活动成分（音乐、棋牌、团体活动）。此外，可考虑通过多种方式延长训练时间，例如利用计算机、互联网、移动终端辅助，进行电话随访或远程指导，增加认知训练或游戏的趣味性等。

（2）认知训练、认知策略以及作业活动：目前对于 AD 患者的认知训练，一般针对其常见受累的认知领域，结合患者认知受损特征及程度进行针对性训练，或制定特定的代偿策略，从而改善作业活动表现。

常用训练方案，从任务形式上主要包括：①单一模式训练：针对某个受损的认知域，采用针对该认知域或认知加工过程的单一任务进行强化训练，目标是改善相应认知域的功能水平，强化某项具体的认知功能，比如记忆、注意、听力、执行功能等。②多模式/综合模式训练：主要是重建患者更加真实的生活情境，完成某项具体的日常活动，促进人际交流和社会能力，如采用模拟购物、厨房烹饪等任务。这是一种综合性的训练方法，难度较单一模式训练大，需要患者具备一定的认知保留水平。条件允许时推荐两种训练形式交替使用，可以维持参与者的积极性和新鲜感、好奇心和注意，从而减轻消极情绪[106]。③代偿策略：当患者的认知功能严重受损，难以通过训练进一步提升时，需要制定代偿策略，使患者可以利用残存的认知功能，尽可能地改善日常生活和社会参与能力。代偿策略需要根据患者的功能保留水平、特定的日常生活和社会活动需求进行制定和训练，可能需要反复地练习以达到掌握。对于功能较好的患者，习得的代偿策略可能逐步迁移到多种认知任务，而对于功能较差的患者，则以制定特定代偿策略以保障其最基本的日常生活能力为重点。

在训练方案制定上，对于不同认知域或认知加工过程，需要进行分层级、循序渐进地训练。如先进行较基本和单一的功能训练，然后进行较复杂的认知过程训练，再进行迁移性活动训练，可能取得更好的训练效果。在训练时，可以根据患者在自知力、定向力、注意、记忆、解决问题能力、执行功能等的功能表现，有限改善自知力、定向力，因良好的自知力和定向力有助于患者配合治疗师的指导和训练任务。然后，可着重改善注意、记忆、语言、视空间能力等特定基本认知功能，其中基本的注意和记忆能力，将为患者进一步训练提供良好基础。在对基本认知功能进行训练和改善后，可逐步进行执行功能、解决问题能力等的训练，当教会患者某种任务策略后，可逐步进行多种作业活动的训练，引导和训练患者将习得的技能应用到多种不同的日常和社会活动场景中（图 3-3-5）。

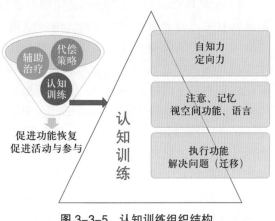

图 3-3-5 认知训练组织结构

以下提供一些可选用的认知训练方法或方案。

1）自知力训练：自知力包含对自身功能水平、功能障碍程度的自知力，对已发生的问题、错误的自知力，以及预测可能发生的问题的自知力。AD患者常有显著的自知力受损。训练中可以尝试采用以下方法改善患者的自知力：①鼓励患者描述可能遇到的问题；②联系患者之前遇到障碍的经历和新的任务，引导患者意识到存在的和可能出现的问题；③帮助和引导患者计划怎样处理新状况；④在进行训练后鼓励患者评价和描述自己的表现；⑤询问患者是否有可能通过另一种方式更好地完成任务；⑥对观察到的患者存在的困难提供反馈，包括口头反馈、讨论以及代偿策略；⑦让患者尝试使用新学会的代偿技术练习同样的或类似的任务；⑧可以采用一些辅助手段（例如录制视频）进行反馈，以改善患者的自知力；⑨使用访谈的方法反映、提高患者的自知力。

2）定向力训练：定向力包括对自我、环境、时间、地点的定位和辨识能力，涉及将新接触的信息与内在的认知定向系统相匹配的过程。因此，在训练过程中，治疗师应注意将提供的信息量与患者功能水平相匹配，并可重复相关信息，然后可以减少重复次数、增加信息量和任务难度。同时，可采用外界辅助帮助患者改善定向力，如告知板、提示卡片、记忆手册、智能手表或手环等。并且，在治疗和训练过程中，应注意保持环境的一致性，从而减少对患者的干扰。此外，在日常照料过程中，家属或护理者尽可能纠正或提醒患者正确的时间、地点和人物，强化患者的认知思维。定向力的代偿可能涉及环境改造，如增加空间位置和路线标记等。在医疗环境中，可以由专科护士介入帮助进行环境改造。同时，也应指导照护者在患者的居住环境中进行适当改造。

3）注意训练：对于患者的注意障碍，在训练环境中应尽量减少视觉、听觉等干扰因素的影响。具体训练时，可灵活采用"线索或提示"，以及调整"干扰项"特征（如数量、位置、相似程度等）以调整训练难度；可通过将认知任务或作业活动进行步骤分解，从而对复杂度进行分级训练；可指导患者口头描述步骤，从而辅助维持注意；可以通过视觉反馈，或改变感觉输入方式的形式促进注意功能改善。同时，在患者进行训练时，治疗师可提醒其辨别任务状态是否有变化、保持目标导向的行为、监控和调整反应的速度，可通过眼神接触加强和维持患者的注意力，协助患者辨识相关信息（标注）和跟踪信息流或跟随任务、刺激、规则变化。

4）记忆训练：AD患者的记忆障碍主要是由于海马及颞叶内侧损伤导致，与海马功能异常有关，较难通过训练改善，但可以通过内部记忆策略和外部辅助，从记忆编码、提取等过程尝试改善总体记忆功能表现。具体训练中，可指导患者反复重复重要信息、增加信息输入模态、引导患者对新信息保持更长时间的注意（增长编码和登记时间）、简化信息内容（构建故事）等，还可以通过规划记忆步骤［如采用"PQRST"法：预习内容（preview）、构建问题（question）、根据问题指引进行阅读和学习（read）、重复信息（state）、尝试回答问题（test）］提升记忆效率。此外，可选择日常生活中熟悉的物品和图片卡进行记忆和辨认训练，可让患者通过报纸和电视了解国内外发生的重大事件及时间并进行回忆，或让患者看完电视后进行故事情节的回忆，鼓励帮助患者对以往美好事物进行回忆，以及让患者回忆当天或近几天来其所做的事情，这些方式有助于提升训练的趣味性、生活性。而对于记忆障碍过于严重的患者，可能无法通过学习策略改善功能，则可以选择特定信息，进行反复强化，从而达到改善单一任务的目标，比如记住紧急联系人的电话号码、记住单一的回家或去重要地点的路线等。此外，还可通过提供外部辅助的方式，改善记忆障碍患者进行日常生活的能力，如采用闹钟、手机、计划本、即时贴等提供回忆线索，以及在环境中添加标签、标志、关键操作步骤指导、关键标志，以及信息列表等。还可将要做的事情和每日活动记录下来，以提醒患者去执行。嘱患者按时睡觉与起床，按时吃饭并给予督促、提示。将常用的物品固定放置于明显的地方，如将钥匙放在门口固定地方，电话放在床头柜上等。这同样涉及环境改造的内容，需要治疗师、护士、家属在不同环境中的配合。

5）执行功能：如患者尚保留一定程度的认知水平、日常生活能力，通过药物和其他康复治疗，或通过代偿策略，使患者基本的认知功能达到一定改善，则可进一步加强以目标为导向执行计划能力训练。进行良好的、有效的执行功能训练需要患者具备一定的自知力，涉及形成目标、组织和执行计划、合理有效行动，以及自我反省和监控能力。在训练时，可着重训练和提高患者的计划和组织能力，具体可选择典型的或患者需要执行的作业任务，治疗师帮助、引导患者对需要进行的任务作结构化和分级，并指导患者通过自我提问等内部辅助方式，以及按步骤写下指令、填写缺失步骤等外部辅助方式，提升在执行任务中的组织、策划和执行能力。可选择几个与患者日常生活相关的、患者感兴趣的任务作为目标任务进行训练，从协助到指导、鼓励患者自行学会结构化和分层能力，并且逐渐对同类任务，或同类场景下的应用进行迁移。

6）思维训练和解决问题能力：当具备基本的认知加工能力，以及一定程度的组织计划能力后，进一步可训练患者将知识运用于解决新的或不熟悉的问题与环境的能力。进行这一训练需要一定的自知力和定向力，具备一定的注意和记忆能力，可进行一定程度的计划和执行，训练将进一步加强上述能力在解决问题和新场景中的应用，提升患者认知加工过程的灵活性、组织性和自我调整能力。具体制定训练方案时，可以根据患者的功能水平和诉求，选择合适的作业活动，并且对作业活动、任务、需要的能力进行难度分级，循序渐进地进行训练。常选择的作业活动如制作菜肴、打理家务（如拆换被套）、整理行李等，这些任务与生活场景相关，涉及多步骤、多目标的执行，需要一定的计划和策划能力。可根据以下步骤对任务进行训练：①确定任务涉及的主要待解决问题；②协助和引导患者构建（多个）可能的解决方案；③通过讨论、引导患者选择最佳方案；④执行方案；⑤评估解决问题结果。在这一过程中，可以通过以下技巧促进患者提升自主解决问题的能力，包括：①在执行前对问题和任务步骤进行提前计划；②预测可能遇到的问题，设想可能存在的情况和应对措施；③在任务执行阶段、执行结束后提供反馈信息；④鼓励患者进行自我评价，从而发现错误，并寻找纠正错误的方法；⑤监控任务执行速度，并给予提示和反馈。由于患者存在功能障碍，因而常需要削减问题和任务的执行难度，可以通过一些代偿或规划方法达到该目标，如：①根据问题或任务内容，制作信息优先级列表；②总结涉及的主要问题，澄清主要问题；③逐步削减可能性；④将主要问题分解为易解决的小问题；⑤形成计划，必要时转变计划。

7）计算机辅助认知训练：传统的认知训练主要由治疗师采取一对一（有时一对多）的方式进行，这一方式虽然疗效较好，但需要大量的专业人力资源投入，大大削弱认知训练资源的可及性，并且在增长患者认知训练时间方面有较大困难。随着现代技术发展，目前国内外已研发多种计算机辅助认知训练[107-111]，主要利用图片、声音，以及动画、视频刺激，通过设计记忆、注意、视空间等训练任务，对患者实施干预。如结合网络技术，则可以实现治疗师的远程评估和指导。这种训练方式有助于患者在社区、家庭参加认知训练，也有助于维持和延长认知训练的时间。由于认知训练时间对于训练效果具有显著影响，因此采用多种训练方式结合，增长每天的认知训练时间可能是有益的。但是，由于操作计算机对于受教育程度和学习能力有一定要求，部分受教育程度较低的老年人可能难以学会和理解训练的内容。

8）基于移动终端的认知训练：随着移动终端应用的研发，目前已逐渐有基于平板电脑、手机等移动终端的认知训练方案和认知游戏。这些训练模式也主要针对记忆力、注意力、视空间功能、执行和组织计划能力等设计，有可能进一步提高认知训练的可及性、趣味性，帮助增加认知训练的时间。与计算机辅助认知训练一样，这一训练技术对于受教育程度较低，或存在视力障碍的老年人可能有一定难度。

9）虚拟现实（virtual reality，VR）、增强现实（augment reality，AR）训练：通过虚拟现实、增强现实技术，可模拟现实场景，实现更好的认知、运动、感知多模态功能整合训练。并且有利于模拟生活、娱乐场景，有利于模拟操作准备食物、购物等日常活动。此外，VR训练还可结合太极拳锻炼、有氧运动等进行。这类训练有助于提升患者的综合认知能力、作业表现，并且可以降低在真实场景训练中发生意外的风险，有助于拓展可进行训练的作业项目[112, 113]。但是进行此类训练需要一定的设备、场地条件，各医疗和康复机构可以根据自身条件酌情选择。

（3）非侵入性神经调控治疗：非侵入性神经调控（non-invasive brain stimulation，NIBS）[114]技术是近数十年来新兴的神经康复技术，近年来新治疗模式的开发与神经调控机制的研究快速发展，是目前神经康复领域的热点技术。应用于临床康复的NIBS技术主要包括经颅磁刺激（transcranial magnetic stimulation，TMS）技术和经颅直流电刺激（transcranial direct current stimulation，tDCS）技术，其他还有经颅交流电刺激技术以及经颅超声技术，其中经颅超声技术主要在研究阶段。

1）AD认知障碍的TMS治疗：TMS技术的基本原理是电磁感应，当治疗线圈中通过快速变化的电流时，会在颅骨表面形成变化的感应磁场，磁场对皮肤、颅骨等组织具有良好的穿透力，变化的感应磁场又会产生感应电场，位于感应电场内的神经、肌肉等存在电生理特性的组织因此会发生电位变化或产生动作电位，可对刺激靶点部位、与刺激靶点存在结构或功能联系的部位的神经活动发生兴奋性或抑制性调控作用，产生神经生理、神经可塑性效应。TMS目前已广泛应用于如抑郁症、脑卒中、神经病理性疼痛等多种神经系统疾病、损伤或精神障碍的治疗中。近年来也有研究逐渐将其应用于AD的临床治疗（图3-3-6）。

TMS的治疗方案包括经典的重复经颅磁刺激（repetitive TMS，rTMS），以及模式化的TMS技术，后者中最常用的是theta短阵快速脉冲刺激（theta burst stimulation，TBS）技术。通过对刺激初级运动皮层的研究，一般认为高频rTMS（即刺激脉冲频率 ≥ 5 Hz）和间歇TBS（iTBS）对治疗靶点的神经活动有兴奋性调控作用，低频rTMS（即刺激脉冲

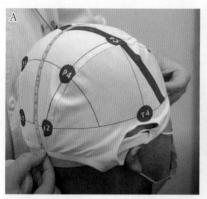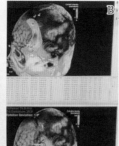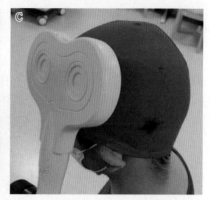

图 3-3-6 TMS 定位（A. 10-20 系统定位；B. 神经导航定位）和治疗（C）例图

频率 ≤ 1 Hz）和持续性 TBS（cTBS）对治疗靶点的神经活动有抑制性调控作用。但是该作用存在一定的个体差异[115, 116]。

目前，AD 的 TMS 临床研究主要包括以下几种方案[116]：①选择背外侧前额叶（dorsolateral prefrontal cortex，DLPFC）作为治疗靶点，主要方案是对左侧 DLPFC 进行兴奋性调控，包括高频 rTMS、iTBS。虽然部分研究报道该方案可能改善 AD 患者的认知功能[117-120]，但由于样本量较少、研究报道的质量问题以及临床方案的差异性，目前国际 TMS 治疗指南并未对这一方案作出推荐。②选择左侧楔前叶作为治疗靶点进行兴奋性调控，这一方案主要考虑楔前叶在 AD 病程早期即可出现功能活动和代谢降低，并且是默认网络（default mode network，DMN）的重要节点，因此在 AD 认知障碍的发生发展中可能具备重要作用。目前有研究[121]报道左侧楔前叶的高频 rTMS 治疗可能选择性地改善 AD 患者的情景记忆功能，但对注意、执行等认知域无明显影响。同样由于样本量等问题，目前指南对于这一方案并未作出推荐，但值得进一步研究。③多靶点高频 rTMS 治疗[122-128]：这一方案选择 DLPFC、后顶叶、Broca 区等多靶点进行高频刺激，可在治疗过程中每天交替选择部分靶点进行治疗，并且在刺激间歇，可匹配短暂的训练任务，如进行 Broca 区的一串刺激后，随即进行语言训练任务。目前已经有多个研究组报道该方案可改善 AD 患者多个认知域的功能表现，因此 2020 年更新的 TMS 治疗指南[116]中，给予该方案以 C 级推荐（即可能有效）。但进行该治疗方案需要配备的神经定位导航设备，以及相应的控制程序，对于多数康复机构难以实施。对于病程上，现有研究结果更支持在临床的早期阶段，如 MCI 期或痴呆早期进行 TMS 干预。

2）AD 的 tDCS 治疗：tDCS 治疗的基本原理是采用恒定、低强度直流电（1 ~ 2 mA）调节大脑皮质神经元活动，治疗时电极的阳极、阴极分别固定于靶点脑区对应的头皮表面，一般认为阳极对其下方的神经活动有兴奋性调控作用，而阴极对其下方的神经活动有抑制性调控作用。tDCS 治疗并不直接产生动作电位，而是对脑皮层神经元产生的电紧张电位产生影响，从而调节神经活动兴奋性。从治疗方式上，tDCS 可分为单独的 tDCS 治疗、tDCS 引导后的认知训练，以及实时 tDCS 联合认知训练，其中后两者是近年来 tDCS 治疗认知障碍的研究热点。荟萃分析结果提示，tDCS 治疗可能改善 AD 患者总体认知功能和记忆表现，但对注意障碍的改善不明显。由于研究较少及其他设计和报道问题，仍需进一步研究验证 tDCS 对 AD 的疗效[129, 130]（图 3-3-7）。

3）AD 的传统医学康复治疗：目前已有较多研究分析了针刺、中药等传统医学疗法改善 AD 患者[131-133]。针刺用于治疗痴呆的历史较为悠久，包括头针、体针、耳针、眼针、舌针、腹针等，不同患者的辨证针刺穴位及方法各不相同。常见取穴包括百会、四神聪、太溪、大钟、悬钟、足三里、人中、风池、丰隆等。针刺结合其他认知训练或物理因子治疗 AD 也是近年来研究较多的治疗方案。

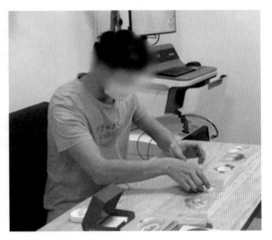

图 3-3-7　实时（online）-tDCS 治疗

（四）各阶段阿尔茨海默病患者的认知评定、干预建议

1. 轻度认知损害期

（1）病史采集：需要注意对各认知领域可能受损的症状进行询问。如已诊断为遗忘型轻度认知障碍（amnestic mild cognitive impairment，a-MCI）的患者，需要对记忆障碍相关病史进行重点采集；需要询问病程；需注意由于 AD 导致的认知受损患者，对自身认知受损往往在某种程度上缺乏自知力，病史询问对象需包含患者本人和熟悉其情况的照护者。由于日常生活能力是判断疾病处于 MCI 还是痴呆期的重要标准，所以应特别询问由于认知功能导致的日常生活能力障碍情况。此外，需注意进行共病的情况采集、家族史采集、用药情况的采集。因部分非 AD 的可逆性因素也可造成认知受损，及时纠正这些因素对于患者的治疗非常有益。

（2）认知功能评定：对于 MCI 阶段的 AD 患者进行认知功能评定，建议需结合：①认知功能筛查；②全面认知功能评定；③日常生活能力评定。

1）总体认知功能障碍筛查：建议可采用蒙特利尔认知评估（Montreal cognitive assessment，MoCA）。MoCA 涵盖的认知领域较 MMSE 广，包括注意与集中、执行功能、记忆、语言、视空间结构技能、抽象思维、计算和定向力，是专门为筛查 MCI 而设计的，其在识别 MCI 时有较高的敏感度（80% ~ 100%）和特异度（50% ~ 6%）。MoCA 在区别正常老年人与 MCI 时较 MMSE 更具准确性。对于低教育程度老年人，可用 MoCA-基本版（MoCA-B）。

此外，目前有较多研究关注采用计算机辅助认知测验筛查 MCI 患者的方案，计算机认知评估是在传统神经心理学评估基础上发展起来的，与传统神经心理学测量相比，计算机认知评估可在一定程度上减少受试者间因差异导致的误差，并且大幅度减少了认知评定所需的人力资源，一定程度上克服了传统神经心理检测的不足。

2）各认知域功能评定：为建立 MCI 诊断和分型，并且全面评定患者的认知受损模式、范围和严重程度，认知评定需要包含记忆、注意、执行、语言、视空间等各认知领域。

记忆：可采用听觉词语学习测验、复杂图形会议、逻辑记忆测验等。

注意：可采用数字广度测验（顺背）、符号数字模式测验、连线测验等。

语言：建议至少包括 Boston 命名测验、词语流畅性测验（verbal fluency test）等测验，可考虑采用汉语失语成套测验等量表进行更详细的评估。如考虑可能是 logopenic 型失语患者，可进一步进行相关专项检查。

视空间结构能力：可采用画钟测验、复杂图形临摹、线方向判断测验等。如考虑可能是 PCA 患者，可进一步进行相关专项检查。

执行功能：可采用连线测验、符号数字模式测验、威斯康星卡片分类测验、Stroop 色词测验等。执行功能损害与否可能作为 MCI 转化为痴呆的危险因素。

日常生活能力评定：可采用改良 Bathel 指数、Bristol 日常生活能力量表、FIM 量表进行评定。

（3）康复干预：主要包括适度的运动锻炼、生活行为的干预、认知训练、非侵入性神经调控治疗、针刺等传统医学治疗，可结合计算机辅助认知训练延长训练时间，可鼓励患者参与社交、娱乐和益智活动。

2. 痴呆阶段　痴呆阶段的 AD 患者认知障碍已导致患者日常生活能力、学习能力、工作能力和社会交往能力明显减退。患者的认知功能损害涉及记忆、学习、定向、理解、判断、计算、语言、视空间功能、分析及解决问题等能力，在病程某一阶段常伴有精神、行为和人格异常。根据认知障碍和日常生活能力等的障碍程度，又可分为轻、中、重度痴呆。

（1）轻度痴呆

1）病史采集：需要注意对各认知领域可能受损的症状进行询问，需要对记忆障碍相关病史进行重点采集，需要对患者是否伴随有抑郁、焦虑、猜疑等精神行为症状进行询问，需要询问病程和症状的变化，需要对日常生活的影响进行询问，需要进行共病的情况采集。注意事项同 MCI 期。

2）认知功能评定：①总体认知功能评估，可采用 MMSE、MoCA、ADAS-cog、CDR 等量表进行评估。②各认知域功能评定，选择可同 MCI 患者，如部分测验患者实在无法完成则可如实记录。

3）康复干预：此阶段的患者常出现严重的新知识学习障碍，远期回忆困难，图形定向障碍和结构障碍等，认知训练在注重对功能本身进行训练的同时，需要注意对代偿策略的指导和训练，尽可能帮助患者改善日常生活能力。根据患者的认知、运动水平，仍可考虑结合运动训练进行治疗，但需注意保障治疗的安全性。此外，NIBS 治疗、针灸治疗等综合治疗仍可应用。

（2）中度痴呆

1）病史采集：基本同早期，需要关注是否存在精神行为症状、症状进展情况、日常生活能力、照护者负担。

2）认知功能评定：评定包括 MoCA（或 MoCA-B）、MMSE、ADAS。可结合各认知领域神经心理测验。

3）康复干预：中度痴呆患者对认知训练的配合可能更差，通过认知训练改善认知功能的预期更低。因此，在进行认知训练的同时，需更侧重代偿策略的设计和训练，并且注重通过外部辅助工具、环境改造等方式，改善患者的日常生活能力，减少并发症的发生。同时，随着患者对照护者的依赖度增高，需要注重对照护者的康复教育，对患者的康复护理也显得更为重要，专科护士可帮助指导和教授照护者护理技巧，协助进行环境改造。对照护者的心理支持也应注意。

（3）重度痴呆

1）病史采集：重点对日常生活的影响、照护者情况等进行病史采集。需要对其他共存的功能情况进行询问，评估发生并发症的风险。

2）认知功能评定：如患者可配合，可进行 MMSE 检查，如不能配合，可不进行评定；CDR 仍可用于对患者的认知障碍严重程度进行评定。由于此期患者的功能障碍不限于认知功能，可能需要进行其他功能评定（如吞咽、二便等），可参见相关内容。

3）康复干预：晚期患者认知功能严重衰退，康复干预通常采用对症支持治疗。该阶段对并发症的预防和护理尤为重要，专科护理人员可协助指导照护者学习和交流护理技巧，协助指导进行必要的环境改造。

二、患者的精神行为问题

1. 阿尔茨海默病患者的精神行为症状　精神行为异常是 AD 患者常见的功能障碍表现。2005 年欧洲阿尔茨海默病协会（European Alzheimer's Disease Consortium，EADC）共识[29]基于欧洲 13 国超过 40 家 AD 中心的神经精神问卷（Neuropsychiatric Inventory，NPI）评定结果，统计了 AD 相关的精神症状，包括：淡漠、抑郁、焦虑、激越、易激惹性、妄想、运动行为异常、进食行为异常、脱抑制、睡眠障碍、幻觉、欣快，发现：MMSE 得分 11～20 分的患者中，约 92.5% 有痴呆的行为精神症状（behavioral and psychological symptom of dementia，BPSD）；MMSE 得分 21～30 分的患者中，有 84% 有 BPSD 症状。其中发生率最高的是淡漠，接下来是焦虑和烦躁。

"中国痴呆与认知障碍诊治指南（2015 年版）"[134]指出：痴呆伴发的精神行为症状可大致分为 4 个症状群：①情感症状，包括抑郁、焦虑、易怒等；②精神病性症状，包括淡漠、幻觉、妄想等；③脱抑制症状，包括欣快、脱抑制等；④活动过度症状，包括易激惹、激越、行为异常、攻击性等（Ⅳ级证据）。在所有痴呆中，淡漠出现的概率最高（76%），随后是抑郁、易激惹、激越和躁动（Ⅱ级证据）。早发型 AD 患者 BPSD 比晚发型 AD 相对较少，其中妄想、幻觉、激越、脱抑制和异常运动行为差异有显著性。妄想和幻觉在早发型 AD 中显著较少。

2. 阿尔茨海默病患者精神行为症状的康复评定　由于精神行为症状在 AD 患者的高发生率和对患者功能和生活质量的严重影响，建议对所有 AD 患者都需要进行精神行为症状评定，评定需结合病史询问和量表评定。

首先应详细询问相关病史，需注意：①询问与评定所有可能出现的精神行为问题；②同时询问患者和照护者；③同时评估患者精神行为症状对患者本人、照护者的影响；④评估患者的 BPSD 是急性或慢性的，评估患者症状随时间的变化趋势；⑤对患者的临床状况做系统评估，包括疼痛、排便障碍、发热、焦虑、易怒及用药与撤药情况；⑥评估患者对自身认知、行为障碍的自知力，评估对其日常生活能力的影响；⑦询问可能诱发精神行为症状的环境因素。

选择量表进行评定时，尽可能采用标准化量表对患者的精神行为症状进行评定。常用量表包括：阿尔茨海默病行为病理评定量表（behavioral pathology in Alzheimer's disease rating scale，BEHAVE-AD）[135]，Cohen-Mansfield 激越问卷（Cohen-Mansfield agitation inventory，CMAI）[136] 和神经精神问卷（neuropsychiatric inventory，NPI）[137, 138]。其中，NPI 量表是广泛用于多种神经精神疾病、痴呆伴随的精神行为症状的评定量表，可覆盖幻觉、妄想、激越、易激惹、猜疑、淡漠等多种精神行为问题症状，是 AD 患者临床评定和研究常用的量表。

3. 阿尔茨海默病患者精神行为症状的康复治疗

（1）药物治疗：AD 患者的精神行为症状应首先考虑改善环境，去除可能的加重因素，如改善不佳，可以考虑药物治疗。药物治疗首先应核查是否已经规范采用胆碱酯酶抑制剂、美金刚等改善认知障碍的药物，因上述药物被发现也可能改善患者的精神行为症状。如经上述治疗后，患者的精神行为症状仍较严重，影响患者及其照护者的生活，可以酌情使用精神类药物对症治疗，应采纳短期、小剂量的治疗原则。

（2）非药物治疗：现有的 BPSD 管理实践指南提倡将非药物干预作为治疗的一线方法。在 2019 年的阿尔茨海默病患者行为和心理症状的处理 Delphi 国际共识[41] 中指出，BPSD 的管理应以照顾者的培训、环境调适、以人为本的照料和量身定制的活动作为任何药物治疗前的一线方法，其中量身定制的活动特别推荐 DICE 结构化治疗（describe，investigate，create，and evaluate）和音乐疗法。

2011 年的阿尔茨海默病管理指南[139] 对不同症状表现的 BPSD 给出了非药物疗法的建议：对有淡漠表现的患者进行简单任务或活动刺激；对有睡眠障碍表现的患者应注重睡眠卫生，加强日间活动，减少睡前过度兴奋；对有激越、易激惹性表现的患者进行再定向训练，将任务拆分为简单步骤训练；对有游荡行为的患者应提供视觉线索，将其安置在安全的地方，定期锻炼；对有情绪障碍的患者加强运动；对有精神症状表现的患者应分散其注意力，而不是与症状互相抵抗；对有进食障碍的患者提供易于吞咽的食物，应消除环境方面的干扰，进食时可伴随舒缓的音乐进行。

2007 年的美国精神病学协会阿尔茨海默病实践指南[140] 推荐非药物治疗包括行为导向、刺激导向（如娱乐活动、音乐疗法、舞蹈疗法、艺术疗法、运动、多感官刺激、虚拟现实、芳香疗法）、情绪导向（如支持性心理疗法、怀旧疗法、确认疗法、感觉统合、模拟在场疗法）及认知导向（如现实导向、认知矫正、技能训练）等的治疗方式。Millán-Calenti 等综述[141] 对易激惹症状优先推荐音乐疗法，尤其是多种音乐形式的综合治疗效果更佳。其他在探索的治疗技术如 NIBS、芳香疗法等，但疗效仍待进一步研究验证。

三、语言功能障碍

1. AD 患者语言障碍的特点　AD 患者语言障碍的发生率在疾病的不同阶段、不同亚型有差异。典型的 AD、非语言型的不典型 AD 患者在疾病早期可能出现轻度语言障碍，但并非最突出的临床特征，主要表现为找词困难，可能出现言语流畅性的部分下降、言语内容减少；在疾病中晚期可出现明显的语言障碍。语言变异型 AD 患者在疾病早期即可出现明显的语言障碍，并随疾病进展逐渐加重，其中最多见的为 logopenic 型原发性进行性失语（logopenic variant of primary progressive aphasia，Lv–PPA）[20, 142]，也可表现为非流利性原发性进行性失语（progressive non–fluent aphasia，PNFA）或语义变异型原发性进行性失语（semantic variant primary progressive aphasia，svPPA；又称语义性痴呆）[21]，但后两种临床表现需取得病理证据才考虑确诊为 AD。目前尚无可靠流行病学调查报告 AD 总体患者中语言障碍的发生率，但 PPA 各亚型中可能由 AD 病理导致的比例有报道分别为：logopenic PPA 约 80%，PNFA 约 20%，svPPA 约 10%[143]，但在体检测和脑组织病理验证的结果可能存在一定差异[142]。

　　AD 患者语言障碍的特点与脑损伤的部位及严重程度有关。在以语言障碍为早期主要功能障碍的亚型中，logopenic PPA 患者由 AD 导致的概率最高，被纳入 AD 的建议诊断标准。其语言障碍的主要表现包括：找词障碍、命名障碍、复述障碍，语言学分析可发现患者存在明显的语音工作记忆障碍。PNFA 和 svPPA 患者由 AD 导致的概率较低，临床诊断并未被纳入不典型 AD，如需证实是否由 AD 引起，需要支持 AD 病理的证据。

　　非语言型 AD 患者也可存在语言障碍，包括典型 AD（遗忘型）和不典型 AD 中的额叶变异型、后部皮质萎缩。由于这些患者脑损伤的起始部位和进展差异，其语言障碍的表现也存在差异，但共同特点是疾病早期语言障碍都不是最主要和显著的功能障碍。

　　AD 患者的语言障碍表现可能受到其他认知障碍（如记忆、注意障碍等）、精神行为障碍的影响，因此需全面评估患者的认知功能、精神状态和行为症状。典型 AD 患者早期的语言障碍表现为找词困难、命名障碍与流畅性下降，而复述、发音没有损害，接着出现语言空洞、理解能力轻度受损、书写障碍。随着病情进展，阅读、书写能力进一步减退，最后可发展为刻板言语、缄默。额叶变异型患者可有明显的言语困难、非流利性失语、言语启动困难。PCA 患者出现言语障碍时与 PPA 患者的表现类似，但最先出现的功能障碍以视空间功能障碍为主。

　　2. AD 患者语言障碍的评定　　目前，国内外主要 AD 的诊断指南中均建议需要对所有怀疑 AD 的患者进行语言功能评定。常用测验包括：各种命名测验、图片描述、复述等（见"认知障碍"部分），可加入成套认知评估内完成。进一步详细的语言评估可采用成套语言评定量表，如西方失语成套测验（WAB）、汉语失语成套测验等（ABC）。但这些测验较缺乏详细的语言加工过程评估（语言学评估），可根据需要采用针对语义、句法、语音加工等过程的专项评定。但目前国内应用广泛的、经验证的此类测验较少。

　　对 AD 患者进行语言功能评定时，必须对其他认知功能进行全面评定，以便进行分型诊断。

　　3. AD 患者语言障碍的治疗

　　（1）药物治疗：目前有临床研究表明用于治疗 AD 的主要药物（胆碱酯酶抑制剂、兴奋性氨基酸受体拮抗剂）可能改善患者的语言功能和语言交流能力。这两类药物均被写入国内外主要 AD 治疗指南。

　　（2）非药物治疗：目前国内外主要指南并未介绍针对 AD 患者语言障碍非药物治疗的意见。临床治疗中言语治疗师可根据患者语言障碍的表现给予针对性治疗、代偿策略指导。AD 患者语言治疗的目标制定不应过高，以维持现有语言功能为主和训练替代交流方式。

对于语言变异型 AD 患者（即 lv-PPA 患者），建议可采用：词、假词、短句或句子复述训练；朗读、拼写训练。此外，也可以参考 Wernicke 失语的训练方法进行听力训练和声音刺激，如听音乐，听广播、读书读报，使患者注意力集中、刺激思维、增强语言的理解能力，并可结合其他认知功能训练提高训练效果。

四、感觉功能障碍

目前感觉障碍尚未列入 AD 的主要诊治指南，但大量研究报道 AD 患者存在明显的感觉障碍，主要包括嗅觉障碍，以及听觉、视觉障碍。其中，嗅觉障碍被认为在 AD 临床前期即可能存在，并可能作为早期诊断的生物标志物。

1. 阿尔茨海默病与嗅觉障碍　大量研究发现 AD 患者存在嗅觉障碍，85% ~ 90% 患者存在气味识别（odour identification）障碍。不同研究报道利用嗅觉障碍鉴别 AD 患者和正常老年人的敏感性、特异性有差别，正确分类率大约在 85%[31, 32]。

根据目前研究结果，在所有感觉中，嗅觉可能是提示 AD 最有效的生物标志物。气味识别障碍可以预测认知正常的患者向轻度认知障碍（MCI）转化，以及遗忘型 MCI 患者向痴呆转化。并且与多种其他阿尔茨海默病的生物标志物（如脑脊液 tau 蛋白水平、PET 显示的 β 淀粉样蛋白沉积、海马萎缩以及内嗅皮质变薄）有一定的相关性[31]。参与嗅觉加工的脑区，如嗅球、内嗅皮质，在阿尔茨海默病的神经病理过程的很早期即可受累，提示嗅觉可能可以作为阿尔茨海默病的早期生物标志物。气味记忆和气味识别功能在有阿尔茨海默病风险的人群及阿尔茨海默病患者中都有明显受损，提示嗅觉功能测验可能可以提示临床前期的阿尔茨海默病[32]。

需要注意的是，AD 患者本人对自身的嗅觉障碍可能缺乏自知力，而照护者也不易发现患者存在嗅觉障碍。因此，嗅觉障碍一般不是康复的主要诉求。然而，改善嗅觉有可能改善患者的进食障碍，这在进行综合治疗时可以考虑。此外，已有研究探索通过嗅觉训练改善 AD 患者的认知或其他功能障碍。

2. 阿尔茨海默病与视觉障碍　阿尔茨海默病患者的视网膜变薄，对视觉对比的敏感性下降，瞳孔反射变迟钝。目前研究结果提示，AD 病理累及外周和中枢视觉通路，但是这种受损在病程哪一阶段出现仍不明确。并且，视觉受损鉴别 AD 患者的敏感性和特异性仍有待研究[31, 144]。

不典型的 AD 中的后部皮质萎缩（posterior cortical atrophy，PCA），以视空间功能障碍表现为主，患者常主诉视觉障碍，但在眼科就诊后发现并无明显的视力下降或视野缺损。客观检查可发现患者存在显著的视空间结构能力障碍（见上文）。

3. 阿尔茨海默病与听觉障碍　有研究提示，听力受损与认知障碍和痴呆的发病有关，但听力障碍对于 AD 患者可能缺乏特异性。有研究试图分析使用助听器与认知障碍的关系，结果提示使用助听器可改善认知障碍[31]。

4. 阿尔茨海默病与其他感觉障碍的研究较少，近期有研究发现，阿尔茨海默病患者的触觉辨别存在障碍[145]。

5. 阿尔茨海默病患者感觉障碍的康复评定　可采用嗅觉辨别测验、视敏度测验、听觉诱发电位、视觉诱发电位等评定患者的感觉功能。如考虑是 PCA 的患者，除视空间能力外，有必要进行眼科检查，包括视力、视野等检查，以鉴别视觉本身的障碍和视空间结构能力受损。

6. 阿尔茨海默病患者感觉障碍的康复干预　针对 AD 患者感觉障碍的研究较少，可针对患者存在感觉障碍的类型给予干预，如视觉搜索训练、触觉刺激训练等。

五、患者的运动障碍和运动干预

1. AD 患者的运动障碍表现　传统认为，运动障碍在 AD 患者中并不罕见，但并不是 AD 患者最突出和特异性的临床表现。一般随疾病进展，伴随全面功能衰退出现并逐渐加重，通常认为与脑皮质的结构和功能损伤相关[146-148]。AD 患者运动障碍的表现具有以下特点。

（1）运动学习：虽然 AD 患者学习新信息的能力显著受损，但学习新的程序性动作、运动的能力相对保留，体现了显性记忆和隐性记忆的分离。AD 患者的动作学习能力主要表现为学习程序化的动作，而在明确回忆（而非操作）动作程序，以及在变化的条件下学习新动作的能力有明显障碍。

（2）失用：失用在 AD 患者中较为常见，表现为观念性、意念运动性失用。

（3）运动类型：与粗大运动相比，AD 患者的精细运动和复杂运动障碍更为明显[33,149]。

（4）自身运动控制：AD 患者可存在自身运动的感知和控制障碍，这种障碍的重要机制可能与患者视觉信息加工障碍有关[150,151]。

（5）运动过缓：AD 患者存在运动过缓的表现，且随整体病情的严重度增加而加重[147,148]。

（6）椎体外系症状：AD 患者临床检查并无明显椎体外系表现（有争议），但通过肌电检查，可发现患者存在肌张力增高、反应中枢传导时间和运动时间增长等表现，并且随疾病严重程度增加可能加重[147]。

（7）跌倒：跌倒是中晚期 AD 患者的常见并发症，可继发骨折、长期卧床导致的肺炎等严重并发症，增加照料负担和死亡率。有研究表明，AD 患者存在步态韵律障碍，可预测患者的跌倒风险[148]。

（8）运动相关脑结构/运动皮质改变：TMS 检查可发现部分 AD 患者运动阈值（motor threshold，MT）增高、中枢传导时间（central conduction time，CCT）增长、皮质内抑制（intracortical inhibition，ICI）减弱、MEP 波幅增高，且病情较严重的患者更为明显[152,153]。病理结果提示初级运动皮质受到 AD 病理影响，存在典型的 AD "老年斑"，严重程度与全脑病理损伤较为一致，提示初级运动皮质可能在疾病中晚期受影响[154]。

2. AD 患者运动功能的评定　AD 患者的运动功能评定可纳入评估失用、上肢、下肢、平衡、步态等功能的常用量表。目前指南或共识未推荐某种具体评定量表。小样本探索性研究报道的评定方法较多，但多数未经过信效度验证，包括：计算机辅助测验、点到点的手臂运动、步伐韵律、Halstead-Reitan 手指敲击测验、（改良）统一帕金森病评定量表（unified Parkinson's disease rating scale，UPDRS/modified unified parkinson's

disease rating scale，mUPDRS）、步态分析系统等。近年有研究提到，利用双重任务、精细运动或双重任务下的步态分析等复杂运动测验，可早期筛查 AD 患者，但目前尚未进入临床应用。

3. AD 与运动干预　较多研究表明，在中年时、AD 的临床前阶段和 MCI 阶段，进行运动干预（包括有氧运动和其他运动干预）可能减缓 AD 的临床发病，或改善 AD 患者的认知、运动等功能及日常生活能力[35, 36, 155, 156]。因此，推荐在患者功能条件允许的情况下，在临床前阶段的高风险人群中、MCI 阶段和轻度痴呆阶段尽早开始运动干预。

"2018 中国痴呆与认知障碍诊治指南（六）：阿尔茨海默病痴呆前阶段"推荐运动作为 AD 痴呆前阶段预防临床发病的干预方式[36]。2018 年美国神经病学学会（American Academy of Neurology，AAN）发布的 MCI 诊断和治疗实践指南[35]也推荐运动干预作为 MCI 患者的非药物治疗。但是，目前的临床证据尚不足以支持选择某种特定的运动干预方式。对于 AD 患者的运动功能障碍，目前尚无推荐的特定治疗方案。物理治疗师通过经验给予针对性训练，可改善患者的运动功能。对于强度和锻炼的时间，大多数的研究都表明应该采取中等强度，每次锻炼的时间不得少于 30 min。美国运动医学学会建议健康的老年人应每周自主性的锻炼，运用中等到大强度之间的锻炼强度，每周至少 2 次，一周持续的总时间是 150 min。但这是否适用于 AD 患者并不清楚。一般将运动的类型分为 3 种：有氧耐力性运动、抗阻力性力量运动、伸展柔韧性运动，多种模式混合运动可能效果更好。部分研究认为运动疗法单独干预或结合认知训练能提高 AD 患者的认知功能或部分认知功能，延缓认知功能衰退的速度[155, 156]，但仍存在一定争议。2014 年 Olazarán 等报道利用脑部电刺激[157]干预 AD 患者运动障碍有一定疗效，目前该方案未大规模应用。

运动改善 AD 认知的机制可能跟如下因素有关：长期进行适量运动可降低颞叶萎缩速度，提高脑源性神经营养因子表达水平；促进神经生长因子分泌；增加海马体积；提高大脑皮质神经活动的兴奋性、灵敏性、均衡性，使各中枢之间的协调性提升，延缓大脑衰老；抑制 Aβ 和 tau 蛋白沉积。

六、吞咽功能障碍

1. AD 患者吞咽障碍的基本特点　AD 患者的吞咽障碍主要发生在疾病的痴呆期，尤其是中晚期，与脑皮质广泛萎缩有关，有"假性延髓性麻痹"表现，晚期常需要留置鼻饲管、间歇性经口插管或胃造瘘进食。此外，AD 患者由于严重认知障碍，可能导致对事物认知和进食动机的异常，也加重了吞咽障碍。吞咽障碍可造成患者护理难度增大、营养障碍，增加肺部感染（吸入性肺炎）的风险，吸入性肺炎又是造成晚期 AD 患者死亡的主要原因[38, 158, 159]。因此，吞咽障碍是加重中晚期 AD 患者照护者负担，降低生活质量，甚至最终导致死亡的主要功能障碍之一。

AD 患者的进食行为异常主要表现为进食主动性下降、进食时间延长、食物选择障碍、观念性失用，主要表现为假性延髓性麻痹所导致的吞咽障碍。阿尔茨海默病临床类型不同，其进食吞咽的表现可能也不尽相同，AD 患者因空间知觉障碍可能会"忘记进食部分空间的食物"，出现选择食物困难；而额部变异型 AD 患者更倾向于出现社会行为症状，如吃饭时冲动、躁动或冷漠，易发生呛咳和噎食。此外，合并血管性因素的 AD 患者比无血管性损害因素的患者吞咽障碍的发生率更高[38，158-160]。

2. AD 患者吞咽障碍的评估　与吞咽障碍的总论一致，AD 的吞咽功能评估仍然分成：筛查、临床吞咽评估（CSE）和仪器检查（VFSS、FEES）[38]。

（1）筛查：可应用洼田饮水试验、反复唾液吞咽试验、进食评估问卷 -10（eating assessment tool-10，EAT-10）等。

（2）临床吞咽评估：临床吞咽评估（clinical swallow evaluation，CSE）称为非仪器评估（clinical non-instrumental evaluation）或床旁检查（bedside examination）。CSE 视为所有确诊或疑似吞咽障碍患者干预的必要组成部分。CSE 包括全面的病史评估、口颜面功能和喉部功能评估及进食评估 3 个部分。全面的病史评估包括吞咽相关的病史查阅、主观评估（患者精神状态、合作度、认知、沟通能力、目前营养状况、口腔卫生、呼吸功能、一般运动功能）、精神状态评估、依从性评估、沟通能力评估、营养状况评估、口腔卫生评估、呼吸功能评估、吞咽相关一般运动功能评估。口颜面功能和喉部功能评估包括：下颌、软腭、舌等与吞咽有关的解剖结构的检查，评估内容包括组织结构的完整性、对称性、感觉敏感度、运动功能，以及咀嚼肌的力量等，同时检查吞咽反射、咽反射、咳嗽反射。喉的评估包括音质或音量的变化，发音控制或范围，主动咳嗽或喉部的清理，喉上抬能力等方面。容积 - 黏度吞咽测试（volume-viscosity swallow test，V-VST）是 20 世纪 90 年代由西班牙的 Pere Clave 教授设计，主要用于吞咽障碍安全性和有效性的风险评估，帮助患者选择摄取液体量最合适的容积和稠度。

直接摄食评估：对有进食能力的患者，需要进行直接摄食评估。观察患者将食物送入口中的过程，是否有意识地进食，包括摄食过程中流畅地抓取食物、将食物正常地送入口中，进食哪种质地的食物，应重点观察患者的一口量、进食吞咽时间、呼吸和吞咽的协调情况、适合患者安全吞咽的食物性状、口服药物等。

（3）仪器吞咽评估：吞咽造影录像检查（video fluoroscopic wallowing study，VFSS）和吞咽纤维内镜检查（fiberoptic endoscopic evaluation of swallowing，FEES）是确定吞咽障碍的金标准。应用这些设备的检查能更直观、准确地评估口腔期、咽期和食管期的吞咽情况。了解吞咽气道保护功能完整情况，对于诊断、干预手段的选择和咽期吞咽障碍的管理意义重大。

（4）吞咽功能评定特殊量表：建议可采用爱丁堡痴呆进食评估量表（Edinburgh feeding evaluation in dementia scale，EdFED）、进食行为量表（feeding behaviour inventory，FBI）、进食能力评估（feeding abilities assessment，FAA）量表、厌腻性进食行为评估量表（aversive feeding behavior inventory，AFBI）等。

3. AD 患者吞咽障碍康复治疗　治疗主要包括：①调整就餐环境；②调整食物结构；③吞咽训练和理疗[161]；④营养支持方式干预；⑤心理干预等[38，162，163]。但在疾病晚期，上述治疗方式可能都不足以使患者功能改善至获得足够的营养支持水平，可能需要插管治疗。与传统的留置鼻饲管相比，间歇性经口管饲（intermittentoro-esophageal tube feeding，IOE）[164] 更为清洁、舒适。建议专科护士可掌握相关技术，并指导和教授 AD

患者的照护者通过该技术保障患者的营养状态。

七、患者的二便问题

1. AD 的膀胱功能障碍　研究指出，AD 患者出现小便及膀胱功能障碍的原因可能是因为大脑的萎缩过程中累及大脑对膀胱的控制，从而出现尿失禁等小便功能障碍。尿失禁是 AD 患者的主要二便功能障碍。Na 等通过调查 464 例 AD 患者发现，尿失禁的发生率为 24.8%（男性为 29.6%，女性为 23.0%）[165]。其中，最常见的两种尿失禁是急迫性尿失禁（urge incontinence，占 44.3%）和功能性尿失禁（functional incontinence，占 25.3%）。并且，AD 患者的尿失禁与 CDR 评分和 Bather 指数存在相关性。Lee 等通过对 933 例 AD 患者和 2799 名其他患者的研究发现，AD 患者发生尿失禁的风险更高，约为 1.54 倍（95%CI 1.13 ~ 2.09）[166]。Lee 等通过对 144 例存在尿失禁的 AD 患者的研究同样发现，AD 患者发生率最高的尿失禁为急迫性尿失禁，男性患者其次为遗尿，女性患者其次为压力性尿失禁。该研究还发现 57.6% 的 AD 患者存在逼尿肌过度活动，但该研究未发现患者尿失禁与 MMSE 评分或 CDR 评分存在相关性[167]。Jung 等通过对 376 例 AD 患者的研究发现，存在膀胱过度活动的比例为 72.6%，并且发生率存在显著的年龄相关性，该研究同样发现尿失禁严重程度与 CDR 评分存在相关性[168]。

（1）AD 膀胱功能障碍评定方法：排尿日记、膀胱测压、括约肌肌电图检查、日常生活能力评定等是小便功能障碍常用的临床评估方法，脑萎缩引起的逼尿肌无节制收缩和 ADL 功能低下被认为是老年 AD 痴呆患者尿失禁的主要原因。临床痴呆评定量表个人照料模块与痴呆流行病学调查 ADL 评定量表提及大小便功能障碍的评估。国际尿失禁咨询委员会尿失禁问卷简表（international consultation on incontinence questionnaire-short form，ICIQ-SF）以及尿动力学检查对 AD 患者的尿失禁有重要评估意义。对于 AD 老年患者的膀胱过度活动可使用膀胱过度活动症评分（OABSS）进行评估。同时，对于老年男性患者，需考虑可能存在由于前列腺增生导致的梗阻性排尿困难，该因素可能与神经源性因素共同作用，从而加重老年男性 AD 患者的膀胱功能障碍。进行前列腺、残余尿等影像学评估对于总体评估老年男性 AD 患者的功能情况是较为重要的。

（2）AD 膀胱功能障碍康复治疗：可考虑定时排尿计划以及如厕的行为管理是首选方法，药物治疗应考虑副作用以及药物相互作用，预防尿路感染也十分重要。盆底肌锻炼可能是老年女性 AD 患者尿失禁一种较好的治疗选择。在 AD 晚期，上述治疗方案可能已无法帮助 AD 患者完成正常的排尿过程，可考虑采用间歇清洁导尿的方法进行代偿。与留置导尿管相比，间歇清洁导尿[169, 170]更为舒适，对活动影响更小，规范操作的情况下引起并发症的概率更低。推荐专科护士掌握相关操作技术，并教授、指导照护者利用该技术帮助患者解决排尿问题。虽然如此，漏尿对于部分重度 AD 患者可能仍然无法避免，此时应注意对皮肤的护理和保护，这也是护理衔接和对照护者宣教的重要内容。

2. AD 患者的排便障碍　AD 患者的排便障碍可表现为便秘，可能是自主神经症状的一种表现，但 AD 患者便秘的具体原因尚不明确，患者在晚期也可能出现失禁的情况。

（1）AD 排便障碍评定方法：可采用排便日记、罗马 III 标准、Bristol 粪便量表（Bristol stool form scale）等便秘常规评定量表与评定方法。临床痴呆评定量表（CDR）个人照料模块与痴呆流行病学调查 ADL 评定量表提及大小便功能障碍的评估。

（2）AD 排便障碍康复治疗：尚无专门针对 AD 患者排便障碍的治疗方法，可综合多种治疗手段对症处理，包括食物形状调整、中药治疗、腹部按摩、腹部理疗、耳穴压豆、润滑剂使用等，可能有一定疗效。

八、患者的疼痛问题

目前，在阿尔茨海默病的国内外主要诊断和治疗指南中尚未将疼痛列为主要问题，但疼痛在阿尔茨海默病和其他痴呆或神经系统变性疾病中并不是少见的问题，并对患者的生活质量造成一定影响。AD 患者的疼痛可能是非特异的，由常见的引起急慢性疼痛的疾病引起，同时也可能存在神经病理性疼痛。Stubbs 等通过系统综述分析了 AD 患者的疼痛阈值的变化，发现其较正常老年人并无显著改变，但 AD 患者的疼痛评分更高。Van Kooten 等的系统综述[171] 纳入了 9 项研究，包括 50 911 例 AD 患者，报告疼痛的平均发生率为 45.8%（95% CI 33.4% ~ 58.5%）。

1. AD 患者疼痛的评估　Husebo 等于 2016 年发表的一项系统综述[172] 通过回顾现有研究报道认为，虽然过去 30 年间已有 30 余种疼痛评估工具被研究和报道，但目前对 AD 患者的疼痛评定仍缺乏公认的标准或规范。目前较常使用的有：晚期老年痴呆疼痛评估量表（pain assessment in advanced dementia scale，PAINAD）、老年痴呆疼痛评估量表 –2（Doloplus–2）、Abbey 疼痛量表（Abbey pain scale，APS）等。

2. AD 患者疼痛的治疗

（1）药物治疗：目前，临床实践和研究报道的疼痛药物治疗包括一般的镇痛药和麻醉类药物，如非甾体类抗炎药、对乙酰氨基酚、利多卡因、吗啡等。这些药物可能改善患者的疼痛症状，增加活动参与，改善可能与疼痛相关的情绪问题。

（2）非药物治疗：非药物疗法可以缓解痴呆患者的疼痛和减少服用镇痛药。增加感觉输入可能可以改善 AD 的疼痛症状，其治疗的机制可能是当人们接触到另一种感觉刺激（如听觉、视觉或触觉刺激）时，会将注意力从疼痛中转移，伴随产生一种放松感。此外，心理治疗也可以调节神经递质的释放，如去甲肾上腺素，5– 羟色胺或内源性阿片肽等。音乐疗法（听音乐、唱歌）、耳穴、按摩、太极拳等治疗方法也在研究中。此外，NIBS 治疗神经病理性疼痛目前已有较多临床证据，但尚不清楚是否适用于 AD 患者。

九、阿尔茨海默病与心功能障碍

老年阿尔茨海默病与心功能障碍的关系包括以下几个方面。

1. 心功能不全（心力衰竭）与 AD 发病风险的关系　心血管相关危险因素、心力衰竭可能增加患 AD 的风险，常见的可能导致心力衰竭的多种心脏疾病（如房颤、冠心病）也与 AD 发病风险增高有关。其机制可能包括：相关的基因背景、供血障碍导致的脑（及其他器官）功能障碍［AD 患者普遍存在脑血流量降低（总量、局部脑血流）］、结构损伤和病理性蛋白清除障碍等[173-175]。

2. AD 患者的心功能障碍　虽然心功能障碍目前并未被认为是 AD 患者特异性的功能障碍，但可能作为一种老年的合并症而存在。此外，有研究报道 AD 患者与对照组相比可能存在一定程度的心功能异常。例如，Sanna 等直接比较了无心脏疾病的一组 AD 患者与对照组的心脏超声和心电图表现，发现 AD 患者相比对照组存在更高比例的心电活动异常、心脏结构改变和功能障碍[176]。但这种功能表现与 AD 的因果关系并不明确。

3. AD 治疗药物与心功能不全　阿尔茨海默病的治疗药物可能存在一定的心脏副作用，如盐酸多奈哌齐片（胆碱酯酶抑制剂）的罕见不良反应包含窦房传导阻滞、房室传导阻滞；美金刚（兴奋性氨基酸受体拮抗剂）的少见不良反应包含心力衰竭。所以对于老年患者，尤其是存在心脏基础疾病的患者，需要观察是否在用药期间出现上述不良反应，应注意小剂量开始、逐渐增量的用药原则，并且在开始用药、增加剂量时特别注意观察和随访。

4. 对 AD 患者心功能障碍的康复治疗

（1）治疗原则：康复治疗应基于患者的心功能评定结果。考虑 AD 患者的认知状况，以及老年人存在如多病共存、依从性差等特点，可适当增加训练的趣味性。应注意，若患者无法配合或明显抗拒的情况下，终止开展 AD 患者心功能康复。

（2）治疗方案：①运动的强度：强调自觉劳累程度分级的作用。②每次运动的持续时间：运动的持续时间并不是越长越好，较低运动强度而较长运动持续时间的运动方案，易于为老年心脏病患者所接受。③每周运动的频度：尚无统一建议，可考虑每周进行 2 ~ 4 次训练。④选择运动方式：可结合有氧运动、力量训练、伸展放松运动等多种形式，注意遵循兴趣原则，可适当增加运动的趣味性、社交性。⑤监测的手段：对中、低危层的患者来说，不需要仪器的监测，大多数时间里，他们只需要自我监测（如数脉搏和评价自我劳累程度）；而高危层的患者则需要在连续监测下进行康复运动训练。⑥复查：患者需要到康复医师处复查。对高危和中危患者尤其要特别关照，以防患者自行变更康复程序导致发生心脏意外和其他失误。

十、阿尔茨海默病与肺功能障碍

目前关于 AD 患者肺功能障碍的研究较少。瑞典一项基于普通人群的随访研究纳入了 1291 名女性，发现肺功能与痴呆的发生具有一定的相关关系，FVC（用力肺总量）、PEF（呼气流量峰值），特别是 FEV_1（第 1 秒用力呼气容积）等肺功能指标与痴呆具有相关关系，在中年期间测得的肺功能值较低，可预测较低的记忆力、处理速度与执行功能，并可能后续产生轻度认知障碍（mild cognitive impairment，MCI）和痴呆[177]。此外，呼吸系统疾病与 AD 发生具有一定的关联。研究表明，应特别关注 AD 患者或高危人群共患慢性阻塞性肺疾病（COPD）的问题[178, 179]，因 COPD 导致的长期慢性缺氧可能造成 AD 等神经退行性变性疾病。此外，由于 AD 的治疗药物对肺功能的潜在影响，需要关注 AD 患者用药期间的肺功能表现。我国传统医学认为阿尔茨海默病与肺主气司呼吸，肺主行水，肺朝百脉、主治节，肺与大肠相表里，肺在志为忧等肺脏理论相关。

由于正常的认知活动取决于大脑中氧气的充足供应和有效利用，因此进行早期的肺功能的监测与预防，对于预防 AD 的发生具有一定的临床价值。建议采用简易的肺功能测试进行中老年人早期肺功能的监测，并及时干预 COPD 等呼吸系统疾病，对改善 AD 患者的临床症状有一定疗效。

第四节　阿尔茨海默病各周期的康复评估与治疗

一、临床前期的康复评估与治疗

1. 康复目标　临床前期的康复目标主要为降低 AD 临床发病风险，减少或延缓临床发病。

2. 康复评估　对于老年人，建议在常规体检时进行认知障碍相关病史的采集，必要时进行障碍筛查。同时，应对患者的生活方式以及 AD 相关的风险因素进行监测（如血压、血糖、血脂水平，吸烟、饮酒情况等）。

3. 康复治疗　这一阶段的康复治疗主要采用运动锻炼、认知训练等方式，预防功能下降，提高认知储备。应重复考虑患者的背景性因素，考虑提高训练方案的趣味性、参与性。具体方案见前文。

二、MCI 期的康复评估与治疗

MCI 期的 AD 患者已经出现客观检测验证的认知障碍，认知功能较与其类似背景的人群已存在显著受损。患者的工具性日常生活能力可能已出现轻度受损，但基本日常生活能力仍无明显障碍，尚可参与一定程度的社会活动。该阶段患者可能出现精神行为症状，但多不明显，且尚未出现明显的其他功能障碍。

1. 康复目标　该阶段的短期康复目标为改善患者的认知功能水平，提升患者的作业活动表现和社会参与能力。长期康复目标为尽可能减缓 MCI 向痴呆转化，尽可能更长时间地维护患者较好的日常生活能力水平。

2. 康复评估　该阶段的康复评估主要包括全面的认知功能评估，同时对于精神行为症状进行筛查和必要的评估。出于预防意外事件，以及设计运动处方的需求，应对患者的运动能力进行评估，必要时对患者的心肺功能进行评估。

3. 康复治疗　该阶段的康复治疗重点在于促进认知功能恢复，并可部分使用代偿策略改善患者的日常生活和社会参与能力。可结合多种形式的认知训练、NIBS 治疗、运动锻炼，以及针灸等传统疗法，制定综合康复治疗方案。

三、痴呆期的康复评估与治疗

痴呆期的 AD 患者认知障碍继续加重，已影响到患者的日常生活能力，需要照护者协助完成基本日常生活活动，退出较多或完全退出社会活动。患者常伴随精神行为症状。到重度痴呆阶段，患者常出现吞咽障碍、二便障碍等问题，功能全面衰退，并且易发生走失、跌倒、压疮、肺部感染、尿路感染等并发症。因此，需要护理介入予以支持，同时需要照护者学习更多的康复护理技能，从而维护患者的健康状态，减少意外事件和并发症发生。

1. 早期（轻度）

（1）康复目标：该阶段的短期康复目标为改善患者的认知功能水平，提升患者的作业活动表现和社会参与能力。长期康复目标为尽可能减缓认知和其他功能障碍的进展，尽可能维护患者的生活质量并减轻照护者负担。

（2）康复评估：除对认知功能的评估外，还需对精神行为症状、运动、感觉等障碍进行适当筛查和评估，询问患者是否出现吞咽、二便等问题，必要时进行相关评估。具体方法见上文。

（3）康复治疗：该阶段的康复治疗重点在于尽可能维持认知水平，并通过代偿策略、环境改造等方式改善患者的日常生活和社会参与能力，改善患者的生活质量。可结合多种形式的认知训练（包括代偿方案设计和训练）、NIBS 治疗、可及的运动锻炼以及针灸等传统疗法，制定综合康复治疗方案。

2. 中期（中度）

（1）康复目标：该阶段的短期康复目标为尽可能维护患者的日常生活能力，预防并发症发生。长期康复目标为尽可能减缓功能衰退，尽可能维护患者的生活质量并减轻照护者负担。

（2）康复评估：该阶段需要对多种可能出现的功能障碍进行筛查（可以通过病史采集方式）和必要的评估。需要关注吞咽障碍、平衡障碍、二便障碍等问题，评估并发症发生的风险及其对患者日常生活的影响。

康复治疗：该阶段的康复治疗重点在于尽可能通过代偿策略、环境改造等方式改善患者的日常生活能力和生活质量，预防并发症发生。如患者仍可配合认知训练（包含策略训练），可进行此类训练。但由于多数患者可能无法配合训练，则可以考虑被动的治疗，并且注意对于患者肢体运动、平衡功能、吞咽障碍等的训练，制定综合康复治疗方案。康复护理需要及时介入，帮助预防并发症，并指导照护者学习必要的护理技能。

3. 晚期（重度）

（1）康复目标：该阶段的康复目标主要是预防并发症发生，延长患者寿命，提升患者生活质量，并减轻照护者的护理难度。

（2）康复评估：需要更为关注患者的进食（吞咽）障碍、二便障碍、运动能力丧失的情况等，评估多种并发症发生的风险。

（3）康复治疗：主要以被动训练（如维持关节活动度，降低护理难度）、预防并发症为主。康复护理需要发挥重要作用，从而预防并发症发生。

第五节　阿尔茨海默病康复护理衔接技术

一、康复护理的介入时机和场景

AD 的康复护理应伴随全周期康复的全程，在各阶段应根据康复目标、临床机构的特点，制定不同的康复护理策略。总体而言，康复护理是康复评定和治疗的有效辅助和延伸，有助于帮助患者及其照护者更好地掌握康复技能、改造环境因素、延伸康复治疗的覆盖时间和宽度。

在临床前期或轻度认知受损期，AD 患者及其照护者如何接触或获得专业的康复资源是重要的问题。如患者已被筛查，或主动至医疗机构或专科门诊就诊，则有可能接触到专业的康复护理人员。这一阶段，康复护理的主要目标和内容是配合康复医师、治疗师做好对患者及其照护者的康复宣教和康复技能教育，包括帮助消除紧张情绪、指导适当的沟通技巧、督促患者在额外时间完成训练任务、（通过电话等方式）进行家庭随访等。这一过程最初可以在专科门诊（或病房）进行，然后可以通过远程协助的方式进行。

在轻、中度（或早、中期）痴呆阶段，康复护理人员除上述宣教和指导外，还可辅助对照护者进行代偿策略和环境改造的指导。例如，对于记忆受损的患者，可指导患者及其照护者利用即时贴、笔记本、手环等辅助记忆；对于存在言语交流障碍的患者，可指导照护者通过交流本等工具辅助交流；对于易于迷路的患者，可指导患者及其照护者如何在环境中增加标识以辅助空间定向。这一阶段，护理人员还需注意对照护者的心理支持。这一过程可在专科门诊或病房进行。

在中、重度（或中、晚期）痴呆阶段，由于患者日常生活能力严重受损，进食、二便、转移等日常生活活动几乎完全依赖照护者，患者可能在家里、专业护理机构或康复机构住院治疗。这一阶段，专业的康复护理技能将对改善患者的进食与营养状态、二便功能，以及预防肺部感染、压疮等并发症发挥重要作用。康复护理人员一方面对住院患者可提供专业护理，另一方面也需要对照护者进行相应技能指导。此外，护理人员还可对照护者提供环境改造指导和心理支持。

二、AD 相关的康复专科护理内容和技术

1. 康复宣教和心理支持　护理人员和患者、照护者的接触时间往往长于专科医师，有时也长于治疗师，对患者在非治疗状态下的生活状态可以有更多的接触和观察机会。护理人员可及时发现患者和（或）照护者的精神或情绪问题，及时发现可能引起情绪或精神问题的可干预因素，如排尿或排便障碍、疼痛、皮肤破损或压疮、对于疾病预后的焦虑或不理解，及时发现并处理相关问题。

2. 代偿策略和环境改造指导　AD 患者的代偿策略和环境改造主要目的是在患者功能已严重受损的情况下，尽可能提高患者的日常生活和社会参与能力。康复治疗师会给患者及其照护者制定、教授和训练特定的代偿策略与环境改造方案。然而，患者及其照护者对于代偿策略的学习、强化和顺利使用，除治疗师专业治疗的时间之外，还需要大量额外的练习，以及在生活中的应用，才能熟练掌握并更好地向其他任务场景迁移。在这一过程中，康复护理是衔接治疗师的专业训练以及患者或照护者自我训练的重要环节。护理人员在病房场景，以及随访过程中，可以不断帮助指导、纠正患者或照护者的代偿策略的使用，如督促患者通过日程记录自主安排日常活动，督促和指导患者通过即时贴、闹钟执行特定任务等。

3. 经口间歇性管饲技术　AD 患者在疾病晚期，往往出现全面功能衰退，伴有严重的进食和吞咽障碍，出现进食动机异常、食物选择障碍，同时可有吞咽困难、误吸等表现，最终可能需要完全依靠管饲方法维持基本营养状态。目前临床上常用的留置胃管

技术虽然可用于维持营养状态，但长期留置可能造成黏膜溃疡、呃逆、加重反流等问题，并且存在反复意外拔管风险。而胃造瘘技术对于很多患者及其照护者来说接受度仍不高。经口间歇性管饲技术是仅在进食时使用，每次进食之前，经由口腔将胃管置入以注射流质食物，输注完毕后立即拔除的一种营养供给手段。该技术进食更加符合生理规律，对胃肠功能的刺激更小，并且更有利于进行吞咽训练，减少胃食管反流、误吸和肺部感染的风险[164, 180]。因此，专科护理人员掌握并帮助照护者掌握该技术，有助于 AD 患者长期营养状态的维持以及预防并发症。

4. 清洁间歇性导尿技术　AD 患者在疾病晚期出现全面功能衰退，可存在较严重的神经源性膀胱症状，表现为尿失禁、尿潴留，因此需要依赖照护者完成排尿及相关护理，可能需要通过导尿管完成排尿过程。传统的留置导尿技术易发生尿路感染、黏膜损伤、"小膀胱"等并发症，并且容易发生意外拔管等事件。膀胱造瘘作为一种有创技术，目前接受度也欠佳。清洁间歇性导尿是在清洁条件下，定时将一次性尿管经尿道插入膀胱，规律排空尿液的方法。其已在神经源性膀胱的治疗中被广泛接受，是安全、有效、简单的重要治疗手段，有助于膀胱功能训练、降低尿路感染风险，以及尽可能维护膀胱和上尿路功能[169, 170, 181]。因此，专科护理人员掌握并帮助照护者掌握该技术，有助于更安全、便捷地帮助 AD 患者解决排尿问题，并预防相关并发症。

参考文献

[1] 王英全，梁景宏，贾瑞霞，等. 2020—2050 年中国阿尔茨海默病患病情况预测研究 [J]. 阿尔茨海默病及相关病，2019，2（1）：289-298.

[2] 中国痴呆与认知障碍诊治指南写作组，中国医师协会神经内科医师分会认知障碍疾病专业委员会. 2018 中国痴呆与认知障碍诊治指南（七）：阿尔茨海默病的危险因素及其干预 [J]. 中华医学杂志，2018，98（1）：1461-1466.

[3] ZHOU M, WANG H, ZENG X, et al. Mortality, morbidity, and risk factors in China and its provinces, 1990-2017: a systematic analysis for the Global Burden of Disease Study 2017 [J]. Lancet, 2019, 394（10204）: 1145-1158.

[4] GBD 2019 Diseases and Injuries Collaborators. Global burden of 369 diseases and injuries in 204 countries and territories, 1990-2019: a systematic analysis for the Global Burden of Disease Study 2019 [J]. Lancet, 2020, 396（10258）: 1204-1222.

[5] JIA J, WANG F, WEI C, et al. The prevalence of dementia in urban and rural areas of China [J]. Alzheimers Dement, 2014, 10（1）: 1-9.

[6] GRADY C L, HAXBY J V, HORWITZ B, et al. Neuropsychological and cerebral metabolic function in early vs late onset dementia of the Alzheimer type [J]. Neuropsychologia, 1987, 25（5）: 807-16.

[7] FANG S, ZHANG S. Behavioural and psychological symptoms of early-onset and late-onset Alzheimer's disease among Chinese adults: analysis of modifiable factors [J]. Psychogeriatrics, 2022, 22（3）: 391-401.

[8] CARMONA S, HARDY J, GUERREIRO R. The genetic landscape of Alzheimer disease [J]. Handb Clin Neurol, 2018, 148: 395-408.

［9］MCMURTRAY A M，RINGMAN J，CHAO S Z，et al. Family history of dementia in early-onset versus very late-onset Alzheimer's disease［J］. Int J Geriatr Psychiatry，2006，21（6）：597-598.

［10］中国痴呆与认知障碍诊治指南写作组，中国医师协会神经内科医师分会认知障碍疾病专业委员会. 2018 中国痴呆与认知障碍诊治指南（五）：轻度认知障碍的诊断与治疗［J］. 中华医学杂志，2018，98（17）：1294-1301.

［11］中国痴呆与认知障碍诊治指南写作组，中国医师协会神经内科医师分会认知障碍疾病专业委员会. 2018 中国痴呆与认知障碍诊治指南（二）：阿尔茨海默病诊治指南［J］. 中华医学杂志，2018，98（13）：971-977.

［12］MCKHANN G，DRACHMAN D，FOLSTEIN M，et al. Clinical diagnosis of Alzheimer's disease：report of the NINCDS-ADRDA Work Group under the auspices of Department of Health and Human Services Task Force on Alzheimer's Disease［J］. Neurology，1984，34（7）：939-944.

［13］MCKHANN G M，KNOPMAN D S，CHERTKOW H，et al. The diagnosis of dementia due to Alzheimer's disease：Recommendations from the National Institute on Aging-Alzheimer's Association workgroups on diagnostic guidelines for Alzheimer's disease［J］. Alzheimers Dement，2011，7（3）：263-269.

［14］ALBERT M S，DEKOSKY S T，DICKSON D，et al. The diagnosis of mild cognitive impairment due to Alzheimer's disease：recommendations from the National Institute on Aging-Alzheimer's Association workgroups on diagnostic guidelines for Alzheimer's disease［J］. Alzheimers Dement，2011，7（3）：270-279.

［15］SPERLING R A，AISEN P S，BECKETT L A，et al. Toward defining the preclinical stages of Alzheimer's disease：recommendations from the National Institute on Aging-Alzheimer's Association workgroups on diagnostic guidelines for Alzheimer's disease［J］. Alzheimers Dement，2011，7（3）：280-292.

［16］PETERSEN R C. Mild cognitive impairment as a diagnostic entity［J］. Journal of Internal Medicine，2004，256（3）：183-194.

［17］GALASKO D R，SHAW L M. Alzheimer disease：CSF biomarkers for Alzheimer disease - approaching consensus［J］. Nat Rev Neurol，2017，13（3）：131-132.

［18］中国微循环学会神经变性病专委会，中华医学会神经病学分会神经心理与行为神经病学学组，中华医学会神经病学分会神经康复学组. 阿尔茨海默病康复管理中国专家共识（2019）［J］. 中华老年医学杂志，2020，39（01）：9-19.

［19］World Health Organization. International Uassification of Functioning，Disability and Health：ICF［R］. Geneva：WHO，2001.

［20］GORNO-TEMPINI M L，BRAMBATI S M，GINEX V，et al. The logopenic/phonological variant of primary progressive aphasia［J］. Neurology，2008，71（16）：1227-1234.

［21］GORNO-TEMPINI M L，HILLIS A E，WEINTRAUB S，et al. Classification of primary progressive aphasia and its variants［J］. Neurology，2011，76（11）：1006-1014.

［22］CRUTCH S J，SCHOTT J M，RABINOVICI G D，et al. Consensus classification of posterior cortical atrophy［J］. Alzheimers Dement，2017，13（8）：870-884.

［23］SAMI S，WILLIAMS N，HUGHES L E，et al. Neurophysiological signatures of Alzheimer's disease and frontotemporal lobar degeneration：pathology versus phenotype［J］. Brain，2018，141（8）：2500-2510.

［24］CLARKE C，HOWARD R，ROSSOR M，et al. Neurology：A Queen Square Textbook［M］. London：Blackwell Publishing Ltd，2009.

［25］HSIAO J J，LU P H，GRILL J D，et al. Longitudinal declines in instrumental activities of daily living in stable and progressive mild cognitive impairment［J］. Dement Geriatr Cogn Disord，2015，39（1-2）：12-24.

［26］JONES D T，KNOPMAN D S，GUNTER J L，et al. Cascading network failure across the Alzheimer's disease spectrum [J]. Brain, 2016, 139（Pt 2）: 547-562.

[27] DROOGSMA E, VAN ASSELT D, VAN STEIJN J, et al. Long-term Course of Alzheimer Disease in Patients Treated According to the Dutch Dementia Guideline at a Memory Clinic: A "Real-Life" Study [J]. Alzheimer Dis Assoc Disord, 2016, 30（1）: 53-59.

[28] SNOWDEN J S, STOPFORD C L, JULIEN C L, et al. Cognitive phenotypes in Alzheimer's disease and genetic risk [J]. Cortex, 2007, 43（7）: 835-845.

[29] ROBERT P H, VERHEY F R, BYRNE E J, et al. Grouping for behavioral and psychological symptoms in dementia: clinical and biological aspects. Consensus paper of the European Alzheimer disease consortium [J]. Eur Psychiatry, 2005, 20（7）: 490-496.

[30] SCHNEIDER L S, DAGERMAN K S. Psychosis of Alzheimer's disease: clinical characteristics and history [J]. J Psychiatr Res, 2004, 38（1）: 105-111.

[31] MURPHY C. Olfactory and other sensory impairments in Alzheimer disease [J]. Nat Rev Neurol, 2019, 15（1）: 11-24.

[32] SILVA M M E, MERCER P B S, WITT M C Z, et al. Olfactory dysfunction in Alzheimer's disease Systematic review and meta-analysis [J]. Dement Neuropsychol, 2018, 12（2）: 123-132.

[33] DE PAULA J J, ALBUQUERQUE M R, LAGE G M, et al. Impairment of fine motor dexterity in mild cognitive impairment and Alzheimer's disease dementia: association with activities of daily living [J]. Braz J Psychiatry, 2016, 38（3）: 235-238.

[34] HAMER M, CHIDA Y. Physical activity and risk of neurodegenerative disease: a systematic review of prospective evidence [J]. Psychol Med, 2009, 39（1）: 3-11.

[35] PETERSEN R C, LOPEZ O, ARMSTRONG M J, et al. Practice guideline update summary: Mild cognitive impairment: Report of the Guideline Development, Dissemination, and Implementation Subcommittee of the American Academy of Neurology [J]. Neurology, 2018, 90（3）: 126-135.

[36] 中国痴呆与认知障碍诊治指南写作组, 中国医师协会神经内科医师分会认知障碍疾病专业委员会. 2018 中国痴呆与认知障碍诊治指南（六）: 阿尔茨海默病痴呆前阶段 [J]. 中华医学杂志, 2018, 98（19）: 1457-1460.

[37] HERRMANN N, GAUTHIER S, LYSY P G. Clinical practice guidelines for severe Alzheimer's disease [J]. Alzheimers Dement, 2007, 3（4）: 385-397.

[38] BOCCARDI V, RUGGIERO C, PATRITI A, et al. Diagnostic Assessment and Management of Dysphagia in Patients with Alzheimer's Disease [J]. J Alzheimers Dis, 2016, 50（4）: 947-955.

[39] 中国痴呆与认知障碍诊治指南写作组, 中国医师协会神经内科医师分会认知障碍疾病专业委员会. 2018 中国痴呆与认知障碍诊治指南（三）: 痴呆的认知和功能评估 [J]. 中华医学杂志, 2018, 98（15）: 1125-1129.

[40] 中华医学会放射学分会磁共振学组, 北京认知神经科学学会. 阿尔茨海默病 MR 检查规范中国专家共识 [J]. 中华放射学杂志, 2019, 53（8）: 665-671.

[41] KALES H C, LYKETSOS C G, MILLER E M, et al. Management of behavioral and psychological symptoms in people with Alzheimer's disease: an international Delphi consensus [J]. Int Psychogeriatr, 2019, 31（1）: 83-90.

[42] FAZIO S, PACE D, MASLOW K, et al. Alzheimer's Association Dementia Care Practice Recommendations [J]. Gerontologist, 2018, 58（suppl_1）: S1-9.

[43] MCDANIEL K D, EDLAND S D, HEYMAN A. Relationship between level of insight and severity of dementia in Alzheimer disease. CERAD Clinical Investigators. Consortium to Establish a Registry for Alzheimer's Disease [J]. Alzheimer Dis Assoc Disord, 1995, 9（2）: 101-104.

[44] WINBLAD B, PALMER K, KIVIPELTO M, et al. Mild cognitive impairment--beyond controversies,

towards a consensus: report of the International Working Group on Mild Cognitive Impairment [J]. J Intern Med, 2004, 256 (3): 240-246.

[45] SEELEY W W, CRAWFORD R K, ZHOU J, et al. Neurodegenerative diseases target large-scale human brain networks [J]. Neuron, 2009, 62 (1): 42-52.

[46] VILLEMAGNE V L, BURNHAM S, BOURGEAT P, et al. Amyloid β deposition, neurodegeneration, and cognitive decline in sporadic Alzheimer's disease: a prospective cohort study [J]. Lancet Neurol, 2013, 12 (4): 357-367.

[47] BRAMBATI S M, AMICI S, RACINE C A, et al. Longitudinal gray matter contraction in three variants of primary progressive aphasia: A tenser-based morphometry study [J]. Neuroimage Clin, 2015, 8: 345-355.

[48] PHILLIPS J S, DA RE F, DRATCH L, et al. Neocortical origin and progression of gray matter atrophy in nonamnestic Alzheimer's disease [J]. Neurobiol Aging, 2018, 63: 75-87.

[49] PHILLIPS J S, DA RE F, IRWIN D J, et al. Longitudinal progression of grey matter atrophy in non-amnestic Alzheimer's disease [J]. Brain, 2019, 142 (6): 1701-1722.

[50] BECKER J T, BOLLER F, LOPEZ O L, et al. The natural history of Alzheimer's disease. Description of study cohort and accuracy of diagnosis [J]. Arch Neurol, 1994, 51 (6): 585-594.

[51] 郭起浩, 洪震. 神经心理评估（第二版）[M]. 上海: 上海科学技术出版社, 2016.

[52] 贾建平, 王荫华, 张振馨, 等. 中国痴呆与认知障碍诊治指南（三）: 神经心理评估的量表选择 [J]. 中华医学杂志, 2011, 91 (11): 735-741.

[53] FOLSTEIN M F, FOLSTEIN S E, MCHUGH P R. "Mini-mental state". A practical method for grading the cognitive state of patients for the clinician [J]. Journal of Psychiatric Research, 1975, 12 (3): 189-198.

[54] KATZMAN R, ZHANG M, QU O Y, et al. A Chinese version of the mini-mental state examination; Impact of illiteracy in a Shanghai dementia survey [J]. J Clin Epidemiol, 1988, 41: 971-978.

[55] YU J, LI J, HUANG X. The Beijing version of the Montreal Cognitive Assessment as a brief screening tool for mild cognitive impairment: a community-based study [J]. BMC Psychiatry, 2012, 12 (1): 156.

[56] NASREDDINE Z S, PHILLIPS N A, BÉDIRIAN V, et al. The Montreal Cognitive Assessment, MoCA: a brief screening tool for mild cognitive impairment [J]. J Am Geriatr Soc, 2005, 53 (4): 695-699.

[57] CHEN K L, XU Y, CHU A Q, et al. Validation of the Chinese Version of Montreal Cognitive Assessment Basic for Screening Mild Cognitive Impairment [J]. J Am Geriatr Soc, 2016, 64 (12): e285-e290.

[58] JULAYANONT P, TANGWONGCHAI S, HEMRUNGROJN S, et al. The Montreal Cognitive Assessment-Basic: A Screening Tool for Mild Cognitive Impairment in Illiterate and Low-Educated Elderly Adults [J]. J Am Geriatr Soc, 2015, 63 (12): 2550-2554.

[59] MORRIS J C. The Clinical Dementia Rating (CDR): current version and scoring rules [J]. Neurology, 1993, 43 (11): 2412-2414.

[60] MONSCH A U, BONDI M W, SALMON D P, et al. Clinical validity of the Mattis dementia rating scale in detecting dementia of the Alzheimer type – a double cross-validation and application to a community-dwelling Sample [J]. Arch Neurol, 1995, 52 (9): 899-904.

[61] CHAN A S, CHOI A, CHIU H, et al. Clinical validity of the Chinese version of Mattis dementia rating scale in differentiating dementia of Alzheimer's type in Hong Kong [J]. J Int Neuropsych Soc, 2003, 9 (1): 45-55.

[62] CHU L W, CHIU K C, HUI S L, et al. The reliability and validity of the Alzheimer's Disease Assessment Scale Cognitive Subscale (ADAS-Cog) among the elderly Chinese in Hong Kong [J]. Ann Acad Med Singap, 2000, 29 (4): 474-485.

［63］GRAHAM D P, CULLY J A, SNOW A L, et al. The Alzheimer's Disease Assessment Scale-Cognitive subscale: normative data for older adult controls［J］. Alzheimer Dis Assoc Disord, 2004, 18（4）: 236-240.

［64］YANG H, CHENG Z, LI Z, et al. Validation study of the Alzheimer's Disease Assessment Scale-Cognitive Subscale for people with mild cognitive impairment and Alzheimer's disease in Chinese communities［J］. Int J Geriatr Psychiatry, 2019, 34（11）: 1658-1666.

［65］CHIU E C, WANG Y C, HUANG S L, et al. Test-retest reliabilities and minimal detectable changes of 5 versions of the Alzheimer's Disease Assessment Scale-Cognitive Subscale in people with dementia［J］. Disabil Rehabil, 2022, 10: 1-7.

［66］WECHSLER D. Wechsler Adult Intelligence Scale – Fouth Edition: Technical and interpretive manual［M］. San Antonio, TX: Pearson, 2008.

［67］郭起浩, 孙一忞, 虞培敏, 等. 听觉词语学习测验的社区老人常模［J］. 中国临床心理学杂志, 2007, 15（2）: 132-134.

［68］LIBERMAN J, STEWART W, SEINES O, et al. Rater agreement for the Rey-Osterrieth Complex Figure Test［J］. J Clin Psychol, 1994, 50（4）: 615-624.

［69］WECHSLER D. Wechsler Memory Scale IV（WMS-IV）［M］. New York: Psychological Corporation, 2009.

［70］SHERIDAN L K, FITZGERALD H E, ADAMS K M, et al. Normative Symbol Digit Modalities Test performance in a community-based sample［J］. Arch Clin Neuropsychol, 2006, 21（1）: 23-28.

［71］陆骏超, 郭起浩, 洪震, 等. 连线测验（中文修订版）在早期识别阿尔茨海默病中的作用［J］. 中国临床心理学杂志, 2006, 14（002）: 118-120.

［72］LEE T M, CHEUNG C C, CHAN J K, et al. Trail making across languages［J］. J Clin Exp Neuropsychol, 2000, 22（6）: 772-778.

［73］LUKS T L, OLIVEIRA M, POSSIN K L, et al. Atrophy in two attention networks is associated with performance on a Flanker task in neurodegenerative disease［J］. Neuropsychologia, 2010, 48（1）: 165-170.

［74］ERB C D, SMITH K A, MOHER J. Tracking continuities in the flanker task: From continuous flow to movement trajectories［J］. Atten Percept Psychophys, 2021, 83（2）: 731-747.

［75］FISHER L M, FREED D M, CORKIN S. Stroop Color-Word Test performance in patients with Alzheimer's disease［J］. J Clin Exp Neuropsychol, 1990, 12（5）: 745-758.

［76］VAN BOXTEL M P, TEN TUSSCHER M P, METSEMAKERS J F, et al. Visual determinants of reduced performance on the Stroop color-word test in normal aging individuals［J］. J Clin Exp Neuropsychol, 2001, 23（5）: 620-627.

［77］BONDI M W, SERODY A B, CHAN A S, et al. Cognitive and neuropathologic correlates of Stroop Color-Word Test performance in Alzheimer's disease［J］. Neuropsychology, 2002, 16（3）: 335-343.

［78］VAN DER ELST W, VAN BOXTEL M P, VAN BREUKELEN G J, et al. The Stroop color-word test: influence of age, sex, and education; and normative data for a large sample across the adult age range［J］. Assessment, 2006, 13（1）: 62-79.

［79］NAGAHAMA Y, OKINA T, SUZUKI N, et al. Factor structure of a modified version of the wisconsin card sorting test: an analysis of executive deficit in Alzheimer's disease and mild cognitive impairment［J］. Dement Geriatr Cogn Disord, 2003, 16（2）: 103-112.

［80］BOONE K B, GHAFFARIAN S, LESSER I M, et al. Wisconsin Card Sorting Test performance in healthy, older adults: relationship to age, sex, education, and IQ［J］. J Clin Psychol, 1993, 49（1）: 54-60.

［81］孙一忞, 郭起浩, 袁晶, 等. 4种流畅性测验上海社区中老年人的常模分和划界分［J］. 中华行为医学与脑科学杂志, 2007, 16（8）: 714-717.

［82］HENRY J D, CRAWFORD J R, PHILLIPS L H. Verbal fluency performance in dementia of the Alzheimer's type: a meta-analysis ［J］. Neuropsychologia, 2004, 42（9）: 1212-1222.

［83］CHEUNG R W, CHEUNG M C, CHAN A S. Confrontation naming in Chinese patients with left, right or bilateral brain damage ［J］. J Int Neuropsychol Soc, 2004, 10（1）: 46-53.

［84］CHAN C C, YUNG C Y, PAN P C. Screening of dementia in Chinese elderly adults by the clock drawing test and the time and change test ［J］. Hong Kong Med J, 2005, 11（1）: 13-19.

［85］SHAO K, DONG F M, GUO S Z, et al. Clock-drawing test: Normative data of three quantitative scoring methods for Chinese-speaking adults in Shijiazhuang City and clinical utility in patients with acute ischemic stroke ［J］. Brain Behav, 2020, 10（11）: e01806.

［86］TRECCANI B, TORRI T, CUBELLI R. Is judgement of line orientation selectively impaired in right brain damaged patients? ［J］. Neuropsychologia, 2005, 43（4）: 598-608.

［87］阿尔茨海默病创新药物临床试验中国专家小组. 阿尔茨海默病创新药物临床试验中国专家共识 ［J］. 中华老年病研究电子杂志, 2016, 3（1）: 1-11.

［88］LOWE V J, WISTE H J, SENJEM M L, et al. Widespread brain tau and its association with ageing, Braak stage and Alzheimer's dementia ［J］. Brain, 2018, 141（1）: 271-287.

［89］SARAZIN M, LAGARDE J, BOTTLAENDER M. Distinct tau PET imaging patterns in typical and atypical Alzheimer's disease ［J］. Brain, 2016, 139（Pt 5）: 1321-1324.

［90］FOSTER N L, HEIDEBRINK J L, CLARK C M, et al. FDG-PET improves accuracy in distinguishing frontotemporal dementia and Alzheimer's disease ［J］. Brain, 2007, 130（Pt 10）: 2616-2635.

［91］DESGRANGES B, BARON J C, LALEVÉE C, et al. The neural substrates of episodic memory impairment in Alzheimer's disease as revealed by FDG-PET: relationship to degree of deterioration ［J］. Brain, 2002, 125（Pt 5）: 1116-1124.

［92］MITO R, RAFFELT D, DHOLLANDER T, et al. Fibre-specific white matter reductions in Alzheimer's disease and mild cognitive impairment ［J］. Brain, 2018, 141（3）: 888-902.

［93］DAMOISEAUX J S, PRATER K E, MILLER B L, et al. Functional connectivity tracks clinical deterioration in Alzheimer's disease ［J］. Neurobiol Aging, 2012, 33（4）: 828 e19-30.

［94］BADHWAR A, TAM A, DANSEREAU C, et al. Resting-state network dysfunction in Alzheimer's disease: A systematic review and meta-analysis ［J］. Alzheimers Dement（Amst）, 2017, 8: 73-85.

［95］BUCKNER R L, SEPULCRE J, TALUKDAR T, et al. Cortical hubs revealed by intrinsic functional connectivity: mapping, assessment of stability, and relation to Alzheimer's disease ［J］. J Neurosci, 2009, 29（6）: 1860-1873.

［96］CROSSLEY N A, MECHELLI A, SCOTT J, et al. The hubs of the human connectome are generally implicated in the anatomy of brain disorders ［J］. Brain, 2014, 137（Pt 8）: 2382-2395.

［97］FILIPPI M, SPINELLI E G, CIVIDINI C, et al. Resting State Dynamic Functional Connectivity in Neurodegenerative Conditions: A Review of Magnetic Resonance Imaging Findings ［J］. Front Neurosci, 2019, 13: 657.

［98］SOFI F, VALECCHI D, BACCI D, et al. Physical activity and risk of cognitive decline: a meta-analysis of prospective studies ［J］. J Intern Med, 2011, 269（1）: 107-117.

［99］ROVIO S, KÅREHOLT I, HELKALA E L, et al. Leisure-time physical activity at midlife and the risk of dementia and Alzheimer's disease ［J］. Lancet Neurol, 2005, 4（11）: 705-711.

［100］ABBOTT R D, WHITE L R, ROSS G W, et al. Walking and dementia in physically capable elderly men ［J］. Jama, 2004, 292（12）: 1447-1453.

［101］STERN Y. Cognitive reserve in ageing and Alzheimer's disease ［J］. Lancet Neurol, 2012, 11（11）: 1006-1012.

［102］CROWE M, ANDEL R, PEDERSEN N L, et al. Does participation in leisure activities lead to reduced risk of Alzheimer's disease? A prospective study of Swedish twins ［J］. J Gerontol B Psychol Sci Soc Sci, 2003, 58（5）: 249–255.

［103］ANDEL R, CROWE M, PEDERSEN N L, et al. Complexity of work and risk of Alzheimer's disease: a population–based study of Swedish twins ［J］. J Gerontol B Psychol Sci Soc Sci, 2005, 60（5）: 251–258.

［104］HAMPSTEAD B M, MOSTI C B, SWIRSKY–SACCHETTI T. Cognitively–based methods of enhancing and maintaining functioning in those at risk of Alzheimer's disease ［J］. J Alzheimers Dis, 2014, 42 Suppl 4: S483–493.

［105］ANGEVAREN M, AUFDEMKAMPE G, VERHAAR H J, et al. Physical activity and enhanced fitness to improve cognitive function in older people without known cognitive impairment ［J］. Cochrane Database Syst Rev, 2008（3）: Cd005381.

［106］BASAK C, QIN S, O'CONNELL M A. Differential effects of cognitive training modules in healthy aging and mild cognitive impairment: A comprehensive meta–analysis of randomized controlled trials ［J］. Psychol Aging, 2020, 35（2）: 220–249.

［107］HOFMANN M, HOCK C, KÜHLER A, et al. Interactive computer–based cognitive training in patients with Alzheimer's disease ［J］. J Psychiatr Res, 1996, 30（6）: 493–501.

［108］HOFMANN M, HOCK C, MÜLLER–SPAHN F. Computer–based cognitive training in Alzheimer's disease patients ［J］. Ann N Y Acad Sci, 1996, 777: 249–254.

［109］HOFMANN M, RÖSLER A, SCHWARZ W, et al. Interactive computer–training as a therapeutic tool in Alzheimer's disease ［J］. Compr Psychiatry, 2003, 44（3）: 213–219.

［110］GAITÁN A, GAROLERA M, CERULLA N, et al. Efficacy of an adjunctive computer–based cognitive training program in amnestic mild cognitive impairment and Alzheimer's disease: a single–blind, randomized clinical trial ［J］. Int J Geriatr Psychiatry, 2013, 28（1）: 91–99.

［111］YANG Y, KWAK Y T. Improvement of Cognitive Function after Computer–Based Cognitive Training in Early Stage of Alzheimer's Dementia ［J］. Dement Neurocogn Disord, 2017, 16（1）: 7–11.

［112］DAVIS R. The Feasibility of Using Virtual Reality and Eye Tracking in Research With Older Adults With and Without Alzheimer's Disease ［J］. Front Aging Neurosci, 2021, 13: 607219.

［113］OLIVEIRA J, GAMITO P, SOUTO T, et al. Virtual Reality–Based Cognitive Stimulation on People with Mild to Moderate Dementia due to Alzheimer's Disease: A Pilot Randomized Controlled Trial ［J］. Int J Environ Res Public Health, 2021, 18（10）: 5290.

［114］SANCHES C, STENGEL C, GODARD J, et al. Past, Present, and Future of Non–invasive Brain Stimulation Approaches to Treat Cognitive Impairment in Neurodegenerative Diseases: Time for a Comprehensive Critical Review ［J］. Front Aging Neurosci, 2020, 12: 578339.

［115］LEFAUCHEUR J P, ANDRE–OBADIA N, ANTAL A, et al. Evidence–based guidelines on the therapeutic use of repetitive transcranial magnetic stimulation（rTMS）［J］. Clin Neurophysiol, 2014, 125（11）: 2150–2206.

［116］LEFAUCHEUR J P, ALEMAN A, BAEKEN C, et al. Evidence–based guidelines on the therapeutic use of repetitive transcranial magnetic stimulation（rTMS）: An update（2014–2018）［J］. Clin Neurophysiol, 2020, 131（2）: 474–528.

［117］DRUMOND MARRA H L, MYCZKOWSKI M L, MAIA MEMÓRIA C, et al. Transcranial Magnetic Stimulation to Address Mild Cognitive Impairment in the Elderly: A Randomized Controlled Study ［J］. Behav Neurol, 2015, 2015: 287843.

［118］PADALA P R, PADALA K P, LENSING S Y, et al. Repetitive transcranial magnetic stimulation for apathy in mild cognitive impairment: A double-blind, randomized, sham-controlled, cross-over pilot study [J]. Psychiatry Res, 2018, 261: 312-318.

[119] WU Y, XU W, LIU X, et al. Adjunctive treatment with high frequency repetitive transcranial magnetic stimulation for the behavioral and psychological symptoms of patients with Alzheimer's disease: a randomized, double-blind, sham-controlled study [J]. Shanghai Arch Psychiatry, 2015, 27 (5): 280-288.

[120] RUTHERFORD G, LITHGOW B, MOUSSAVI Z. Short and Long-term Effects of rTMS Treatment on Alzheimer's Disease at Different Stages: A Pilot Study [J]. J Exp Neurosci, 2015, 9: 43-51.

[121] KOCH G, BONNÌ S, PELLICCIARI M C, et al. Transcranial magnetic stimulation of the precuneus enhances memory and neural activity in prodromal Alzheimer's disease [J]. Neuroimage, 2018, 169: 302-311.

[122] ALCALÁ-LOZANO R, MORELOS-SANTANA E, CORTÉS-SOTRES J F, et al. Similar clinical improvement and maintenance after rTMS at 5 Hz using a simple vs. complex protocol in Alzheimer's disease [J]. Brain Stimul, 2018, 11 (3): 625-627.

[123] LEE J, CHOI B H, OH E, et al. Treatment of Alzheimer's Disease with Repetitive Transcranial Magnetic Stimulation Combined with Cognitive Training: A Prospective, Randomized, Double-Blind, Placebo-Controlled Study [J]. J Clin Neurol, 2016, 12 (1): 57-64.

[124] RABEY J M, DOBRONEVSKY E, AICHENBAUM S, et al. Repetitive transcranial magnetic stimulation combined with cognitive training is a safe and effective modality for the treatment of Alzheimer's disease: a randomized, double-blind study [J]. J Neural Transm (Vienna), 2013, 120 (5): 813-819.

[125] RABEY J M, DOBRONEVSKY E. Repetitive transcranial magnetic stimulation (rTMS) combined with cognitive training is a safe and effective modality for the treatment of Alzheimer's disease: clinical experience [J]. J Neural Transm (Vienna), 2016, 123 (12): 1449-1455.

[126] NGUYEN J P, SUAREZ A, KEMOUN G, et al. Repetitive transcranial magnetic stimulation combined with cognitive training for the treatment of Alzheimer's disease [J]. Neurophysiol Clin, 2017, 47 (1): 47-53.

[127] ZHAO J, LI Z, CONG Y, et al. Repetitive transcranial magnetic stimulation improves cognitive function of Alzheimer's disease patients [J]. Oncotarget, 2017, 8 (20): 33864-33871.

[128] SUAREZ MORENO A, NGUYEN J P, CALMELET A, et al. Multi-site rTMS with cognitive training improves apathy in the long term in Alzheimer's disease: A 4-year chart review [J]. Clin Neurophysiol, 2022, 137: 75-83.

[129] MAJDI A, VAN BOEKHOLDT L, SADIGH-ETEGHAD S, et al. A systematic review and meta-analysis of transcranial direct-current stimulation effects on cognitive function in patients with Alzheimer's disease [J]. Mol Psychiatry, 2022, 27 (4): 2000-2009.

[130] CAMMISULI D M, CIGNONI F, CERAVOLO R, et al. Transcranial Direct Current Stimulation (tDCS) as a Useful Rehabilitation Strategy to Improve Cognition in Patients With Alzheimer's Disease and Parkinson's Disease: An Updated Systematic Review of Randomized Controlled Trials [J]. Front Neurol, 2021, 12: 798191.

[131] YU C C, DU Y J, WANG S Q, et al. Experimental Evidence of the Benefits of Acupuncture for Alzheimer's Disease: An Updated Review [J]. Front Neurosci, 2020, 14: 549772.

[132] JI S, DUAN J, HOU X, et al. The Role of Acupuncture Improving Cognitive Deficits due to Alzheimer's Disease or Vascular Diseases through Regulating Neuroplasticity [J]. Neural Plast, 2021, 2021: 8868447.

［133］孙林娟，詹敏，何春颖，等.中医药治疗阿尔茨海默病的研究进展［J］.中西医结合心脑血管病杂志，2021，19（19）：3323-3328.

［134］贾建平.中国痴呆与认知障碍诊治指南（2015年版）［M］.北京：人民卫生出版社，2015.

［135］REISBERG B，AUER S R，MONTEIRO I M. Behavioral pathology in Alzheimer's disease（BEHAVE-AD）rating scale［J］. Int Psychogeriatr，1996，8 Suppl 3：301-8; discussion 351-354.

［136］KOSS E，WEINER M，ERNESTO C，et al. Assessing patterns of agitation in Alzheimer's disease patients with the Cohen-Mansfield Agitation Inventory. The Alzheimer's Disease Cooperative Study［J］. Alzheimer Dis Assoc Disord，1997，11 Suppl 2：S45-50.

［137］CUMMINGS J L，MEGA M，GRAY K，et al. The Neuropsychiatric Inventory：comprehensive assessment of psychopathology in dementia［J］. Neurology，1994，44：2308-2314.

［138］LEUNG V P Y，LAM L C W，CHIU H F K，et al. Validation study of the Chinese version of the neuropsychiatric inventory（CNPI）［J］. Int J Geriatr Psychiatry，2001，16（8）：789-793.

［139］SEGAL-GIDAN F，CHERRY D，JONES R，et al. Alzheimer's disease management guideline：update 2008［J］. Alzheimers Dement，2011，7（3）：e51-59.

［140］RABINS P V，BLACKER D，ROVNER B W，et al. American Psychiatric Association practice guideline for the treatment of patients with Alzheimer's disease and other dementias. Second edition［J］. Am J Psychiatry，2007，164（12 Suppl）：5-56.

［141］MILLÁN-CALENTI J C，LORENZO-LÓPEZ L，ALONSO-BÚA B，et al. Optimal nonpharmacological management of agitation in Alzheimer's disease：challenges and solutions［J］. Clin Interv Aging，2016，11：175-184.

［142］MESULAM M M，WEINTRAUB S，ROGALSKI E J，et al. Asymmetry and heterogeneity of Alzheimer's and frontotemporal pathology in primary progressive aphasia［J］. Brain，2014，137（Pt 4）：1176-1192.

［143］KANG S H，CHO H，SHIN J，et al. Clinical Characteristic in Primary Progressive Aphasia in Relation to Alzheimer's Disease Biomarkers［J］. J Alzheimers Dis，2021，84（2）：633-645.

［144］KUSNE Y，WOLF A B，TOWNLEY K，et al. Visual system manifestations of Alzheimer's disease［J］. Acta Ophthalmol，2017，95（8）：e668-e676.

［145］YANG J，OGASA T，OHTA Y，et al. Decline of human tactile angle discrimination in patients with mild cognitive impairment and Alzheimer's disease［J］. J Alzheimers Dis，2010，22（1）：225-234.

［146］HEBERT L E，BIENIAS J L，MCCANN J J，et al. Upper and lower extremity motor performance and functional impairment in Alzheimer's disease［J］. Am J Alzheimers Dis Other Demen，2010，25（5）：425-431.

［147］SCARMEAS N，ALBERT M，BRANDT J，et al. Motor signs predict poor outcomes in Alzheimer disease［J］. Neurology，2005，64（10）：1696-1703.

［148］PETTERSSON A F，OLSSON E，WAHLUND L O. Motor function in subjects with mild cognitive impairment and early Alzheimer's disease［J］. Dement Geriatr Cogn Disord，2005，19（5-6）：299-304.

［149］YAN J H，ROUNTREE S，MASSMAN P，et al. Alzheimer's disease and mild cognitive impairment deteriorate fine movement control［J］. J Psychiatr Res，2008，42（14）：1203-1212.

［150］MAPSTONE M，DUFFY C J. Approaching objects cause confusion in patients with Alzheimer's disease regarding their direction of self-movement［J］. Brain，2010，133（9）：2690-2701.

［151］MAPSTONE M，LOGAN D，DUFFY C J. Cue integration for the perception and control of self-movement in ageing and Alzheimer's disease［J］. Brain，2006，129（Pt 11）：2931-2944.

［152］TERRANOVA C，SANTANGELO A，MORGANTE F，et al. Impairment of sensory-motor plasticity in mild Alzheimer's disease［J］. Brain Stimul，2013，6（1）：62-66.

［153］DI LAZZARO V，OLIVIERO A，PILATO F，et al. Motor cortex hyperexcitability to transcranial magnetic stimulation in Alzheimer's disease［J］. J Neurol Neurosurg Psychiatry，2004，75（4）：555-559.

［154］SUVÀ D，FAVRE I，KRAFTSIK R，et al. Primary motor cortex involvement in Alzheimer disease［J］. J Neuropathol Exp Neurol，1999，58（11）：1125-1134.

［155］MUÑIZ R，SERRA C M，REISBERG B，et al. Cognitive-motor intervention in Alzheimer's disease：long-term results from the Maria Wolff trial［J］. J Alzheimers Dis，2015，45（1）：295-304.

［156］FAJERSZTAJN L，CORDEIRO R C，ANDREONI S，et al. Effects of functional physical activity on the maintenance of motor function in Alzheimer's disease［J］. Dement Neuropsychol，2008，2（3）：233-240.

［157］OLAZARÁN J，GONZÁLEZ B，LÓPEZ- LVAREZ J，et al. Motor effects of REAC in advanced Alzheimer's disease：results from a pilot trial［J］. J Alzheimers Dis，2013，36（2）：297-302.

［158］ZSÜREKCI C，ARSLAN S S，DEMIR N，et al. Timing of Dysphagia Screening in Alzheimer's Dementia［J］. JPEN J Parenter Enteral Nutr，2020，44（3）：516-524.

［159］SATO E，HIRANO H，WATANABE Y，et al. Detecting signs of dysphagia in patients with Alzheimer's disease with oral feeding in daily life［J］. Geriatr Gerontol Int，2014，14（3）：549-555.

［160］YOUNG K W，GREENWOOD C E. Shift in diurnal feeding patterns in nursing home residents with Alzheimer's disease［J］. J Gerontol A Biol Sci Med Sci，2001，56（11）：M700-6.

［161］TANG Y，LIN X，LIN X J，et al. Therapeutic efficacy of neuromuscular electrical stimulation and electromyographic biofeedback on Alzheimer's disease patients with dysphagia［J］. Medicine （Baltimore），2017，96（36）：e8008.

［162］LECLERC C M，WELLS D L. Use of a content methodology process to enhance feeding abilities threatened by ideational apraxia in people with Alzheimer's-type dementia［J］. Geriatr Nurs，1998，19（5）：261-7; quiz 268.

［163］CHEN L L，LI H，LIN R，et al. Effects of a feeding intervention in patients with Alzheimer's disease and dysphagia［J］. J Clin Nurs，2016，25（5-6）：699-707.

［164］黄倩玲，冯云，陈锦玲，等. 经口间歇性管饲法配合吞咽功能训练在中重度吞咽障碍患者中的应用［J］. 齐鲁护理杂志，2020，26（1）：100-103.

［165］NA H R，PARK M H，CHO S T，et al. Urinary incontinence in Alzheimer's disease is associated with Clinical Dementia Rating-Sum of Boxes and Barthel Activities of Daily Living［J］. Asia Pac Psychiatry，2015，7（1）：113-120.

［166］LEE H Y，LI C C，JUAN Y S，et al. Urinary Incontinence in Alzheimer's Disease［J］. Am J Alzheimers Dis Other Demen，2017，32（1）：51-55.

［167］LEE S H，CHO S T，NA H R，et al. Urinary incontinence in patients with Alzheimer's disease：relationship between symptom status and urodynamic diagnoses［J］. Int J Urol，2014，21（7）：683-687.

［168］JUNG H B，CHOI D K，LEE S H，et al. Correlation between overactive bladder symptom score and neuropsychological parameters in Alzheimer's disease patients with lower urinary tract symptom［J］. Int Braz J Urol，2017，43（2）：256-263.

［169］孟玲，钱进，李巧玲，等. 清洁自我间歇性导尿教导模式临床运用的效果分析［J］. 中国康复医学杂志，2016，31（5）：568-570.

［170］李小容. 清洁间歇性导尿对神经源性膀胱患者排尿的影响［J］. 护理研究，2016，30（26）：3315-3317.

［171］VAN KOOTEN J，BINNEKADE T T，VAN DER WOUDEN J C，et al. A Review of Pain Prevalence in Alzheimer's，Vascular，Frontotemporal and Lewy Body Dementias［J］. Dement Geriatr Cogn Disord，2016，41（3-4）：220-232.

［172］HUSEBO B S，ACHTERBERG W，FLO E. Identifying and Managing Pain in People with Alzheimer's Disease and Other Types of Dementia：A Systematic Review［J］. CNS Drugs，2016，30（6）：481-497.

［173］TYNKKYNEN J，HERNESNIEMI J A，LAATIKAINEN T，et al. High-sensitivity cardiac troponin I and NT-proBNP as predictors of incident dementia and Alzheimer's disease：the FINRISK Study［J］. J Neurol，2017，264（3）：503-511.

［174］QIU C，WINBLAD B，MARENGONI A，et al. Heart failure and risk of dementia and Alzheimer disease：a population-based cohort study［J］. Arch Intern Med，2006，166（9）：1003-1008.

［175］JEFFERSON A L，BEISER A S，HIMALI J J，et al. Low cardiac index is associated with incident dementia and Alzheimer disease：the Framingham Heart Study［J］. Circulation，2015，131（15）：1333-1339.

［176］SANNA G D，NUSDEO G，PIRAS M R，et al. Cardiac Abnormalities in Alzheimer Disease：Clinical Relevance Beyond Pathophysiological Rationale and Instrumental Findings?［J］. JACC Heart Fail，2019，7（2）：121-128.

［177］GUO X，WAERN M，SJÖGREN K，et al. Midlife respiratory function and Incidence of Alzheimer's disease：a 29-year longitudinal study in women［J］. Neurobiol Aging，2007，28（3）：343-350.

［178］LAMPELA P，TOLPPANEN A M，KOPONEN M，et al. Asthma and Chronic Obstructive Pulmonary Disease as a Comorbidity and Association with the Choice of Antidementia Medication Among Persons with Alzheimer's Disease［J］. J Alzheimers Dis，2020，73（3）：1243-1251.

［179］TONDO G，DE MARCHI F，TERAZZI E，et al. Chronic obstructive pulmonary disease may complicate Alzheimer's disease：a comorbidity problem［J］. Neurol Sci，2018，39（9）：1585-1589.

［180］宋蓉蓉，陶冶飞，朱春华，等. 神经重症患者不同肠内营养方式对肺部感染的影响［J］. 中华医学杂志，2018，98（48）：3936-3940.

［181］张大伟，朱红军，柯俊，等. 依据膀胱安全容量间歇性导尿预防神经源性膀胱相关泌尿道感染［J］. 中国感染控制杂志，2021，20（10）：903-908.

第四章
老年帕金森病全周期康复专家共识

第一节　老年帕金森病概述

一、老年帕金森病的定义与特点

1. 定义　原发性帕金森病（Parkinson's disease，PD），简称为帕金森病，是常发生于中老年人群的慢性神经退行性疾病，有隐匿起病，病程较长，进展缓慢的特点。PD 的特征性病理改变为中脑黑质致密部多巴胺能神经元变性死亡、进行性丢失并形成路易小体，导致纹状体区指挥肌肉活动的神经递质"多巴胺"含量减少（图 4-1-1），从而出现运动迟缓、静止性震颤、肌强直和姿势平衡障碍等特征性运动症状[1]，同时伴有各种非运动症状，如认知障碍、抑郁、嗅觉减退、自主神经功能障碍等。发生于老年期（年龄 ≥ 65 岁）的原发性帕金森病，即为老年帕金森病，包括在老年期发病以及早年发病延续到老年期的患者，不包括继发性帕金森综合征患者。

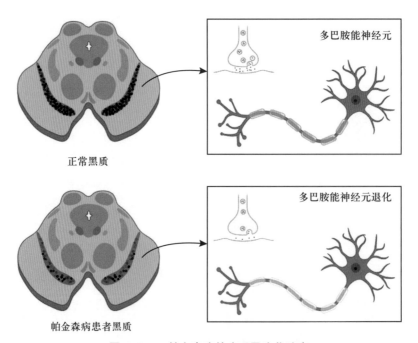

正常黑质

多巴胺能神经元

帕金森病患者黑质

多巴胺能神经元退化

图 4-1-1　帕金森病的病理及生化改变

2. 流行病学 帕金森病的患病率随着年龄增长而急剧升高，主要患病人群为 60 岁以上的老年人[2]，40 岁以下起病的少见。中国 65 岁以上人群的 PD 患病率为 1.7%[3]，患病率接近北欧国家。从年龄标准化的 PD 患病率来看，男性比女性高 1.4 倍，提示男性发病的风险大于女性[4, 5]。大部分帕金森病患者为散发病例，仅有不到 10% 的患者有家族史。中国现已逐步进入老龄化社会，据统计，从 1990 年到 2016 年，我国年龄标准化的 PD 患病率增加了一倍多，是世界上增长最快的国家，也是 PD 患者数量最多的国家[5]。据公共卫生专家估计，我国 PD 患者目前已有 260 万例左右，约占全球总发病人数的一半，每年新增 PD 患者近 20 万例，预计至 2030 年，我国 PD 患者将达到 500 万人[6]。

3. 危险因素 由于社会老龄化和工业化的快速发展，帕金森病的发病率较以往大幅度增加。越来越多的证据表明，环境（如农药）和行为影响（如缺乏锻炼和某些饮食习惯）都是导致 PD 的风险因素。目前 PD 的病因尚未完全明确，现有的临床证据或检测手段尚不能确定其病因。现主流观点认为 PD 的发生与衰老、某些环境因素和遗传因素的相互作用有一定相关性。高龄是 PD 发展和进展最主要的独立危险因素[7]。

4. 早发型 PD 与晚发型 PD 的区别 PD 按发病时间分为青少年帕金森病（Juvenile PD, JPD；21 岁之前发病，罕见）、早发型帕金森病（Young-onset PD, YOPD；发病年龄在 21 至 40 岁之间，少见）、晚发型帕金森病（Late-onset PD, LOPD；发病年龄在 60 岁及以上，常见）。然而对年龄界限缺乏共识，报道中的 YOPD 的最大年龄从 40 岁至 55 岁不等，LOPD 的最小年龄从 50 岁至 70 岁不等[8]。我国将早发型帕金森病界定为发病年龄 ≤ 50 岁，晚发型帕金森病发病年龄 > 50 岁[9]，YOPD 的发病率约为 LOPD 的 1/10。

在运动症状方面，YOPD 患者在起病和病程中以强直、肌张力障碍为主要特点，且更容易出现左旋多巴相关的运动并发症（症状波动和异动症）；LOPD 患者以震颤、步态障碍为主，而随着病程进展，大多会出现全部运动症状，即震颤–强直–运动迟缓[10-13]。LOPD 患者中出现震颤的比例是 YOPD 的两倍，且随着发病年龄的增长，震颤的发生率越来越高。

在非运动症状方面，LOPD 患者中 NMS 的患病率高于 YOPD 患者，对生活质量的影响甚至超过了运动症状。与 YOPD 相比，流涎、痴呆、精神症状、味觉或嗅觉受损、便秘、尿路症状、自主神经功能症状、睡眠障碍等在 LOPD 中更为普遍[14-17]。男性易出现尿路症状，女性易出现情绪、睡眠和疼痛症状[18]。

由于 YOPD 影响的是处于生产力全盛时期的人，YOPD 患者更容易失业，社会适应能力较差，抑郁率较高，生活质量较差。且因为对左旋多巴的治疗反应不佳，死亡风险更高。因此，YOPD 的管理必须以维持职业、社会和日常功能为目标，同时改善治疗引起的运动并发症，提供心理支持，预防包括抑郁症在内的精神并发症[8, 13, 19, 20]。

多数 YOPD 患者在运动功能方面的影响进展较慢，病程较长，认知功能得以保留。如果患者在生理和年龄上保持年轻，即使病程长久，智力功能和姿势反射通常也能保持多年，跌倒和冻结步态发生率低[21]。而一旦患者进入老年期，运动症状和非运动症状的严重程度随着年龄的增长而加重，与 LOPD 表现相似。总而言之，老年 PD 患者的运动功能和认知评分更差，其他非运动症状的发生率和严重程度更高，整体病情更严重，这也是老年 PD 患者管理的难点。

二、帕金森病的临床表现

PD 的临床症状包括运动迟缓、静止性震颤、肌张力增高和姿势步态异常为主的运动症状（motor symptom，MS），以及嗅觉减退、认知障碍、抑郁焦虑、二便异常、睡眠障碍、疼痛等非运动症状（non motor symptom，NMS）。在约 80% 的局限性起病患者中，手臂是身体受影响最严重的部位[11]。

1. 运动症状　帕金森病以特征性的运动症状为主要表现，随着病程进展，帕金森病患者大多会出现全部运动症状。其中运动迟缓、静止性震颤、肌强直、姿势步态障碍为 PD 的主要四大运动症状。

（1）运动迟缓：患者随意运动减少，主要表现为动作速度变缓和幅度减小。手部精细动作障碍，如书写笔迹弯曲抖动，越写越小，呈"书写过小征"；系鞋带、解纽扣、夹豆子等精细动作无法顺利进行。面肌强直、运动减少导致表情僵硬、眼球木然凝视、运动不协调，呈"面具脸"。

（2）静止性震颤：即肢体处于静止状态时发生震颤，而随意运动时震颤减弱或消失，疲劳、紧张及情绪激动时震颤加重，睡眠时震颤消失。患者早期表现为静止性震颤，到晚期演变为经常性震颤，随意运动时震颤也不减弱或消失。震颤部位多从一侧上肢的远端开始，逐渐发展到同侧下肢与对侧上、下肢体。

（3）肌强直：患者由于协同肌和拮抗肌的肌张力均增高，即伸肌、屈肌张力都增高，导致肢体运动缓慢。被动运动关节时，感受到均匀的阻力，呈"铅管样强直"。若同时伴有震颤，被动活动关节时在均匀阻力上出现断续的停顿，呈"齿轮样强直"。面颈部、躯干及四肢肌肉均可受累。

（4）姿势步态障碍：患者常出现全身前倾屈曲体态，即头颈部前倾、躯干俯屈、肘关节屈曲、前臂内收、髋及膝关节略弯曲。姿势异常导致姿势反射减弱直至丧失，容易跌倒。步态障碍早期表现为下肢拖曳步态，逐渐进展为启动困难，难以迈步，双脚仿佛粘在地面上，但迈开后即可行走，停步后会再次出现起步困难，即"冻结步态"。或表现为迈开步后以小碎步向前冲去，越走越快，不能及时转弯或停步，称为"慌张步态"。

2. 非运动症状　其包括吞咽障碍、流涎、言语障碍、认知功能障碍、情绪障碍（抑郁、焦虑、精神病性障碍、淡漠等）、二便障碍、疼痛、嗅觉障碍、血压异常、睡眠障碍等（图 4-1-2）。

3. 分型　根据 PD 的主要临床表现，传统上可分为 3 型[22]。①震颤型：以肢体震颤为主，而肌肉强直表现很轻微或不明显；②强直型：以肌肉僵硬、强直表现为主，可以没有震颤或伴轻微震颤；③混合型：同时有肢体震颤和肌肉强直的表现，即震颤 - 强直型或强直 - 震颤型，PD 患者大多数为此型。

三、帕金森病的诊断与评估

（一）诊断标准

由于帕金森病表现的复杂性，国际帕金森病及运动障碍学会最新的诊断标准（2015

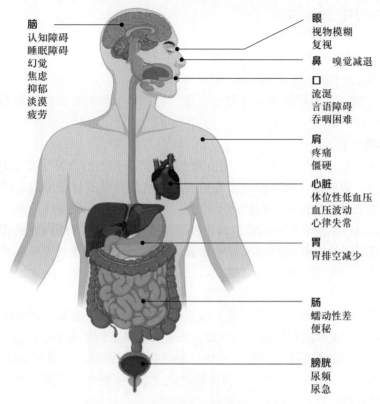

脑
认知障碍
睡眠障碍
幻觉
焦虑
抑郁
淡漠
疲劳

眼
视物模糊
复视

鼻 嗅觉减退

口
流涎
言语障碍
吞咽困难

肩
疼痛
僵硬

心脏
体位性低血压
血压波动
心律失常

胃
胃排空减少

肠
蠕动性差
便秘

膀胱
尿频
尿急

图 4-1-2 帕金森病常见的非运动症状

版）[23] 以及 "中国帕金森病的诊断标准（2016 版）"[24]，将 PD 的临床特征分解为 "核心症状、支持标准、警示标准和绝对排除标准"，满足必要的条件后即可诊断为 "临床确诊的帕金森病" 或 "临床很可能的帕金森病"。具体诊断标准如下。

1. 核心症状 即帕金森综合征（Parkinsonism），是诊断 PD 的第一步。必须满足（1），加上（2）或（3）中的任意一条症状，则可诊断为帕金森综合征。

（1）运动迟缓（bradykinesia）：即运动缓慢和在持续运动中运动幅度或速度的下降（或者逐渐出现迟疑、犹豫或暂停）。在出现运动迟缓症状的各个部位（包括发声、面部、步态、中轴、四肢）中，肢体运动迟缓是确立帕金森综合征诊断所必需的。

（2）静止性震颤：（resting tremor）：即肢体处于完全静止状态时出现 4 ~ 6 Hz 震颤（运动起始后被抑制）。单独的运动性和姿势性震颤不满足帕金森综合征的诊断标准。

（3）肌强直（muscle rigidity）：即当患者处于放松体位时，四肢及颈部主要关节的被动运动缓慢。强直特指 "铅管样" 抵抗，不伴有 "铅管样" 抵抗而单独出现的 "齿轮样" 强直是不满足强直的最低判定标准的。

一旦符合帕金森综合征诊断，按照以下标准进行原发性帕金森病的临床诊断。

2. 临床确诊的帕金森病

（1）不存在绝对排除标准和警示征象。

（2）至少存在 2 条支持标准。

3. 临床很可能的帕金森病

（1）不存在绝对排除标准。

（2）支持标准条数多于警示征象条数。

（3）警示征象不能多于 2 条。

4. 支持标准、绝对排除标准和警示征象　详见"中国帕金森病的诊断标准（2016版）"[24]。

（二）体格检查

由于缺少客观的能明确诊断的辅助检查方法，体格检查的重要性就尤为突出。首先要了解患者的一般情况，其次应对患者的神经系统进行详细且全面的专科检查。体格检查包括：步态、姿势检查，四肢运动检查，肌张力检查，颅神经检查，腱反射及病理反射检查，轮替试验或指鼻试验，自主神经系统检查。除了确定 PD 的相关运动症状外，还应注意其是否存在提示继发性帕金森综合征及帕金森叠加综合征的体征，如共济失调、眼球运动障碍、皮层复合感觉、语言能力、运用能力、卧立位血压及后拉试验等。

后拉试验：主要测试姿势稳定性。嘱患者睁眼，直立于地面，两腿略微分开。然后，评估者用双手突然向后拉动患者双肩，正常人能马上恢复为原来的直立位，有平衡障碍的 PD 患者则会出现较为明显的后倾。轻者可自行恢复，后退 2 步以内（含 2 步）视为正常范畴，而后退 3 步及以上、可能摔倒或站立时不能维持平衡，为阳性症状。

（三）辅助检查

诊断 PD 主要依靠详细的病史询问和全面的神经系统体格检查，实验室和辅助检查无特异性，主要目的是排除其他疾病及鉴别诊断，根据临床病例的具体表现而选择相应的检查措施。"帕金森病基层诊疗指南（2019 年）"[9]建议的辅助检查措施包括：①常规检查（血、尿、便常规，甲状腺功能）；②血生化检查（肝肾功能、血脂、血糖）；③头部 CT、MRI 检查（排除血管性帕金森病及其他颅内结构异常）；④血铜蓝蛋白检测（排除肝豆状核变性）；⑤正电子发射计算机断层显像（PET）或单光子发射计算机断层显像（SPECT）检查（显示脑内多巴胺转运体摄取率和多巴胺递质合成含量）；⑥黑质超声检查；⑦嗅觉测试；⑧心脏交感神经功能检查；⑨基因诊断（发现可能的基因突变，非必需）。

四、老年帕金森病的治疗

对老年 PD 的运动症状和非运动症状应该采取全面综合的治疗。药物、手术、康复（包括心理疏导及照料护理）是治疗帕金森病的"三驾马车"。药物治疗为首选，手术治疗、康复治疗则是药物治疗的有效补充。

药物治疗是整个治疗过程中的主要手段，目的是纠正基底神经节回路内的神经递质失衡，以多巴胺能药物为基础，同时采用非多巴胺能药物治疗运动和非运动症状[25]。治疗原则及策略详见"中国帕金森病治疗指南（第三版）"[26]。早期药物治疗效果明显，而长期治疗的疗效明显减退，对于后期出现难治性左旋多巴相关运动并发症的患者可考虑进行手术治疗，详见"中国帕金森病脑深部电刺激疗法专家共识"[27]。康复治疗对延缓 PD 病情的进展和提高患者日常生活活动能力有重要作用，主要包括运动疗法、物理因子治疗、作业疗法、言语和吞咽治疗、认知行为疗法等。康复治疗的目标是最大限度地改善运动质量、功能独立性、非运动症状和整体健康，在支持自我管理和参与的同时最小化继发性并发症，优化 PD 患者的安全性。康复治疗的重点以及治疗目标，与患者目前的年龄、疾病进展阶段有关，力求制定个性化的精准治疗方案。除此之外，对慢性病的最佳管理不仅需要处理主要的疾病，还需要及时识别和治疗共病[28]。

五、老年帕金森病功能障碍的康复评估

考虑到老年 PD 患者整体机能下降，例如关节活动范围变小导致的动作灵活性降低与运动速度下降等，其评分标准要与一般的成年人有所区分。在实际评估过程中，参照标准一般为患者自身正常侧的上肢或下肢功能。若对其两侧上、下肢功能障碍进行评估，则以同龄健康群体为标准进行参照对比。老年 PD 患者常伴认知功能减退、多种神经精神症状，文化教育水平低，其中认知功能和文化程度对评估结果的准确性影响最大，因此使得老年 PD 患者的评估呈现出一定的难度。为增强评估的精确性，老年 PD 患者的康复评估应灵活选择各种方法，尽量同时应用几种方法并结合实际情况相互修正，对特殊人群（如认知障碍、交流障碍）可采用特殊的量表[29]。因为老年 PD 患者的评估项目繁多，所以评估前需耐心恰当地解释、模拟（预评估）；评估过程中应正确引导，不可诱导提问，安抚患者情绪，并尽量让照护者参与；评估后检查患者的回答是否完整清楚，结合临床观察与判断，对明显的错误结果及时修正，有助于提高最终评估的准确性。

六、老年帕金森病功能障碍的康复治疗

康复治疗（尤其运动疗法）[30]对 PD 症状的缓解改善乃至对整体病程发展的延缓可能都有一定帮助。老年 PD 患者多存在步态障碍、平衡功能障碍、姿势异常、吞咽功能障碍、言语障碍、认知功能障碍、精神症状、疼痛、二便障碍等问题，治疗时可根据不同的功能障碍对患者进行相应的康复或运动训练。有氧运动训练如跑步、快步走、功率自行车、广场舞、健身操、太极拳、球类运动等；针对性训练如言语训练、吞咽功能训练、步态训练、姿势平衡训练等；非特异性治疗如音乐疗法、中枢神经干预技术等。帕金森病的康复治疗包括三级医院的多学科综合治疗、机构康复治疗、社区居家康复（图 4-1-3）。

与日常生活相关的体力活动的康复项目对老年 PD 患者具有较为重要的意义，另外，对跌倒的预防也是干预的一个重要目标。相关的老年医学研究表明，预防老年人跌倒的运动项目可以避免跌倒造成的伤害，并降低需要医疗护理的跌倒率。以力量为基础的阻力训练（高速度、低阻力）已被证明可以改善老年人的肌肉力量以及身体功能，包括步态速度、平衡和全身功能水平，这也与一般成年人的治疗有所差异。

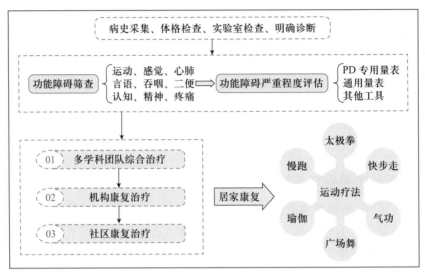

图 4-1-3　帕金森病的康复治疗流程

第二节　老年帕金森病全周期康复

一、老年帕金森病全周期康复的概念

1. "疾病"全周期　PD 的发病是长期的过程，是环境及生活习惯因素、遗传风险因素和衰老综合作用的结果。中年时即有隐匿症状，一般到老年时才确定诊断。需要警惕患者的前驱期症状（快速眼动睡眠期行为障碍、日间嗜睡、嗅觉障碍、抑郁、便秘、直立性低血压、排尿功能障碍、轻微运动症状等）[31]，关注患者的功能健康，选择能早期识别功能障碍的评估方法。对 PD 患者的康复评定及干预需要在不同时期针对患者有可能出现的功能障碍个性化实施，将预防放在首位。尽量在前驱期发现患 PD 的风险，并在运动症状出现之前促进神经保护干预措施，对 PD 的一级预防唯一合理的干预是促进体育活动[32]。

目前在临床上有两种 PD 分期的方法。一种是结合患者病理改变和其发展情况，以及运动或非运动症状可将 PD 分为 3 个阶段[31]：①临床前期：患者仅存在 PD 病理改变而无任何相关症状表现；②前驱期：患者出现非运动症状，或轻微运动症状，虽现阶段尚不符合临床诊断 PD 的标准，但未来 10 年内发展为 PD 的风险极高；③临床期：患者存在运动症状并达到临床诊断标准。除此之外，还有一种更为常用的分期方法：根据 Hoehn-Yahr（H-Y）分级量表对疾病严重程度进行粗略分级，原表只有 1 ~ 5 级[33]，改良版本新增了 1.5 级和 2.5 级[34]。临床上将 H-Y 1 ~ 2.5 级定义为早期，H-Y 3 级定义为中期，H-Y 4 ~ 5 级定义为晚期。

PD 前驱期阶段可长达 20 年之久，由于病程发展呈现不可逆的趋势，因此目前所有药物、手术和康复治疗均只能缓解患者的临床症状，而无法从根源治愈疾病。这其中的原因之一可能为治疗干预介入太晚，患者已错过疾病的最佳代偿期。因此，早期对 PD

前驱期患者进行有效预测和准确诊断并及时干预是延缓乃至阻断患者发病的关键。疾病早期阶段的病程进展较后期阶段进展快，因此一旦早期诊断，即应开始早期治疗。对PD患者的康复评定及干预需要在疾病的不同阶段有重点地进行。

2.“参与人员”全周期　临床专科医师负责患者的药物等治疗；康复医师负责对患者进行健康教育、功能评定、制订与调整康复计划；康复治疗师的干预包括指导和帮助患者进行运动训练，对其实施物理因子治疗，辅助进行言语吞咽治疗、作业治疗和行为纠正等；护士负责患者的健康教育、日常护理、病情监测[35, 36]。临床–康复–护理人员的密切合作可以积极地影响患者的功能情况、体能、生活质量，并可降低再入院率。

3.“机构”全周期　即三级综合性医院–二级/康复专科医院–社区卫生服务站点/家庭医疗全周期。多数PD患者的确诊、全面评定、康复方案制定一般在三级医院专科或专业康复机构进行；患者的早期筛查、长期康复干预、护理和随访需要在二级医院、社区卫生服务站点进行并需要家庭照护者积极参与[37]。各级医疗机构可根据自身实际条件从多角度介入患者的康复过程。

4.“地域”全周期　由于各地区医疗资源配备、医疗系统建设存在一定差异性，可根据各地区特点完善康复体系和流程。PD患病率高的地区如福建、河南、陕西、广西、新疆、浙江[6]，应加大行动力度，努力改善PD患者的医疗环境。部分欠发达地区的患者获得治疗的机会有限，且老年PD患者行动不便，通过远程医疗为患者提供专业护理可以帮助缓解这一日益严重的问题[38, 39]。使用网络视频会议，或者健身类APP、手环在家中提供远程评估和治疗是可行的，不会显著影响生活质量，并可能产生与面对面护理类似的临床效益，大大节省了患者的时间和交通成本[40, 41]。

二、老年帕金森病全周期康复中的“临床–康复–护理”衔接模式

一个结构化的多学科团队（multidisciplinary team，MDT）将来自不同专业的医疗保健人员组织在一起，对于最大限度地管理患者是必要的[42]。帕金森病的多学科诊疗团队通常包括神经内科医师、神经外科医师、康复医学科医师、物理治疗师、作业治疗师、言语治疗师、精神科医师、营养科医师和（或）营养师、专科护士等（图4-2-1）。如此，便以患者为中心，针对患者的不同需求，形成了一个“临床–康复–护理”紧密衔接的全周期康复模式。在这样的模式下，患者在入院时就会接受多学科的共同会诊，首先由神经内科医师诊断疾病并制定抗帕金森病的药物处方，同时根据患者的不同运动症状及非运动症状，请相应临床专科医师进行会诊，在抗PD药物处方的基础上，讨论并制定个性化的药物治疗方案。针对患者的功能障碍，相应的康复治疗可以尽早介入，以减轻患者功能障碍的程度。另外，有了护士团队的加入，护理就可以作为康复治疗的延伸。如果没有护理人员、家属和护工的直接参与，治疗计划是不完整的。护理人员在帮助病情严重的患者使用线索策略或认知运动策略方面起着至关重要的作用，照护者也可以从作业治疗师身上获益，将康复治疗延伸到治疗室外。

三、基于ICF的老年帕金森病全周期康复

随着医学技术的不断进步，疾病谱也随之变化，单纯以疾病及其结局的分类法已不

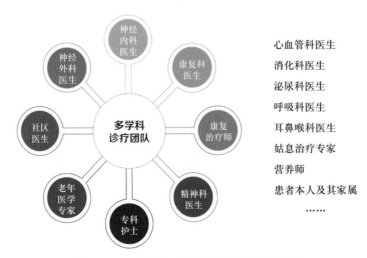

心血管科医生

消化科医生

泌尿科医生

呼吸科医生

耳鼻喉科医生

姑息治疗专家

营养师

患者本人及其家属

……

图 4-2-1　帕金森病的多学科诊疗团队构成

能满足临床的需求。随着人们对健康理念的学习和更高的追求，人类更深入地认识到疾病对人体的影响，那种只关注疾病的生物学分类法已不能满足患者、家属及社会的需求。人们更希望通过功能来划分疾病对人体造成的不利影响和导致的功能障碍，而不仅仅是疾病的诊断和归属，从而为后续的功能改善提供指导。因此，WHO 于 2001 年 5 月颁布了用于描述健康和健康相关状况的分类系统和理论框架，即《国际功能、残疾和健康分类》（ICF）（图 4-2-2）。ICF 从躯体、个体的活动参与及社会 3 个不同维度构建健康、功能及残疾（失能）新模式，运用国际标准化的通用语言使得全世界不同学科和领域能够在同一个术语平台上交流有关人体健康和功能的信息。进一步帮助我们描述身体功能和结构的变化、健康状况良好的人在标准环境下可以做什么（即他们的能力水平），以及他们在日常环境下实际做什么（即他们的表现水平）。随着 ICF 模型超越了通常对疾病的关注，包含了有关功能、社会方面和背景因素如何影响患者健康状况的详细信息。因此，它可以更好地理解和描述健康和与健康相关的问题，并改善患者、卫生专业人员、研究人员和政策制定者之间的沟通。

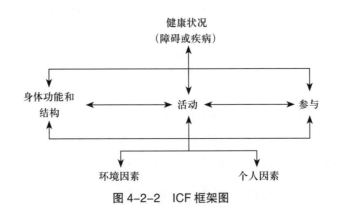

图 4-2-2　ICF 框架图

ICF 被概念化为一个通用框架，专注于描述人们如何在健康状况下进行活动。在 ICF 中，人体功能分为三个层次：①身体功能和结构：包括生理和心理功能，以及身体损伤和躯体结构缺陷；②执行任务或行动的限制；③日常生活中的参与限制。背景因素可以是环境因素，如物理、社会和态度环境等；也可以是个人的因素，例如年龄、性别、职业、经历和兴趣等。该模型假设所有层次的人类功能和环境因素都是相互关联的，即身体功能和结构的损伤可能会导致活动出现问题，从而导致参与限制，环境或个人因素也可能促进或阻碍活动和参与。帕金森病是一种神经退行性疾病，其特点是运动（运动迟缓，与静止性震颤和僵硬相关）障碍和非运动问题，包括日常生活活动（activities of daily living，ADL）受限、参与受限、心理问题等，从而导致患者依赖性增加、严重残疾、生活质量下降，给家庭和社会带来巨大的负担。为改善 PD 患者的整体健康状况并减少由功能问题导致的生活能力下降，使用 ICF 理念和框架模型来分析和治疗 PD 患者的功能状态，改善其生活质量是很有意义的。因此，临床推荐将 ICF 模型应用于老年全周期帕金森病患者，进行 PD 功能障碍分析、评定和康复（图 4-2-3）。基于 ICF 理念，疾病损伤和严重程度及功能障碍受损程度相同的 PD 患者，在标准环境下（如检查室内）可能具有相同的能力，但由于个人因素（如担心跌倒等）或环境因素（如通道狭窄、床椅高度不同等）的影响，在现实环境中的表现能力可能会明显不同。因此，要全面了解患者的个人需求、功能状况、活动和背景因素（环境因素和个人因

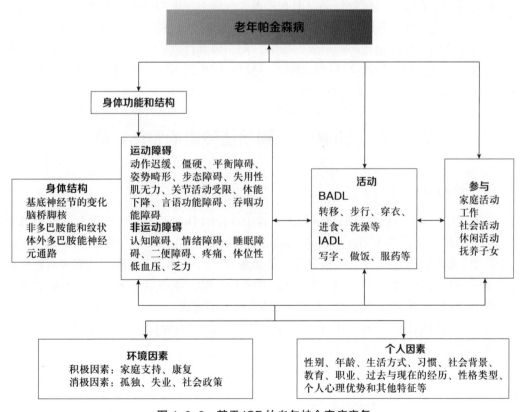

图 4-2-3 基于 ICF 的老年帕金森病康复

素），评估和分析与老年 PD 患者功能活动性相关的身体结构和功能损伤，确定患者各种功能障碍的类型、严重程度和原因，并从个体整体的功能角度观察与剖析影响活动的因素，总结老年 PD 患者可能遇到的参与限制。最后，关注影响患者躯体结构和功能、活动和参与方面的个人和环境因素，以便制订客观和精准的个性化康复计划，从而进行针对性全面化的康复治疗。

残疾是由于人与其社会、身体和环境之间的相互作用而产生的功能限制，并且具有多维特征。残疾是个体的健康问题，也是在特定环境中发生的一种状况。PD 患者随着病程的发展，往往影响其社会参与能力，尤其在就业、人际交往和社会活动方面受到限制。此外，他们的休闲活动、日常生活、自我保健和自我管理能力也受到影响。因此，老年 PD 康复治疗的主要目的是保持预期寿命和限制运动障碍，改善活动和参与能力，从而提高生活质量。世界卫生组织（WHO）的残疾评估表 2.0（WHODAS 2.0）是基于《国际功能、残疾和健康分类》（ICF），由 WHO 于 2010 年制定。WHODAS 2.0 是衡量健康和残疾的一种标准化方法，且与 ICF 直接相关。它旨在作为对活动中所经历的残疾水平的通用评估，并检查 6 个功能领域的残疾和健康状况，包括：认知、行动能力、自我照顾、与他人相处、生活活动和参与。此外，功能障碍评估量表 - 成人版（functioning disability evaluation scale-adult version, FUNDES-Adult）中还包括环境因素和运动动作的评估，该量表是台湾 ICF 研究小组在 WHODAS 2.0 的基础上开发的。

在老年帕金森病全周期中合理应用 ICF 理念和框架，以功能障碍为出发点，整合生物、心理、社会、环境等因素，利用多学科交互的临床康复模式，综合、全面地剖析这些因素对个体的整体健康和功能造成的影响，使用锻炼计划、训练策略和辅助设备等手段，改善患者功能和参与社会环境的能力。同时，注重患者的个人需求和期望，认识环境因素优化 PD 康复治疗策略的重要性。

第三节　老年帕金森病功能障碍的整体评估

一、病情评估

目前临床上评估 PD 病情的方法较多，其中改良的 Hoehn-Yahr（H-Y）分级和 MDS 统一帕金森病评定量表（MDS unified-Parkinson disease rating scale, MDS-UPDRS）应用最为广泛。前者用于粗略评估病情轻重，简便易行。当需要对患者运动功能障碍程度进行详细评估及对治疗效果评定时，常采用 MDS-UPDRS，检查者需要接受专业量表的培训，MDS-UPDRS 通常由接诊 PD 患者的神经内科医师完成。

1. 改良的 Hoehn - Yahr（H-Y）分级　根据病情严重程度可分为 0 ～ 5 级，具体见表 4-3-1。一般将 H-Y 1 ～ 2.5 级定义为早期，H-Y 3 级定义为中期，H-Y 4 ～ 5 级定义为晚期，H-Y 3 ～ 5 级合称为中晚期。有些患者处于相邻两个级别之间，很难确切划分。

表 4-3-1 改良的 Hoehn - Yahr 分级

分级	描述
0 级	无症状
1 级	单侧患病
1.5 级	单侧患病合并躯干症状，或另一侧肢体可疑受累
2 级	双侧患病，无平衡障碍
2.5 级	轻度双侧患病，姿势反射稍差，后拉试验阴性
3 级	双侧患病，有姿势平衡障碍，后拉试验阳性
4 级	严重残疾，仍可独自站立或行走
5 级	坐轮椅或卧床，完全依赖别人帮助

2. MDS 统一帕金森病评定量表（MDS-UPDRS） 可对疾病严重程度进行全面和详细的评定，是目前国际上公认的临床评价帕金森病严重程度的标准工具，在临床和研究中应用最广泛，可追踪病情的发展。它分为 4 个部分，包括日常生活非运动症状、日常生活运动症状、运动功能检查和运动并发症 4 个分量表，共 50 个计分问题（每个问题用 0 ～ 4 分评估严重程度，分别对应"正常 – 轻微 – 轻度 – 中度 – 重度"），以及修订的 Hoehn - Yahr 分级[43]。量表分值越高，表示症状越严重。

3. 共病评估 老年累积疾病评级量表（cumulative illness rating scale-geriatrics，CIRS-G）和老年共病指数（geriatric index of comorbidity，GIC）：老年 PD 常伴随多种疾病，如风湿病、糖尿病、骨关节炎等，有必要从共病的角度对老年 PD 患者进行综合评估，测量共病率和慢性疾病的严重程度，有助于预测不良事件、制订个性化康复计划和安排出入院[44, 45]。

二、非运动症状整体评估

1. PD 非运动症状问卷（non-motor symptoms questionnaire，NMSQuest） NMSQuest 是一种有效的经过验证的自填问卷，包括 30 个项目，可用于临床筛选 NMS。该工具不提供总体评分，只是一种筛查工具，旨在提醒注意 NMS 的存在，并启动进一步的调查[46]。MDS-UPDRS 的第一部分也能筛选部分 NMS。

2. PD 非运动症状评定量表（non-motor symptoms scale，NMSS） NMSS 是一种可接受的、可重复的、有效的、精确的 PD 非运动症状评定工具，包含 9 个方面（心血管功能、睡眠 / 疲劳、情绪 / 认知、感知问题、注意 / 记忆、胃肠道功能、泌尿功能、性功能和其他），共 30 个项目（表 4-3-2）。NMSS 可以结合 NMSQuest 评估 PD 患者各阶段 NMS 的频率和严重程度[47]。得分越高，非运动症状的程度越重，出现的频率越高。

表 4-3-2　帕金森病非运动症状评价量表（NMSS）

项目	否	是						
		程度			频率			
		轻度	中度	重度	极少	经常	频繁	非常频繁
1. 从躺着或坐着到站着时，觉得轻度头痛、头晕或乏力		1	2	3	1	2	3	4
2. 因为头晕或失去知觉而摔倒		1	2	3	1	2	3	4
3. 白天常在一些场合打盹，如聊天、吃饭、看电视或阅读时		1	2	3	1	2	3	4
4. 疲劳或者无力影响患者白天的活动		1	2	3	1	2	3	4
5. 夜间入睡困难或者容易醒		1	2	3	1	2	3	4
6. 坐着或躺着休息时双下肢感觉不适，需不断活动才能缓解		1	2	3	1	2	3	4
7. 对周围发生的事情失去兴趣		1	2	3	1	2	3	4
8. 活动的主动性降低，不愿尝试新鲜事物		1	2	3	1	2	3	4
9. 看上去或患者自我感觉悲哀、情绪低落		1	2	3	1	2	3	4
10. 感觉到焦虑、紧张或者恐慌不安		1	2	3	1	2	3	4
11. 情绪没有起伏，缺乏正常情绪体验		1	2	3	1	2	3	4
12. 日常生活中缺乏愉快的生活体验		1	2	3	1	2	3	4
13. 看到或听到不存在的东西		1	2	3	1	2	3	4
14. 妄想，如有人要害自己、遭抢劫或别人对自己不忠		1	2	3	1	2	3	4
15. 看东西重影，一个看成两个		1	2	3	1	2	3	4
16. 做事难以集中精力，如阅读或交谈时		1	2	3	1	2	3	4
17. 对近期发生的事情记忆有困难		1	2	3	1	2	3	4
18. 忘记做一些事情，比如吃药		1	2	3	1	2	3	4
19. 白天流口水		1	2	3	1	2	3	4
20. 吞咽困难或呛咳		1	2	3	1	2	3	4
21. 便秘（一周少于 3 次大便）		1	2	3	1	2	3	4
22. 尿急		1	2	3	1	2	3	4
23. 尿频（两次小便间隔少于 2 小时）		1	2	3	1	2	3	4
24. 夜间规律的起床排尿增多		1	2	3	1	2	3	4
25. 性欲改变，增强或减退		1	2	3	1	2	3	4
26. 性生活有困难		1	2	3	1	2	3	4
27. 不能解释的疼痛		1	2	3	1	2	3	4

续表

项目	否	是						
		程度			频率			
		轻度	中度	重度	极少	经常	频繁	非常频繁
28. 味觉或嗅觉功能减退		1	2	3	1	2	3	4
29. 不能解释的体重改变（排除饮食的影响）		1	2	3	1	2	3	4
30. 出汗增多（排除炎热天气的影响）		1	2	3	1	2	3	4

注：根据最近一个月以来患者的自身情况进行评分。严重程度：1= 轻度，出现症状但只给患者带来轻微的不适或痛苦；2= 中度，症状给患者带来一定的痛苦；3= 重度，症状给患者带来极大的痛苦。频率：1= 极少（少于一周一次）；2= 经常（一周一次）；3= 频繁（一周数次）；4= 非常频繁（每天都有或持续存在）。最终得分为严重程度 × 频率。得分越高，非运动症状的程度越重，出现的频率越高。

3. PD 自主神经症状量表（scales for outcomes in PD-autonomic，SCOPA-AUT） PD 患者可能伴随有各种各样的自主神经功能异常，包括胃肠道症状、便秘、直立性低血压、泌尿系统症状、性功能障碍、体温调节障碍等，严重影响日常生活活动及生活质量。SCOPA-AUT 可以评价患者过去一个月中的自主神经功能情况。它由 23 个问题组成，包含了 6 个维度，即胃肠道、泌尿系统、心血管功能、体温调节、瞳孔活动和性功能。

三、日常生活活动能力评估

随着时间的进展，老年 PD 患者大多会出现日常生活活动（activity of daily living，ADL）能力下降。ADL 指个体为了满足日常生活的需要每天所进行的必要活动。ADL 主要包括基础性日常生活活动（Basic ADL，BADL）和工具性日常生活活动（instrumental ADL，IADL）两类。为设定康复目标、制定康复治疗方案以及观察康复疗效提供依据，需要确定老年 PD 患者的日常生活能力。MDS 推荐了以下量表评估 PD 患者的 ADL[48]。

1. MDS-UPDRS 第二部分——日常生活运动症状体验　该量表可评估进食能力、穿衣、卫生清洁、写字、转移、活动、走路等日常生活运动症状体验，以及是否需要帮助、帮助程度。

2. Schwab & England 日常生活活动量表　该量表是由 Schwab RS 和 England AC 等在 1969 年开发的一种描述 PD 患者日常生活能力的量表。其主要从依赖性、日常活动能力等方面对 PD 患者进行评价，分为十级，活动度（0 ~ 100%）越小表明患者症状越重（表 4-3-3）。可由医务人员评定或患者自行评定。

表 4-3-3　Schwab & England 日常生活活动量表

活动度	表现
100%	完全自理，无动作缓慢、动作困难或动作障碍，无任何困难的感觉
90%	完全自理，轻微动作缓慢、动作困难或动作障碍，或许要花以前两倍的时间，感觉有些困难

活动度	表现
80%	大多数情况下完全自理，要花以前两倍的时间，感觉有些困难和迟缓
70%	不能完全自理，处理日常活动较吃力，要花以前三、四倍的时间
60%	一定的依赖性，可做大部分日常活动，但缓慢而吃力，易出错，有些事做不了
50%	依赖别人，做任何事都吃力
40%	不能自理，多数活动需别人帮助才能完成
30%	绝大多数活动需别人帮助才能完成
20%	有些事情能做一点，但自己不能完成任何日常活动，严重病残
10%	完全不能自理，完全病残
0	自主神经功能如吞咽及大小便功能障碍，长期卧床

3. Lawton-Brody 工具性日常生活能力评估量表　该量表用来评估患者维持独立自主的能力，较一般个人自我照顾需求更复杂，包括烹食、购物、打电话、管理财务，工作内容以女性社会角色为主，如准备食物、做家事。满分为 24 分。

四、健康相关生活质量评估

健康相关生活质量是患者报告的一个重要结果，用于监测健康状况对身体、心理和社会领域的影响。帕金森病是一种严重影响患者生活质量的复杂疾病。一些与健康相关的生活质量工具已用于帕金森病。MDS 推荐了以下量表用于健康相关生活质量的评估[49]。

1. 39 项帕金森病生活质量问卷（Parkinson's disease questionnaire-39，PDQ-39）　PDQ-39 是最全面的测试和应用问卷，优先选择 PDQ-39 对 PD 患者的健康相关生活质量进行评定，更具有疾病特异性[50]，见表 4-3-4。PDQ-39 还有简化版本 PDQ-8，也得到了 MDS 的推荐。

表 4-3-4　39 项帕金森病生活质量问卷（PDQ-39）

0 分 = 从不，1 分 = 偶尔，2 分 = 有时，3 分 = 经常，4 分 = 始终或根本无法做		
序号	问题	回答
1	做一些平常自己喜欢做的休闲运动，有困难吗?	
2	进行一些家务劳动时，比如烧饭，整理房间，有困难吗?	
3	提着手袋外出买东西时，有困难吗?	
4	独自行走 1000 米，有问题吗?	
5	独自行走 100 米，有问题吗?	
6	在家里随便走走，有问题吗?	
7	在外面随便走走，有问题吗?	
8	当外出时，需要他人陪同吗?	
9	当外出时，会害怕或担心摔倒吗?	

序号	问题	回答
10	很想出门，但是被限制在家里无法出去，是吗？	
11	自己洗澡，有问题吗？	
12	自己穿衣，有困难吗？	
13	扣纽扣，系鞋带，有问题吗？	
14	写工整的字，有问题吗？	
15	自己切食物，有困难吗？	
16	拿着一杯饮料，而不洒出来，有困难吗？	
17	感到抑郁吗？	
18	有孤独和被隔离的感觉吗？	
19	有想哭的感觉吗？	
20	有愤怒或怨恨的感觉吗？	
21	有焦虑的感觉吗？	
22	对自己的将来担心吗？	
23	觉得有必要对他人隐瞒你的帕金森病病情吗？	
24	尽量避免在公共场合吃饭或喝饮料吗？	
25	因为帕金森病，觉得在公共场合很尴尬吗？	
26	对其他人对你的反应感到担忧吗？	
27	处理好朋友之间的人际关系，有问题吗？	
28	当需要帮助时，缺少配偶或伴侣的支持吗？	
29	当需要帮助时，缺少家庭或朋友的支持吗？	
30	在大白天，也会不知不觉睡着吗？	
31	在看电视、读报纸的时候，集中注意力会有问题吗？	
32	觉得记忆力很差吗？	
33	做噩梦或有幻觉吗？	
34	说话有困难吗？	
35	感觉和他人无法进行沟通，是吗？	
36	有被忽视的感觉吗？	
37	有肌肉抽筋或抽筋所导致的疼痛吗？	
38	身体或关节有疼痛吗？	
39	有令您不舒服的热或冷的感觉吗？	

0 分 = 从不，1 分 = 偶尔，2 分 = 有时，3 分 = 经常，4 分 = 始终或根本无法做

注：每个题目的答案有 5 个选项，这 5 个选项表示的是最近 30 天内，帕金森病患者的某项生理或心理状态发生的频率，各个题目的分值范围为 0 ~ 4 分：0 分 = 从不，1 分 = 偶尔，2 分 = 有时，3 分 = 经常，4 分 = 始终或根本无法做。

2. 健康调查量表 36（36-item short form health survey，SF-36） SF-36 量表是一个普适性的生活质量评定量表，包含 36 个条目，囊括躯体功能、躯体角色、肌体疼痛、总的健康状况、活力、社会功能、情绪角色和心理健康 8 个领域。各领域分值的高低可直接反映健康状况的好坏，分值越高，表明该领域功能状况越好，生命质量越高。

第四节　老年帕金森病功能障碍的康复评估与治疗

一、老年帕金森病运动功能障碍

（一）运动功能障碍特点

核心运动症状的特点已在前面的诊断标准中描述，下面从功能角度做详细描述。

1. 体能（physical capacity） 与健康的同龄人相比，PD 患者的活动水平要低三分之一。24% 的原因在于疾病严重程度、步态障碍和日常生活活动的限制[51, 52]。害怕跌倒也可能会导致户外体育活动的减少。活动低下会降低肌肉的力量和长度，特别是老年人的承重肌肉。在 PD 人群中，腿部肌力减少与跌倒风险增加和行走速度降低有关。肌肉力量的减少也与平衡能力和功能灵活性的降低有关。许多 PD 患者还表现出一种普遍的屈肌姿势，这种改变通常与侧屈肌的改变相结合，其原因不明。长期的体位变化可能导致继发性肌无力，尤其是背部和颈部的伸肌，但也会导致肩部、臀部和腿部的肌肉无力。

2. 转移（transfers） 随着疾病的进展，复杂的动作序列，如转移和手功能活动，可能不再自如执行。表现较差的转移包括从椅子上站起来、坐到椅子上、上床或起床、在床上翻身。从坐到站的转移过程中一个常见问题是，PD 患者在站立时不能前倾得足够远，因此会向后倒在椅子上。可能机制有：对抗重力时肢体的支撑力弱，躯干向前运动时速度的时机把握不好。具体地说，髋关节伸肌力量降低可能是其作用的机制之一。

3. 手功能活动（manual activities） 与转移类似，因为复杂的动作序列需要，手动活动可能会变得难以执行。动作的流畅性、协调性、效率和速度以及灵巧性往往会下降。运动成分的时机和整合能力受损，以及对必要力量的调节能力和握力精度受损，都可能是原因之一。此外，震颤可能影响手功能活动，尽管静止性震颤通常在运动开始后消失或减少。然而，肌肉的等距运动也会引起震颤，比如长时间拿着一个物体。在某些 PD 患者中，可以观察到影响随意运动的动作性震颤。

4. 平衡与跌倒（balance and falls） 跌倒在 PD 中很常见。在前瞻性评估中，3 个月期间的跌倒率为 38% ~ 54%[53]，12 个月期间的跌倒率为 68%[54]，20 个月期间的跌倒率为 87%[55]。由于姿势反射的逐渐减弱，改变和保持身体姿势的能力受到限制。以及由于本体感觉障碍，躯干灵活性降低，包括左旋多巴药物治疗的副作用可能进一步降低平衡能力。一般认为，跌倒在发病 5 年后才会出现，然而最近的研究明确即使在早期阶段，PD 患者跌倒的风险也会增加[56]。晚期跌倒风险的降低可能是由于久坐的生活方式或简单的不活动造成的。跌倒在最初症状表现为步态障碍的患者身上尤为明显。

5. 步态（gait） 即使在疾病的早期阶段，步态也会受到限制。步态障碍可分为持续性步态障碍和间歇性步态障碍。持续性步态障碍包括手臂摆动不对称地减少或消失、弯腰姿势、步长减少或多变，以及在运动迟缓型帕金森病患者中观察到的站立或躺卧姿势的转身困难。PD 的平均步行速度估计为 0.88 m/s，而 H-Y 3 ~ 4 级比 H-Y 1 ~ 2 级慢24%，这比国际标准行人步行速度（0.94 ~ 1.2 m/s）要慢得多[57]。除了持续性步态障碍，PD 还可表现出间歇性步态障碍，如慌张步态和冻结步态。

（二）康复评定

1. 预评定 目前临床上常用修订的 Hoehn - Yahr（H-Y）分级对 PD 的病情进展程度进行大致分级。主要应用 MDS- UPDRS 第三部分运动功能检查分量表，对运动迟缓、强直、姿势平衡障碍、步态异常和手功能活动障碍等进行统一评定。还可结合跌倒史问卷、冻结步态问卷（freezing of gait questionnaire，FOG-Q）（表 4-4-1）、活动平衡信心量表（activities balance confidence scale，ABC）和身体活动调查问卷等进行预评定，以了解患者当前的身体活动水平、跌倒风险和步态情况。

表 4-4-1 冻结步态问卷（FOG-Q）

内容	得分
A 在你状态最差时行走：	
0 正常	
1 多数正常——稍微有点慢	
2 慢，但完全独立	
3 需要帮助或拐杖	
4 不能行走	
B 你的步态困难影响日常生活和独立性吗?	
0 一点也不	
1 轻度	
2 中度	
3 重度	
4 不能行走	
C 当你行走中、转弯或起步时是否感觉脚粘在地板上?	
0 从不	
1 极少——约 1 月 1 次	
2 偶尔——约 1 周 1 次	
3 经常——约 1 天 1 次	
4 总是——行走中任何时候	
D 你的冻结事件最长是多久?	
0 从未发生	
1 1 ~ 2 s	
2 3 ~ 10 s	
3 11 ~ 30 s	
4 大于 30 s 不能行走	

续表

内容	得分
E 你的起步困难时间一般持续多长时间？	
0 从未发生	
1 超过 1 s	
2 超过 3 s	
3 超过 10 s	
4 超过 30 s	
F 你转弯时冻结持续多长时间？	
0 未发生	
1 1 ~ 2 s	
2 3 ~ 10 s	
3 11 ~ 30 s	
4 超过 30 s	

2. 功能评估　根据欧洲帕金森病物理治疗指南和中国帕金森病康复专家共识，针对常见的 6 种运动功能障碍，推荐了以下有效且可靠的测量工具，在时间和成本方面都是可行的（表 4-4-2）。由于老年 PD 患者在各方面表现的异质性很高，很少有一种功能测试是适用于全体老年 PD 人群的，应对不同功能状态的患者选择适当的评估工具。

表 4-4-2　帕金森病运动功能评估工具选择

平衡功能	步行功能	体能	肌力	柔韧性	转移能力
M-PAS	M-PAS	6MWT	1-RM	BST	M-PAS
TUG	TUG	Borg 6 ~ 20	30SCST	SRT	TUG
FTSST	6MWT	2MWT	FTSST	坐位旋转测试	FTSST
FRT	10MWT	FTSST	HST	测角仪	
BBS	rapid turns test	CPET	ACT		
Mini-BESTest or DGI or FGA			等速肌力仪		

注：M-PAS：改良帕金森病活动量表；TUG：起立 - 行走计时测试；FTSST：五次坐立试验；FRT：功能性前伸测试；BBS：Berg 平衡量表；Mini-BESTest：简易平衡评定系统测试；DGI：动态步态指数；FGA：功能性步态评估；6 MWT：6 分钟步行测试；10 MWT：10 米步行试验；Rapid Turns test：快速转弯测试；Borg 6 ~ 20：Borg 6 ~ 20 主观体力感觉等级量表；2MWT：2 分钟步行试验；CPET：心肺运动试验；1-RM：一次最大重复测试；30SCST：30 秒坐立测试；HST：握力测试；ACT：肱二头肌屈曲测试；BST：双手背勾测试；SRT：坐位体前屈测试。

（1）平衡功能评估：适用于 H-Y 1 ~ 4 级的患者。可选择改良帕金森病活动量表（modified Parkinson activity scale，M-PAS）、起立 - 行走计时测试（timed up & go，TUG）、五次坐立试验（five times sit to stand test，FTSST）、功能性前伸测试（functional reach test，FRT）、Berg 平衡量表（Berg balance scale，BBS）。简易平衡评定系统测试（mini balance evaluation systems test，Mini-BESTest）、动态步态指数（dynamic gait index，DGI）或功能性步态评估（functional gait assessment，FGA），这三者包括静态平衡和动态平衡的评估，

且都可同时对平衡功能和步行功能进行评估，任选其一即可。跌倒危险的因素是复杂而多面性的，建议采用两种以上工具综合评估静态平衡和动态平衡能力。

1）改良帕金森病活动量表（M-PAS）：M-PAS由18项活动组成，涵盖功能性活动的3个方面：椅子转移（2项）、步态（6项）和床上活动（8项），评估平衡、步态和转移3方面的功能水平。所有项目根据完成质量都分为5个等级（0~4分），4分为最好，0分为不可能完成或依赖帮助。根据评估的功能不同，可以使用M-PAS的不同部分。建议使用椅子和步态部分的项目评估平衡功能。

2）起立-行走计时测试（TUG）：TUG测试内容包括起立、行走、转身及坐下，是一种综合评测平衡功能、步态和坐站转换能力的方法（图4-4-1）。TUG测试结果与老年人的平衡能力和步行速度之间有较高的相关性。TUG简单易行，对老年PD患者的跌倒风险可能具有比较可靠的预测价值。

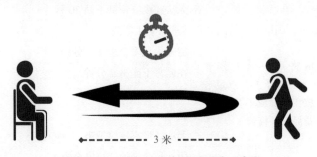

图 4-4-1　起立-行走计时测试示意图

3）五次坐立试验（FTSST）：从坐到站这一动作序列需要良好的关节活动度、肌肉力量和姿势控制能力。FTSST因简便、快捷而常用于评估老年患者的下肢力量和平衡功能，也被用于跌倒风险的筛查，且具有较好的重测信度、较高的敏感性和特异性。FTSST的场地和设备条件要求低，测试过程简单、快速，从坐到站的动作测试形式易被老年患者理解和执行，也便于在家中自我评估，适用于多种测试环境[58]。

4）功能性前伸测试（FRT）：FRT是一种最初专为老年人设计的动态站立平衡测试，通过测量受试者向前伸臂的最大距离来评估其平衡功能。FRT简便易行，经济实用，对设备、场所要求低，再测信度和测试者间信度高。因此，FRT适合在临床尤其在社区中推广应用，以快速评估患者平衡能力，筛查跌倒风险人群，并能动态观察前后变化[59]。

5）Berg平衡量表（BBS）：该量表用于测试患者在静态和动态方面的平衡能力，由测试者给出指令并观察患者从坐到站、无支撑站立、无支撑坐位、从站到坐、转移、闭目站立、并足站立、手臂前伸、弯腰拾物、转头向后看、原地转圈、双足交替踏凳、双足前后站立和单腿站立共14个动作，每个动作又根据患者的完成质量分为5个级别，分别对应0~4分，满分56分（表4-4-3）。得分越低表示平衡功能越差，跌倒的可能性越大。

表 4-4-3 Berg 平衡量表（BBS）

评价项目	指令	评分标准	得分
1. 由坐到站	请试着不用手支撑站起来（用有扶手的椅子）	能不用手支撑站起并站稳	4
		能独自用手支撑站起并站稳	3
		能在尝试几次之后用手支撑站起来并站稳	2
		需要轻微帮助下才可站起或站稳	1
		需要中度或大量的帮助才能站起	0
2. 独立站立	请尽量站稳	能安全地站 2 分钟	4
		需在监护下才能站 2 分钟	3
		不需要支撑能站 30 秒	2
		尝试几次后才能在不需要支撑下站 30 秒	1
		无法在没有帮助下站 30 秒	0

注：如果第 2 项≥3 分，则第 3 项给满分直接进入第 4 项测试

评价项目	指令	评分标准	得分
3. 独立坐	请将双手抱于胸前（坐在椅子上，双足平放在地面或小凳子上，背部离开椅背）	能安稳且安全地坐 2 分钟	4
		在监督下能坐 2 分钟	3
		能坐 30 秒	2
		能坐 10 秒	1
		无法在没有支撑下坐 10 秒	0
4. 由站到坐	请坐下	用手稍微帮忙即可安全坐下	4
		需要用手帮忙来控制坐下	3
		需要用双腿后侧抵住椅子来控制坐下	2
		能独立坐到椅子上但不能控制身体的下降	1
		需要帮助才能坐下	0
5. 床－椅转移	请坐到有扶手的椅子上来，再坐回床上；然后再坐到无扶手的椅子上，再坐回床上	用手稍微帮忙即可安全转移	4
		必须用手帮忙才能安全转移	3
		需要言语提示或监护才能完成转移	2
		需要一个人帮助才能完成转移	1
		需要两个人帮忙或监护才能完成转移	0
6. 闭眼站立	请闭上眼睛并尽量站稳	能安全地站立 10 秒	4
		能在监护下站立 10 秒	3
		能站立 3 秒	2
		不能站 3 秒但睁眼后可以保持平衡	1
		闭眼站立需要帮助以避免摔倒	0
7. 双足并拢站立	请双脚并拢站立，不要扶任何东西，尽量站稳	能独立、安全地双足并拢站立 1 分钟	4
		需在监护下才能双足并拢独立站 1 分钟	3
		能双足并拢独立站立但不能站 30 秒	2
		需要帮助才能将双脚并拢但并拢后能站 15 秒	1
		需要帮助才能将双脚并拢但并拢后不能站 15 秒	0

续表

评价项目	指令	评分标准	得分
8. 站立位上肢前伸	将手臂抬高90度，伸直手指并尽力向前伸，请注意双脚不要移动	能安心地前伸25 cm的距离	4
		能前伸12 cm的距离	3
		能前伸5 cm的距离	2
		能前伸但需要监护	1
		尝试前伸即失去平衡或需要外部帮助才能前伸	0

注：进行此项测试时，要先将一根皮尺横向固定在墙壁上。受试者上肢前伸时，测量手指起始位和终末位对应于皮尺上的刻度，两者之差为患者上肢前伸的距离。如果可能的话，为了避免躯干旋转受试者要两臂同时前伸

评价项目	指令	评分标准	得分
9. 站立位从地上拾物	请把你脚前面的拖鞋捡起来	能安全而轻易地捡起拖鞋	4
		需要在监护下捡起拖鞋	3
		不能捡起但能够到达距离拖鞋2～5 cm的位置并独立保持平衡	2
		不能捡起并且当试图尝试时需要监护	1
		不能尝试或需要帮助以避免失去平衡或跌倒	0
10. 转身向后看	双脚不要动，先向左侧转身向后看，然后，再向右侧转身向后看	能从两侧向后看且重心转移良好	4
		只能从一侧向后看，另一侧重心转移较差	3
		只能向侧方转身但能够保持平衡	2
		当转身时需要监护	1
		需要帮助以避免失去平衡或跌倒	0

注：评定者可以站在受试者身后，手拿一个受试者可以看到的物体，以鼓励其更好地转身

评价项目	指令	评分标准	得分
11. 转身一周	请转身一周，暂停，然后再从另一个方向转身一周	能从两个方向用≤4秒的时间安全地转一圈	4
		只能在一个方向用≤4秒的时间安全地转一圈	3
		能安全地转一圈但用时超过4秒	2
		转身时需要密切监护或言语提示	1
		转身时需要帮助	0
12. 双足交替踏台阶	请将左、右脚交替放到台阶或凳子上，直到每只脚都踏过4次台阶或凳子	能独立而安全地站立并20秒内完成8个动作	4
		能独立站立但完成8个动作的时间超过20秒	3
		在监护下不需要帮助能完成4个动作	2
		需要较小帮助能完成2个或2个以上的动作	1
		需要帮助以避免跌倒或不能尝试此项活动	0
13. 无支撑情况下双足前后站立	（示范给受试者）将一只脚放在另一只脚的正前方并尽量站稳	能独立地将双脚一前一后地排列（无距离）并保持30秒	4
		能独立地将一只脚放在另一只脚的前方（有距离）并保持30秒	3
		能独立地将一只脚向前迈一小步且能够保持30秒	2
		需要帮助才能向前迈步但能保持15秒	1
		当迈步或站立时失去平衡	0

注：评分为3分时，步长要超过另一只脚的长度且双脚支撑宽度应接近受试者正常的步幅宽度

续表

评价项目	指令	评分标准	得分
14. 单腿站立	请单腿站立尽可能长的时间	能够独立抬起一条腿且保持 10 秒以上	4
		能够独立抬起一条腿且保持 5 ~ 10 秒	3
		能够独立抬起一条腿且保持 3 ~ 5 秒	2
		试图抬起一条腿，保持时间不足 3 秒，但可维持独立站立	1
		不能尝试此项活动或需要帮助以避免跌倒	0

注：0 ~ 20 分，平衡功能差，患者需坐轮椅；21 ~ 40 分，有一定平衡功能，需在辅助下步行；41 ~ 56 分，平衡功能较好，可独立步行；< 40 分，提示有跌倒的危险。

6）简易平衡评定系统测试（Mini-BESTest）：与 BBS 类似，Mini-BESTest 包括静态平衡测试和动态平衡测试，且行走项目的设计更加接近实际步行。该量表包括姿势调节、体位控制、感觉定向力和动态步态 4 个维度，共计 14 个条目。每个条目分为 3 个等级（0 ~ 2 分），0 分代表差，1 分代表中等，2 分代表正常，满分 28 分。

7）动态步态指数（DGI）：DGI 包括 8 项步态相关活动，如：以不同速度行走、步行中转头、跨越及绕行障碍物、上下台阶、快速转身等。每个项目分为 4 个等级（0 ~ 3 分），满分 24 分，分数越高表示平衡及步行能力越好。

8）功能性步态评估（FGA）：FGA 由 10 个项目组成，每个项目分为 4 个等级（0 ~ 3 分），满分 30 分，分数越高提示平衡及步行能力越好。FGA 对跌倒的预测在不同人群中存在差异，在社区居住的老年人中，FGA ≤ 20 提示高跌倒风险，在 PD 患者中 FGA ≤ 15 提示高跌倒风险。

（2）步行功能评估：适用于 H-Y 1 ~ 4 级的患者。可采用 M-PAS 的步态部分、TUG、6 分钟步行测试（6-minute walk test，6 MWT）、10 米步行试验（10-meter walk test，10 MWT），快速转弯测试（rapid turns test），以及上述的 Mini-BESTest、DGI、FGA。还可利用三维步态分析仪对步态障碍进行定量评定。

1）10 米步行试验（10 MWT）：通过 10 MWT，可以评估正常舒适速度和尽可能快的步行速度。此外，还可以确定步长、步频，步长对于使用视觉线索训练很重要；如果使用听觉线索进行训练，则步频很重要。当场地空间不足时，10 米步行试验可以缩短为 6 米步行试验（图 4-4-2）。10MWT 有助于识别有跌倒风险的患者，以及监测功能的进展情况。

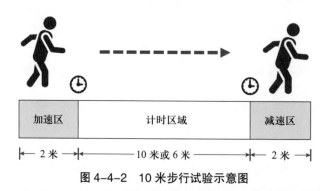

加速区	计时区域	减速区
2 米	10 米或 6 米	2 米

图 4-4-2　10 米步行试验示意图

2）快速转弯测试：主要用来检测患者是否有冻结步态，适合于直线行走不明显的情况。在快速转弯测试中，要求患者在极窄的通道里反复进行两个方向的快速转弯。如果仍然不能引发冻结步态，则可以增加双重任务。

（3）体能与耐力评估：心肺适能可反映患者的整体健康和身体状况，是运动处方的一个重要参数。PD 患者心肺适能通常下降，因此有必要对患者进行体能评估，以获得个性化运动方案的基线测量值，帮助制定运动处方，并可评估运动风险、评价运动康复效果。

心肺运动试验（cardiopulmonary exercise testing，CPET）可全面地评价心肺功能储备和运动耐力，是体能评估的金标准。病情较轻的患者可采用跑步机或功率自行车进行CPET。不能完成 CPET 者，可使用 6MWT 代替，并结合 Borg 6 ~ 20 主观体力感觉等级量表（Borg's 6 ~ 20 rating of perceived exertion scale，Borg 6 ~ 20）（表 4-4-4）评价患者的自感用力程度（rating of perceived exertion，RPE），不能执行 6MWT 的患者可改用 2 分钟步行试验（2-minute walk test，2MWT）。FTSST 在一定程度上也可反映体能水平。

表 4-4-4　Borg 6 ~ 20 主观体力感觉等级量表

分数（score）	主观用力程度（perceived exertion）	中文含义
6	no exertion at all	一点也不费力
7	extremely light	极度轻松
8		
9	very light	很轻松
10		
11	light	轻松
12		
13	somewhat hard	有点困难
14		
15	hard	困难
16		
17	very hard	很困难
18		
19	extremely hard	极度困难
20	maximal exertion	已尽最大努力

1）心肺运动试验（CPET）：CPET 是通过在负荷递增的运动中测量相关心肺功能指标，经过对各项参数的综合分析，以评估心肺功能储备和运动耐力。常用指标包括最大心率（maximal heart rate，HRmax）、心率储备（heart rate reserve，HRR）、峰值摄氧量（VO_2peak）、无氧阈（anaerobic threshold，AT）、代谢当量（metabolic equivalent，MET）等。进行 CPET 评估需排除相关禁忌证，并在试验前至少禁食 3 小时，穿着宽松的衣物

和安全的鞋子，可选择运动平板或功率自行车两种方式进行逐级递增的增量运动（图4-4-3）。功率自行车能让老年患者采取固定的座位，也可更准确地测量血流动力学和气体分析指标，所以老年 PD 患者进行 CPET 检查首选功率自行车。

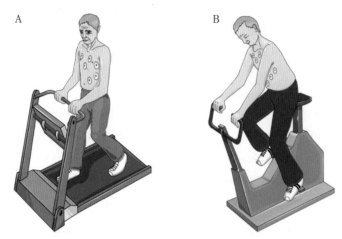

图 4-4-3　心肺运动试验的常见方式

A. 运动平板；B. 功率自行车。

2）6分钟步行测试（6MWT）：6MWT 是让患者在平坦的硬地上采用徒步运动方式，测试其在 6 分钟内用尽可能最快的速度所行走的距离。通过距离长短来判断心肺耐力水平和日常生活中的身体活动能力，是临床常用的检测手段。6MWT 操作简便、安全性好且易于管理，适合不能完成 CPET 的症状较重的患者，以及常规体能监测。试验过程中可使用平时使用的辅助器具（拐杖、助行器等）。

（4）肌力评估：上肢肌力评估可选择：握力测试（handgrip strength test，HST）、肱二头肌屈曲测试（arm curl test，ACT）；下肢肌力评估可选择：FTSST、30 秒坐立测试（30-second chair stand test，30SCST）；上、下肢肌力评估可选择：一次最大重复测试（one repetition maximum，1-RM）、等速肌力仪测试[60, 61]，其中 1-RM 是评估个人最大肌肉力量的金标准，抗阻运动强度常用 1-RM 的百分比作为参考。对于病情较重的患者，可采用徒手肌力测试（manual muscle test，MMT）。由于下肢肌力是预测老年患者跌倒危险的一个主要因素，所以必须评估下肢肌力。

（5）柔韧性或灵活性评估：上肢柔韧性评估可采用双手背勾测试（back scratch test，BST）；下肢柔韧性评估可采用坐位体前屈测试（sit and reach test，SRT）；躯干柔韧性评估可采用坐位旋转测试[60]。其次，还可用测角仪或量角器测量各个关节的活动度（range of motion，ROM）。进行柔韧性评估时，鼓励患者伸展至轻微不适但不感到疼痛的程度，并在药物起效期间进行测试。

（6）转移能力评估：建议采用 M-PAS（椅子和床部分）、TUG、FTSST 进行评估。

TUG 测试包括起立、行走、转身、再行走，然后转身坐下等一系列功能性转移活动，因此 TUG 常用于评估老年患者的功能移动能力和基本活动技巧，可作为一个筛查和评价的工具。FTSST 也可以快速评估老年人从坐到站的动作能力，为临床上评估老年患者的功能性移动能力提供参考[62]。

（7）手功能或作业能力评估：常采用九孔柱测试（nine-hole peg test，NHPT）和简易上肢功能检查（simple test for evaluating hand function，STEF），以评估手功能或作业能力。

3. 评估注意事项　在康复治疗前和康复治疗期间对患者进行功能评估非常重要，有助于预测可能发生高损伤风险的个体，反馈康复干预效果，还有利于根据患者的具体功能障碍制订个性化的训练计划。以下为评估注意事项。

（1）建议对每个 PD 患者使用跌倒史问卷、冻结步态问卷、身体活动调查问卷进行预评定。

（2）应分别在疾病的"开期"和"关期"进行各个功能评估。为了提高识别 PD 患者跌倒风险的准确性，建议在"关期"进行平衡功能测试。

（3）由于帕金森病的进展性特点，建议每 6～12 个月重新评估一次，以改良运动方案。

（4）存在心血管、肺部或代谢疾病风险的患者在体能评估前应进行适应性测试和热身，并根据需要使用适当的方案。

（5）对于下肢无力、平衡受损或有跌倒史的患者，应采取预防措施（使用安全带、技术人员协助），尤其在测试的最后阶段，由于疲劳，患者的步行功能可能会恶化。

（6）为了节省时间成本，可优先选择能同时用于多个功能评估的测量工具，如 M-PAS、TUG、6MWT、FTSST；优先选择能定量监测功能变化的评定工具，如 TUG、6MWT、10MWT、BBS、DGI。

（7）每次评估的时间、环境、测试条件（衣服、鞋子及使用的辅助器具）尽量相同或相似。尽量在服用相同种类、剂量药物后的同一时间内评定，并记录疲劳程度。评定时记录患者是处于"开期"或"关期"。

（8）CPET 需由专业医师操作、评估，不习惯戴着呼吸面罩进行运动的患者可只记录心电等指标。无法耐受 CPET 的患者可考虑进行放射性核素负荷试验或负荷超声心动图，以评估心功能储备。

（三）康复治疗

对于 PD 的康复治疗，现有的最佳证据建议提高患者的身体活动水平，运动疗法和传统理疗项目是实现这一目标最有效的策略[63]。其次，规律的运动对于防止罹患 PD 也能起到一定预防作用。有证据表明，至少 4 周的步态训练或 8 周的平衡训练在治疗结束后产生的效果可持续 3～12 个月。持续至少 12 周的有氧训练、力量训练、太极拳或舞蹈锻炼可以产生长期有益的效果[64]。

1. 治疗目标

（1）H-Y 1 级：实现目标包括：①自我管理支持；②避免久坐不动；③减少对身体移动或跌倒的恐惧；④增强体能、肌力；提高平衡性、柔韧性；⑤减少疼痛；⑥尽量延迟活动限制的开始。

（2）H-Y 2～4 级：增加目标为保持或改善活动水平，包括：①体位转移；②平衡能力（提高稳定性）；③手功能活动；④步态（防止跌倒、减少冻结）。

（3）H-Y 5 级：增加目标包括：①维持重要机能；②防止压疮；③防止挛缩；④专人护理。

2. 运动疗法　运动疗法是一种易实施、低成本、低风险的干预手段，可以改善 PD 患者的运动和非运动症状，对所有阶段的 PD 患者都有益处。因此，对每个 PD 患者都应该给予运动处方并鼓励运动。运动除了能改善临床症状外，还能调节一系列有关大脑维持和可塑性的支持系统，包括促进神经生成、突触生成、血管生成和增强多脑区间功能性连接。除此之外，运动可通过抑制氧化应激、促进神经营养因子产生、修复线粒体损伤等方式，发挥神经保护作用[65]。

（1）运动处方原则

1）核心原则：①以患者为中心，确定患者的目标和功能性需求；②进行患者教育，减少患者对体育活动的担忧，解释运动对于改善疾病的作用；③仔细确定患者身体活动的基线水平；④运动持续时间、频率、强度应循序渐进；⑤避免过度活动或活动不足；⑥尽量避免急性疼痛加剧；⑦出于安全考虑，制订一个突发事件计划；⑧配合药物治疗和其他疗法，以达到最佳疗效。

2）运动处方顺序：①从当前身体活动的基线水平开始，增加低强度体力活动；②逐渐过渡至中等强度运动；③身体允许的情况下进行高强度的运动训练。

3）运动强度制定：①对于能进行 CPET 的患者，可用最大心率（HRmax）、心率储备（HRR）、峰值摄氧量（VO_{2peak}）的百分比作为有氧运动强度的参考；②无条件行 CPET 者，常用最大预测心率（=220– 年龄）来制定有氧运动强度；③不能进行 CPET 的患者，可通过 RPE 分数判定有氧运动强度；④抗阻训练的强度多用一次重复最大值的百分比来表示（1–RM，%）。

4）终止训练的情况：告知 PD 患者在运动中感到疲劳和流汗是正常的，但如果出现以下情况，应立即停止运动训练并及时进行医疗处理：①感到恶心；②胸闷或胸痛超过数分钟且不缓解；③呼吸频率过快（大于 40 次 / 分钟）或感到呼吸困难；④有严重疲劳感；⑤感到头晕或眩晕；⑥出现心悸或心动过速；⑦有难忍受或不舒服的疼痛感；⑧突然冒冷汗；⑨监测显示运动期间收缩压下降超过 10 mmHg。

（2）运动方式

1）有氧或耐力训练：是适用于 PD 患者的主要运动疗法，其种类可包括步行、快走、跑步、游泳、骑自行车、太极拳、舞蹈等[60]。舒缓、伸展性运动比较适合老年患者，例如太极拳、广场舞等。并且，集体运动可提高老年患者的运动能力，调节老年患者的情绪。中等强度和高强度运动对于早期患者来说是可行且安全的。针对体力衰弱或年纪较大的患者，建议从低强度开始，延长热身、拉伸时间，缓慢增加运动强度。无行走能力的患者可使用卧式自行车或踏步机、上肢功率自行车进行锻炼。运动过程中注意监测心率，避免运动强度过大。

运动处方参数：每周训练 3 ~ 5 天，每天 20 ~ 60 分钟（不包括热身运动及运动后拉伸时间），可拆分为多组运动进行；强度应适中，以 RPE 量表中的 13 分或最大心率的 60% ~ 80% 或心率储备的 40% ~ 60% 为宜[61, 66, 67]。运动进展顺序为：首先增加每次训练的持续时间，然后增加训练次数，最后增加训练强度。

2）抗阻或力量训练：可以增强和调节肌肉力量，增加骨量。PD 患者有发生肌肉萎缩的较高风险，应考虑对维持日常功能的主要或大肌群进行肌肉力量训练，尤其是下

肢。由于下肢肌力是预测老年患者跌倒危险的一个主
要因素，因此要重视下肢力量训练。训练方式包括使
用器械（哑铃、举重机、弹力带等）进行的抗阻训练
（图4-4-4），以及无须器械的徒手力量训练，如仰卧起
坐、俯卧撑、下蹲、臀桥等[68]。

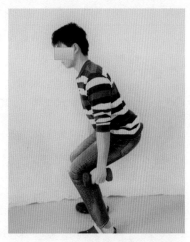

图4-4-4　利用哑铃进行抗阻训练

运动处方参数：每周训练2～3天，每次训练间
歇至少1天；每天训练1～3组，每组动作重复8～
12次[67]，具体根据患者体力水平作个性化调整；每组
肌肉群及每组训练之间间歇2～4分钟以缓解疲劳。建
议采取渐进式力量训练以逐渐增加强度，低强度一般
为40%～50% 1-RM，中高强度为60%～80% 1-RM，
极低强度为30% 1-RM以下，适合老年及晚期PD患
者。当患者耐受当前训练方案后，可以增加运动类型
或训练强度，如增加阻力、次数、组数等。

3）柔韧性或灵活性训练：运动类型包括动态拉伸、静态拉伸、器械辅助软组织松
动术（instrument assisted soft tissue mobilization，IASTM）和本体感觉神经肌肉促进技术
（PNF）等。静态拉伸指依靠自我控制或外力将特定肌肉拉伸到最大限度并保持静止姿
势，拉伸肩部肌肉可做压肩、双臂外展拉伸动作，拉伸腰部肌肉可做坐位体前屈动作，
拉伸腿部肌肉可做坐压腿、直膝分腿动作。动态拉伸指有节奏地多次重复同一拉伸动作，
拉到有疼痛感时放松，动态拉伸强度较大，更容易出现运动损伤，不太适宜老年PD
患者。

运动处方参数[61, 66]：每天或隔天训练一次，每次训练时间为15～30分钟；强度
建议在不适点保持静态伸展10～60秒；尽量训练到身体的每个区域，建议对每个主要
肌肉肌腱进行一系列的灵活性练习，每个动作重复1～3次。

各时期帕金森病的主要运动处方参数见表4-4-5。

表4-4-5　各时期帕金森病的运动处方参数

		有氧训练	抗阻训练	柔韧性训练
早期PD患者	频率	3～5天/周	2～3天/周	30分钟/天
	强度	中等强度：60%～80% HRmax、40%～60% HRR、12～13分RPE 高强度：80%～90% HRmax、60%～80% HRR、14～17分RPE	低强度：40%～50% 1-RM 中高强度：60%～80% 1-RM	/
	时间	45分钟	2～4组，每组动作重复8～12次	每个动作重复3次，每次拉伸60秒
	类型	跑步机、功率自行车、快走、游泳、舞蹈、太极拳	爬楼梯、器械辅助或徒手力量训练、自由举重	主要肌群和小腿拉伸

续表

		有氧训练	抗阻训练	柔韧性训练
中期 PD 患者	频率	2 ~ 3 天 / 周	2 ~ 3 天 / 周	30 分钟 / 天
	强度	中等强度：60% ~ 80% HRmax、40% ~ 60% HRR、12 ~ 13 分 RPE	低强度：40% ~ 50% 1-RM	/
	时间	30 ~ 40 分钟，拆分进行	1 ~ 3 组，每组动作重复 8 ~ 12 次	每个动作重复 3 次，每次拉伸 30 ~ 60 秒
	类型	跑步机、步行、功率自行车、舞蹈、太极拳	爬楼梯、原地踏步、弹力带	小腿拉伸、姿势矫正
晚期 PD 患者	频率	2 ~ 3 天 / 周	1 ~ 2 天 / 周	15 分钟 / 隔天
	强度	低强度：30% ~ 50% HRmax、30% ~ 40% HRR、9 ~ 11 分 RPE	极低强度：< 30% 1-RM	/
	时间	20 分钟或 2 ~ 3 个 10 分钟	≥ 1 组，每组动作重复 6 ~ 12 次	每个动作重复 ≥ 1 次，每次拉伸 10 ~ 30 秒
	类型	步行、卧式自行车 / 踏步机、上肢功率自行车	爬楼梯、原地踏步、弹力带	小腿和腘绳肌拉伸

注：HRmax：最大心率；HRR：心率储备；RPE：自感用力程度；1-RM：一次重复最大值。

（3）运动注意事项

1）根据病情制定运动处方：PD 患者的病情千差万别，需要个体化分析，根据患者的疾病阶段、年龄、运动障碍、体能等多种因素来综合判断如何进行合理的运动训练。

2）运动训练应在服药后 45 ~ 60 分钟开始。尽量从"开期"开始运动，逐步过渡到"关期"，并根据开关期的不同运动功能状态而制定不同的运动处方。

3）运动前热身时间要充足，建议进行 5 ~ 10 分钟的热身活动。运动后适度拉伸、按摩，缓解肌张力。

4）运动进展顺序应从持续时间或频率开始，最后根据患者的耐受性增加运动强度。例如：先进行低强度运动，每周 3 天，每天 1 次，每次至少 10 分钟。如果患者耐受良好，建议首先增加每次训练的时长，然后增加每天的训练次数，最后达到每周 3 ~ 5 天，每次 20 ~ 60 分钟的中等至高强度的训练方式。

5）对于运动风险较高的患者，应在有氧训练期间持续监测心率、血压、RPE 和其他体征。如果存在脑深部刺激装置，须停用，以避免干扰心电图记录。

6）加强运动中的保护，避免跌倒等外伤风险。例如：使用跑步机时应用体重支持系统、护膝、安全带，固定功率自行车的脚踏板等。

3. 常规物理治疗　目前广泛使用的各种理疗技术对治疗 PD 效果差异不大，均有短期疗效和一定的长期疗效[64, 69, 70]，包括放松训练、姿势训练、平衡训练、步态训练、转移训练、手功能活动训练、面部表情肌锻炼等。

（1）放松训练：深呼吸法和想象放松法是最常用的放松训练方法。通过有节奏地转动躯体、按摩，可以缓解肌肉的强直僵硬。通过缓慢刺激前庭，例如柔和地来回摆动肢体可以放松身体的肌群。比如 PNF 技术，它可以有节律地进行，从被动地辅助到积极主动地运动，从一开始的小幅度的活动，逐渐过渡至全范围的活动，不仅可以松弛强直的肌肉，还能减少因为少动带来的损伤，是一种非常有效的治疗手段。

（2）姿势训练：PD 患者的姿势训练侧重于躯干屈曲姿态的纠正，例如利用姿势镜实行抗重力拉伸训练。

（3）平衡和步态训练：①采用大步、直线、上肢有节奏地摆动的行走方式。②重心转移与平衡练习（图 4-4-5）：首先进行闭眼、单腿站立、转头、重心移动等静止姿态的控制，在患者能够熟练掌握的情况下，可以进行上肢、下肢运动等动态姿态的控制。③在泡沫板上练习站立和行走，伴有或无干

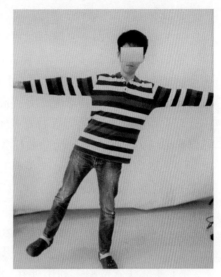

图 4-4-5　平衡训练

扰身体平衡的外界因素（推或拉）。④学习在走路时如何正确地转弯。⑤绕着障碍物行走：增加做突然停步、转弯、倒退走等动作。⑥在平衡和行走训练时，增加双任务，例如谈话同时手拿物品，或者将头从左边转向右边，观察墙上摆放的东西并说出物品名字。⑦将患者置于容易引起冻结的环境，例如狭窄的空间、设置障碍物等，以促进患者的适应，减少冻结的发生。

（4）转移训练：包括有平行移动、翻身、坐起、床椅转移等锻炼形式。病情较重的患者，应尽量定期在床上做翻身运动并进行床椅间体位变换训练。

（5）手功能活动训练：主要进行抓握、操控、够取物体等方面的训练（图 4-4-6），以改善动作的稳定性、精确性、协调性和速度。

1）旋前、旋后训练：患者屈肘 90°，一手旋前，另一手旋后，来回翻转；或在桌子上一字排开一些纸牌或硬币，让患者用双手同时将之沿一个方向翻起，如向右翻时，右手旋后左手旋前，向左翻时，双手动作相

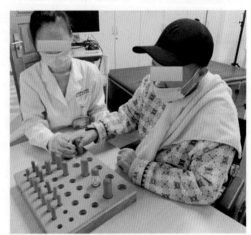

图 4-4-6　手功能活动训练

反。这些动作对患者梳洗、刷牙、用餐具很有帮助。

2）抓放训练：让患者垂直用手抓住一根短棒的下端悬空，让棒一段一段地从手中下落，松手时棒落下少许抓住。然后再松再抓，一直到棒的上端再重新开始。

3）手精细运动训练：让患者练习写大字，感到困难时用大字临摹练习本进行临摹，每日检查字迹。系纽扣、系鞋带、拉拉链、捏橡皮泥、编织等都可以训练手的灵巧性，还可进行打字训练，练习手指按键的动作。

4. 运动技巧习得

（1）双重任务训练：即同时进行两项不同的任务，常常为运动和认知任务训练相结合。例如步行的时候手持一个装满水的水杯，或者一边走路一边说"发"开头的词语。在发病初期，PD 患者完成双重任务时只表现为轻度的障碍，因此应多鼓励采用双重任务的方法，逐步加大其难度，并提高其完成两项或多项任务的能力。在中、晚期，患者执行双重任务会显著影响活动或者任务完成的质量，因此要尽可能地避免或减少双重任务以集中精力完成当前的活动或任务。

（2）运动策略训练：运动策略有心理暗示、外部线索、认知运动三种形式，十分适合 PD 患者在活动受限制的场合训练，在这种环境下进行训练能达到很好的效果，或者尽量模拟这种情况。

1）心理暗示策略：为了改善运动时的表现，需要指导患者将注意力集中在当前的任务上。例如，行走时要记住迈大步，转弯的时候要转大弯，写字时要写大的字体。

2）外部线索策略：利用外在的线索，如视觉、听觉、本体感觉或触觉，以促使患者启动运动或延长运动的持续状态，从而减轻起步困难和冻结步态。比如使用像斑马线一样的线条，地面的花纹或人行道的瓷砖作为视觉提示；播放有节奏感的音乐或口令等作为听觉提示；佩戴振动腕带发出有节律的震动作为本体感觉刺激。

3）认知运动策略训练：又称复杂运动序列训练，是指通过将复杂运动分解成多个简单步骤，让患者集中注意力按顺序逐步完成这些动作，以改善复杂动作的执行困难，尤其是转移能力。通过指导和示范进行针对性训练，鼓励患者在开始运动或完成任务前，通过运动想象和内心演练来预演这些步骤[71, 72]。

5. 其他康复治疗方式

（1）非侵入性神经调控技术：重复经颅磁刺激（repeated transcranial magnetic stimulation, rTMS）是无创神经调控技术的常用方式，能有效地改善运动迟缓、冻结步态、异动症等。基于循证医学证据的 rTMS 临床治疗指南[73, 74]表明：针对大脑皮质 M1 运动区的 rTMS 高频刺激可能对运动迟缓有所改善，对强直型患者的效果可能优于震颤型患者；针对大脑皮质 M1 运动区的 rTMS 低频刺激可能对左旋多巴诱导的异动症和不自主运动有所改善，但维持时间较短。且目前研究中的疗效很轻微，尚不能作为常规治疗方式。

（2）虚拟现实（virtual reality, VR）：VR 是一种以沉浸式交互游戏为基础的运动训练形式。根据不同患者的不同运动障碍特点，制订有趣的个性化训练计划，研究结果显示，PD 患者对虚拟现实训练的依从性和主动参与程度很高。借助沉浸式情景交互，虚拟现实技术可以改善患者的运动症状（平衡姿势障碍）和非运动症状（情绪障碍、认知障碍）[71]。

（四）不同时期的运动康复策略

1. 早期帕金森病　以自我管理和促进积极主动的锻炼方式为主，避免久坐不动，推迟活动受限的发生。鼓励患者进行中、高强度有氧运动，渐进式抗阻运动以及柔韧性运动的组合训练，并辅以针对性的功能训练（平衡、步态、转移）。提高体能和肌力，改善柔韧性和平衡能力。

每周训练 5 天，各类型运动处方交替进行，例如：第 1 天做有氧训练，第 2 天做抗阻＋柔韧性训练，第 3 天做有氧训练，第 4 天休息，第 5 天做抗阻＋平衡训练，第 6 天做有氧＋柔韧性训练，第 7 天休息。如此以周为单位进行循环。

2. 中期帕金森病　保持或改善当前活动水平，以主动功能训练为主。此期尽量保持低、中强度有氧训练以及低强度抗阻训练。主要目标是维持或提高平衡功能、步态、转移能力和上肢功能活动能力，并预防跌倒。

每周训练 3 ～ 5 天，各类型运动处方交替进行，例如：第 1 天做有氧训练，第 2 天做平衡训练，第 3 天做抗阻训练，第 4 天休息，第 5 天做有氧＋步行训练，第 6 天做抗阻＋其他针对性功能训练，第 7 天休息，柔韧性训练在热身、拉伸阶段进行。如此以周为单位进行循环。

3. 晚期帕金森病　以维持重要机能为主，防止压疮、关节挛缩。尽量进行专人辅助下的主动运动训练，配合被动运动训练，以避免身体机能进一步下降。主要进行有防护的平衡训练、步行训练、上肢徒手操、床上肢体伸展运动等。尽可能降低运动的强度和风险，延长热身、拉伸时间。运动中注意观察病情变化，必要时监测心率、血压等指标。

每周训练 2 ～ 3 天，各类型运动处方交替进行，例如：第 1 天做平衡＋步行训练，第 2 天休息，第 3 天做低强度有氧训练＋拉伸运动，第 4 天休息，第 5 天做上肢功能活动训练＋拉伸运动，第 6、7 天休息。如此以周为单位进行循环。

二、老年帕金森病肺功能障碍

（一）肺功能障碍特点

由于帕金森病的病情进展，老年 PD 患者胸壁比正常人更僵硬，呼吸肌肌力和协调性也普遍下降，以及服用多巴胺能药物带来的副作用，老年 PD 患者常表现出呼吸功能下降。此外，PD 患者对呼吸与运动之间的协调性控制能力变差，易引起呼吸肌疲劳、呼吸功能储备下降，从而出现运动耐量降低。PD 患者合并的呼吸功能异常分为阻塞性通气功能障碍、限制性通气功能障碍，由于呼吸肌功能减退，以限制性通气功能障碍为主。PD 患者还存在咳嗽反射减弱导致的气道保护能力降低。在各阶段的 PD 患者中，咳嗽的运动成分均有明显减退，而晚期 PD 患者，咳嗽的敏感性受到了明显损害。由于咳嗽反射减弱、气道保护能力下降，患者易发生显性或隐性的误吸，甚至出现吸入性肺炎，后者常为 PD 患者死亡的原因之一。

（二）康复评定

1. 咳嗽咳痰的评估　咳嗽评估主要关注患者咳嗽的效度和强度。咳痰评估主要通过观察了解患者痰液的性状、颜色等。

2. 肺功能测试　建议对老年 PD 患者进行常规肺功能评估。临床关注的肺功能评价参数主要包括用力肺活量（FVC），第 1 秒用力呼气容积（FEV_1），1 秒率（FEV_1/FVC），最大呼气流量（PEF），最大自主通气量（MVV）等。

3. 呼吸困难评估　主要采用改良 Borg 呼吸困难量表进行评估（表 4-4-6）。同时，该量表可以用来评估患者运动测试或者训练过程中的呼吸困难程度，容易被老年患者理解。

表 4-4-6　Borg 呼吸困难量表

分数	呼吸困难程度
0	完全没有气短
0.5	非常非常轻微（刚刚感觉到）
1	非常轻微
2	轻微
3	中等
4	稍微严重
5	严重
6	
7	非常严重
8	
9	非常非常严重（几乎到最大值）
10	最大极限

4. 呼吸肌力评估　帕金森病早期即存在呼吸肌力的下降，直至晚期，呼吸肌力的严重下降与患者的吸入性肺炎具有相关性，而后者是 PD 患者死亡的主要原因之一。因此，临床应早期关注 PD 患者的呼吸肌功能。呼吸肌力评估主要测量两个指标进行参考：最大吸气压（maximum inspiratory pressure，MIP）和最大呼气压（maximum expiratory pressure，MEP）。

（三）康复治疗

1. 治疗目的　通过对患者积极开展呼吸和运动训练，以及胸部体疗，在保证其呼吸道畅通、呼吸肌功能提高、促进排痰和痰液引流通畅的情况下，提高肺和支气管组织与血管的气体交换效率，以提升患者运动耐力、日常生活活动能力。并达到预防肺部并发症的目的，稳定疾病发展，从而降低医疗费用。

2. 肺康复训练方式

（1）有氧训练：有氧训练是改善心肺耐力最常用的方法，有氧运动处方的制定参考上文。

（2）呼吸肌训练：呼吸肌训练旨在增加呼吸肌的收缩力和耐力，从而避免呼吸肌疲劳以及呼吸衰竭的发生，对改善肺功能具有重要意义。其包括吸气肌训练（inspiratory muscle training，IMT）和呼气肌训练（expiratory muscle training，EMT）。吸气肌训练旨在改善肺功能和呼吸困难，呼气肌训练旨在为咳嗽产生足够的呼吸压力，以清除异物，从而保护气道，目前针对吸气肌训练的研究较多。建议使用呼吸训练器进行呼吸肌训练（图 4-4-7）。

1）IMT：常用的 IMT 类型有两种，即抗阻负荷吸气训练（流速阻力负荷、机械阈值负荷）与持续深快呼吸训练，通常 IMT 项目都使用机械阈值负荷。条件具备的话，使用呼吸压力计确定患者的 MIP，负荷设置至少是 30% MIP（小于 30% MIP 的负荷不足以

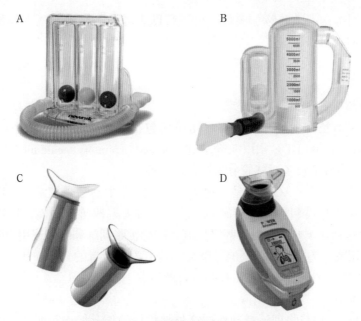

图4-4-7　各种类型的呼吸训练器

呼吸训练器是根据阻力呼吸训练原理，通过调节不同的阻力水平进行阻力呼吸
训练的设备。A. 三球呼吸训练器，B. 单球呼吸训练器，C. 手持式呼吸训练器，
D. 带电子屏呼吸训练器。

增强吸气肌力量)，强度随时间推移逐渐增加至50%～60% MIP。在此基础上，每进行
4周训练后即重新测量一次患者的 MIP，并以新测量的50%～60% MIP 作为下一个4周
的训练负荷[75]。未测定 MIP 的情况下，可用 Borg 呼吸困难量表制定强度，评分保持在
4～5分。每周训练5天，每天训练3组，每组包括10次最大吸气与呼气训练，每日训
练30次，每组之间间歇2分钟以防止疲劳[75]。

2）EMT：EMT 是在呼吸练习中使用流速阻力或压力阈值装置，通过增加呼气负荷
来加强呼气肌力量的方法。EMT 具体操作方法为：戴上鼻夹，深呼吸，捂住脸颊，尽
最大力向设备内吹气。强度从30% MEP 开始，逐渐过渡至60%～70% MEP。每周训练
5天，每天训练5组，每组重复5次，每组结束后休息2分钟再进行下一组训练[76]。

（3）呼吸训练

1）腹式呼吸：可使用卧、坐、立3种体位的练习方法，一手放置胸前，另一手置
于腹部，胸部尽量保持不动，呼气时需稍用力按压腹部，腹部则尽量回缩，吸气时将
腹部鼓起以对抗手施加的压力。吸气时用鼻深吸气，呼气时用嘴吐气，于吸气末屏气
1～2秒，吸气与呼气的时间比约为1：2。训练时长为5～10分钟/日。

2）缩唇呼吸：先紧闭双唇，用鼻吸气，然后缩唇，做吹口哨的姿势缓慢吐气4～
6秒。呼气时的缩唇程度由患者根据自身情况进行调整，注意勿过大或过小。每次训练
时长为5～10分钟。缩唇呼吸与腹式呼吸的练习可相结合，或在运动中配合进行。

（4）全身性呼吸体操锻炼：在完成腹式呼吸练习的基础上，还可加上扩胸、抬手、
弯腰、下蹲、转体等体操动作，多种锻炼的结合可进一步改善肺功能并增强运动耐力。

（5）咳嗽训练：有效咳嗽、咳痰，可以帮助患者清除痰液，减少肺部感染。进行咳嗽咳痰训练时，可采取坐位、半坐卧位。训练步骤为：首先深吸气，然后闭气、关闭声门、增加胸腔内压，最后打开声门、用力咳出。训练频率为每天3组，每组练习2～3次。

3. 存在肺部并发症如肺炎的处理

（1）气道廓清技术的使用：主要应用技术包括主动循环呼吸技术（active cycle of breathing techniques，ACBT），用力呼气技术（forced expiratory technique，FET）和咳嗽。还可利用各种气道廓清设备对气管分泌物进行清理。

主动循环呼吸技术（ACBT）是一种由患者实施的主动呼吸技术，不需要使用任何特殊设备，可用于动员和清除过多的肺分泌物，并普遍改善肺功能，适用于大多数患者。ACBT 主要包括以下几个部分：呼吸控制，胸廓扩张训练和哈气或用力呼气。每个部分可以单独使用或作为 ACBT 循环的一部分，这取决于患者的具体症状。一旦熟练掌握了 ACBT，就可以鼓励患者在没有治疗师监督的情况下独立练习。

（2）胸部体疗

1）体位引流：胸腔物理治疗动作包括外部机械操作，如胸部叩击、体位引流和振动，以增加呼吸道分泌物的活动和清除。体位引流也称为支气管引流，指患者倾斜或倚靠一定角度，以帮助排出肺部分泌物。胸部或背部也可以用手握成杯状拍打，以帮助松动分泌物。或者可使用机械式胸部振动器或高频胸部振动器（一种充气背心，可高频振动以疏通痰液）辅助引流。

2）训练有效咳嗽：咳嗽是最有效的气道廓清技术之一，其应用的主要目的是促进肺部分泌物的清除。有效咳嗽需要把握以下几个关键点，包括：坐位，双脚放在地板上，上身稍微向前倾斜；用鼻子缓慢深吸气，保持两次；呼气时张开嘴，连续咳三声，在喉咙里发出"呼"的声音。

3）排痰训练：是气道护理中最常规和基本的措施，是呼吸训练的辅助训练。传统的人工叩击排痰法指人工叩击患者背部进行排痰，使肺泡或支气管内的痰液脱落，流入气管，随后咳出。排痰训练包括胸部叩击、震动及直接咳嗽。可结合体位引流的支持进行，或单独实施，促进痰液松动，以便通过咳嗽等途径排出。

（四）不同时期的肺康复策略

1. H-Y 1～3级　H-Y 1～3级的 PD 患者，症状限制表现还不太明显，因此可选用中等强度或中等偏上的有氧运动来提高患者的心肺耐力。锻炼初期建议采用跑步机和功率自行车的方式，不仅可增强患者的心肺功能储备，同时也可提高其运动能力和日常生活自理水平，改善患者低落无助的心理状态。运动模式一般采用 FITT 处方：F 指频率（frequency），每周至少进行3天运动，每天可通过短时间运动积累；I 指强度（intensity），建议患者采取中等或中等偏上的强度以增强运动能力；T 指类型（type），包括活动平板、功率自行车、游泳、太极拳、广场舞等，扩大运动形式范围；T 指时间（time），每次运动可持续 20～40 min，或拆分为多组进行，每组持续 10～20 min。除有氧运动外，PD 患者还应重视呼吸肌肌力训练，即呼吸肌的抗阻训练，训练强度为 MIP 或 MEP 的 50%～60%，每天3组，每组重复10次，每周训练5天，至少坚持2个月。

2. H-Y 4～5级 由于H-Y 4～5级的患者功能障碍症状表现更严重,甚至长期卧床,难以完成中等强度及以上的有氧运动,因此可采取其他手法治疗来帮助患者增强其呼吸肌的肌力和耐力,从而改善呼吸困难的症状。常用方法包括上述的呼吸肌肌力训练、呼吸训练、咳嗽训练、胸廓扩张训练,以及辅助呼吸肌的放松训练等,对于难以排出痰液的患者,可以使用气道廓清技术、胸部物理治疗技术。呼吸肌肌力训练每周进行5天,每天1～2组,每组重复5～10次,每进行1分钟训练后休息1分钟,训练强度为 MIP 或 MEP 的30%～50%。还应每天主动或被动训练关节灵活度(尽量以主动训练为主),增加患者肌肉伸展的范围,达到牵引缩短、僵直肌肉的目的。

三、老年帕金森病吞咽功能障碍

(一)吞咽功能障碍特点

吞咽困难在 PD 患者中是一种常见的症状,但起病比较隐匿,呈进行性发展,一般患病10年左右进展为严重的吞咽障碍。疾病早期吞咽困难以亚临床症状为主要表现,诊断率低下,一旦发现普遍已进入中晚期阶段[77]。PD 患者吞咽各阶段均可出现功能障碍,主要为口腔期和咽期受累,整体表现为运动速度减慢、幅度减小、协调性变差、运动时间延长,具体表现为一口量减少(低于正常健康人的一口量)、舌启动困难、输送速度减慢、咽吞咽反射触发延迟、吞咽时间延长,以及流涎、口腔残留增多、食物渗透和误吸、呛咳等。

吞咽困难与年龄和疾病严重程度呈正相关,老年 PD 患者吞咽困难的风险是年轻 PD 患者的1.078倍,H-Y 高分级患者吞咽困难的风险是低分级患者的3.260倍[78]。系统分析发现 PD 吞咽障碍的发生率为11%～81%,这种差异可能与研究者对吞咽障碍的不同定义以及评估技术的差别有关[79]。口咽部吞咽障碍客观患病率(82%)远高于主观患病率(35%)[77]。中国的一项研究发现,PD 患者吞咽障碍发生率高达87.1%[78]。吞咽障碍与吸入性肺炎、窒息、营养不良、药物摄入不足和脱水的风险有关,且恐惧、情绪低落等心理症状更为常见,容易产生社交障碍。

(二)康复评定

吞咽功能评估流程包括筛查、临床吞咽功能评估和仪器检查三大步骤。筛查应作为诊疗常规,以便初步判断老年 PD 患者是否存在吞咽障碍及其风险程度,如果有高度怀疑或有风险,则由语言病理学家和耳鼻喉科医师做进一步的临床吞咽功能评估和(或)仪器检查[80],帕金森病吞咽障碍的评估流程见表4-4-7。

表4-4-7 帕金森病患者吞咽功能障碍评估流程

流程	评估方法	内容	评估时期	评估人员
预测风险	病史采集	根据临床预测因子判断吞咽障碍风险(年龄、病程、H-Y 分期、UPDRS-Ⅲ 得分、BMI、痴呆、抑郁、流涎、构音障碍)	PD 确诊后	接诊 PD 患者的神经科、康复科、社区家庭医师

续表

流程	评估方法	内容	评估时期	评估人员
筛查[a]	PD专用问卷 吞咽通用问卷 筛查试验	SDQ（有中文版）、MDT-PD（无中文版）	PD早期、随访期（至少1次/年）	同上，护理人员参与
		SWAL-QOL（有中文版）		
		反复唾液吞咽试验、饮水试验		
临床吞咽评估	客观评估 吞咽测试	全面的病史评估[b]、口颜面功能和喉部功能评估	筛查结果阳性/有吞咽困难症状	转诊至专业的言语治疗师
		V-VST、直接摄食评估[c]、定量吞咽测试		
仪器检查	仪器测量	VFSS、FEES、HRM等	临床评估提示存在吞咽困难时	咽喉科或放射科医师

注：[a]完成PD吞咽困难的筛查还需要全面的病史评估；[b]全面的病史评估包括吞咽相关的病史查阅、认知功能评估、精神状态评估、依从性评估、沟通能力评估、营养状况评估、口腔卫生评估、呼吸功能评估、吞咽相关一般运动功能评估[80]；[c]建议通过临床病史或问卷调查收集信息。

BMI（body mass index，身体质量指数）；SDQ（swallowing disturbance questionnaire，吞咽障碍问卷）；MDT-PD（Munich dysphagia test-Parkinson's disease，慕尼黑帕金森病吞咽障碍测试）；SWAL-QOL（swallowing quality of life，吞咽相关生活质量问卷）；V-VST（volume-viscosity swallow test，容积-黏度吞咽测试）；VFSS（video fluoroscopic swallowing study，吞咽造影录像检查）；FEES（fiberoptic endoscopic evaluation of swallowing，吞咽纤维内镜检查）；HRM（high resolution manometry，高分辨率测压）。

1. 筛查　吞咽功能障碍筛查是诊疗的第一步骤，适合初步判断是否存在吞咽障碍及其风险程度，如果高度怀疑存在吞咽功能异常或有风险患吞咽障碍，则应做进一步的临床吞咽功能评估和（或）仪器检查。

（1）PD吞咽功能评定专用量表：目前有两种针对PD吞咽障碍的问卷，分别是吞咽障碍问卷（swallowing disturbance questionnaire，SDQ）[81]和慕尼黑帕金森病吞咽障碍测试（Munich dysphagia test-Parkinson's disease，MDT-PD）[82]。SDQ得到了MDS的认定与推荐[83]，包括15个关于口咽部吞咽障碍的问题，相比MDT-PD更基础、易实施，在国内使用率更高。SDQ已有中文版，但还未在临床推广运用。

（2）可用于PD人群的通用吞咽功能评定量表：吞咽相关生活质量问卷（swallowing quality of life，SWAL-QOL）也得到了MDS的推荐[83]，是专门评价吞咽障碍患者生活质量的工具，一共包括44个条目。中文版SWAL-QOL量表具有较好的信效度，可作为我国吞咽障碍患者生活质量的评估工具[84]。

（3）PD吞咽功能障碍筛查试验

1）反复唾液吞咽测试（repetitive saliva swallowing test，RSST）：RSST可用于评估反复吞咽的能力，其结果与误吸的相关性较高，是一种安全的筛查测试[80]。被检查者取坐位或放松卧位，检查者将手指分别置于被检查者的舌骨及喉结处，令其快速反复吞咽。随着吞咽运动，被检查者可触知喉结和舌骨越过手指、向前上方移位，然后复位。触诊30秒感受这种上下运动，记录吞咽次数（图4-4-8）。

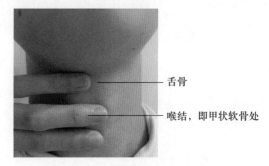

图4-4-8 反复唾液吞咽测试操作

2）洼田饮水试验（water swallow test，WST）：WST是由日本学者洼田俊夫设计的评定吞咽障碍的测试方法，通过饮用30 ml水来筛查患者有无吞咽障碍及其程度，该方法安全快捷，操作简单，分级明确清楚。局限性在于检查者主要依据患者的主观感受，与仪器检查结果的一致性较差。该检查要求患者无意识障碍，能够理解指令完成测试。改良饮水试验通过在WST实施前饮用3 ml温水进行筛查，可降低WST导致的误吸风险[80]。

2. 临床吞咽评估 临床吞咽评估（clinical swallow evaluation，CSE）称为非仪器评估或床旁吞咽评估。CSE视为所有确诊或疑似吞咽障碍患者干预的必要组成部分。

（1）全面的病史评估：根据"中国吞咽障碍评估与治疗专家共识（2017年版）"，吞咽功能全面的病史评估包括吞咽相关的病史查阅、认知功能评估、精神状态评估、营养状况评估、口腔卫生评估、呼吸功能评估及吞咽相关的一般运动功能评估等[80]。

（2）口颜面功能和喉部功能评估：口颜面功能评估包括下颌、软腭、舌等与吞咽相关解剖结构的组织完整性和对称性、感觉敏感度、运动幅度与对称性，以及咀嚼肌的肌力检查，同时检查吞咽反射、咳嗽反射。喉部功能评估包括音质或音量的变化、发音控制、主动咳嗽能力、喉上抬能力等[80]。

（3）吞咽测试

1）容积-黏度吞咽测试（volume-viscosity swallow test，V-VST）：是一种可以在床旁进行的吞咽功能筛查方法，该测试通过给予患者不同稠度及容积的液体，来评估吞咽的安全性和有效性，帮助患者选择摄取液体量最合适的容积和稠度[80]。测试时选择的容积分为少量、中量、多量3个级别，稠度分为水样、低稠度、中稠度、高稠度4个级别。观察患者吞咽的情况，根据安全性和有效性的具体指标判断进食有无风险（表4-4-8）。

表4-4-8 容积-黏度吞咽测试（V-VST）

不同稠度		低稠度（水样）			中稠度（浓糊状）			高稠度（布丁状）		
不同容积		5 ml	10 ml	20 ml	5 ml	10 ml	20 ml	5 ml	10 ml	20 ml
安全性指标	咳嗽									
	音质改变									
	血氧饱和度下降									

不同稠度		低稠度（水样）			中稠度（浓糊状）			高稠度（布丁状）		
不同容积		5 ml	10 ml	20 ml	5 ml	10 ml	20 ml	5 ml	10 ml	20 ml
有效性指标	唇部闭合									
	口腔残留									
	咽部残留									
	分次吞咽									

测试注意事项：一般选择风险程度居中的浓糊状食物，依次喂食 5 ml、10 ml、20 ml，鉴于中国人的进食习惯，也可把进食量改良为 3 ml、5 ml、10 ml，尤其适用于老年 PD 患者。

测试结果解读：①无安全性或有效性受损：患者无口咽性吞咽障碍。②有效性受损，但无安全性受损：患者有口咽性吞咽障碍，患者可安全吞咽，但有效性受损，提示患者有营养不良的风险。③安全性受损（伴或不伴相关有效性问题）：患者有口咽性吞咽障碍，吞咽过程的安全性下降提示该患者可能已经发生误吸。

2）直接摄食评估：观察患者是否有意识进食，能否流畅地抓取食物、将食物正常送入口中，进食食物的质地、一口量，进食吞咽时长，呼吸和吞咽的协调情况，适合患者安全吞咽的食物性状，也要进行口服药物评估[80]。

3）定量吞咽测试（最大吞咽能力测试）：主要测试最大吞咽量和（或）吞咽速度，是判断是否存在吞咽困难的简单测量方法。吞咽速度的定义是饮水的体积除以喝水所需的时间，单位为毫升/秒（ml/s）。一般以 10 ml/s 作为吞咽速度的临界值，很有可能识别是否存在口咽吞咽困难。吞咽速度测试易于使用，但不适用易发生窒息或由于姿势及手或臂运动功能限制而难以持续饮水的患者。在一次吞咽中，不能吞咽 20 ml 以上的水很可能是吞咽困难的迹象。

3. 仪器评估　吞咽造影录像检查（video fluoroscopic swallowing study，VFSS）和吞咽纤维内镜检查（fiberoptic endoscopic evaluation of swallowing，FEES）是吞咽障碍检查和诊断的"金标准"[80]。VFSS 和 FEES 各有所长，推荐有条件的单位根据病例具体情况和技术条件结合使用[80]。其他技术，例如高分辨率咽腔测压、上食管括约肌测压、咽自动阻抗测压、CT 检查、超声检查、24 h 多通道食管阻抗 –PH 值测定、表面肌电图和舌压仪等，可根据机构所具备的条件选择性使用。

（三）康复治疗

1. 治疗目标　有效提高吞咽相关肌肉的运动速度和协调性，改善吞咽器官的感知能力，以达到能安全、充分、独立摄取足够营养和水分的目的，减少和防止并发症[85]。应注意的是，对 PD 伴吞咽障碍的患者进行吞咽康复治疗的主要目标是延缓、控制病情进展，而不是治愈[86]。

2. 治疗方式

（1）吞咽器官训练：口腔期吞咽障碍主要进行唇、舌和下颌的运动功能训练，咽期吞咽障碍主要进行气道保护手法、发声训练，以改善声带闭合与异物清除咳嗽能力，减少误吸风险[85]。

舌的灵活性训练、舌肌力量训练，以及头、颈、肩关节的活动度训练可帮助患者加快吞咽启动，加强对食物的搅拌与成团，以及通过改变代偿体位调节食团推进的走向，有助于食团顺利抵达胃部。患者可按照治疗师指令坚持每天早晚做口咽腔器官运动体操，每次 10 分钟左右。

（2）口咽部刺激疗法：传统刺激疗法中冷刺激效果较好，能够加强肌肉收缩，同时增加软腭和咽部的感觉输入，易于诱发吞咽反射。在经口摄食前进行冷刺激，不仅能提高患者对食物的敏感性，减少口腔唾液的过度分泌，又能提高患者在进行摄食和吞咽动作时的注意力[87]。

另外，低频电刺激作为新型疗法在口咽部刺激中也有着重要作用。电刺激可以作用在面部、下颌下部、口腔、咽腔，电流能直接使神经发生去极化，产生动作电位，当动作电位传到肌纤维时便能支配肌肉收缩。该疗法能够募集更多的肌纤维，同时激活神经通路，配合自主吞咽动作是最佳的模式（图 4-4-9）。

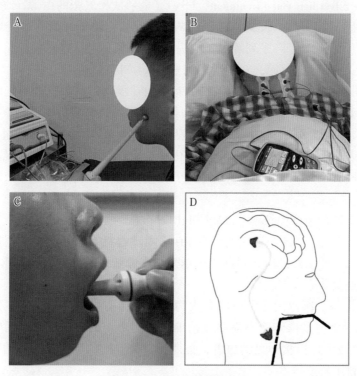

图 4-4-9　口咽部刺激疗法

A. 面部电刺激；B. 下颌下部电刺激；C. 口腔内部电刺激；D. 咽腔电刺激。

（3）吞咽摄食训练：通过对进食姿势做调整来改善吞咽障碍也是一种有效的策略，如转头吞咽、低头吞咽等。若患者存在严重僵直，姿势改变困难，可以考虑改变摄食方式或采用非经口进食的方法。对偶尔发生饮水呛咳的轻度吞咽障碍 PD 患者，可使用增稠剂，选择质地均匀的糊状半流质食物，或减少一口量；对咀嚼时间过长和（或）食团滞留口腔而不咽下或吞咽启动缓慢的患者，应提示患者按步骤有意识地进行吞咽，可通过连续多次努力吞咽或尝试点头吞咽等方法以适当代偿[85]（图 4-4-10）。

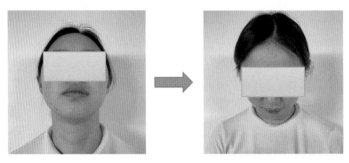

图 4-4-10　点头吞咽

（4）发声训练：PD 患者的吞咽障碍与构音异常也存在一定的相关性，励 - 协夫曼言语治疗（Lee Silverman voice treatment，LSVT）能够放松紧张的声带，改善患者对于发声力度的自我感知能力。如长发 "a" "u" "i" 等元音，可让患者双手推墙同时用力发 "啊" 来促进声门闭合；4 声序列练习（如妈、麻、玛、骂），先尽量拉长每个音，然后加上旋律吟唱。还可通过打哈欠、咀嚼训练来放松声带。

（5）呼气肌肌力训练（EMST）：EMST 能增强呼吸肌群肌力，改善膈肌活动度，从而扩大胸廓活动范围，加强呼吸控制能力和与吞咽相关肌群的协调。一项有证据支持的系统综述提出，EMST 对治疗 PD 患者的吞咽障碍有效[88]。Troche 等经过 4 周 EMST 治疗（20 分钟 / 天，5 天 / 周），使用 VFSS 进行检查发现吞咽安全性得到提高，此项研究对象多为轻中度吞咽障碍的 PD 患者，因此其对重度吞咽障碍患者的疗效仍需进一步探索[89]。

（6）非侵入性神经调控技术：rTMS 和 tDCS 被认为是对吞咽功能康复训练有益的神经调节技术，尤其是 rTMS 被证实对治疗 PD 吞咽障碍有效。无创神经调控技术被认为有着潜在的吞咽障碍治疗效应，目前正被越来越多的随机临床试验所验证，探索其治疗参数、刺激靶点及效应人群。

（7）其他策略：作业治疗师可以介入为患者选择防抖的进食工具，如加固底边的碗、可直接用手腕力量操作而不需要更精细的手指协作的勺子。对吞咽障碍症状较重（如发生误吸）或经口摄食不足的患者，短期可以采取间歇鼻胃管喂养的手段，长期建议施行经皮内镜下胃造瘘术[85]。

（四）不同程度吞咽障碍的治疗策略

1. 轻度吞咽障碍　在 PD 早期阶段，患者会出现吞咽困难的亚临床症状，患者不易察觉。此阶段的康复干预重点是调整，包括调整食物和饮品的性状、进食姿势和吞咽体操锻炼。质地的调整可通过添加不同类型的增稠剂。在确保能够安全进食的前提下，嘱患者在日常进食时稍微低头、用力吞咽，能够相对地更加缩窄气道，扩展通向食管的通路，增强咽缩肌的推送力。吞咽体操锻炼包括：①口面部运动，如撅嘴、微笑、鼓腮、舌的各个方向运动；②颈部运动，增大头颈部的活动度以能够做到更多吞咽代偿姿势；③气道保护练习，如声门上吞咽法、门德尔松手法，目的是训练吞咽的整体协调性，加强运动控制。

2. 中度吞咽障碍　中度吞咽障碍说明患者已经出现吞咽安全性问题或较明显的

有效性问题，此时需要介入强度更大、频率更高的治疗。包括由治疗师进行传统手法综合训练，增加感觉输入、重复运动控制练习，同时应用神经肌肉电刺激、球囊训练、神经调控（rTMS 和 tDCS）等对整体吞咽神经–肌肉支配通路进行干预。对于经口进食不安全者需要调整进食方式，短期内可采用留置鼻胃管，长期可采用间歇置管，对于不能配合、合并认知障碍的患者可以考虑胃造瘘。治疗过程中应重点关注并发症的发生，需监测患者的营养水平、血生化指标、肺部情况与精神心理状态。

3. 重度吞咽障碍 PD 晚期患者可能合并严重的吞咽障碍，吸入性肺炎的发生风险和发生率都要高于一般人群。有相关研究显示，发生首次肺炎后有大约 2/3 的 PD 患者在一年内死亡，因此要重点预防吸入性肺炎的发生。例如避免不安全的经口进食，改用鼻胃管饲、胃造瘘等方式，但是这些方法都不能绝对保证避免误吸的发生，因此要对肺炎指标密切监测以做好及时的应对。由于长期不能经口进食，患者容易出现抑郁状况，治疗过程中要安排心理疏导。尽管该阶段将功能提高到较好水平不太现实，但依然可以在条件允许的情况下保持适量的康复训练，一方面能够给予患者希望与信心，另一方面维持功能水平，避免失用性萎缩，还可以进行少量乐趣性进食。

四、老年帕金森病语言或言语功能障碍

（一）语言或言语功能障碍特点

46% ~ 76% 的 PD 患者存在语言或言语功能障碍，也有研究者发现这一比例可能达到 90%，而接受言语治疗的患者比例只有 3% ~ 4%[90]，严重影响了患者的生活质量和社交能力。PD 的言语障碍属于运动过弱或减少型构音障碍，主要包括嗓音质量障碍和发音障碍，表现为：①发音过弱、音量减低、发声困难、音调变化单一；②发音模糊、嗓音嘶哑、伴气息音；③发音清晰度及协调性下降、发声控制能力降低；④部分伴有鼻音化构音和语速多变等。患者的音量比正常人低 2 ~ 4 分贝，相当于感觉上响度或声强下降 40% 左右[91]，造成言语可理解度下降。病理机制主要包括：发声运功相关神经肌肉调节障碍，肌肉运动幅度降低；对自己发声的感觉障碍，无法正确地感知自己的发音过弱；以及发声时无法调节适当的肌肉运动强度。

（二）康复评定

对于帕金森病的言语障碍评定，包括量表评估、主观听感觉评估和客观指标检测（声学、空气动力学、生理学）3 个方面。

（1）Frenchay 构音障碍评定法：PD 的言语障碍属于运动过弱型构音障碍。因此可采用改良后的 Frenchay 构音障碍评定法，每个问题按损伤严重程度从 a ~ e 分为 5 级，a 为正常，e 为严重损伤，包括反射、呼吸、唇、颌、软腭、喉、舌、言语 8 个方面的内容（表 4-4-9）。

（2）MDS-UPDRS Ⅲ 运动部分言语表达评分：也是 PD 患者言语功能常用的主观评价方法。分为 5 个等级，即 0 分：正常；1 分：表达、理解和（或）音量略有下降；2 分：单音，模糊但可理解，中度受损；3 分：言语功能损害明显，难以理解；4 分：无法理解。得分越高，表明言语功能障碍越严重。

表 4-4-9 Frenchay 评定表

姓名：　　　　性别：　　　　年龄：　　　　科室：　　　　床号：　　　　住院号：　　　　评定日期：

临床诊断：

构音障碍类型：运动性□　器质性□　功能性□

功能正常 a→b→c→d→e 功能异常	反射			呼吸		唇				颌		软腭			喉				舌					言语			速度
	咳嗽	吞咽	流涎	静止状态	言语	静止状态	唇角外展	闭唇鼓腮	交替发音	静止状态	言语	流质饮食	抬高	言语	发音时间	音调	音量	言语	静止状态	伸舌	上下运动	两侧运动	交替运动	读字	读句子	会话	速度
a																											
b																											
c																											
d																											
e																											

程度分级：正常□ 27~28/28a　轻度障碍□ 18~26/28a　中度障碍□ 14~17/28a　重度障碍□ 7~13/28a　极重度障碍□ 0~6/28a

186

（3）主观听觉感知评估：临床常应用语音障碍指数（voice handicap index，VHI）和总嘶哑度、粗糙度、气息声、无力嗓音、嗓音紧张度（grade，roughness，breathiness，asthenia，strain，GRBAS）听感觉评估表主观评定 PD 患者的语音特征，得分越高，语音质量越差。

（4）客观检测指标：声学参数有声强、基频、基频变化率、基频扰动、振幅扰动、信噪比、谐噪比等指标，其中最常用的是声强。空气动力学参数有声门压力、平均声流、最长声时、声阈值压力、声门效率等指标。生理学评价是描述 PD 患者发声过程中的呼吸生理特征，喉功能可通过动态或频闪喉镜、声门电图和喉肌电图等方式进行评价。

（三）康复治疗

1. 治疗目标 由于药物和手术治疗对 PD 的发音和言语障碍疗效不佳，所以言语治疗很有必要，且扮演着重要的角色。需重点改善音强、音调和音质，以提高言语清晰度，提高社会参与能力和生活质量。

2. 治疗方式

（1）言语发声康复训练

1）常规言语训练：包括发音器官、音量、音调、节奏、速度、发声和呼吸控制的训练。舌唇运动训练可以通过改善嘴唇肌肉的僵硬度、活动范围以及舌唇运动的协调性来提高发音清晰度。言语康复侧重于训练与言语相关的呼吸系统、发声系统和调谐系统，通过提高声音强度、改善单一音调和含糊音质来增加言语清晰度。

2）呼吸练习：是最常用的发音辅助器官训练方法，通过增强腹式呼吸（膈肌）和胸式呼吸（肋间肌）的活动范围、延长呼气时间、增加肺活量，从而提高呼吸能力、增加声强、延长元音发音最大持续时间，增加句子长度等。如进行深呼吸训练以增加胸廓扩张程度；通过延长呼气时间等增加说话长度；通过提高肺活量来增加声音响度。

3）励-协夫曼言语治疗（LSVT）：是首项具有直接证据的 PD 言语治疗方法。不同于常规的言语治疗技术，LSVT 是基于 PD 患者言语障碍可能的发病机制，通过提高声音响度、增加发声运动幅度，来达到改善对自身发声运动障碍的感知控制能力的效果。LSVT 要求进行高强度的训练，同时配合呼吸的控制，从而改善长期言语交流的能力。LSVT 技术受到知识产权保护，即治疗师必须通过在线或者现场培训并通过考核获得 LSVT Global 公司认证的资格证书后，方可利用该技术进行帕金森病康复工作（图 4-4-11）。

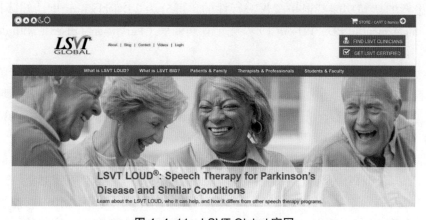

图 4-4-11 LSVT Global 官网

（2）音乐或歌唱治疗：歌唱作为一项整合听觉和感觉运动过程的多模式活动，已被证实对 PD 患者言语障碍具有一定疗效，但其改善言语障碍的机制目前尚不明确。

（3）重复经颅磁刺激（rTMS）：rTMS 具有操作简便、无创、不良反应极低等特点。rTMS 早期仅用于治疗抑郁症，最近有研究发现 rTMS 对 PD 患者的言语障碍也有一定的改善作用。

（四）不同程度言语障碍的治疗策略

1. 轻度言语障碍　本阶段主要以提高言语清晰度，改善嗓音质量和改善言语韵律为主，可以采用以下训练方法，从（1）逐渐过渡至（4）。

（1）单音练习：从比较简单的单音开始练习，熟练之后再把这些单音重复叠加练习。

（2）歌唱练习：等到单音练习比较好之后，就可以进行歌唱练习。歌唱练习尤其适合喜爱歌唱的帕金森病患者，练习的地点可以选在家里，也可以选在公园等空气清新、环境好、比较空旷的地方。

（3）诵读练习：患者可以选择报纸或者自己比较喜欢的文章。患者可以自己先看一遍，等熟悉文章内容之后再读。读的时候要速度慢一些，一字一句地读。练习时还要注意配合呼吸和节奏，不宜憋气。

（4）LSVT：在言语治疗师的指导下，每周至少 3 次，至少练习 4 周。

2. 中度言语障碍　本阶段主要是增加患者说话的响度，建立促进自我感知和内在提示，在日常生活中习惯使用更响亮的声音，并且把该音量泛化到不同的沟通情景中。可以采用励 – 协夫曼言语治疗，对声音响度的要求更高，每周至少 3 次，并进行至少 4 周的规范训练。

3. 重度言语障碍　本阶段训练以代偿、提示方式为主，主要包括助听器的使用，增强视觉反馈的方法可改善 PD 患者的发音功能，便携式数字变频听觉反馈设备能有效提升 PD 患者的言语交流能力，还可指导患者学习使用手语、卡片等。

五、老年帕金森病认知功能障碍

（一）认知功能障碍特点

PD 患者的认知功能减退呈缓慢进行性的，可分为 2 个阶段：轻度认知障碍（mild cognitive impairment in PD，PD–MCI）及帕金森病痴呆（Parkinson's disease with dementia，PDD）。

PD–MCI 是指在认知测试时某一认知领域表现受损，最常见的是执行功能障碍，但无临床症状，对正常生活和工作无影响。PDD 是指认知测试时 4 个典型认知域（注意力、执行力、视空间能力、记忆力）中至少有 2 个受损，且至少合并一种行为症状（如淡漠、抑郁或焦虑、幻觉、妄想、日间过度嗜睡），并排除影像学证据或其他异常引起的脑血管疾病。PD–MCI 常见于早期 PD 患者，PDD 常见于中晚期患者。与年龄相仿的对照组相比，老年 PD 患者发生痴呆的风险增加了 5 倍。PDD 的患病率接近 30%，其发病率是同龄人群的 4 ~ 6 倍[92]。队列研究发现，PD 患者以每年约 10% 的速度进展为 PDD[93]，患病 10 年以上 PD 患者的 PDD 累积发病率为 75%[94]，患病 20 年以上 PD 患者的 PDD 累积发病率上升至 83%[55]。

（二）康复评定

1. 综合性认知评估量表 详细的神经心理评估可使认知评估的准确性及敏感度显著提高。虽然采用 2 个及以上的方法评估同一认知域会比较全面，但时间效率低，不适合临床应用。因此，包含多个认知领域的综合性认知评估量表在临床工作中更有优势。下列量表均得到了 MDS[95] 和 "帕金森病痴呆的诊断标准与治疗指南（第二版）"[96] 的认可（表 4-4-10）。

（1）帕金森病认知功能评定量表（Parkinson's disease-cognitive rating scale，PD-CRS）：PD-CRS 是经多个临床研究验证、专门为全面评估 PD 患者认知功能而设计的筛查工具，具备高敏感度和特异性。PD-CRS 既可用于评估额叶 - 皮质下功能（如即刻词语自由回忆、持续的注意力、工作记忆力、画钟试验、语言流畅性等），也可用于评估后皮质功能（例如命名能力和视空间能力）[97]。

（2）蒙特利尔认知评估（Montreal cognitive assessment，MoCA）量表：MoCA 是为快速筛查轻度认知功能异常而开发的评定工具，评估时间通常为 10 分钟。其覆盖广泛的认知领域，如注意力、执行能力、记忆力、语言能力、视空间能力、抽象思维能力、计算和定向力等，可作为检测 PD-MCI 或 PDD 的筛查工具，敏感性和特异性都明显优于 MMSE[98]。MoCA 已被临床和研究广泛使用，适用于筛查、患病率调查、相关性研究以及临床治疗试验。

（3）Mattis 痴呆评定量表 -2（Mattis dementia rating scale second edition，MDRS-2）：MDRS-2 量表的评估领域涵盖注意力、起始与保持、概念化、结构、记忆 5 个方面，总分为 144 分。评估时间为 20 ~ 30 分钟，取决于认知障碍的严重程度。MDRS 具有良好的鉴别诊断 PD-MCI 或 PDD 的能力[92]，适用于临床治疗试验、严重程度和相关性研究，但由于测试时间较长，不适合大规模人群研究或筛查。

（4）帕金森病认知结局量表（scales for outcomes of Parkinson's disease-cognition，SCOPA-COG）：SCOPA-COG 是专门用于评估 PD 患者认知功能的特异性量表，涵盖了记忆、注意力、视空间能力和执行能力，评估时间大约 15 分钟。SCOPA-COG 量表的缺陷是对于记忆力检查的占比过高，而对于其他认知域评价的占比不够。SCOPA-COG 适用于筛查、严重程度和相关性研究，不适用于临床治疗试验。

（5）简易精神状态检查（mini-mental state examination，MMSE）：MMSE 评估的具体项目共分为 11 项，包括时间定向能力、地点定向能力、即刻记忆力、注意力和计算能力、近记忆检查、物体命名能力、语言复述能力、语言理解、阅读理解、句子书写以及图形描画，总分为 30 分。MMSE 敏感性较低，不适用于 PD-MCI 的筛查，可作为 PD 整体认知功能筛查量表，但不能作为首选工具，使用时需注意量表的缺点，谨慎解释评估结果。

（6）帕金森病简易精神状态（mini-mental Parkinson，MMP）量表：MMP 衍生于 MMSE，它被设计用于筛选 PD 患者的特定认知缺陷。该量表评估了注意力、概念化、定向、场景转换、言语流畅性、视觉记忆等，对执行能力、视空间能力的评价有限，测试时间约 15 分钟。MMP 适用于 PD 认知障碍的筛查和流行病学研究，但不适用于临床治疗试验。

表4-4-10 帕金森病常用认知量表的推荐等级及介绍*

推荐级别	量表名称	版权	评估用时（min）	评估认知域	未（充分）评估认知域	诊断PDD界值/总分	诊断PD-MCI界值/总分
推荐	PD-CRS	开放	20	动作性语言流畅性、交替词语流畅性、注意力、命名、视空间能力、工作记忆力、自由回忆	无	≤73/134	≤80/134
推荐	MoCA	开放	10	注意力、记忆力、命名、定向力、语言、视空间能力、执行能力	无	≤20/30	≤25/30
推荐	MDRS-2	未开放	20~30	注意力、起始与保持、结构、概念形成、记忆力	无	≤132/144	≤139/144
次要推荐	SCOPA-COG	开放	15	注意力、执行力、记忆力、视空间能力	语言、注意力	<20	<24
次要推荐	MMP	开放	15	注意力、概念形成、定向力、视觉记忆力、注意力转换、词语流畅性	视空间能力、执行力	≤17/32[a]; ≤29/32[b]	-
选用	MMSE	未开放	5~10	注意力、命名、复述、定向、视空间能力、记忆力	执行力、视空间能力	<26	-
选用	PANDA	未开放	6~10	交替词语流畅性、注意力、工作记忆力、快速和延迟回忆、视空间能力	语言、定向、视空间能力	<18[c]	-

注：[a] ≤17/32（敏感度51%，特异度97%）；[b] ≤29/32（敏感度100%，特异度70%）；[c] <18（敏感度90%，特异度91%）。—：文中未提供。*本表源自"Global Scales for Cognitive Screening in Parkinson's Disease: Critique and Recommendations"和"帕金森病痴呆的诊断标准与治疗指南（第二版）"。

（7）帕金森病神经心理痴呆（Parkinson neuropsychiatric dementia assessment，PANDA）量表：该量表由 5 个认知领域的测验（即刻回忆配词试验、延迟回忆配词试验、交替口语流畅性试验、视空间功能试验、工作记忆力及注意力试验）和 1 份简短抑郁问卷组成。总分为 30 分，评估耗时短，仅需 6 ~ 10 分钟。PANDA 适用于 PDD 的筛查，可能适用于严重程度评估，不适用于临床治疗试验。

2. 针对各个认知域的神经心理学测试　为了解 PD 患者认知功能损害累及的具体认知领域（包括记忆力、执行功能、注意力、语言、视空间能力 5 个认知域）及损害程度，需对患者进行详细的认知功能评估。全面的神经心理学测试需要由完成专门培训的医师进行，且时间成本较高，必要时转诊至神经科进行神经心理学测试。根据 MDS 的意见[99]，推荐用于 PD 各认知域评估的测试见表 4-4-11。

表 4-4-11　PD 认知障碍各认知域评估可采用的测试 *

认知域	神经心理学测试	预计用时（min）
注意力及工作记忆力	韦氏成人智力量表 - Ⅳ（或早期版本）字母数字排序	5
	韦氏成人智力量表 - Ⅴ（或早期版本）编码或其他替换任务，书面或口述	5
	连线测验	5 ~ 10
	数字广度倒推或数字排序	5
	Stroop 字色干扰测验	5 ~ 10
执行能力	10 分钟画钟测验	5
	威斯康星卡片分类测验	15
	伦敦塔测验（Drexel 版），或剑桥量表 Stockings（CANTAB）	10 ~ 15
	语言流畅性测验，如字母流畅性（COWAT 或类似测验）、分类流畅性（动物、超市或类似的）或交替词语流畅性（若使用最优标准化版本）	5
语言能力	韦氏成人智力量表 -Ⅴ（或早期版本）相似性测验	10 ~ 15
	对立命名任务，如波士顿命名测验（或适用于 PD 的简版）或分级命名测验	5 ~ 15
记忆力	有延迟回忆或再认的词汇学习测验，例如听觉词语学习测验、加利福尼亚词语学习测验、霍普金斯词语学习测验及选择性提醒测验	10 ~ 20
	逻辑记忆测验加延迟回忆，例如韦氏记忆量表 - Ⅳ逻辑记忆子测验（或早期版本）或 Rivermead 行为记忆测验分段回忆子测验	10 ~ 15
	简版视空间记忆测验 - 修正版（BVMT-R）	10 ~ 15
视空间能力	Benton 直线定向判断	5 ~ 10
	Hooper 视觉组织测验	10
	时钟复制（例如 Royall CLOX）	5

注：CANTAB，剑桥自动化成套神经心理测评。* 本表源自 "Diagnostic Criteria for Mild Cognitive Impairment in Parkinson's Disease：Movement Disorder Society Task Force Guidelines" 和 "中国帕金森病轻度认知障碍的诊断和治疗指南（2020 版）"。

（三）康复治疗

1. 治疗目标　MCI 是公认的痴呆危险因素，是干预的重要机会。PD 患者若发展至 PDD 阶段，则会严重影响患者的社会功能及生活质量，因此早期诊断及早期干预 PD-MCI 具有十分重要的意义。在此阶段应增加认知储备，维持并提升当前的认知功能，延缓认知损害的进展，以改善社会功能和生活质量。

2. 治疗方式

（1）认知训练（cognitive training，CT）：认知功能训练可以延缓认知功能减退和功能残疾，降低抑郁和焦虑症状。目前，认知训练的方式分为两种，一种方式是传统的认知功能训练，另一种方式是计算机认知功能训练。传统的认知功能训练主要是通过联想、编故事等记忆图及口语记忆方式进行记忆力训练，利用备忘录或日记本等辅助记忆工具完成日常生活记忆任务；通过提示日历或卡片等途径锻炼患者时间定向力，收集其熟悉的照片，逐渐缩短辨认时间，让其反复区分辨别等（图 4-4-12）。计算机认知训练主要通过游戏以及电脑软件等对 PD 患者进行一定的训练。研究发现基于计算机认知训练可以有效提升 PD 患者的认知水平（图 4-4-13）。

17	15	18	22	19
4	24	6	2	8
12	21	5	10	14
16	3	11	23	7
9	20	1	13	25

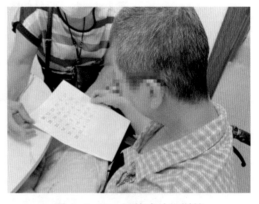

图 4-4-12　纸笔式认知训练

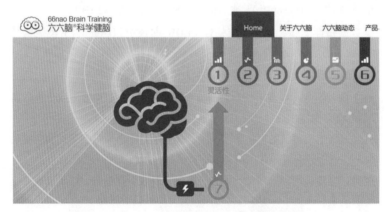

图 4-4-13　计算机式认知训练软件示例图

（2）运动疗法：体育活动是最有希望预防或延缓认知能力下降的行为干预手段之一，特别是增加有氧运动和健身对海马体的体积有积极的影响[100]。有氧运动可能对改善轻至中度帕金森病患者的认知功能有益。有氧运动和非有氧运动相结合对认知功能的益处大于任何一种运动本身[101]。为了使运动的效果有效，必须有认知的成分参与。运动处方的制定参照前文。

（3）非侵入性神经调控技术

1）经颅直流电刺激（tDCS）：tDCS 可能通过调节突触可触性、神经炎症和局部脑血流量等多种机制改善认知功能。一项小样本 RCT 研究发现：左侧及右侧 DLPFC 部位的 tDCS 治疗后，PD-MCI 患者执行功能评估结果均优于假刺激组[102]。tDCS 治疗联合认知训练可在一定程度上改善 PD-MCI 患者的注意力、记忆力及执行功能[103]。

2）重复经颅磁刺激（rTMS）：研究显示，右侧 DLPFC 部位的高频 rTMS 可能改善 PD 认知障碍患者的执行功能；左侧 DLPFC 部位的高频间歇性 theta 短阵快速脉冲刺激（intermittent theta-burst stimulation, iTBS）对改善 PD-MCI 患者的整体认知功能可能有效[104]。但 rTMS 对于改善 PD 患者整体认知功能的效果有待进一步临床研究证实，其刺激靶点、频率、治疗参数目前尚不一致[105]。

（4）虚拟现实技术（VR）：虚拟现实技术本身由多种不同沉浸程度的情境交互组成，并基于传统的认知功能训练来改善患者的认知功能，其原理类似于计算机化的认知训练。虚拟现实技术的娱乐性更高，能增加患者的依从性，并有利于改善其他情绪障碍（图 4-4-14）。

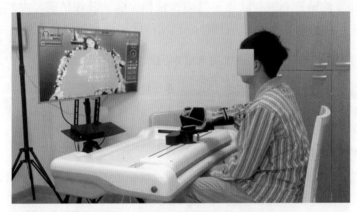

图 4-4-14 基于虚拟现实技术的认知训练

（四）不同时期认知障碍的治疗策略

1. PD-MCI 时期

（1）认知训练：较多证据显示，侧重于执行功能、注意力和工作记忆能力的认知训练可能改善 PD-MCI 患者相应认知域的认知功能，推荐对 PD-MCI 患者进行认知训练。

（2）运动疗法：有氧运动训练对于改善 PD 患者的执行功能可能有效，因此建议 PD-MCI 患者应每周进行适当的有氧运动，如功率自行车、活动平板、舞蹈等。

（3）经颅直流电刺激（tDCS）：左侧 DLPFC 部位的 tDCS 干预可改善 PD-MCI 患者的执行能力及注意力，推荐条件适宜的医疗单位对 PD-MCI 患者进行该项治疗，或在 tDCS 治疗的基础上联合认知训练，可能产生更大的疗效[105]。

2. PDD 时期　上述干预方式对 PDD 患者的疗效甚微，有待进一步确定，尚可作为保守治疗。建议该时期的患者转诊至神经内科，使用药物干预，可选择胆碱酯酶抑制剂卡巴拉汀、多奈哌齐。若 PDD 患者不能耐受口服胆碱酯酶抑制剂，可考虑尝试美金刚或卡巴拉汀透皮贴剂。

六、老年帕金森病精神功能障碍

（一）精神功能障碍特点

在帕金森病患者群中，40% ~ 50% 的患者存在抑郁障碍，3.6% ~ 40% 的患者存在焦虑障碍[106]。由于抑郁障碍的表现与帕金森病的运动症状存在一定的重叠，因此轻度的帕金森病抑郁通常不容易诊断。而焦虑障碍的所有类型在 PD 患者中均有报道，但广泛性焦虑障碍、惊恐障碍和社交恐惧症最为常见。抑郁与焦虑障碍经常共存，并可在帕金森病运动症状之前出现。帕金森病患者的精神病性症状主要表现为幻觉、错觉、妄想和存在的错误观念。一旦帕金森病患者出现精神病性症状，往往提示以后可能会出现慢性精神错乱。多达三分之一没有抑郁或痴呆的 PD 患者存在淡漠。淡漠需与抑郁相鉴别，情绪低落、抑郁负面认知、内疚感、消极自我评价和昼夜变化在抑郁患者中普遍存在，但在淡漠患者中不存在。

（二）康复评定

帕金森病伴发的精神心理症状属于器质性精神疾病，其评估需要在精神科医师的指导下进行或转诊至精神科。帕金森病精神心理功能常用评定量表（表 4-4-12）。

表 4-4-12　帕金森病精神心理功能常用评定量表

评估内容	推荐量表
抑郁	老年抑郁量表、医院焦虑抑郁量表、汉密尔顿抑郁量表*、贝克抑郁量表*、蒙哥马利抑郁评定量表*
焦虑	老年焦虑量表、帕金森病焦虑量表*
精神障碍	神经精神问卷、UPDRS- I 第 2 项、阳性症状量表*、阳性与阴性症状量表*
淡漠	NPI 第 7 项、UPDRS- I 第 4 项、淡漠量表*

注：*代表该量表除用于症状筛查外，还可用于症状严重程度的测量。

1. 抑郁症状评估　相比自评量表，更推荐使用他评量表。MDS 推荐用于抑郁症状的筛查量表包括：汉密尔顿抑郁量表（Hamilton depression scale，HAMD）、贝克抑郁量表（Beck depression inventory，BDI）、医院焦虑抑郁量表（hospital anxiety and depression scale，HADS）、蒙哥马利抑郁评定量表（Montgomery depression rating scale，MADRS）和老年抑郁量表（geriatric depression scale，GDS）。MDS 推荐用于评估抑郁症状严重程度的量表包括：HAMD、MADRS、BDI 和 Zung 氏抑郁自评量表（Zung self-rating depression scale，SDS）[107]。有三种量表推荐用于筛查 PD 患者的抑郁及评估其严重程度：BDI、HAMD、MADRS[108]。我国 2013 年制定的"帕金森病抑郁、焦虑及精神病性障碍的诊断标准及治疗指南"推荐 HAMD 和 BDI 用于帕金森病抑郁的筛查和严重程度的评价。

具体选择何种量表应根据研究者的目的以及专业知识而决定：如筛查量表应着重简便易行，可选用 BDI、GDS；如用于抑郁症状严重程度及疗效判定，可选用 HAMD 和 MADRS。HAMD 是临床上评定抑郁状态时应用最为普遍的量表，可以筛查、评估抑郁程度和治疗效果，其评定方法简便、标准明确、便于掌握[109]。GDS是专为老年人设计的量表，简便易行（表4-4-13），不仅具备良好的心理测量学特性，而且版权面向大众开放，特别适用于老年患者对于自身抑郁症状的评定，也适用于伴随痴呆症状的抑郁患者[110]。建议综合使用临床广泛应用的 HAMD 和自评形式的 GDS 量表，以筛查和测量 PD 患者的抑郁严重程度。

表 4-4-13　老年抑郁量表（GDS-30）

指导语：选择最切合你最近一周来的感受的答案		
问题	是	否
1. 你对生活基本上满意吗？		
2. 你是否已放弃了许多活动与兴趣？		
3. 你是否觉得生活空虚？		
4. 你是否常感到厌倦？		
5. 你觉得未来有希望吗？		
6. 你是否因为脑子里一些想法摆脱不掉而烦恼？		
7. 你是否大部分时间精力充沛？		
8. 你是否害怕会有不幸的事落到你头上？		
9. 你是否大部分时间感到幸福？		
10. 你是否常感到孤立无援？		
11. 你是否经常坐立不安，心烦意乱？		
12. 你是否希望待在家里而不愿去做些新鲜事？		
13. 你是否常常担心将来？		
14. 你是否觉得记忆力比以前差？		
15. 你觉得现在活着很惬意吗？		
16. 你是否常感到心情沉重、郁闷？		
17. 你是否觉得像现在这样活着毫无意义？		
18. 你是否总为过去的事忧愁？		
19. 你觉得生活很令人兴奋吗？		
20. 你开始一件新的工作很困难吗？		
21. 你觉得生活充满活力吗？		
22. 你是否觉得你的处境已毫无希望？		
23. 你是否觉得大多数人比你强得多？		
24. 你是否常为一些小事伤心？		
25. 你是否常觉得想哭？		
26. 你集中精力有困难吗？		
27. 你早晨起来很快活吗？		
28. 你希望避开聚会吗？		
29. 你做决定很容易吗？		
30. 你的头脑像往常一样清晰吗？		

2. 焦虑症状评估 目前尚无达到 MDS 推荐级别的 PD 焦虑评价量表，MDS 建议可选择以下通用的焦虑量表代替使用，包括：汉密尔顿焦虑量表（Hamilton anxiety rating scale，HAMA）、贝克焦虑量表（Beck anxiety inventory，BAI）以及 HADS 等[111]，其中 HAMA 可作为焦虑症的诊断及程度划分的依据，能较好地反映焦虑症状的严重程度。但这 3 个量表对于 PD 人群的预测效度都不高，可能导致对焦虑的诊断不足[112]。

鉴于目前所有的焦虑量表均达不到推荐用于帕金森病焦虑评价的标准，MDS 建议编制新的适用于帕金森病焦虑筛查的量表。MDS 工作组认为，最近开发的老年焦虑量表（geriatric anxiety inventory，GAI）（表 4-4-14）和帕金森病焦虑量表（Parkinson anxiety scale，PAS）可作为焦虑的筛查工具[113]，在评估帕金森病焦虑时有着良好的信度、效度，特异性更好，但灵敏度数据尚缺乏。

表 4-4-14 老年焦虑量表（GAI）

指导语：选择最切合你最近一周来的感受的答案		
问题	是	否
1. 我总是在担忧		
2. 我觉得做出一个决定很困难		
3. 我经常觉得紧张不安		
4. 我觉得很难放松下来		
5. 我经常觉得担忧而不能享受生活		
6. 一点小事也能给我很大烦恼		
7. 我经常觉得心里七上八下的		
8. 我觉得自己是爱担忧的人		
9. 即使是一点小事也会让我不由自主的担心		
10. 我经常感到紧张		
11. 我的想法经常让我很焦虑		
12. 担忧引起我肠胃不舒服		
13. 我觉得自己是个神经紧张的人		
14. 我总是预感到最坏的事情发生		
15. 我经常心里发慌		
16. 我觉得我的担忧干扰了我的生活		
17. 我经常被各种担心压垮		
18. 有时我因为焦虑感到胃痉挛		
19. 过度的担忧使我错失了一些东西		
20. 我经常觉得心烦意乱		

3. 精神病性症状评估 UPDRS 第 1 部分可用于帕金森病精神病性症状的筛查。神

经精神问卷（neuropsychiatric inventory，NPI）是一个较好地用于筛查患者是否存在精神病性障碍症状的量表。该量表采用结构式访谈，每一个问题开放式提问，对评分员经验的依赖相对较少，尤其适用于伴有认知障碍的 PD 患者。其他量表如阳性症状量表（schedule for assessment of positive symptoms，SAPS）、阳性与阴性症状量表（positive and negative syndrome scale，PANSS）也可用于帕金森病精神病性症状的评价。此外，帕金森精神病性障碍调查问卷（Parkinson psychosis questionnaire，PPQ）、帕金森病神经精神障碍评定量表（scale for evaluation of neuropsychiatric disorders in Parkinson's disease，SEND-PD）的使用也有文献报道，但均缺乏高质量双盲对照研究探讨其敏感性。

MDS 推荐 NPI 作为有认知障碍的 PD 患者精神评估的量表，SAPS、PANSS 或简明精神科量表（brief psychiatric rating scale，BPRS）作为无认知障碍人群的精神评估量表[114]。

4. 淡漠症状评估　实际上目前关于淡漠的定义和诊断标准还没有完全统一，这一现状增加了当前对 PD 淡漠评估量表选择的难度。神经精神问卷（NPI）的第 7 项和统一帕金森病评分量表（UPDRS）的第 4 项可以用于筛查淡漠症状。淡漠严重程度可通过淡漠量表（apathy scale，AS）、淡漠评估量表（apathy evaluation scale，AES）、淡漠问卷（apathy inventory，AI）、Lille 淡漠量表（Lille apathy rating scale，LARS）等进行评估[115]。

AES 的敏感度及特异度最高，达 90% 以上。AS 虽敏感度相对较低，但其可行性、信效度、可重复性以及内部一致性较高，因此达到了 MDS 的推荐级别，常被用于 PD 淡漠症状的筛查和严重程度评估[115]。而专为评估 PD 淡漠而设计的 LARS，虽然在 PD 患者中具有相对更高的临床度量信息，但相比 AS，Lill 淡漠量表在临床尚未广泛推广使用，因此在 PD 淡漠评估的意义需要更多的临床研究支持。

（三）康复治疗

帕金森病伴发的精神心理症状属于器质性精神疾病，相关康复评估和治疗需要在精神科医师的指导下进行多学科合作。

1. 治疗目标　缓解或消除患者的抑郁、焦虑等症状，降低其精神行为障碍对身体健康的影响，积极进行对话沟通与心理疏导，提高治疗信赖度与依从性，改善生活质量，保持良好的身体功能与社会功能，避免药物干预带来的负面影响。

2. 治疗方式

（1）认知行为疗法（cognitive behavioral therapy，CBT）：CBT 通过改变患者的思想或信念和行为来转换或改变不良认知，达到消除负面或不良情绪和行动的效果（图 4-4-15），一直以来是抑郁症心理治疗方法中的"金标准"，对 PD 患者的运动和非运动症状都有良好影响，尤其在抑郁症和焦虑症发作期间，但其长期疗效尚不清楚。其中，合理情绪行为疗法通过改变不合理的信念，来达到改变和控制情绪及行为的目的，对冲动控制障碍亦有一定的疗效。

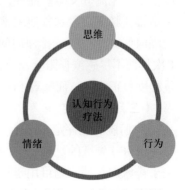

图 4-4-15　认知行为疗法的三大要素

（2）运动疗法：有氧运动和力量训练对帕金森病的

情绪障碍有一定作用，可能改善抑郁症状，但研究结果不尽一致，尚待高质量临床研究进一步证实。

（3）非侵入性神经调控技术：主要包括 rTMS 和 tDCS，可缓解抑郁等情绪障碍。国际临床神经生理学联合会发布的 TMS 治疗指南表明：针对左侧前额叶背外侧区皮层（DLPFC）的高频刺激可以改善帕金森病伴发的抑郁症状。

（4）生物反馈训练：作为行为疗法的一种，通过肌电、呼吸、皮阻、心率变异性等多项生理指标的生物反馈，可能改善情绪障碍。

（5）虚拟现实技术：使患者在多种不同沉浸程度的情景中交互，因此对患者的情绪有一定改善作用。

（6）音乐疗法：音乐疗法的形式非常多，可结合不同的治疗方法对老年 PD 患者进行干预，不仅能改善患者的情绪、淡漠症状，对其他运动症状、非运动症状均有一定的疗效。如结合运动（舞蹈、行走训练等）对患者进行有节奏的训练能够改善患者的步态与认知，减少跌倒。

（7）光照疗法：研究表明光照疗法能够改善 PD 患者的抑郁与失眠，减轻患者的药物负担，但需严格控制光照的方案，如光照强度、光照时间，其相关参数有待进一步研究确定。

七、老年帕金森病二便功能障碍

（一）二便功能障碍特点

老年 PD 患者常伴有膀胱功能障碍[116]，而下尿路症状或膀胱功能障碍是最常见的自主神经功能障碍之一，估计发病率为 27% ~ 80%[117]。20% ~ 89% 的 PD 患者伴有便秘，80% ~ 90% 的胃肠功能障碍表现为便秘[118]。二便功能障碍严重影响 PD 患者的日常生活活动和生活质量。

帕金森病的下尿路症状（lower urinary tract symptoms，LUTS）包括储尿期症状和排尿期症状，最常见的是膀胱贮存改变引起的储尿期症状，即膀胱过度活动症（overactive bladder，OAB），包括尿急、尿频、夜尿、尿失禁。其中夜尿最常见，发生率高达 70%[117]，排尿困难者中也有报道。排尿期症状包括排尿缓慢或间断排尿、尿无力、尿线变细、尿流分叉等。此外，帕金森病患者还存在慢性便秘（肛门直肠排便功能障碍），包括排便频率减少和排便困难两种类型。排便频率减少主要表现为排便次数减少，排便间隔时间大于 2 天，排便时间大于 30 分钟；排便困难主要表现为排便费力，每周至少 1 次排便不尽感或梗阻感及慢性泻剂依赖[118]。据报道，便秘与疾病持续时间和 PD 的严重程度呈正相关，而随着 PD 的进展，便秘的严重程度更高。

（二）康复评定

1. 膀胱功能评定

（1）PD 领域的量表：NMSQuest 和 MDS–UPDRS 第一部分量表可作为筛查工具，其中关于排尿症状的问题可用于筛查 PD 患者是否存在排尿功能障碍；SCOPA–AUT 和 NMSS 可用于评估排尿功能障碍的严重程度。以上 4 个工具均符合 MDS 的"建议"标准。

（2）泌尿系统的量表：MDS 提出以下量表在泌尿系统中已得到证实，并在 PD 人群中运用，但尚无一种在PD人群中得到特异性的证实。下列量表符合MDS的推荐标准，需要进一步研究并在PD人群中专门验证，但不建议制定新的量表[119]。

1）国际前列腺症状评分（international prostate symptom score，IPSS）：IPSS包括7个症状问题（排尿不尽感、尿频、间断排尿、尿急、尿线变细、排尿费力、夜尿）和一项生活质量评分，用于测量LUTS的频率及其对生活质量的影响。IPSS符合MDS的"建议"标准，用于评估尿路症状的严重程度。

2）丹麦前列腺症状评分（Danish prostatic symptom score，DAN-PSS）：DAN-PSS由12个问题组成，评估过去2周内的LUTS频率以及其对生活质量的影响。与IPSS相比，DAN-PSS对LUTS更敏感，并评估了尿失禁这一症状。DAN-PSS符合MDS的"推荐"标准，用于评估尿路症状的严重程度，但需附带注意事项。

3）国际尿失禁咨询委员会男性下尿路症状量表（international consultation on incontinence modular questionnaire for male lower urinary tract symptoms，ICIQ-MLUTS）：ICIQ-MLUTS由13个问题组成，该量表主要关注储尿期症状和排尿期症状，用于评估排尿功能障碍、尿急、尿失禁、尿频和夜尿，以及LUTS对生活质量的影响。ICIQ-MLUTS符合MDS的"推荐"标准，用于评估尿路症状的严重程度，但需附带注意事项。

4）膀胱过度活动症问卷（overactive bladder questionnaire，OABq）：OABq包括33项条目，专门用于评估OAB症状和其对生活质量的影响。OABq符合MDS的"推荐"标准，用于评估OAB症状的严重程度，但需附带注意事项。

5）膀胱过度活动症问卷简表（overactive bladder questionnaire-short form，OABq-SF）、膀胱过度活动症问卷-8项（8-item overactive bladder questionnaire，OAB-V8）：OABq-SF是OABq的简化形式，条目减少至19项。OAB-V8是由OABq衍生的最简单版本，可作为患者自我管理的筛查工具。OABq-SF、OAB-V8均符合MDS的"推荐"标准，用于评估OAB症状的严重程度，但需附带注意事项。

6）膀胱过度活动症评分表（overactive bladder symptom score，OABSS）：OABSS是一份经过验证的问卷，旨在量化4种症状（频率、夜尿、尿急和尿失禁）的严重程度，总分为0～15分（表4-4-15）。OABSS符合MDS的"推荐"标准，用于评估OAB症状的严重程度，但需附带注意事项。

表4-4-15 膀胱过度活动症评分表（OABSS）

问题	症状	频率/次数	得分
1. 白天排尿次数	从早晨起床到晚上入睡的时间内，小便的次数是多少	≤7	0
		8～14	1
		≥15	2
2. 夜间排尿次数	从晚上入睡到早晨起床的时间内，因为小便起床的次数是多少	0	0
		1	1
		2	2
		≥3	3

续表

问题	症状	频率／次数	得分
3. 尿急	是否有突然想要小便，同时难以忍受的现象发生	无	0
		每周＜1次	1
		每周≥1次	2
		每日=1次	3
		每日2～4次	4
		每日≥5次	5
4. 急迫性尿失禁	是否有突然想要小便，同时无法忍受并出现尿失禁的现象	无	0
		每周＜1次	1
		每周≥1次	2
		每日=1次	3
		每日2～4次	4
		每日≥5次	5

OAB 的诊断标准：问题3（尿急）的得分≥2分，且总分≥3分

OAB 严重程度分级：3≤总分≤5，轻度 OAB；6≤总分≤11，中度 OAB；总分≥12，重度 OAB

2. 便秘评定

（1）总体评估量表：有两种针对胃肠道症状的 NMS 总体或综合评价量表获得了 MDS 的推荐：SCOPA-AUT 和 NMSQuest。NMSS 则达到了 MDS 的建议级别[83]。SCOPA-AUT 和 NMSQuest 作为 PD 非运动症状的整体测量量表，专门提供了流涎、便秘和吞咽困难是否存在及频率的标准化测量，可选择其中关于便秘的条目对 PD 患者的便秘进行评定。

（2）便秘量表：虽然罗马Ⅲ（Rome Ⅲ）便秘模块在胃肠病学领域得到广泛接受，并且罗马Ⅱ标准的早期版本已用于 PD 患者的单一研究，但均未达到 MDS 推荐或建议的标准[83]。通用罗马Ⅲ标准和问卷还需要在 PD 人群中进行验证。可使用 Cleveland 便秘评分系统对便秘程度进行评估[120]。

（三）康复治疗

1. 治疗目标　对于膀胱过度活动症患者，主要提高其控尿能力，减少尿急、尿频、夜尿、尿失禁的发生，改善生活质量。对于便秘患者，主要采取药物和生活方式管理等综合干预以促进排便。

2. 治疗方式

（1）泌尿功能康复：尿失禁的主要康复方法为盆底康复锻炼，包括盆底肌肉自主收缩训练或盆底肌生物反馈训练，以增强盆底肌肉力量，提高控尿能力；进行膀胱扩张训练，尽量延长排尿间隔时间，使膀胱容量逐步扩大；逼尿肌注射 A 型肉毒毒素可用于治疗顽固性尿失禁，改善 OAB。对于夜尿症：晚上6点以后减少液体的摄入，睡觉时将床朝上倾斜，以减少排尿[121]。对于尿潴留：建议定时定量饮水，或采取清洁间歇导尿。

有研究表明 rTMS 可改善神经源性膀胱症状[122]。

（2）直肠功能康复：对于排便障碍，主要进行腹肌和盆底部肌肉锻炼。或通过直肠刺激方法诱发直肠－肛门反射，促进结肠，尤其是降结肠的蠕动。增加全身性的运动锻炼也能改善便秘[121]。腹部按摩改善便秘还有待调查。除保守治疗外，肉毒毒素注射肛门外括约肌和耻骨直肠肌也被证明可用于改善 PD 患者的排便功能。

生活方式管理方面，日常需摄入足够的液体、水果、蔬菜、纤维素、益生菌。养成定时排便习惯，逐步建立排便反射。药物方面，乳果糖（10 ~ 20 g/d）或其他温和的导泻药物能改善便秘症状[123]，建议使用聚乙二醇改善 PD 患者的便秘[124]。也可加用促进胃蠕动药，如多潘立酮、莫沙必利等。需要停用抗胆碱能药。

八、老年帕金森病疼痛

（一）帕金森病疼痛特点

疼痛在 PD 患者中相当常见，可先于运动症状数年，在 PD 早、中、晚期阶段均存在，晚期发生率更高。PD 疼痛发生率为 40% ~ 85%，平均 67.6%，PD 人群中疼痛发生频率是同龄健康人的 2 ~ 3 倍。疼痛随着"开－关期"波动，最常发生在下肢，几乎一半的 PD 患者存在肌肉骨骼疼痛[125]。PD 伴疼痛严重降低老年患者的日常生活活动能力和生活质量，给家庭和社会带来了沉重负担。

临床上 PD 疼痛的表现多样，其分类方法也在不断的修正、完善，目前在临床和科研中应用较广的是 Ford 分类法[126]。根据患者对疼痛感受的描述可将 PD 疼痛分为 5 类：肌肉骨骼疼痛、肌张力相关性疼痛、神经根性疼痛、中枢性疼痛以及静坐不能。其中肌肉骨骼疼痛最为常见，约占所有疼痛类型的一半，症状描述为隐痛或绞痛，在躯干和四肢的肌肉以及关节周围区域出现[127]。肌张力相关性疼痛第二常见，表现为肌肉强直性疼痛，同时伴有局部姿势的异常，可发生于踝部、面部、颈部、腹部和背部，活动后缓解[128]。而神经根性疼痛和中枢性疼痛发生率相对较低，但多种疼痛类型可合并发生于同一患者。

（二）康复评定

1. 评估疼痛强度

（1）单维度疼痛强度评估量表：单维度疼痛量表仅从单一方面对患者进行疼痛强度评估，因此临床上最常使用此类型疼痛评估量表进行评定。大体而言，单维度疼痛量表都具备简洁易行、评估快速等特点。对患者的文化水平及运动功能要求低，可以选择口述或者手写记录，适合老年 PD 患者使用。因此，单维度疼痛量表是对患者进行快速疼痛评估的首选工具。

1）视觉模拟量表（visual analogue scale，VAS）：是目前应用最广泛也最简单实用的一种疼痛强度评估工具。VAS 量表主要由一条 100 mm 的直线构成，由患者根据自身感受的疼痛程度，在直线上某一点做记号，以代表患者当时体会到的疼痛强烈程度。因未在 PD 人群中验证，故 MDS 谨慎地推荐该量表用于评估 PD 患者的疼痛强度。

2）数字评定量表（numerical rating scale，NRS）：NRS 评分准确简明，有多个版本，推荐使用的是 NRS 0 ~ 10 版。评分结果分为 4 大类别，共 11 个等级：无疼痛（0 分）、轻度疼痛（1～3分）、中度疼痛（4～6分）、重度疼痛（7～10分）。因未在 PD 人群中验证，故 MDS 谨慎地推荐该量表用于评估 PD 患者的疼痛强度。

（2）多维度疼痛综合评估量表：多维度疼痛量表在测量 PD 患者对身体疼痛强度感受的同时，还会评测疼痛对其心理、情绪、睡眠等多方面的影响。与单维度疼痛量表相比较，多维度疼痛量表的评估范畴更全面，但也更耗时、复杂。因此，多维度疼痛量表更适用于全方位量化疼痛对患者的影响。

1）简明疼痛评估量表简版（brief pain inventory short form，BPI）：该量表采用了数字分级评分法，可以相对增加内在一致性信度，是较广泛使用的评估方式。评估内容主要包括疼痛程度、疼痛性质、疼痛对日常生活功能的影响。但是该量表只记录了前24小时内的疼痛，容易低估疼痛患病率。因未在 PD 人群中验证，故 MDS 谨慎地推荐该量表用于 PD 疼痛强度的评估。

2）简版麦吉尔疼痛问卷（short-form McGill pain questionnaire，SF-MPQ）：SF-MPQ 是一种敏感、可靠的疼痛评价方法。不仅可以求出不同分类的疼痛分级指数（pain rating index，PRI），而且还可以求出总的 PRI，适用于检测时间有限而又希望获得较多疼痛强度信息时（表4-4-16）。因未在 PD 人群中验证，故 MDS 谨慎地推荐该量表用于 PD 疼痛强度的评估。

表 4-4-16　简版麦吉尔疼痛问卷（SF-MPQ）

1. 疼痛分级指数的评定

疼痛性质	疼痛程度			
	无	轻	中	重
A 感觉项				
跳痛	0	1	2	3
刺痛	0	1	2	3
刀割痛	0	1	2	3
锐痛	0	1	2	3
痉挛痛	0	1	2	3
绞痛	0	1	2	3
烧灼痛	0	1	2	3
酸痛	0	1	2	3
坠胀痛	0	1	2	3
触痛	0	1	2	3
撕裂痛	0	1	2	3
感觉项总分				
B 情感项				
疲惫耗竭感	0	1	2	3

续表

疼痛性质	疼痛程度			
	无	轻	中	重
病恹样	0	1	2	3
恐惧感	0	1	2	3
受罪 / 惩罚感	0	1	2	3
情感项总分				

2. 视觉模拟量表评定

无痛（0）└─────────────────────────────┘无痛（100）

3. 现有痛强度评定

无痛	0
轻度不适	1
不适	2
难受	3
可怕的痛	4
极度疼痛	5
现有痛强度评分	
总分	

注：评第 1 项时，向患者逐项提问，根据患者回答的疼痛程度在相应级别做记号。评第 2 项时，图中线段共 100 个刻度，让患者用笔根据自己疼痛感受在线段上标明相应的点。评第 3 项时根据患者主观感受在相应级别上做记号。最后对 PRI、VAS、PPI 进行总评，分数越高疼痛越重。

3）国王帕金森病疼痛量表（King's Parkinson's disease pain scale, KPPS）：KPPS 是第一个专门评估 PD 疼痛的量表，并获得了 MDS 的推荐[129, 130]。该量表分别从肌肉骨骼痛、慢性疼痛、波动相关痛、夜间痛、口面痛、肿胀痛、神经根性痛 7 个领域分析，共有 14 个问题，每个问题的分值用严重程度（"0= 无"到"3= 非常严重"）乘以频率（"0= 从不"到"4= 所有的时间"）表示，总分范围为 0 ~ 168 分，记录时间范围是前一个月。该量表必须由接受过培训的临床医师完成，评估时间为 10 ~ 15 分钟。该量表具有良好的可信度和可接受性，MDS 推荐用它来评价 PD 患者的疼痛强度。

2. 疼痛症状分类

（1）神经病理性疼痛评估 4 问卷（douleur neuropathique 4 questions, DN4）：用于筛选神经病理性疼痛（神经根性疼痛、中枢性疼痛）或混合性疼痛中的神经性成分。因未在 PD 人群中验证，故 MDS 谨慎地推荐该量表用于 PD 疼痛症状的分类。

（2）利兹神经病理性疼痛症状与体征评价量表（Leeds assessment of neuropathic symptoms and signs, LANSS）：LANSS 量表也是被研制和验证用于筛查神经病理性疼痛的，它包括 5 个症状项和 2 个体检项，总分 ≥ 12 分者被提示极可能为神经病理性疼痛。MDS 建议可尝试采用该量表对 PD 疼痛症状进行分类。

（3）疼痛识别问卷（pain-detect questionnaire，PD - Q）：PD - Q 也是一个常用的神经病理性疼痛筛查问卷。其包括 7 道症状项问题，1 道疼痛性质问题和 1 道放射性疼痛判断题。MDS 建议可尝试采用该量表对 PD 疼痛症状进行分类。

（4）KPPS：MDS 建议将其用于 PD 患者的疼痛症状分类。

3. 疼痛评估建议　首先鉴别 PD 伴疼痛是 PD 相关（pain related to PD，PRPD）还是非 PD 相关（pain unrelated to PD，PUPD），排除其他原因所致疼痛（如骨关节病等）。先选择单维度疼痛量表评估疼痛程度，待时间充足后，再选择多维度疼痛量表全面评估疼痛对患者的影响。疼痛强度确定后，还需对疼痛的症状、性质进行分类。

KPPS 是 MDS 目前唯一推荐的 PD 疼痛强度评估量表，并建议将其用于 PD 患者的疼痛症状分类，但该量表尚无中文版本。上述其他评估方式虽未在 PD 人群验证，但在临床使用普遍，具有较好的临床测量性能，可结合实际情况综合使用[131]。

（三）康复治疗

疼痛作为一个重要的治疗目标，在 PD 患者中常常被低估、认识不足并管理不善。应充分认识老年 PD 患者疼痛的复杂性，促进多学科合作（风湿科、骨科、神经外科等），综合药物和非药物治疗方法，并让患者及其家庭或照护者参与疼痛评估和管理[127]。

1. 治疗目标　对帕金森病患者可加强宣教，解释疼痛的发生机制，强调日常生活活动的主动性，减轻患者对疼痛的恐惧与焦虑；与物理治疗师、疼痛科医师积极合作，尽量减轻患者的疼痛，减少疼痛对康复锻炼、日常生活活动的限制。

2. 治疗方式

（1）运动疗法：其不仅有利于维持患者的关节活动范围及运动能力、预防肌肉挛缩、降低肌张力，同时也是改善肌肉骨骼性疼痛的重要干预方式。运动缓解疼痛的机制可能与增加神经可塑性、促进神经修复、活化多巴胺能和非多巴胺能疼痛抑制通路等有关。鉴于目前的专家意见，建议通过运动来控制疼痛[132]。根据疼痛的类型、严重程度、加重因素、运动症状、其他非运动症状以及身体活动的基线水平，运动处方会有所不同。运动处方的制定参照前文。

（2）物理因子疗法：经皮神经电刺激（TENS）、超声、冲击波、热或冷疗、水疗、按摩[133]等对缓解 PD 疼痛有一定疗效。沿着颈部、背部和四肢肌束扳机点施加中等力度的滑动按摩。扳机点按摩与神经肌肉治疗（neuro-muscular technology，NMT）均可改善帕金森病患者的疼痛与痉挛，患者自评报告显示，NMT 治疗有良好的效果。

（3）中枢干预技术：rTMS、tDCS 等神经调节技术可通过改变大脑神经元可塑性来减轻疼痛。2014 年国际临床神经生理学联合会发布的 TMS 治疗指南中指出：对疼痛对侧的初级运动皮层（M1）的高频 rTMS 具有镇痛作用，最常用的频率是 10 Hz 和 20 Hz。其机制可能是 rTMS 激活远离刺激部位的大脑区域，类似长时程增强效应，从而增加镇痛类物质如内源性阿片类物质和单胺类、GABA 神经递质的释放。

（4）身心疗法

1）认知行为疗法（CBT）：认知行为疗法已被用于治疗慢性疼痛 30 余年。认知重塑有助于改变患者对疼痛的看法及其应对能力[134]。

2）音乐疗法：听音乐能激活大脑岛叶、扣带回皮层、下丘脑、海马、杏仁核和前额叶皮质等与情绪控制相关的脑区，并使腹侧纹状体及腹侧被盖的多巴胺释放增多，从而改善疼痛情绪反应[135]。

3）放松疗法：旨在通过降低整体觉醒水平并促进身心放松的治疗方法。主要包括生物反馈、想象、腹式呼吸、渐进式肌肉放松训练、正念冥想、瑜伽等[136]。

（5）传统医学：我国传统医学如施针灸、拔火罐、服用中药等在改善 PD 疼痛方面也具有独特优势，可作为辅助治疗方案的选择。

九、老年帕金森病感觉功能障碍

（一）感觉功能障碍特点

多达 90% 的 PD 患者存在嗅觉障碍，通常在诊断时就已存在。然而，超过 70% 的患者可能没有意识到他们的嗅觉受损[137]。虽然一些研究者报道嗅觉障碍与疾病的阶段和病程无关，但另一些研究者报道嗅觉障碍与疾病的严重程度和更快的进展相关，通过严重的嗅觉减退可以预测 PD 痴呆的发展。嗅觉缺失是帕金森病认知能力下降和痴呆转化的预测因子。国际运动障碍疾病协会 2015 年制定的帕金森病临床诊断指南中将嗅觉减退作为四项支持标准之一。

（二）康复评定

嗅觉测试作为一种辅助测试在中国神经内科门诊帕金森病评估中是值得推荐的[138]。通过嗅觉测试获得的嗅觉功能障碍患病率明显高于仅通过问卷或口头询问获得的患病率。

1. 简单嗅觉测试法　选择日常所用能产生气味的嗅素，常用的有乙醇、醋、酱油、樟脑、煤油、大茴香、柠檬汁等，以纯净水作为对照，将它们分别装在同样的棕色小瓶中。检查时嘱受检者闭目，手指堵住一侧鼻孔，用另一鼻孔嗅之，分别测试左右两侧鼻腔。全部辨识正确为嗅觉正常，其余为有嗅觉障碍。检查过程中要有时间间隔，防止嗅觉疲劳。

2. Sniffin 嗅棒测试　嗅棒测试在 20 世纪 90 年代发展起来，用于评估嗅觉阈值、气味识别和辨别，现已成为临床和研究中广泛使用的工具。该测试由 3 套可重复使用的、不同浓度的正丁醇水笔组成，分别反映嗅觉阈值、气味辨别值及气味识别值，每套有 16 支水笔，每支笔的得分为 0 ~ 3 分，总分 48 分，得分越高，嗅觉越好。

3. 宾夕法尼亚大学气味识别试验（University of Pennsylvania smell identification test, UPSIT）　这是临床中较为常用且较为可靠的嗅觉检测方法，主要检测嗅觉识别能力，优点是检测灵敏度高，缺点是试验时间长，容易产生嗅觉疲劳，结果可靠性不高，且主要针对欧美人群设计，有些气味因国内受试者不熟悉而限制了其临床应用。

（三）康复治疗

目前治疗嗅觉丧失的唯一方法，即嗅觉训练。这种疗法尚未被充分利用，有潜力帮助许多嗅觉功能障碍的患者。

嗅觉训练方法：进行为期 12 ~ 18 周或 56 周的嗅觉训练，每天进行 2 次，使用 4 种气味［苯乙醇（玫瑰），桉油精（桉树），香茅醛（柠檬），丁香酚（丁香）］。在训练前后进行嗅觉测试。还可结合视觉模拟量表（0～100）进行主观评分。短期暴露于特定气味可能增加嗅觉敏感性。长期的嗅觉训练似乎比短期训练效果更好。在高浓度下（相比低浓度）使用气味有利于改善嗅觉功能。

第五节　老年帕金森病功能障碍的康复护理衔接技术

国际质量监测组织构建的帕金森病随访敏感指标包含医疗、康复、护理、社区等部分。护理技术作为康复治疗的延伸，将康复治疗与护理技术无缝隙衔接可有效改善 PD 患者的生活质量与心理状态，提高其日常生活能力和运动功能。护理团队应包括各级医疗机构的专业护理人员、患者家属、护工和社会志愿者。医疗机构的专业护理人员主要负责 PD 患者的营养管理、药物管理，配合多学科团队参与运动症状管理（运动功能评估、吞咽功能评估、生活自理能力评估、下肢深静脉血栓形成危险评估、压力性损伤发生评估、运动并发症评估）、认知及精神症状管理（认知能力评估、抑郁和焦虑评估、幻觉或其他精神症状评估）、其他非运动症状管理（体位性低血压评估、睡眠情况评估、疼痛评估、排泄问题评估），并落实患者及家属的健康教育。对于晚期 PD 患者，护理团队应重点关注并维持其转移和平衡能力、步态及手功能，防止压力性损伤、挛缩、误吸及尿路感染，有条件者实行专人护理。在帕金森病护理质量评价指标体系中，床护比权重最高，因此合理配备护理人员是提高帕金森病护理质量的有力保障。

一、心理护理

PD 患者随着病情加重会出现不同程度的焦虑或抑郁，严重影响患者的情绪，对康复进程的影响更甚，因此患者的心理问题不容忽视。

1. 鼓励家属多陪伴患者，消除其孤独感。

2. 鼓励患者树立信心并积极配合治疗。如果帕金森病使患者的基本活动变得困难，嘱其不要泄气沮丧，积极地进行治疗、康复是尤为重要的。

3. 积极培养患者的兴趣爱好，转移不良的情绪，建立良好的心境。

4. 坚持参加力所能及的社会活动，如情况允许应鼓励患者尽量维持过去的职业和喜好。

5. 推荐使用音乐疗法。快乐的音乐可以增加多巴胺和神经递质，节奏欢快的音乐不仅可以减轻疾病痛苦，还能改善患者的认知功能，增强他们的运动能力，并能在一定程度上提高患者的注意力。

二、安全护理

注意患者活动中的安全问题，加强防范，使用助行器、拐杖、护膝等。对于卧床患者，应加用防护栏，防坠落跌伤。日常用品避免使用易碎物品。建议患者穿着宽松的衣物，选用按扣、拉链、自粘胶代替纽扣以便于护理。

三、饮食护理

PD 患者要加强营养，注意饮食调节，首先要戒烟、酒，避免辛辣等刺激食物，要选用易消化的食物，少吃多餐；适当补充维生素、蛋白质或必需的微量元素；注意口腔卫生并预防感染。对于出现呛咳与吞咽困难的患者，应由言语治疗师评估、治疗，并针对性地提出如改变饮食成分和改善吞咽技巧的建议。

四、服药护理

1. 患者教育　了解药物的作用，正确认识药物的副作用，认真观察用药的反应并记录，以便医师调整治疗方案。

2. 规律用药　如用药后出现不适则及时就诊，按照医师指导停药、换药。

3. 合理安排服药时间　受饮食影响的药物主要是复方多巴胺类药物，包括多巴丝肼片、卡左双多巴控释片等，一般在饭前 1 小时或饭后 2 小时服药。多巴胺受体激动剂应在饭中或饭后服用。影响睡眠的药物如金刚烷胺和司来吉兰，以早、午服用为宜。

五、日常生活护理

1. 洗浴　PD 患者由于平衡能力差，建议坐浴和淋浴相结合，家人陪伴。浴室内安放固定的高脚凳，方便坐着洗澡和穿脱衣服，备长握把的洗澡刷等。地砖必须防滑，也可以在地板上铺一层防滑垫。浴缸处最好设有安全扶手便于抓扶。放置移动电话，以便于不适时呼救。

2. 进餐　PD 患者进食时切勿催促，选用握柄较粗的勺和叉，餐具下放置防滑垫，增加稳定性。有条件者可以使用帕金森病患者专用的进食工具，如防抖勺。

3. 穿着　尽量穿宽松的衣服，不选择套头衫，选择有拉链、魔术贴封口的衣服，裤子尽量选择带松紧带的。有纽扣的衣服可以用纽扣钩帮助。鞋子尽量不穿系带的，选择防滑的平底皮鞋或布鞋，可使用长柄鞋拔等工具帮忙。尽量少穿拖鞋。

六、运动锻炼

针对 PD 患者存在的运动症状予以相应的运动指导。指导患者通过鼓腮、皱眉、吹气等方式锻炼面部肌肉，通过颈椎操活动颈部；指导患者进行步态训练，身体平稳站直，两眼平视朝前看，迈步时足尖抬高，足跟先落地，足尖后落地，做到"起步 – 停稳 – 落地 – 停稳"，步态从容，步伐要小；鼓励患者每天进行关节的屈伸、旋转运动，对于无活动能力的患者，家属定时为患者进行被动活动以防止肌肉挛缩。

七、二便护理

1. 对于尿失禁　指导患者进行液体摄入管理，必要时使用纸尿裤、可吸收尿垫、导尿管等产品缓解尿失禁的问题，睡觉时抬高床位。

2. 对于便秘　指导患者腹部按摩促进排便、养成定时排便习惯。拟定规律的活动计划并执行，如无限制饮水的疾病，每日饮水量不少于 2000 ml，不随意使用缓泻剂，如有需要，遵医嘱使用。

八、预防并发症

帕金森病晚期患者卧床少动，易引起压力性损伤、深静脉血栓形成、误吸及肺部感染等，应密切关注、监测避免其并发症的发生。

1. 保持皮肤清洁，勤更换衣物，及时清理大小便，定时翻身，减少皮肤受压时长。

2. 进食时避免外界干扰，以免引起误吸及呛咳，做好口腔护理；定时翻身、叩背，并指导患者有效咳嗽。

参考文献

［1］ POSTUMA R B, BERG D, STERN M, et al. MDS clinical diagnostic criteria for Parkinson's disease ［J］. Movement Disorders：Official Journal of the Movement Disorder Society, 2015, 30（12）: 1591-1601.

［2］ WANNEVEICH M, MOISAN F, JACQMIN-GADDA H, et al. Projections of prevalence, lifetime risk, and life expectancy of Parkinson's disease（2010-2030）in France ［J］. Movement Disorders, 2018, 33（9）: 1449-1455.

［3］ ZHANG Z X, ROMAN G C, HONG Z, et al. Parkinson's disease in China: prevalence in Beijing, Xian, and Shanghai ［J］. Lancet, 2005, 365（9459）: 595-597.

［4］ PARK J H, KIM D H, KWON D Y, et al. Trends in the incidence and prevalence of Parkinson's disease in Korea: a nationwide, population-based study ［J］. BMC Geriatrics, 2019, 19（1）: 320.

［5］ DORSEY E R, ELBAZ A, NICHOLS E, et al. Global, regional, and national burden of Parkinson's disease, 1990-2016: a systematic analysis for the Global Burden of Disease Study 2016 ［J］. The Lancet Neurology, 2018, 17（11）: 939-953.

［6］ LI G, MA J, CUI S, et al. Parkinson's disease in China: a forty-year growing track of bedside work ［J］. Translational Neurodegeneration, 2019, 8(1): 270-278.

［7］ HOU Y, DAN X, BABBAR M, et al. Ageing as a risk factor for neurodegenerative disease ［J］. Nature Reviews Neurology, 2019, 15（10）: 565-581.

［8］ MEHANNA R, JANKOVIC J. Young-onset Parkinson's disease: Its unique features and their impact on quality of life ［J］. Parkinsonism & Related Disorders, 2019, 65: 39-48.

［9］ 中华医学会，中华医学会杂志社，中华医学会全科医学分会，等. 帕金森病基层诊疗指南（2019年）［J］. 中华全科医师杂志, 2020, 19（1）: 5-17.

［10］ BOSTANTJOPOULOU S, LOGOTHETIS J, KATSAROU Z, et al. Clinical observations in early and late onset Parkinson's disease ［J］. Functional Neurology, 1991, 6（2）: 145-149.

［11］ PAGANO G, FERRARA N, BROOKS D J, et al. Age at onset and Parkinson disease phenotype ［J］. Neurology, 2016, 86（15）: 1400-1407.

［12］ WICKREMARATCHI M M, KNIPE M D W, SASTRY B S D, et al. The motor phenotype of Parkinson's disease in relation to age at onset ［J］. Movement Disorders, 2011, 26（3）: 457-463.

［13］ SCHRAG A, SCHOTT J M. Epidemiological, clinical, and genetic characteristics of early-onset parkinsonism ［J］. Lancet Neurology, 2006, 5（4）: 355-363.

［14］ SPICA V, PEKMEZOVIĆ T, SVETEL M, et al. Prevalence of non-motor symptoms in young-onset versus late-onset Parkinson's disease ［J］. Journal of Neurology, 2013, 260（1）: 131-137.

［15］ ZHOU M Z, GAN J, WEI Y R, et al. The association between non-motor symptoms in Parkinson's disease and age at onset［J］. Clinical Neurology and Neurosurgery, 2013, 115（10）: 2103-2107.

［16］MAHALE R, YADAV R, PAL P K. Rapid eye movement sleep behaviour disorder in young- and older-onset Parkinson disease: a questionnaire-based study［J］. Sleep Medicine, 2014, 15（6）: 642-646.

［17］MAHALE R, YADAV R, PAL P K. Quality of sleep in young onset Parkinson's disease: Any difference from older onset Parkinson's disease［J］. Parkinsonism & Related Disorders, 2015, 21（5）: 461-464.

［18］GUO X, SONG W, CHEN K, et al. Gender and onset age-related features of non-motor symptoms of patients with Parkinson's disease-a study from Southwest China［J］. Parkinsonism & Related Disorders, 2013, 19（11）: 961-965.

［19］SCHRAG A, HOVRIS A, MORLEY D, et al. Young- versus older-onset Parkinson's disease: impact of disease and psychosocial consequences［J］. Movement Disorders, 2003, 18（11）: 1250-1256.

［20］CALNE S M, LIDSTONE S C, Kumar A. Psychosocial issues in young-onset Parkinson's disease: current research and challenges［J］. Parkinsonism & Related Disorders, 2008, 14（2）: 143-150.

［21］SCHRAG A, BEN-SHLOMO Y, BROWN R, et al. Young-onset Parkinson's disease revisited-clinical features, natural history, and mortality［J］. Movement Disorders, 1998, 13（6）: 885-894.

［22］STEBBINS G T, GOETZ C G, BURN D J, et al. How to identify tremor dominant and postural instability/gait difficulty groups with the movement disorder society unified Parkinson's disease rating scale: comparison with the unified Parkinson's disease rating scale［J］. Movement Disorders, 2013, 28（5）: 668-670.

［23］POSTUMA R B, BERG D, STERN M, et al. MDS clinical diagnostic criteria for Parkinson's disease［J］. Movement Disorders, 2015, 30（12）: 1591-1601.

［24］中华医学会神经病学分会帕金森病及运动障碍学组, 中国医师协会神经内科医师分会帕金森病及运动障碍专业. 中国帕金森病的诊断标准（2016版）［J］. 中华神经科杂志, 2016, 49（4）: 268-271.

［25］POEWE W, SEPPI K, TANNER CM, et al. Parkinson disease［EB/OL］.［2022-05-15］. https://www.nature.com/articles/nrdp201713.

［26］中华医学会神经病学分会帕金森病及运动障碍学组. 中国帕金森病治疗指南（第三版）［J］. 中华神经科杂志, 2014,（6）: 428-433.

［27］中国帕金森病脑深部电刺激疗法专家组. 中国帕金森病脑深部电刺激疗法专家共识［J］. 中华神经外科杂志, 2012, 28（8）: 855-857.

［28］NANHOE-MAHABIER W, DE LAAT K F, VISSER J E, et al. Parkinson disease and comorbid cerebrovascular disease［J］. Nature Reviews Neurology, 2009, 5（10）: 533-541.

［29］中国老年保健医学研究会老龄健康服务与标准化分会,《中国老年保健医学》杂志编辑委员会. 中国老年人慢性疼痛评估技术应用共识（草案）［J］. 中国老年保健医学, 2019, 17（4）: 20-23.

［30］DOSHAY L J. Method and value of exercise in Parkinson's disease［J］. The New England Journal of Medicine, 1962, 267: 297-299.

［31］中华医学会神经病学分会帕金森病及运动障碍学组, 中国医师协会神经内科医师分会帕金森病及运动障碍病专业委员会. 帕金森病前驱期诊断研究标准中国专家共识［J］. 中华老年医学杂志, 2019, 38（8）: 825-831.

［32］ASCHERIO A, SCHWARZSCHILD M. The epidemiology of Parkinson's disease: risk factors and prevention［J］. Lancet Neurology, 2016, 15（12）: 1257-1272.

［33］HOEHN M M, YAHR M D. Parkinsonism: onset, progression and mortality［J］. Neurology, 1967, 17（5）: 427-442.

［34］GOETZ C G, POEWE W, RASCOL O, et al. Movement Disorder Society Task Force report on the Hoehn and Yahr staging scale: status and recommendations［J］. Movement Disorders, 2004, 19（9）: 1020-1028.

［35］RADDER D L M, DE VRIES N M, RIKSEN N P, et al. Multidisciplinary care for people with Parkinson's disease: the new kids on the block! [J]. Expert Rev Neurother, 2019, 19 (2): 145–157.

[36] VAN DER MARCK M A, BLOEM B R. How to organize multispecialty care for patients with Parkinson's disease [J]. Parkinsonism & Related Disorders, 2014, 20: S167–S173.

[37] 中国医师协会神经内科医师分会帕金森病及运动障碍学组, 中华医学会神经病学分会帕金森病及运动障碍学组. 建立帕金森病及相关运动障碍病三级全程化管理模式的方案 [J]. 中华老年医学杂志, 2021, 40 (7): 813–821.

[38] SHPRECHER D R, MAJERSIK J J. The virtual house call: A 21st-century innovation in the care of patients with Parkinson disease [J]. Neurology, 2017, 89 (11): 1103–1104.

[39] DORSEY E R, VLAANDEREN F P, ENGELEN L J, et al. Moving Parkinson care to the home [J]. Movement Disorders, 2016, 31 (9): 1258–1262.

[40] DORSEY E R, VENKATARAMAN V, GRANA M J, et al. Randomized controlled clinical trial of "virtual house calls" for Parkinson disease [J]. JAMA Neurology, 2013, 70 (5): 565–570.

[41] BECK C A, BERAN D B, BIGLAN K M, et al. National randomized controlled trial of virtual house calls for Parkinson disease [J]. Neurology, 2017, 89 (11): 1152–1161.

[42] QAMAR M A, HARINGTON G, TRUMP S, et al. Multidisciplinary care in parkinson's disease [J]. International Review of Neurobiology, 2017, 132: 511–523.

[43] GOETZ C G, TILLEY B C, SHAFTMAN S R, et al. Movement Disorder Society-sponsored revision of the Unified Parkinson's Disease Rating Scale (MDS-UPDRS): Scale presentation and clinimetric testing results [J]. Movement Disorders, 2008, 23 (15): 2129–2170.

[44] ZEKRY D, LOURES VALLE B H, GRAF C, et al. Prospective comparison of 6 comorbidity indices as predictors of 1-year post-hospital discharge institutionalization, readmission, and mortality in elderly individuals [J]. Journal of the American Medical Directors Association, 2012, 13 (3): 272–278.

[45] WANG-HANSEN M S, WYLLER T B, HVIDSTEN L T, et al. Can screening tools for potentially inappropriate prescriptions in older adults prevent serious adverse drug events? [J]. European Journal of Clinical Pharmacology, 2019, 75 (5): 627–637.

[46] CHAUDHURI K R, MARTINEZ-MARTIN P, SCHAPIRA AHV, et al. International multicenter pilot study of the first comprehensive self-completed nonmotor symptoms questionnaire for Parkinson's disease: the NMSQuest study [J]. Movement Disorders, 2006, 21 (7): 916–923.

[47] CHAUDHURI K R, MARTINEZ-MARTIN P, BROWN R G, et al. The metric properties of a novel non-motor symptoms scale for Parkinson's disease: Results from an international pilot study [J]. Movement Disorders, 2007, 22 (13): 1901–1911.

[48] SHULMAN L M, ARMSTRONG M, ELLIS T, et al. Disability rating scales in Parkinson's disease: critique and recommendations [J]. Movement Disorders, 2016, 31 (10): 1455–1465.

[49] MARTINEZ-MARTIN P, JEUKENS-VISSER M, LYONS K E, et al. Health-related quality-of-life scales in Parkinson's disease: critique and recommendations [J]. Movement Disorders, 2011, 26 (13): 2371–2380.

[50] LUO W, GUI X H, WANG B, et al. Validity and reliability testing of the Chinese (mainland) version of the 39-item Parkinson's Disease Questionnaire (PDQ-39) [J]. Journal of Zhejiang University-Science B, 2010, 11 (7): 531–538.

[51] VAN NIMWEGEN M, SPEELMAN A D, HOFMAN-VAN ROSSUM E J M, et al. Physical inactivity in Parkinson's disease [J]. Journal of Neurology, 2011, 258 (12): 2214–2221.

[52] FERTL E, DOPPELBAUER A, AUFF E. Physical activity and sports in patients suffering from Parkinson's disease in comparison with healthy seniors [J]. Journal of Neural Transmission. Parkinson's Disease and Dementia Section, 1993, 5 (2): 157–161.

［53］PICKERING R M, GRIMBERGEN Y A M, RIGNEY U, et al. A meta-analysis of six prospective studies of falling in Parkinson's disease［J］. Movement Disorders, 2007, 22（13）: 1892-1900.

［54］WOOD B H, BILCLOUGH J A, BOWRON A, et al. Incidence and prediction of falls in Parkinson's disease: a prospective multidisciplinary study［J］. Journal of Neurology, Neurosurgery, and Psychiatry, 2002, 72（6）: 721-725.

［55］HELY M A, REID W G J, ADENA M A, et al. The Sydney multicenter study of Parkinson's disease: the inevitability of dementia at 20 years［J］. Movement Disorders, 2008, 23（6）: 837-844.

［56］SCHENKMAN M, ELLIS T, CHRISTIANSEN C, et al. Profile of functional limitations and task performance among people with early- and middle-stage Parkinson disease［J］. Physical Therapy, 2011, 91（9）: 1339-1354.

［57］HASS C J, MALCZAK P, NOCERA J, et al. Quantitative normative gait data in a large cohort of ambulatory persons with Parkinson's disease［J］. PloS One, 2012, 7（8）: e42337.

［58］瓮长水, 王娜, 刘立明, 等. 5次坐立试验用于预测老年人跌倒危险的有效性［J］. 中国康复医学杂志, 2012, 27（10）: 908-912.

［59］曹玲, 杨光. 老年人功能性前伸测试法的实用价值［J］. 中国老年学杂志, 2014（15）: 4399-4401.

［60］上海中西医结合学会慢性神经系统疾病专业委员会. 帕金森病运动处方专家共识［J］. 同济大学学报（医学版）, 2021, 42（6）: 729-735.

［61］MARTIGNON C, PEDRINOLLA A, RUZZANTE F, et al. Guidelines on exercise testing and prescription for patients at different stages of Parkinson's disease［J］. Aging Clinical and Experimental Research, 2021, 33（2）: 221-246.

［62］刘立明, 瓮长水, 王娜, 等. 5次坐立试验对老年人运动功能的评估价值［J］. 中国康复理论与实践, 2010, 16（4）: 359-361.

［63］BOUÇA-MACHADO R, ROSÁRIO A, CALDEIRA D, et al. Physical activity, exercise, and physiotherapy in Parkinson's disease: defining the concepts［J］. Movement Disorders Clinical Practice, 2020, 7（1）: 7-15.

［64］MAK M K, WONG-YU I S, SHEN X, et al. Long-term effects of exercise and physical therapy in people with Parkinson disease［J］. Nature Reviews Neurology, 2017, 13（11）: 689-703.

［65］XU X, FU Z, LE W. Exercise and Parkinson's disease［J］. International Review of Neurobiology, 2019, 147: 45-74.

［66］杨晓梅, 徐岩, 孙圣刚, 等. 帕金森病实施个体化运动处方的建议［J］. 临床内科杂志, 2021, 38（3）: 208-210.

［67］KIM Y, LAI B, MEHTA T, et al. Exercise Training Guidelines for Multiple Sclerosis, Stroke, and Parkinson Disease: Rapid Review and Synthesis［J］. American Journal of Physical Medicine & Rehabilitation, 2019, 98（7）: 613-621.

［68］CORCOS D M, ROBICHAUD J A, DAVID F J, et al. A two-year randomized controlled trial of progressive resistance exercise for Parkinson's disease［J］. Movement Disorders, 2013, 28（9）: 1230-1240.

［69］TOMLINSON C L, PATEL S, MEEK C, et al. Physiotherapy intervention in Parkinson's disease: systematic review and meta-analysis［J］. BMJ, 2012, 345: e5004.

［70］RADDER DLM, LÍGIA SILVA DE LIMA A, DOMINGOS J, et al. Physiotherapy in Parkinson's disease: a meta-analysis of present treatment modalities［J］. Neurorehabil Neural Repair, 2020, 34（10）: 871-880.

［71］中华医学会神经病学分会神经康复学组, 中国微循环学会神经变性病专业委员会康复学组, 中国康复医学会帕金森病与运动障碍康复专业委员会. 帕金森病康复中国专家共识［J］. 中国康复理论与实践, 2018, 24（7）: 745-752.

［72］李伟，公维军，高磊，等.《欧洲帕金森病物理治疗指南》康复方案解读［J］. 中国康复理论与实践，2020，26（5）：614-620.

［73］LEFAUCHEUR J P, ANDRÉ-OBADIA N, ANTAL A, et al. Evidence-based guidelines on the therapeutic use of repetitive transcranial magnetic stimulation（rTMS）［J］. Clinical Neurophysiology, 2014, 125（11）：2150-2206.

［74］LEFAUCHEUR J P, ALEMAN A, BAEKEN C, et al. Evidence-based guidelines on the therapeutic use of repetitive transcranial magnetic stimulation（rTMS）：An update（2014-2018）［J］. Clinical Neurophysiology, 2020, 131（2）：474-528.

［75］范杰诚，王佳良，夏春凤，等. 呼吸功能训练对帕金森病患者运动和呼吸功能及日常生活活动能力的影响［J］. 中华物理医学与康复杂志，2021，43（8）：693-697.

［76］CLAUS I, MUHLE P, CZECHOWSKI J, et al. Expiratory muscle strength training for therapy of pharyngeal dysphagia in Parkinson's disease［J］. Movement Disorders, 2021, 36（8）：1815-1824.

［77］KALF J G, DE SWART B J M, BLOEM B R, et al. Prevalence of oropharyngeal dysphagia in Parkinson's disease：a meta-analysis［J］. Parkinsonism & Related Disorders, 2012, 18（4）：311-315.

［78］DING X, GAO J, XIE C, et al. Prevalence and clinical correlation of dysphagia in Parkinson disease：a study on Chinese patients［J］. European Journal of Clinical Nutrition, 2018, 72（1）：82-86.

［79］TAKIZAWA C, GEMMELL E, KENWORTHY J, et al. A systematic review of the prevalence of oropharyngeal dysphagia in stroke, Parkinson's disease, Alzheimer's disease, head injury, and pneumonia［J］. Dysphagia, 2016, 31（3）：434-441.

［80］中国吞咽障碍康复评估与治疗专家共识组. 中国吞咽障碍评估与治疗专家共识（2017年版）［J］. 中华物理医学与康复杂志，2017，39（12）：881-892.

［81］MANOR Y, GILADI N, COHEN A, et al. Validation of a swallowing disturbance questionnaire for detecting dysphagia in patients with Parkinson's disease［J］. Mov Disord, 2007, 22（13）：1917-1921.

［82］SIMONS J A, FIETZEK U M, WALDMANN A, et al. Development and validation of a new screening questionnaire for dysphagia in early stages of Parkinson's disease［J］. Parkinsonism Relat Disord, 2014, 20（9）：992-998.

［83］EVATT M L, CHAUDHURI K R, CHOU K L, et al. Dysautonomia rating scales in Parkinson's disease：sialorrhea, dysphagia, and constipation-critique and recommendations by movement disorders task force on rating scales for Parkinson's disease［J］. Mov Disord, 2009, 24（5）：635-646.

［84］LAI X, ZHU H, DU H, et al. Reliability and validity of the Chinese mandarin version of the swallowing quality of life questionnaire［J］. Dysphagia, 2021, 36（4）：670-679.

［85］宋鲁平，王强. 帕金森病康复中国专家共识［J］. 中国康复理论与实践，2018，24（07）：745-752.

［86］马宇敏，陈伟观，王军. 帕金森病患者吞咽障碍的研究进展［J］. 临床神经病学杂志，2018，31（03）：233-235.

［87］于小娜，王芬. 1例帕金森病伴吞咽障碍引起吸入性肺炎病人颈托应用的护理体会［J］. 循证护理，2022，8（11）：1560-1562.

［88］VAN HOOREN MRA, BAIJENS LWJ, VOSKUILEN S, et al. Treatment effects for dysphagia in Parkinson's disease：a systematic review［J］. Parkinsonism & Related Disorders, 2014, 20（8）：800-807.

［89］TROCHE M S, OKUN M S, ROSENBEK J C, et al. Aspiration and swallowing in Parkinson disease and rehabilitation with EMST A randomized trial［J］. Neurology, 2010, 75（21）：1912-1919.

［90］KALF J G, DE SWART B J M, BLOEM B R, et al. Prevalence of speech impairments in Parkinson's disease：A systematic review［J］. Movement Disorders, 2009, 24：S528-S529.

［91］FOX CYNTHIA M, RAMIG LORRAINE O. Vocal sound pressure level and self-perception of speech and voice in men and women with idiopathic Parkinson disease［J］. American Journal of Speech-language pathology，1997，6（2）：85–94.

［92］LLEBARIA G，PAGONABARRAGA J，KULISEVSKY J，et al. Cut–off score of the Mattis Dementia Rating Scale for screening dementia in Parkinson's disease［J］. Movement Disorders，2008，23（11）：1546–1550.

［93］AARSLAND D，ZACCAI J，BRAYNE C. A systematic review of prevalence studies of dementia in Parkinson's disease［J］. Movement Disorders，2005，20（10）：1255–1263.

［94］AARSLAND D，KURZ M W. The epidemiology of dementia associated with Parkinson disease［J］. Journal of the Neurological Sciences，2010，289（1–2）：18–22.

［95］SKORVANEK M，GOLDMAN JG，JAHANSHAHI M，et al. Global scales for cognitive screening in Parkinson's disease：Critique and recommendations［J］. Mov Disord，2018，33（2）：208–218.

［96］中华医学会神经病学分会帕金森病及运动障碍学组，中国医师协会神经内科医师分会帕金森病及运动障碍学组，中华医学会神经病学分会神经心理与行为神经病学学组. 帕金森病痴呆的诊断标准与治疗指南（第二版）［J］. 中华神经科杂志，2021，54（8）：762–771.

［97］FERNÁNDEZ–BOBADILLA R，MARTÍNEZ–HORTA S，MARÍN–LAHOZ J，et al. Development and validation of an alternative version of the Parkinson's Disease–Cognitive Rating Scale（PD–CRS）［J］. Parkinsonism & Related Disorders，2017，43：73–77.

［98］HOOPS S，NAZEM S，SIDEROWF A D，et al. Validity of the MoCA and MMSE in the detection of MCI and dementia in Parkinson disease［J］. Neurology，2009，73（21）：1738–1745.

［99］LITVAN I，GOLDMAN J G，TROSTER A I，et al. Diagnostic criteria for mild cognitive impairment in Parkinson's disease：movement disorder society task force guidelines［J］. Mov Disord，2012，27（3）：349–356.

［100］VARMA V R，CHUANG Y F，HARRIS G C，et al. Low–intensity daily walking activity is associated with hippocampal volume in older adults［J］. Hippocampus，2015，25（5）：605–615.

［101］ERICKSON K I，KRAMER A F. Aerobic exercise effects on cognitive and neural plasticity in older adults［J］. British Journal of Sports Medicine，2008，43（1）：22–24.

［102］DORUK D，GRAY Z，BRAVO G L，et al. Effects of tDCS on executive function in Parkinson's disease［J］. Neuroscience Letters，2014，582：27–31.

［103］MANENTI R，COTELLI M S，COBELLI C，et al. Transcranial direct current stimulation combined with cognitive training for the treatment of Parkinson Disease：A randomized，placebo–controlled study［J］. Brain Stimulation，2018，11（6）：1251–1262.

［104］TRUNG J，HANGANU A，JOBERT S，et al. Transcranial magnetic stimulation improves cognition over time in Parkinson's disease［J］. Parkinsonism & Related Disorders，2019，66：3–8.

［105］中华医学会神经病学分会帕金森病及运动障碍学组，中国医师协会神经内科医师分会帕金森病及运动障碍学组. 中国帕金森病轻度认知障碍的诊断和治疗指南（2020版）［J］. 中国神经精神疾病杂志，2021，47（1）：1–12.

［106］SLAUGHTER J R，SLAUGHTER K A，NICHOLS D，et al. Prevalence，clinical manifestations，etiology，and treatment of depression in Parkinson's disease［J］. The Journal of Neuropsychiatry and Clinical Neurosciences，2001，13（2）：187–196.

［107］SCHRAG A，BARONE P，BROWN R G，et al. Depression rating scales in Parkinson's disease：critique and recommendations［J］. Movement disorders，2007，22（8）：1077–1092.

［108］MARTINEZ–MARTIN P，RODRIGUEZ–BLAZQUEZ C，FORJAZ M J，et al. Measurement of nonmotor symptoms in clinical practice［J］. Int Rev Neurobiol，2017，133：291–345.

［109］TORBEY E，PACHANA N A，DISSANAYAKA NNW. Depression rating scales in Parkinson's disease：A critical review updating recent literature［J］. Journal of Affective Disorders，2015，184：216–224.

［110］WILLIAMS J R, HIRSCH E S, ANDERSON K, et al. A comparison of nine scales to detect depression in Parkinson disease: which scale to use? ［J］. Neurology, 2012, 78（13）: 998-1006.

［111］LEENTJENS AFG, DUJARDIN K, MARSH L, et al. Anxiety rating scales in Parkinson's disease: critique and recommendations ［J］. Movement Disorders, 2008, 23（14）: 2015-2025.

［112］LEENTJENS AFG, DUJARDIN K, MARSH L, et al. Anxiety rating scales in Parkinson's disease: a validation study of the Hamilton anxiety rating scale, the Beck anxiety inventory, and the hospital anxiety and depression scale ［J］. Movement Disorders, 2011, 26（3）: 407-415.

［113］MARTINEZ-MARTIN P, LEENTJENS AFG, DE PEDRO-CUESTA J, et al. Accuracy of screening instruments for detection of neuropsychiatric syndromes in Parkinson's disease ［J］. Movement Disorders, 2016, 31（3）: 270-279.

［114］FERNANDEZ H H, AARSLAND D, FÉNELON G, et al. Scales to assess psychosis in Parkinson's disease: Critique and recommendations ［J］. Movement Disorders, 2008, 23（4）: 484-500.

［115］LEENTJENS AFG, DUJARDIN K, MARSH L, et al. Apathy and anhedonia rating scales in Parkinson's disease: Critique and recommendations ［J］. Movement Disorders, 2008, 23（14）: 2004-2014.

［116］YANG S C, FAN M Y, YU C Q, et al. Frequency of bowel movements and risk of Parkinson's disease: a prospective cohort study in adults in China ［J］. ZhongHua Liu Xing Bing Xue Za Zhi, 2020, 41（1）: 48-54.

［117］SAKAKIBARA R, PANICKER J, FINAZZI-AGRO E, et al. A guideline for the management of bladder dysfunction in Parkinson's disease and other gait disorders ［J］. Neurourology and Urodynamics, 2016, 35（5）: 551-563.

［118］何香花, 张为, 庞国防, 等. 帕金森病便秘的研究进展 ［J］. 中国老年保健医学, 2018, 12（6）: 95-98.

［119］PAVY-LE TRAON A, COTTERILL N, AMARENCO G, et al. Clinical rating scales for urinary symptoms in Parkinson disease: critique and recommendations ［J］. Movement Disorders Clinical Practice, 2018, 5（5）: 479-491.

［120］AGACHAN F, CHEN T, PFEIFER J, et al. A constipation scoring system to simplify evaluation and management of constipated patients ［J］. Diseases of the Colon and Rectum, 1996, 39（6）: 681-685.

［121］GRIMES D, FITZPATRICK M, GORDON J, et al. Canadian guideline for Parkinson disease ［J］. CMAJ, 2019, 191（36）: E989-E1004.

［122］NARDONE R, VERSACE V, SEBASTIANELLI L, et al. Transcranial magnetic stimulation and bladder function: a systematic review ［J］. Clinical Neurophysiology, 2019, 130（11）: 2032-2037.

［123］SEPPI K, RAY CHAUDHURI K, COELHO M, et al. Update on treatments for nonmotor symptoms of Parkinson's disease-an evidence-based medicine review ［J］. Mov Disord, 2019, 34（2）: 180-198.

［124］ZESIEWICZ T A, SULLIVAN K L, ARNULF I, et al. Practice Parameter: treatment of nonmotor symptoms of Parkinson disease: report of the Quality Standards Subcommittee of the American Academy of Neurology ［J］. Neurology, 2010, 74（11）: 924-931.

［125］BROEN M P G, BRAAKSMA M M, PATIJN J, et al. Prevalence of pain in Parkinson's disease: a systematic review using the modified QUADAS tool ［J］. Movement Disorders: official journal of the Movement Disorder Society, 2012, 27（4）: 480-484.

［126］FORD B. Pain in Parkinson's disease ［J］. Mov Disord, 2010, 25 Suppl 1: S98-103.

［127］SOPHIE M, FORD B. Management of pain in Parkinson's disease ［J］. CNS Drugs, 2012, 26（11）: 937-948.

［128］徐馨, 彭国光. 帕金森病疼痛的临床表现与治疗 ［J］. 中华医学杂志, 2014, 94（29）: 2316-2318.

［129］CHAUDHURI K R，RIZOS A，TRENKWALDER C，et al. King's Parkinson's disease pain scale，the first scale for pain in PD：An international validation［J］. Mov Disord，2015，30（12）：1623-1631.

［130］MARTINEZ-MARTIN P，RIZOS A M，WETMORE J，et al. First comprehensive tool for screening pain in Parkinson's disease：the King's Parkinson's Disease Pain Questionnaire［J］. Eur J Neurol，2018，25（10）：1255-1261.

［131］PEREZ-LLORET S，CIAMPI DE ANDRADE D，LYONS K E，et al. Rating scales for pain in Parkinson's disease：critique and recommendations［J］. Mov Disord Clin Pract，2016，3（6）：527-537.

［132］ALLEN N E，MOLONEY N，VAN VLIET V，et al. The rationale for exercise in the management of pain in Parkinson's disease［J］. Journal of Parkinson's Disease，2015，5（2）：229-239.

［133］ANGELOPOULOU E，ANAGNOSTOULI M，CHROUSOS G P，et al. Massage therapy as a complementary treatment for Parkinson's disease：a systematic literature review［J］. Complement Ther Med，2020，49：102340.

［134］ABDULLA A，ADAMS N，BONE M，et al. Guidance on the management of pain in older people［J］. Age and Ageing，2013，42 Suppl 1：i1-57.

［135］SKOGAR O，LOKK J. Pain management in patients with Parkinson's disease：challenges and solutions［J］. Journal of Multidisciplinary Healthcare，2016，9：469-479.

［136］CHERKIN D C，SHERMAN K J，BALDERSON B H，et al. Effect of mindfulness-based stress reduction vs cognitive behavioral therapy or usual care on back pain and functional limitations in adults with chronic low back pain：a randomized clinical trial［J］. JAMA，2016，315（12）：1240-1249.

［137］DOTY R L. Olfactory dysfunction in Parkinson disease［J］. Nature Reviews Neurology，2012，8（6）：329-339.

［138］LI J，JIN M，WANG L，et al. MDS clinical diagnostic criteria for Parkinson's disease in China［J］. J Neurol，2017，264（3）：476-481.

第五章
老年糖尿病周围神经病变全周期康复

糖尿病周围神经病变（diabetic peripheral neuropathy，DPN）是糖尿病最常见、由周围神经系统损伤引起的一组异质性慢性并发症，可能会导致跌倒、骨折、足部溃疡、截肢、神经病理性疼痛、沙尔科关节病、抑郁、焦虑、睡眠障碍、日常生活活动能力下降和心血管疾病等生理和心理负担，增加死亡风险。来自我国 24 个省（区、市）的基线调查数据显示，2 型糖尿病患者的 DPN 患病率高达 67.6%，60 岁及以上老年糖尿病人群尤为显著，占比达到 72.9%[1]。国家统计局第七次全国人口普查公报数据显示，2020 年我国 60 岁及以上老年人口为 2.604 亿，其中约 30% 的老年人为糖尿病患者（95% 以上是 2 型糖尿病）[2]。由此可以推算，2020 年我国 60 岁及以上患有 DPN 的老年 2 型糖尿病患者约 5410.2 万。随着我国老年人口数量迅速增加，我国公共卫生治理负担进一步加剧。因此，通过全周期康复管理的方式预防老年糖尿病患者 DPN 发生、延缓 DPN 进展、减少 DPN 带来的生理与心理负担显得尤为重要。

第一节　老年糖尿病周围神经病变概述

一、老年糖尿病周围神经病变的定义

DPN 是指糖尿病患者在排除其他原因情况下，出现脊神经、颅神经、自主神经等周围神经功能障碍，其中以远端对称性多发性神经病变（distal symmetric polyneuropathy，DSPN）最为典型。DPN 的发生与糖尿病病程、血糖控制状况、肥胖、胰岛素抵抗和慢性低度炎症等多种因素相关，病程在 10 年以上的糖尿病患者容易出现明显的 DPN 临床表现，一般建议在诊断 1 型糖尿病 5 年后、诊断 2 型糖尿病时进行 DPN 筛查，此后每年至少检查一次[3]。

在"中国老年 2 型糖尿病防治临床指南（2022 年版）"[2]及"中国 2 型糖尿病防治指南（2020 年版）"[4]中，老年糖尿病患者的年龄界定为 ≥ 60 岁，并且 95% 以上的老年糖尿病患者为 2 型糖尿病。因此，本章所提及的老年 DPN 人群特指年龄 ≥ 60 岁，并发周围神经功能障碍的 2 型糖尿病患者。

二、老年糖尿病周围神经病变的发病机制

DPN 是一种独特的周围神经系统退行性疾病，优先累及感觉轴突、自主神经轴突，随后在较小程度上累及运动轴突。DPN 的危险因素包括血糖控制不良、肥胖、腰臀比增加、高血压、血脂异常、高血脂和吸烟。DPN 与高血糖、血脂异常和胰岛素信号通路异

常等多种机制有关（图 5-1-1）[5, 6]。其中，最广泛研究的代谢途径是多元醇通路，过量的葡萄糖通过醛糖还原酶转化为山梨糖醇，然后通过山梨糖醇脱氢酶转化为果糖，通过该通路的流量过大会导致氧化应激和 Na^+-K^+ATP 酶活性失调，从而导致神经传导受损。其次，糖酵解中间体果糖 -6- 磷酸被分流到己糖胺途径，增加尿苷二磷酸 -N- 乙酰葡糖胺的产生，导致基因表达和蛋白质功能改变，最终导致血管功能障碍、炎症和氧化应激。同时，电子传递链通过糖酵解、三羧酸循环和氧化磷酸化 3 个阶段超载，导致线粒体功能障碍。在高血糖条件下，蛋白质、脂质和核酸可发生不可逆的非酶促反应，形成晚期糖基化终末产物（advanced glycation end product，AGE）。在 DPN 患者中，AGE 在整个周围神经系统中堆积，包括间质纤维、轴浆、施万细胞以及神经内膜血管等神经组织，修饰细胞骨架蛋白、髓鞘蛋白及基质蛋白等，从而破坏神经结构。细胞外脂肪和蛋白 AGE 结合到细胞表面的受体，特别是 AGE 受体激活活性氧和核因子，启动炎症级联反应，损伤内皮细胞、施万细胞，最终导致血管功能障碍和神经传导缺陷（图 5-1-2）[6]。

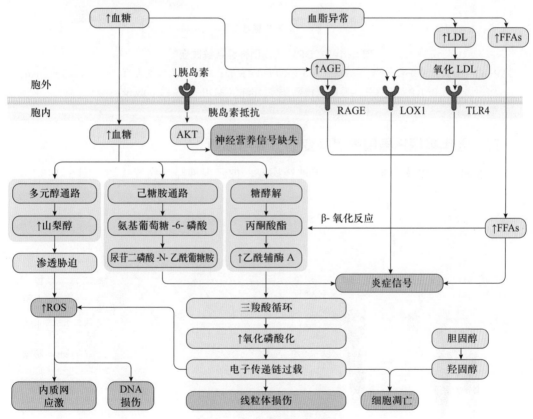

图 5-1-1　DPN 发病机制

AGE：晚期糖基化终末产物；FFAs：游离脂肪酸，free fatty acid；LDL：低密度脂蛋白，low density lipoprotein；LOX1：凝集素样氧化 LDL 受体 1，lectin-like ox-LDL receptor-1；RAGE：AGE 特异性受体；ROS：活性氧，reactive oxygen species；TLR4：Toll 样受体 4，Toll-like receptor-4。

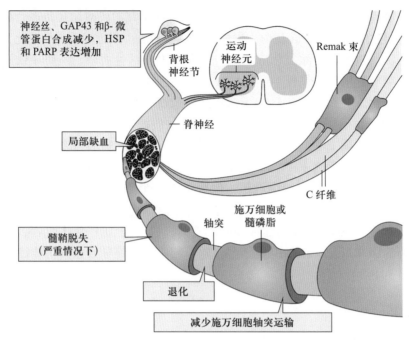

图 5-1-2　DPN 的周围神经系统改变[7]

GAP-43：生长相关蛋白 -43，growth-associated protein 43；HSP：热休克蛋白，heat shock protein；
PARP：多腺苷二磷酸核糖聚合酶，poly（ADP-ribose）polymerase。

三、老年糖尿病周围神经病变的分类与诊断

DPN 可分为弥漫性神经病变、单神经病变、神经根神经丛病变 3 类（图 5-1-3）。

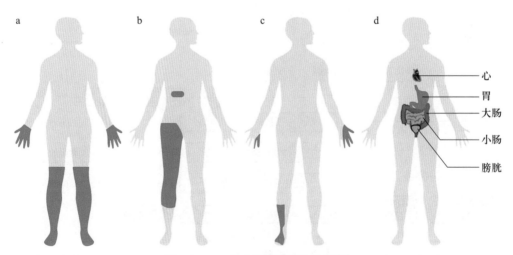

图 5-1-3　DPN 的神经损伤分离[7]

a. 远端对称性多发性神经病变；b. 神经根神经丛病变；c. 单神经病变；
d. 自主神经病变；a. 和 d. 为弥漫性神经病变。

（一）弥漫性神经病变

包括 DSPN 和自主神经病变。

1. DSPN 是一种对称的、长度依赖性、感觉运动性、多发性神经病，典型临床表现包括双侧远端对称性肢体疼痛、麻木、感觉异常等，可以同时累及大神经纤维和小神经纤维，部分以大神经纤维或小神经纤维受累为主。诊断标准如下：①明确的糖尿病病史；②诊断糖尿病时或之后出现的神经病变；③临床症状和体征与 DPN 的表现相符；④有临床症状（疼痛、麻木、感觉异常等）者，5 项检查（踝反射、针刺痛觉、振动觉、压觉、温度觉）中任 1 项异常；无临床症状者，5 项检查中任 2 项异常，临床诊断为 DPN；⑤排除以下情况：其他病因引起的神经病变，如颈腰椎病变（神经根压迫、椎管狭窄、颈腰椎退行性变）、脑梗死、吉兰－巴雷综合征、严重动静脉血管性病变（静脉栓塞、淋巴管炎）、药物尤其是化疗药物引起的神经毒性作用以及肾功能不全引起的代谢毒物对神经的损伤[8]。如根据以上检查仍不能确诊，需要进行鉴别诊断，开展神经肌电图检查。

2. 自主神经病变可以累及心血管系统、消化系统、泌尿生殖系统等，出现体温调节异常、泌汗异常、低血糖无法感知及瞳孔功能异常等。心血管自主神经病变患者可发生静息性心动过速、体位性低血压、晕厥、冠状动脉舒缩功能异常、无痛性心肌梗死、心脏骤停或猝死，可以通过心血管反射试验、心率变异性及体位变化时血压测定、24 h 动态血压监测等辅助诊断。消化系统自主神经病变患者可表现出吞咽困难、呃逆、胃轻瘫、便秘、腹泻等症状，胃电图、测定胃排空的闪烁图扫描（测定固体和液体食物排空的时间）等有助于诊断。泌尿生殖系统自主神经病变患者可表现有排尿障碍、尿失禁、尿潴留、尿路感染等，超声检查可判定膀胱容量、残余尿量等，有助于诊断糖尿病神经源性膀胱。

（二）单神经病变

病变可累及单颅神经或周围神经。颅神经损伤以上睑下垂（动眼神经）最常见，其他包括面瘫（面神经）、眼球固定（展神经）、面部疼痛（三叉神经）及听力损害（听神经）等。单发周围神经损伤包括尺神经、正中神经、股神经和腓总神经等。

（三）神经根神经丛病变

最常见的是腰段多发神经根神经丛病变，常表现为单侧、以肢体近端为主的剧烈疼痛，伴有单侧、近端的肌无力或肌萎缩。

四、老年糖尿病周围神经病变可能涉及的功能障碍

根据 DPN 累及的神经部位，患者可产生感觉功能、运动功能、吞咽功能、心功能、二便功能和精神心理功能等多种功能障碍，具体表现如下。

1. 感觉功能障碍　DPSN 通常先累及感觉神经元，30% ~ 40% 的患者发展为疼痛性 DSPN，小神经纤维受累主要导致疼痛、轻触觉和温度觉减弱，产生触电感、针刺感、灼热感、冷水滴在皮肤上的感觉，大神经纤维受累导致振动觉、位置觉、压觉减退，踝反射及其他腱反射减弱。

2. 运动功能障碍　DPSN 可影响上、下肢运动功能，表现为肌肉无力或萎缩、关节活动受限、平衡功能障碍、步态异常、跌倒风险增加。

3. 精神心理功能障碍　由多种因素综合所致，患者可能出现抑郁与焦虑情绪、疼痛焦虑症状、跌倒恐惧、睡眠障碍、低血糖恐惧等。

4. 吞咽功能障碍　由消化系统自主神经病变导致，改变了食管的形态学与生物力学，导致食管动力异常，从而出现吞咽困难、反流、呃逆等症状[9]。

5. 心功能障碍　心血管自主神经病变与死亡率高度相关，早期可无症状，晚期可出现静息性心动过速和体位性低血压。

6. 二便功能障碍　消化系统自主神经病变可能导致便秘、腹泻、大便失禁，泌尿生殖系统自主神经病变可导致神经源性膀胱，表现为排尿障碍、尿失禁、尿潴留、尿路感染等。

7. 其他功能障碍　DPN 作为最常见的糖尿病并发症，其功能障碍的发生不能脱离糖尿病本身。除上述功能障碍外，患者可能出现认知障碍、肺功能障碍，这些功能障碍可能与 DPN 没有直接关系，但亦不容忽视。另外，老年患者常伴随老年综合征，会加剧功能障碍的发生与进展，更容易出现运动损伤、跌倒与骨折，疾病自我管理能力及日常生活活动能力下降，为 DPN 的全周期康复管理带来更大的挑战[4]。

五、老年糖尿病周围神经病变的临床治疗

目前尚未有逆转周围神经损伤的治疗方法，对 DPN 的临床治疗主要包括血糖控制、症状治疗（如神经病理性疼痛、情绪障碍、失眠、自主神经症状、跌倒）、预防 DPN 进展的策略和改善足部并发症（图 5-1-4）[5]。

（一）血糖控制

良好的血糖控制可以预防或延缓 DPN 的发生与发展，积极针对相关症状治疗可改善患者预后，提高患者生活质量。老年糖尿病的临床治疗具体可参考"中国老年 2 型糖尿病防治临床指南（2022 年版）"，简要概述如下：①综合评估老年糖尿病患者的血糖控制水平、胰岛功能水平、并发症及合并症情况、脏器功能及个人生活能力 5 个方面，并基于此制定个体化治疗方案；②以早预防、早诊断、早治疗、早达标为优化治疗结局的基本原则；③充分考虑老年糖尿病患者的整体情况，制定个体化血糖管控目标（表 5-1-1），使用更加安全、方便的药物，权衡降糖治疗的获益和风险，尽量避免低血糖的发生。

表 5-1-1　老年糖尿病患者的血糖目标

患者背景/健康状况		分类 1		分类 2	分类 3
		1. 完整的认知功能 2. 无 ADL 损害		1. 从轻度认知障碍到轻度痴呆 2. 工具性 ADL 损害，基础性 ADL 正常	1. 中度或重度痴呆 2. 基础性 ADL 损害 3. 存在多种合并症或功能障碍
使用可能与严重低血糖相关的药物（如胰岛素制剂、磺酰脲类、格列奈类）	没有	< 7.0%		< 7.0%	< 8.0%
	有	65～75 岁 < 7.5% （下限 6.5%）	≥ 75 岁 < 8.0% （下限 7.0%）	< 8.0% （下限 7.0%）	< 8.5% （下限 7.5%）

注：老年糖尿病患者的血糖目标应考虑到患者的年龄、病程、低血糖风险、患者可获得的支持及认知功能、基础性/工具性 ADL、合并症、功能障碍，并注意低血糖风险随年龄增加的情况[10]。

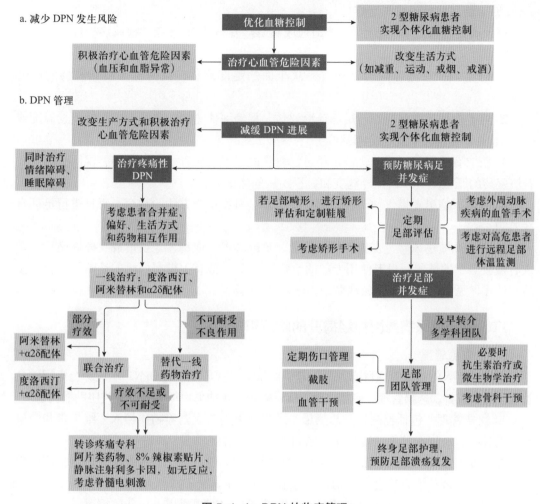

图 5-1-4 DPN 的临床管理

（二）血脂、血压控制

已有许多研究表明血脂、血压异常是 DPN 发展的独立风险因素。通过体重管理、改变生活方式、减肥手术等方式强化血脂、血压管理对减缓 DPN 的进展具有积极作用，尤其是降低心血管自主神经病变的风险。然而通过药物进行血压、血脂管理与减缓 DPN 进展的关系似乎尚不明朗[3]。

（三）疼痛性 DPN 治疗

对疼痛性 DPN 的治疗主要是对症治疗，并不改变疾病过程，指南推荐一线药物包括 α2δ 配体（加巴喷丁、普瑞巴林）、5- 羟色胺和去甲肾上腺素再摄取抑制剂（度洛西汀）和三环类抗抑郁药，能够缓解约 50% 的疼痛，但也带了许多难以忍受的不良反应，如体位性低血压、尿潴留、口干、嗜睡、恶心等，并且老年人的不良反应可能更加严重[5]。

（四）糖尿病足预防与治疗

糖尿病足"预防重于治疗"。美国糖尿病协会发布的 2023 年"糖尿病护理标准"建议如下。

1. 每年至少对糖尿病患者进行一次全面的足部评估，以明确截肢和溃疡的风险因素。

2. 检查应包括皮肤检查、足部畸形评估、神经评估（10 g 单丝测试和针刺、温度或振动）、血管评估（下肢和足部脉搏）。

3. 获取有关溃疡、截肢、沙尔科足、血管成形术或血管手术、吸烟、视网膜病变和肾脏疾病的既往史，评估神经病变和血管疾病的当前症状。

4. 为糖尿病患者提供预防性足部自我护理、自我检查方法的教育，每日进行足部自我监测。

5. 建议高溃疡风险（丧失保护性感觉、足部畸形、溃疡、老茧形成、外周循环不良或有截肢史）的糖尿病患者使用专门的治疗鞋[3]。其他有关糖尿病足的诊断、分级、预防与治疗详见"中国 2 型糖尿病防治指南（2020 版）"。

六、老年糖尿病周围神经病变的临床护理

（一）血糖管理

明确老年人的血糖管理目标，无论老年糖尿病患者是否患有 DPN，均应综合运用饮食管理、运动监督、药物管理、血糖监测、健康教育、预防低血糖等多种方式协助血糖管理。

1. 饮食管理　包括控制每日总热量、适当比例的三大营养物质摄入、维生素和微量元素的补给、纤维素补给、食品交换原则下的丰富膳食。

2. 运动监督与管理　观察患者进行运动疗法期间的各种反应和效果，协助临床医生与康复治疗师调整患者饮食、运动、药物治疗的关系。

3. 药物管理　提醒患者及时用药，住院期间应定期观察患者用药的情况。

4. 血糖监测　患者住院期间，护士对其进行有规律的血糖监测。出院后患者可采用便携式血糖仪在家中进行自我血糖监测，并将情况及时反馈给医护人员。

5. 健康教育　包括疾病知识宣教、饮食指导、运动训练指导、自我监测指导、用药指导、预防并发症及个人行为干预（如戒烟、戒酒）。

6. 预防低血糖　包括定时定量用药、注射胰岛素后 30 分钟内进食、在体力活动前适当进食、勿饮酒过量、出现低血糖时尽快口服含糖的食物等。

（二）糖尿病并发症的预防、管理

1. 关注相关指标、症状变化　熟悉糖尿病并发症相关指南，对未有明显并发症的老年糖尿病患者，注重留意体征；对已发生并发症的老年糖尿病患者，应及时关注检测指标的变化，如关注老年糖尿病肾病患者的血清肌酐、肾小球滤过率和白蛋白－肌酐比值等指标的变化。

2. 定期为老年糖尿病患者进行营养评估，及时发现营养不良的老年人并予以干预。

3. 糖尿病足护理　应积极控制血糖，改善下肢循环，包括：①通过治疗性鞋袜、特制鞋具、矫形鞋垫等减轻足部压力；②进行局部治疗，如局部用药、清创、抗生素应用

等；③纠正老年人易引起足溃疡的不良生活习惯，如不合脚的鞋袜、趾甲异常或缺乏自我护理（足部皮肤干燥、足底干裂），避免热水长时间泡脚（不超过 5 分钟）及采用电热毯、电热煲、热水袋（瓶）暖脚，防止足部感染或烫伤，积极预防糖尿病足溃疡的发生；④鼓励并协助患者采用油性皮肤软霜进行定期皮肤护理，纠正皮肤干燥、皲裂，每日检查足部皮肤，尽早发现足溃疡并及时就诊处置，降低感染率。

4. 开展糖尿病并发症护理及咨询门诊　三级、二级医疗机构及社区卫生服务中心可根据医疗资源等设立糖尿病急性、慢性并发症的护理门诊及咨询门诊，为老年糖尿病患者提供糖尿病护理服务与建议。

（三）远程 DPN 护理指导

开发适老化的远程医疗服务设备或通过其他远程交流技术，协助老年 DPN 患者居家自我管理，增加老年患者自我护理的依从性与坚持度，如血糖检测、健康饮食、运动、足部护理等。

七、老年糖尿病周围神经病变的康复评估

（一）基于《国际功能、残疾和健康分类》（International Classification of Functioning, Disability and Health，ICF）的康复评估

使用国家标准 GB/T 41843-2022《功能、残疾、健康分类的康复组合评定》，该标准为 ICF 康复组合版（ICF rehabilitation set，ICF-RS）的中文版，一共 30 条类目，包括身体功能、活动和参与 3 个层面的评估，具有统一的限定值量化标准，由原版的 1 人完成评估拆分为由医生、护士、物理治疗师和作业治疗师多人完成评估（表 5-1-2），简化了临床操作，经过临床多中心验证后具有良好的可行性[11]。

表 5-1-2　ICF-RS 多人版本条目的专业分配

医生（6 条类目）	护士（7 条类目）	物理治疗师（9 条类目）	作业治疗师（8 条类目）
b130 能量和驱动功能	b620 排尿功能	d465 利用设备到处移动	d230 进行日常事务
b134 睡眠功能	d550 进食	d420 移动自身	d640 做家务
b152 情感功能	d530 如厕	d450 步行	d470 利用交通工具
b280 痛觉	d510 盥洗自身	b710 关节活动能力	d850 有报酬的就业
d240 控制应激和其他	d520 护理身体各部	b730 肌肉力量功能	d710 基本人际交往
心理需求	d570 照顾个人健康	b455 运动耐受能力	d540 穿着
b640 性功能	d770 亲密关系	d415 保持一种身体姿势	d920 娱乐和休闲
		d410 改变身体姿势	d660 帮助别人
		d455 到处移动	

（二）基于功能障碍的康复评估

为有针对性地进行康复治疗，需要对老年 DPN 患者特定的功能障碍作进一步评估。感觉功能障碍重点评估温度觉、针刺觉、压觉、振动觉、位置觉、两点辨别觉、定量感觉检查和神经病理性疼痛情况。运动功能障碍重点评估肌肉力量与质量、关节活动度、平衡功能、步态、上肢握力、手灵巧度。精神心理功能障碍重点评估焦虑、抑郁、跌倒

恐惧、疼痛灾难化、睡眠情况。吞咽功能障碍以开展吞咽障碍筛查为主。心功能障碍以临床检查和诊断为主。二便功能障碍以临床检查或仪器检查为主。

八、老年糖尿病周围神经病变的康复治疗

（一）物理治疗

针对不同的功能障碍予以康复训练与管理，包括运动疗法、物理因子治疗、防跌倒训练等。运动疗法是改善DPN及其功能障碍的重要干预措施，长期、系统和有针对性的运动训练能够改善DPN患者的心肺功能、增强肌肉收缩能力、减少体脂、稳定血压、改善糖耐量和脂类代谢，从而部分逆转DPN病情，减轻功能障碍程度。对老年DPN患者进行运动训练的原则如下。

1. 强度　老年DPN患者由于并发症较多，以50%～60% $VO_{2\,max}$ 的强度运动比较适宜。为了安全运动，原则上要求年龄大于40岁、病程超过10年、有心血管疾病症状与体征的DPN患者应通过运动试验获得靶心率。

2. 时间　每次运动应包括运动前5～10分钟的准备活动和运动后至少5分钟的放松活动，运动中有效心率的保持时间必须达到10～30分钟。运动时间和运动强度的结合影响运动量的大小，所以当运动强度较大时，运动持续时间应相应缩短，强度较小时，运动持续时间则适当延长[12]。老年人采取运动强度较小、持续时间较长的运动较为合适。

3. 频率　研究发现，如果运动间歇超过3天，已经获得的胰岛素敏感性会降低，运动效果及积累作用减少[13]。运动频率一般以每周3～7天为宜，具体视运动量的大小而定。如果每次运动量较大，可间隔1～2天，但不要超过3天，如果每次运动量较小且患者身体允许，则每天坚持1次运动最为理想[12]。

4. 方式　老年DPN患者执行运动处方时所选择的运动方式应基于每个人的健康程度和平时的运动习惯[13]。其中最有效的有氧运动是运用大肌肉群完成持续或间歇的运动，主要包括步行、慢跑、自行车、游泳、跳绳、划船和爬楼梯。运动方式的选择还取决于是否有相关的运动设施可供使用。

5. 注意事项　老年DPN患者在运动前后应常规对鞋袜及足部进行检查，避免在高温、高湿的环境中进行运动。除急性心脑血管病、急性感染、重症心肺肝肾功能不全、急性损伤等危重情况及新发生眼底出血或视网膜脱离不宜运动外，疾病恢复期、慢性残障状态等老年患者也鼓励进行在可耐受时间段、固定体位（卧位、坐位或立位）的四肢关节活动[14]。同时，应注意运动强度不可过大，运动量过大或短时间内剧烈运动会刺激机体的应激反应，导致儿茶酚胺等对抗胰岛素作用的激素分泌增多，血糖升高，甚至诱发糖尿病性酮症酸中毒，对控制糖尿病病情十分不利[12]。若运动中患者出现了诸如血糖波动较大、疲劳感明显且难以恢复等不适应的情况，则应立即减小运动强度或停止运动。活动量大或剧烈运动时应建议糖尿病患者调整饮食及药物，以免发生低血糖[12]。

（二）作业治疗

老年DPN患者的临床治疗、社区健康管理、家庭护理等均可以涉及作业治疗，如血糖管理、功能筛查、并发症及功能障碍的治疗与代偿等，治疗原则如下[15]。

1. 鼓励患者在运动或任何剧烈运动前后监测血糖，如果有高血糖或低血糖症状，应及时检查血糖或寻求医疗帮助。

2. 通过加强患者的力量、耐力、活动范围和活动耐受性，协助胰岛素调节和血糖控制。

3. 提供有氧运动计划和分级的上肢作业活动训练。

4. 对于截肢的老年 DPN 患者，应该保证其会尽快接受后膝关节矫形术，以尽量减少潜在的关节挛缩。

5. 指导患者足部康复管理，包括：①检查感觉问题（例如，感觉改变或下降），尤其是下肢。②每天用镜子检查脚部情况，一旦发现任何割伤、擦伤或开口都应立即报告并就医。③在就医之前能够进行简单的处理，如使用抗生素软膏与干敷料包扎。④每天用温水洗脚，不要赤脚行走，穿袜子且每天换袜子，保持脚趾甲整齐，不要切割老茧或鸡眼。

6. 患者可以使用特制的鞋子来预防足部溃疡。建议穿宽大的鞋子，穿新鞋的时候注意要有适应的过程，切忌对脚部有过大的压力压迫。

7. 应对患者进行有关烹饪操作安全的教育，如保持温度不高于 110 ℃以防止烫伤或烧伤的重要性。

8. 向患者提供任何饮食的相关指导。

（三）言语治疗

对患有吞咽困难、发音困难的患者介入言语治疗。

（四）辅具应用

辅具应用需在专业评估后进行，如鞋垫、矫形器等需进行生物力学、足底压力等评估，考虑足与鞋体间的适当空间、限制踝关节活动等，以制定适合患者的足部辅具[16]。智能纺织品发展对老年 DPN 患者的辅具开发亦十分助益，如带压力和温湿度传感器的预警智能鞋、智能袜子、情绪手套等可用于实时监控、辅助检测或治疗[17]。

第二节　老年糖尿病周围神经病变全周期康复管理

一、疾病全周期

老年 DPN 的疾病全周期贯穿老年糖尿病患者的血糖管理全周期。对于未诊断有 DPN 的老年糖尿病患者，应当综合药物治疗、运动疗法、控制饮食、科普教育、自我监测、改变生活方式等多种手段积极控制血糖，以预防或延缓 DPN 的发生。对于已诊断为 DPN 的老年糖尿病患者，除控制血糖外，还应对潜在的功能障碍进行定期筛查，开展预防性康复治疗，对已发生的功能障碍进行定期评估，加强临床治疗、康复与护理管理，改善功能障碍程度，减少不良事件的发生，提升生活质量。

二、参与人员全周期

DPN 的整体管理涉及多个环节，包括临床、康复、护理及患者自我管理，需要多学科团队共同参与管理。内分泌科医师负责预防老年糖尿病患者 DPN 的发生、治疗老年

DPN 患者的临床症状，必要时根据患者的症状会诊或转介疼痛科、精神心理科、血管外科及整形外科等。康复科医师负责筛查与诊断老年 DPN 患者的功能障碍情况，康复治疗师针对不同功能障碍予以详细评估、制定康复方案、进行康复训练和指导居家康复。护士基于患者个体的情况进行循证护理，基于康复理念制定结构良好的护理方案，如强化健康教育，帮助患者了解自身病情，维系良好心理和情绪状态，进行用药、饮食与运动指导，进行足部护理和并发症护理，开展功能障碍与日常生活活动能力筛查，避免不良事件的发生[18]。

三、分级诊疗全周期

老年 DPN 患者可在三级医院、二级医院、基层医疗卫生机构进行管理。由于我国实施基本公共卫生服务，大部分糖尿病患者集中在基层医疗卫生机构接受健康管理。因此，基层医疗卫生机构的医务人员应具备康复理念，承担老年糖尿病患者的 DPN 筛查与预防工作，定期追踪患者的生化指标、功能情况。若遇到病情严重或功能明显下降并影响生活的患者能及时转诊至上级医疗卫生机构或医疗资源丰富、医疗条件较好的基层医疗卫生机构，以进一步开展老年 DPN 患者的康复治疗业务。二、三级医疗卫生机构的大部分医疗职能相当，可对老年 DPN 患者进行全面的临床、康复、护理管理，制定社区、家庭康复方案。

第三节　老年糖尿病周围神经病变患者功能障碍的"临床－康复－护理"管理

一、感觉功能障碍

（一）概述

老年 DPN 患者易发生保护性感觉丧失，出现浅感觉、深感觉和复合感觉异常或缺失[19]。将近半数患者可表现为无症状，通常在体格检查时发现触觉、针刺痛觉、温度觉、振动觉减少或消失[20]。感觉异常的症状最初从远端足趾或足部开始，随着疾病进展，感觉功能减退会加重，当到达小腿中部时，手部也开始出现感觉减退，表现为典型的袜子－手套样感觉减退。另外，30% ~ 40% 的患者伴有神经病理性疼痛，症状以双侧对称性肢体远端疼痛为主要特征，下肢重于上肢，远端重于近端，在夜间、疲劳或压力时疼痛加剧，根据症状分为自发性疼痛和刺激诱发性疼痛[21, 22]。自发性疼痛表现为持续灼痛、间断刺痛、撕裂痛、电击痛、感觉迟钝等。刺激诱发性疼痛包括触觉过敏和痛觉超敏。痛觉过敏指正常情况下可引起疼痛的刺激导致疼痛程度较正常情况下更重。痛觉超敏指正常情况下不会引起疼痛的刺激（如触觉）导致疼痛。神经病理性疼痛的发生机制相当复杂，涉及中枢与外周机制，与感觉神经元的兴奋性及疼痛的上行、下行传导通路改变有关（图 5-3-1）。

感觉功能障碍的发生会导致患者平衡和协调能力下降、步态改变，增加足溃疡或足部受伤的风险。为了避免跌倒或受伤，患者会逐渐养成久坐的生活方式，减少日常活动与社会参与，更加依赖他人，产生抑郁情绪，导致生活质量下降。此外，神经病理性疼痛会让患者产生疼痛恐惧与焦虑，害怕跌倒，类似的消极情绪进一步增加疼痛体验，形成恶性循环。

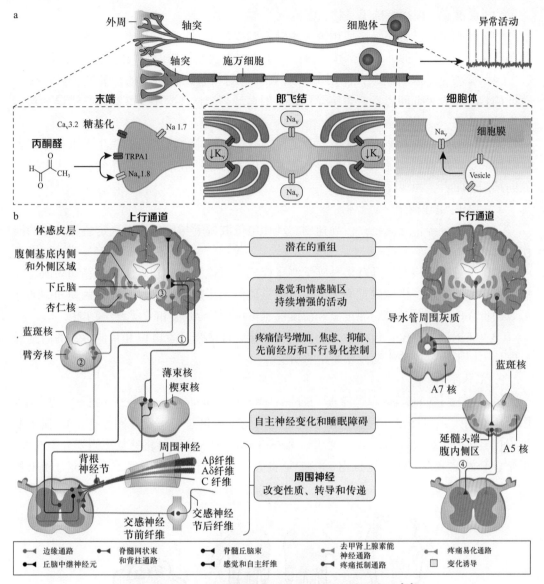

图 5-3-1 DPN 神经病理性疼痛的中枢和外周机制[7]

a. 神经病理性疼痛与感觉神经元的过度兴奋有关。伤害感受器末端的离子通道可以通过甲基乙二醛发生糖基化反应，形成晚期糖基化终产物，导致通道功能增强和神经元过度兴奋。核周细胞的电压门控钠通道（如 $Na_v1.8$）的表达增加和有髓轴突中 Shaker 家族钾离子通道的表达减少可能导致过度兴奋。b. 上行通路：脊髓丘脑通路和脊髓网状束参与疼痛感知，臂旁核到达下丘脑和杏仁核的通路参与自主神经功能、恐惧和焦虑；下行通路：在脊髓水平上抑制或促进伤害性信息的传递。

（二）临床与康复评定

1. 体格检查

（1）压觉：患者闭眼，采用 10 g 单丝进行检查，将单丝置于患者双足拇趾和第 1、5 跖骨头的掌面 1 ~ 2 秒，询问患者是否感觉到单丝的刺激。每个部位各测试 3 次，≥ 2 次回答错误则判定为压觉缺失。

（2）温度觉：使用特殊工具检查温度觉。

（3）针刺觉：患者闭眼，使用钝大头针轻刺双侧足底，询问患者是否感觉到刺激以及刺激是尖锐还是钝的，每个部位各测试 3 次，≥2 次回答错误则判定为针刺觉阳性。

（4）振动觉：患者闭眼，使用 128 Hz 音叉进行检查，将振动的音叉置于双足拇趾背面的骨隆突处，询问患者是否感受到音叉的振动，测试 3 次中 ≥2 次回答错误则判定为振动觉缺失。

（5）踝反射：患者跪于椅子上，两足自然下垂并距椅边约 2 cm，医生左手把持患者足部使其足轻度背屈，随后叩击跟腱，正常反应为腓肠肌收缩，足向跖侧屈。叩击后不能向跖侧屈曲者，为踝反射缺失。

2. 神经电生理检查

（1）感觉神经传导测定：传导速度、动作电位波幅等指标可用于确定感觉神经的损伤程度。

（2）定量感觉检查：具有多种感觉测量模式，可检测冷感知阈值、温感知阈值、冷痛阈值、热痛阈值、机械触觉阈值、机械痛觉阈值和压痛阈值等。其中轻触觉和振动觉可以评价 Aβ 类纤维功能，温度觉和温度痛觉可以评价 Aδ 类和 C 类纤维功能[23]。

（3）痛觉诱发电位：包括激光诱发电位、接触性热痛诱发电位和其他形式的痛觉诱发电位，用于定量评估痛觉传导通路的功能。

3. 工具评估

（1）Semmes–Weinstein 单丝检查（Semmes–Weinstein monofilament examination，SWME）：用于压觉的半定量评定，需要选取不同神经感觉支配区进行评定（图 5-3-2），临床上可根据实际需求调整评定位点个数[24]。根据 SWME 的规格，可将感觉障碍划分为 5 级：正常、轻触觉减退、保护觉减退、保护觉丧失、无法测试，对应着不同的压力和压强（表 5-3-1）[25]。

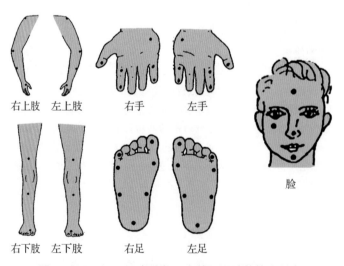

图 5-3-2 SWME 在脸部、上肢、下肢的检查位点

表 5-3-1　不同规格单丝所代表的意义及对应压力、压强

单丝外观颜色	功能意义	单丝号	对应压力（g*）	对应压强（g/cm²）
绿色	正常	1.65 ~ 2.83	0.0045 ~ 0.068	1.45 ~ 4.86
蓝色	轻触觉减退	3.22 ~ 3.61	0.166 ~ 0.407	11.1 ~ 17.7
紫色	保护觉减退	3.84 ~ 4.31	0.692 ~ 2.04	19.3 ~ 33.1
红色	保护觉丧失	4.56 ~ 6.65	3.63 ~ 447	47.3 ~ 439
红线	无法测试	＞ 6.65	＞ 447	＞ 439

 *　$1\ g=9.81\times10^{-3}\ N$。当使用 4.17 ~ 6.65 号丝时，仅需评估 1 次。

（2）两点辨别觉（two-point discrimination，2PD）：2PD 可用于 DPN 的早期筛查、神经病理性疼痛的缓解预测，与 SWME 结合可用于评价足溃疡或截肢风险等[26]。2PD 评定分为静态 2PD 和动态 2PD，采用两点辨别觉评定量表进行评定。不同评定部位的正常阈值范围如下：指尖 2 ~ 4 mm、指背 4 ~ 6 mm、手掌 8 ~ 12 mm、手背 2 ~ 3 cm、前臂及小腿 4 cm、上臂及股部 6 ~ 7 mm、前胸及背部 4 ~ 7 cm。

4. 量表评定　主要对老年 DPN 患者的神经病理性疼痛进行量表评定。

（1）语言描述评估量表（verbal descriptor scale，VDS）：是评估老年人疼痛强度的推荐量表，用无痛、轻度痛、中度痛、重度痛、剧痛 5 个词语来表示不同水平的疼痛强度，让患者在这些词语中选择最能代表其疼痛强度的词语。

（2）神经病理性疼痛问卷（neuropathic pain questionnaire，NPQ）：包括 10 项症状描述项和 2 项自我感受项。NPQ 量表简表保留了 3 项特异判断项（麻木感、针刺痛和触发痛）。研究提示，简表与原量表具有相同的诊断神经病理性疼痛的准确性。

（3）神经病理性疼痛症状问卷（neuropathic pain symptoms inventory，NPSI）：是一种患者自测量表，用于收集神经病理性疼痛患者各种症状体征的数据，并以此划分患者个体的疼痛亚型。NPSI 包含 12 项条目，从 Q1 到 Q12 依次分别为：烧灼感、绞榨感、受压感、自发性疼痛持续时间、电击样疼痛、刀刺样疼痛、一过性疼痛发作次数、触摸诱发痛、压力诱发痛、冷诱发痛、针刺感、麻刺感。然后又将其划分为表面自发性持续性疼痛（Q1），深部自发性持续性疼痛（Q2、Q3），一过性发作性疼痛（Q5 ~ Q7），诱发痛（Q8 ~ Q10），感觉异常/迟钝（Q11、Q12）5 个分项[27]。

（4）简化的 McGill 疼痛问卷（short-form McGill pain questionnaire，SF-MPQ）：由疼痛描述词、现时疼痛强度（present pain intensity，PPI）和视觉模拟评分（visual analogue scale，VAS）组成。疼痛描述词包括 11 个感觉类（跳痛、反射痛、刺痛、锐痛、夹痛、咬痛、烧灼痛、创伤痛、剧烈痛、触痛、割裂痛）和 4 个情感类（疲劳、不适感、恐怖感、折磨感），对描述词"无""轻""中""重"分别赋予 0 ~ 3 分，以表示不同的程度等级。PPI 分为无痛、微痛、疼痛不适、痛苦、可怕的痛、极度痛 6 级。VAS 是在一条 10 cm 长，一端标记为 0（表示正常状态无任何疼痛），另一端标记为 10（表示可以想象的最剧烈最严重的疼痛）的直线上进行打分。SF-MPQ 可以求出不同分类的疼痛评级指

数（pain rating index，PRI）和总的 PRI，是一种敏感、可靠的疼痛评价方法。

5. 精神心理功能评估 疼痛具有认知和情感的成分，可引起多种精神心理功能障碍，并互相影响，形成恶性循环。相关评估见本节精神心理功能障碍部分。

（三）临床与康复治疗

1. 控制血糖 糖尿病周围神经病变所致的感觉功能障碍治疗手段有限。目前认为良好的血糖控制有助于延缓感觉功能障碍的加重。"中国 2 型糖尿病防治指南"建议良好的血糖控制可以延缓糖尿病神经病变的进展。积极严格地控制高血糖并保持血糖稳定是预防和治疗 DPN 的最重要措施[8]。

2. 运动疗法 "中国糖尿病运动治疗指南"建议无足部溃疡的 DPN 患者可以进行中等强度的负重运动，可能有助于促进神经再生，延缓病变进展；有足部损伤或溃疡的 DPN 患者进行非承重的上肢运动训练[28]。有氧运动、太极拳被证明可以改善疼痛性DPN 患者的生活质量、血糖控制、平衡能力[29]。平衡训练可改善老年 DPN 患者的平衡功能，改善本体感觉[30]。老年患者可每天进行 40 分钟的太极拳，其中 15 分钟气功用来热身和放松[31]。

3. 疼痛管理 如前所述，目前神经病理性疼痛主要是对症治疗，但药物治疗的疗效有限、易出现不良反应。除疼痛药物治疗外，还可使用营养神经、针对神经病变的发病机制的药物，如：甲钴胺、神经生长因子、肌醇、神经节苷酯和亚麻酸等营养神经；硫辛酸通过抗氧化应激增加神经营养血管的血流量，保护血管内皮功能；前列腺素 E1、贝前列素钠扩张血管、改善血液高凝状态和微循环，提高神经细胞的血氧供应，可有效改善 DPN 的临床症状；西洛他唑、活血化瘀类中药等可改善微循环；醛糖还原酶抑制剂依帕司他可改善代谢紊乱[8]。

4. 物理因子治疗

（1）经皮神经电刺激（transcutaneous electric nerve stimulation，TENS）：在疼痛区域周围放置 4 个电极，以高频率（40 ~ 150 Hz）、10 ~ 30 mA 的电强度，持续 30 ~ 60 分钟，每天 1 ~ 2 次，治疗 3 ~ 4 周。研究表明，TENS 可以短暂缓解 DPN 患者的疼痛和冷感。

（2）高频脊髓刺激（high-frequency spinal cord stimulation，HF-SCS）：HF-SCS 是一种治疗 DPN 和其他慢性疼痛疾病的神经调控方法，需要手术植入电磁刺激装置，向脊髓提供强直或爆发输入，对改善疼痛、睡眠具有积极的作用，但其疗效机制有待深入研究，并且具有手术风险[21]。

（3）调频电磁神经刺激（frequency rhythmic electrical modulated system，FREMS）：是一种安全的、非侵入性治疗，通过连接患者下肢的电极施加一系列电脉冲。研究表明FREMS 可以作为药物治疗的补充用于缓解疼痛[32]。

（4）近红外线治疗："糖尿病性周围神经病理性疼痛诊疗专家共识"推荐，近红外线治疗能恢复疼痛性 DPN 患者的感觉，缓解疼痛[22]。

（5）低强度激光治疗：使用低强度激光照射相关区域，可缓解 DPNP 患者的疼痛[22]。

（6）无创脑神经调控：研究表明重复经颅磁刺激、经颅直流电刺激等非侵入脑刺激技术能够显著降低 DPN 患者的疼痛评分[33]。

5. 其他疗法

（1）中医辩证治疗："糖尿病周围神经病变中医临床诊疗指南（2016版）"对DPN辩证分型为气虚血瘀证、阴虚血瘀证、痰瘀阻络证、肝肾亏虚证、阳虚寒凝证、湿热阻络证，并推荐了相应的方药、中成药、针刺、艾灸、穴位注射、熏洗等治疗方法，可用于改善疼痛性DPN患者的疼痛程度。

（2）认知行为疗法：被用于治疗慢性疼痛已有30余年，认知重塑有助于改变患者对疼痛的看法及其应对能力，能够缓解疼痛性神经病变患者疼痛的严重程度，改善抑郁状态，提高生活质量等[34]。

6. 预防感觉障碍所致不良事件　感觉障碍容易导致患者足部溃疡或损伤，造成平衡能力下降，增加跌倒风险。除了足部护理，美国内分泌学会发布的"老年糖尿病的治疗指南（2019版）"建议所有65岁及以上的DPN患者至足科、骨科、血管外科进行预防性治疗，降低足溃疡及下肢截肢风险[35]。此外，应采取预防跌倒的措施，如减少镇静药物剂量、尽量减少导致直立性低血压及低血糖的药物、使用3D打印技术为老年DPN患者定制个性化的鞋与鞋垫等（图5-3-3），若老年DPN患者存在平衡或步态异常应及时介入康复干预，以避免跌倒及跌倒后骨折。

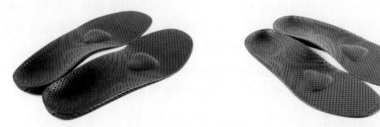

图 5-3-3　3D 打印糖尿病患者定制鞋垫（按需定制不同填充密度）
上海交通大学医学院附属第九人民医院与清锋（北京）科技有限公司联合研发。

7. 糖尿病足穿鞋指导　"澳大利亚糖尿病足穿鞋指南"对不同足溃疡风险的糖尿病患者予以不同的选鞋、穿鞋建议[36]。根据糖尿病足的危险因素（周围神经病变、周围动脉疾病、足部畸形）和是否有溃疡史或截肢史，糖尿病足的风险程度可分为：①低风险：无危险因素，且无足部溃疡史或下肢截肢史；②中风险：只有一种危险因素，且无足溃疡或截肢史；③高风险：有2～3种风险因素，曾有足部溃疡或截肢史。

（1）面向所有足溃疡风险患者：①建议糖尿病患者穿适合、保护和调节脚型的鞋子；②建议糖尿病患者穿袜子，以减少剪切力和摩擦力；③教育糖尿病患者、家属穿合适的鞋子对预防足溃疡的重要性。

（2）面向中、高足溃疡风险患者：①指导使用专业定制的鞋子，以确保鞋子适合、保护和适应脚的形状；②鼓励在任何时候都穿鞋，无论是在室内还是室外；③鼓励患者或家属在穿鞋前检查鞋子是否有异物或破烂的地方，脱鞋时检查脚步有无异常压力的迹象、创伤或溃疡；④对于足部畸形或溃疡前病变的患者，可以考虑使用医用鞋，包括定制的内置鞋垫；⑤对于足底溃疡已痊愈的患者，建议穿医疗级别的鞋，鞋内装有特制的矫形器或鞋垫，以维持降低足底压力的效果；⑥每隔3个月检查一次鞋子，以确保其依然适合，能保护和支撑脚。

（3）面向足溃疡患者：若无法通过矫形器或鞋子改善，建议截肢。

（四）康复护理衔接

1. 健康教育　对老年DPN患者及其家属科普有关DPN疾病过程对感觉功能的影响、可能出现哪些感觉障碍、如何进行自我护理与居家锻炼、日常活动注意事项、因感觉障碍可能发生哪些不良事件以及如何预防等健康知识。

2. 疼痛康复护理衔接

（1）关注引起疼痛的糖尿病并发症。

（2）进行疼痛筛查与随访，通过交谈法、观察和体格检查、疼痛评估工具筛查疼痛体验、严重程度等，评估镇痛效果，做好疼痛护理评估记录，并定期随访。

（3）合理运用缓解疼痛的方法，如药物镇痛、患者自控镇痛泵的应用、物理镇痛等。

（4）为患者提供社会心理支持，如减轻心理压力、开展小组活动、音乐疗法、深呼吸、指导想象训练等。

3. 跌倒风险筛查与预防

（1）对老年DPN患者进行跌倒风险评估，包括可能引起跌倒的药物、环境及躯体功能（如步态和平衡），为患者提供安全的活动环境。监测使用胰岛素治疗的老年患者，当有跌倒风险时应及时对接医生寻求其他替代方案，降低跌倒风险。

（2）对于有跌倒史或因其他危险因素而有较高跌倒风险的老年DPN患者，及时对接临床医生、康复治疗师，为其提供多学科预防跌倒的干预方案。

二、运动功能障碍

（一）概述

老年DPN患者的下肢运动功能障碍可表现为肌力减退、关节活动受限、平衡功能障碍及步态异常，上肢运动功能障碍可表现为握力、捏力、手部灵活度及控制精确度下降[37]。

1. 肌力减退　除去年龄本身所致的肌肉量减少、肌力减退，长时间的DPN导致运动神经元功能下降、加速失神经支配及运动单元的损失、肌肉间脂肪细胞增多、影响血流和灌注等，从而使患者出现骨骼肌严重缺陷，包括神经性肌肉萎缩、肌力和耐力的下降乃至丧失。部分单神经病变患者影响正中神经、尺神经、胫后神经等，易出现神经卡压，导致腕管综合征、肘管综合征、跗管综合征，病变严重者可导致受累神经所支配肌肉肌力减退、肌肉萎缩。另外，老年糖尿病患者易发生肌肉减少症，加剧肌肉质量减少、全身肌力减退[38]。

2. 关节活动受限

（1）沙尔科关节病：与DPN关系密切，可发生在各个关节，但足部关节尤为明显。主要原因是DPN患者因感觉丧失导致关节经常在无意间遭受不为人知、比正常强度大得多的冲击、震荡和扭转性损伤等重复创伤[39]。同时，由于神经营养障碍，破损的软骨面、骨端骨和韧带不能有效修复，导致新骨形成杂乱无章、骨端碎裂吸收、关节迅速破坏、出现关节囊和韧带松弛等，综合多种因素，最终导致关节半脱位或完全脱位，甚至整个关节完全破坏。临床表现为关节逐渐肿大、不稳、积液，出现轻微关节活动受限。

（2）其他关节改变：长期血糖控制不佳可导致关节肌肉改变，如糖尿病患者中钙化肌腱炎和钙化性骨关节炎的发生率是普通人群的3倍，出现弥漫性特发性骨肥大综合征，表现为椎旁副韧带钙化、颈椎后纵韧带骨化，患者常有颈部、肩部和背部疼痛、僵硬和活动运动范围减少[39]。糖尿病手综合征在2型糖尿病患者中相对少见（如手部关节活动受限、Dupuytren挛缩症、扳机指、肩周炎），表现为手骨间肌和大小鱼际肌对称性萎缩、腱鞘硬化和关节活动受限，晚期可出现远、近端指间关节畸形和手指屈曲挛缩。主要原因可能是长期高血糖导致的皮肤和关节周围组织中胶原蛋白的糖基化增加，胶原蛋白降解增加[39]。

3. 平衡能力下降　老年DPN患者平衡障碍与感觉减退、下肢肌力减退、视力减退、前庭功能紊乱及认知功能下降等有关，增加跌倒风险[40, 41]。伴有下肢动脉病变的患者会出现下肢疼痛、间歇性跛行。

4. 步态异常　探索性研究发现DPN与步态和姿势异常存在关联[42, 43]。老年DPN患者的步态因前述多种病因及功能障碍，其时间、空间、时–空步态参数发生变化，包括步速下降、步频缩短，步宽、站姿时间及双支撑相时间增加。

5. 手精细功能减退　除了神经卡压、糖尿病手综合征导致握力下降、关节活动受限外，DPN还可影响手部灵活性[44]。然而患者很少注意到DPN对手的影响，对自身手功能的认知要比实际表现好得多。

（二）临床与康复评定

1. 沙尔科关节病检查　可结合临床表现与辅助检查诊断。如X线检查，早期可见软组织肿胀，骨端致密；晚期关节可显示不同程度的破坏，表现为间隙狭窄、病理骨折、关节内游离体、骨质吸收、退变骨赘和新骨形成，以及关节脱位与畸形。

2. 可能导致运动功能障碍的糖尿病并发症、合并症筛查。

（1）神经卡压综合征：以腕管综合征、肘管综合征、跗管综合征筛查为主，可由神经内科、神经外科或骨科进行检查，必要时肌电图室、超声科介入。

（2）肌少症：是一类与增龄相关的，进行性、广泛性全身骨骼肌质量和（或）力量减退，进而导致肌肉功能下降、生存质量降低及跌倒与死亡等不良事件风险增加的临床综合征[45]。肌少症可以通过步速或简易5项评分问卷进行筛查，诊断标准可参考"2018 ICSFR国际临床实践指南：肌少症的筛查，诊断和管理"[46]。

（3）下肢动脉病变：是指下肢动脉粥样硬化性病变（lower extremity atherosclerotic disease，LEAD）。根据"中国2型糖尿病防治指南（2020年版）"，诊断标准如下：①符合糖尿病诊断；②具有下肢动脉狭窄或闭塞的临床表现；③如果患者静息 ABI ≤ 0.90，无论患者有无下肢不适的症状，都应该诊断LEAD；④运动时出现下肢不适且静息 ABI ≥ 0.90 的患者，如踏车平板试验后 ABI 下降 15% ~ 20%，应该诊断LEAD；⑤患者超声多普勒、CT血管成像、磁共振血管成像和数字减影血管造影检查下肢动脉有狭窄或闭塞病变；⑥如果患者静息 ABI < 0.40 或踝动脉压 < 50 mmHg（1 mmHg=0.133 kPa）

或趾动脉压＜ 30 mmHg，应该诊断严重肢体缺血（critical limb ischemia，CLI）。

3. 运动功能评定

（1）肌力：①徒手肌力检查评定颈部、躯干、上肢、下肢各个关键肌的肌力；② 5 次坐立试验评定下肢肌力、平衡和移动能力；③等速肌力测试能够精确量化被测关节周围肌群肌力；④握力反映上肢力量水平；⑤捏力反映手部肌肉力量。

（2）关节活动度：可通过测角仪、测斜仪、量角器等测量身体各关节的活动范围。近年来，3D 运动捕捉技术逐步用于测量受试者的活动范围。

（3）平衡能力：① Berg 平衡量表测试静态与动态平衡能力，包括 14 个简单的平衡相关任务，适用于体弱的老年人；②功能性前伸试验评估平衡和前向稳定性；③简易平衡评定系统测试评估平衡障碍，包括 14 项动态平衡任务，分为预期姿势调整、反应性姿势控制、感觉定向和动态步态 4 个子部分；④单脚站立试验评估单腿平衡能力和稳定策略，正常情况下能够保持单腿平衡超过 20 秒。

（4）步态、姿势稳定性和步行能力：① 10 米最大步行速度测试需要受试者在一条 14 米直线上以最快快速步行，秒表记录从 2 米到 12 米的所需时间，须精确到 0.1 秒；②起立 – 行走计时试验用于评估移动能力；③动态步态指数通过测试步态水平、步行速度变化、步态与水平头转向、步态与垂直头转向、步态和旋转、跨过障碍、绕过障碍和步数 8 个方面评估老年人跌倒的可能性；④ 6 分钟步行试验是评估体适能的亚极量运动试验之一，可以评估运动耐力，若受试者无法完成 6 分钟步行试验，可使用 2 分钟步行试验替代。

（5）手精细功能：可通过普渡钉板测试、九孔柱测试、积木盒障碍测试评估手的灵巧性。

4. 运动风险评估

（1）运动危险因素：存在以下情况的老年 DPN 患者不宜进行运动训练，包括：①合并各种急性感染；②伴有各种心功能不全、心律失常，且活动后加重；③严重糖尿病肾病（微量白蛋白尿＞ 20 ～ 200 mg/min 者，只能从事中低强度运动）；④严重糖尿病足；⑤严重的眼底病变（活动性或增殖性视网膜病变的患者若进行大强度运动，有可能发生玻璃体积血或牵扯性视网膜脱离）；⑥新近发生的血栓；⑦有明显酮症或酮症酸中毒；⑧血糖控制不佳（＞ 14 mmol/L）[47]。

（2）心肺功能："中国 2 型糖尿病防治指南（2017 年版）"建议运动治疗应在医师指导下进行，运动前要进行必要的评估，特别是心肺功能和运动功能的医学评估（如心肺运动试验等）[8]。

（三）临床与康复治疗

1. 药物治疗　对于老年 DPN 患者，尽量减少镇静药物或促进体位性低血压和（或）低血糖的药物使用。对于下肢周围血管病变所致的步行困难患者，抗血小板药物、他汀类调脂药、ACEI 及血管扩张药物治疗，可以改善患者的下肢运动功能[8]。

2. 运动疗法　运动疗法（如太极拳、有氧运动、抗阻训练、负重运动、非负重运动、关节活动范围训练、步态训练等）已被证明通过影响关键代谢和微血管途径、激活一氧化氮产生以及通过减少氧化应激和抑制醛糖还原酶来改善临床结果，从而缓解神经的缺氧状态，部分逆转 DPN 进展，改善肌力、关节活动度、平衡功能、姿势稳定性和步态[48-50]。系统综述及荟萃分析表明，有氧训练改善了神经结构和功能，从而改善 DPN 患者的体征与症状，抗阻训练诱导肌肉质量和力量的显著改善，有氧和抗阻训练结合能够恢复小神经纤维损伤，减轻症状，并改善肌肉功能[51]。推荐的运动处方参数如下：

（1）有氧训练：①强度 50% ~ 80% 最大摄氧量（VO_{2max}）；②频率每周 3 ~ 4 次；③持续时间每次 30 ~ 60 分钟，持续 10 ~ 26 周。

（2）抗阻训练：①强度，通常为 2 ~ 3 组，每组重复 12 次；②运动次数 3 ~ 9 次，以大肌群训练为主；③频率每周 2 ~ 3 次，持续 26 ~ 36 周，每周增加 10 ~ 12 RM（最大重复次数）。

3. 感觉训练和感觉运动训练　研究表明，触觉干预能够改善老年 DPN 患者的身体稳定性，本体感觉训练可以用于提升平衡能力[52, 53]。另外，感觉运动训练（如全身振动训练、平衡训练）与抗阻训练结合对改善 DPN 患者的静态与动态平衡控制、步态、跌倒风险具有积极影响[54]。

4. 运动训练的注意事项

（1）足部保护：适度的运动训练可以改善老年 DPN 患者的预后，但四肢感觉障碍和疼痛阈值升高可能会导致皮肤破裂。研究表明，穿着合脚的鞋进行中等强度的步行不会导致 DPN 患者足溃疡或再溃疡风险增加[55]。患有 DPN 的老年糖尿病患者在进行运动训练时，应当穿合适或定制的鞋，并每天检查脚部，以及早发现病变。任何脚部受伤或疮口肿胀的人，都应仅限于非负重活动。

（2）不良事件预防与记录：运动过程中需注意血糖、血压的情况，避免发生低血糖。在使用胰岛素和（或）胰岛素促泌剂的患者中，如果不改变药物剂量或碳水化合物摄入，体育锻炼可能会导致低血糖症，这些患者运动前需要相应地调整胰岛素剂量或碳水化合物摄入量[56]。在未经胰岛素或胰岛素促泌剂治疗的糖尿病患者中，低血糖症较不常见，在这些情况下，通常不建议常规的低血糖预防措施。不同个体对运动疗法的血糖反应存在差异，需要教育患者进行运动前后的血糖水平监测。

（四）康复护理衔接

目前尚未有文献报道关于老年 DPN 患者运动功能障碍的康复护理措施，但可参考其他疾病有关运动训练的康复护理方案，具体如下。

1. 开展主题式健康教育　专科护士需要归纳总结关于老年 DPN 患者运动功能障碍的宣教内容，设置不同的主题，如 DPN 常见的运动功能障碍表现、如何评估、如何干预等，通过视频、手册或科普讲座等形式开展健康教育。

2. 开展运动功能障碍筛查　专科护士可使用简易的康复评估方法进行肌力、平衡能力筛查，如 5 次坐站实验、功能性前伸测试、握力、10 米最大步行速度测试等。

3. 开展运动康复护理　专科护士参与临床医生、康复治疗师的运动处方的制定，掌握老年 DPN 患者的病情、日常生活习惯、既往运动情况、运动耐受情况，予以运动指导，记录运动期间有关指标数据监测、不良事件，并向临床医生与康复治疗师汇报，以及时调整运动干预方案。

三、精神心理功能障碍

（一）概述

持续性的神经病理性疼痛、平衡能力下降、足部并发症等多种因素的综合作用，易导致老年DPN患者出现抑郁、焦虑、疼痛灾难化、跌倒恐惧、睡眠剥夺等多种心理问题，严重影响生活质量，增加精神障碍发生的风险[57]。

1. 老年焦虑与抑郁　焦虑和抑郁是两种不同的精神心理问题，但两者经常共存。老年DPN患者出现焦虑、抑郁症状的比例相当高，并且其他糖尿病并发症的存在会加剧抑郁、焦虑的症状与比例。一项系统综述表明DPN患者中有7.8% ~ 60.4%报道有焦虑症状，13.6% ~ 50.6%报道有抑郁症状，26.4% ~ 30.6%报道同时存在焦虑与抑郁[58]。引起DPN患者焦虑、抑郁的主要原因有害怕疼痛增加、身体受伤、摔倒、残疾、他人的负面评价等。同时老年糖尿病患者的抑郁症状常常被忽视，往往只有25%的老年患者被识别与治疗[59]。

2. 疼痛灾难化　这是一种对疼痛行为反应的消极认知信念体系，包括反复思虑、夸大和无助3个因素，并参与到疼痛的产生和维持过程中，以产生、加强和维持疼痛感受。疼痛灾难化是DPN患者情绪困扰的一个独立因素，与对身体活动的感知下降、生活质量下降和残疾程度增加相关，也是导致更高水平焦虑和抑郁的关键因素[57]。

3. 跌倒恐惧　其常指一个人因害怕跌倒而不敢进行任何可能会导致跌倒的活动，它与跌倒史无关，即使没有经历过跌倒的老年人也会有相当的比例害怕跌倒，但有过跌倒史的老年人更有可能表达这种恐惧。老年DPN患者的平衡能力下降、步态不稳、足溃疡等更可能导致跌倒恐惧或对维持平衡的信心不足等。研究表明，跌倒恐惧在无并发症老年糖尿病患者、老年DPN患者、伴有神经病理性疼痛老年DPN患者的患病率分别为5%、20%、64%[60]。跌倒恐惧会导致老年人限制或避免活动，长此以往则肌肉力量丧失和姿态控制能力下降，增加跌倒、抑郁风险，影响老年人的自我效能感、工具性日常生活活动能力和社会参与等。

4. 睡眠剥夺　维持良好的睡眠质量对DPN的整体管理至关重要，但许多DPN患者受到睡眠剥夺的困扰，尤其是伴有神经病理性疼痛的患者。研究表明，41.6% ~ 43.8%的DPN患者合并有睡眠障碍，表现为睡眠时间不足、入睡困难、夜间醒来难以入睡、日间感到困倦和疲惫等[58, 61]。

（二）临床与康复评定

1. 临床信息记录　结合临床诊断、用药情况、家属与照顾者访谈等筛查由谵妄、药物诱发的焦虑、抑郁、睡眠障碍，评估抑郁症、焦虑症的常见共病。

2. 心理筛查与评定

（1）老年抑郁量表（geriatric depression scale，GDS）：GDS由Brink等人在1982年创制，专用于老年人抑郁的筛查。包括30个条目，每个条目仅有"是""否"2项，有反向计分。评价指标为总分，0 ~ 10分视为正常，11 ~ 20分视为轻度抑郁，21 ~ 30分视为中重度抑郁。老年抑郁量表现有3个版本，分别为GDS-30，GDS-15，GDS-4，其中GDS-15被证明具有良好的信效度，并广泛应用于各个国家。

（2）老年焦虑量表（geriatric anxiety inventory，GAI）：GAI 由澳大利亚学者 Pachana 与合作者编制，专为老年人设计，在语言表述上考虑到各类认知水平老年人的适用性，并将躯体症状排除在外，包括 20 个条目，用于评估焦虑程度。被试者根据自身 1 周的状况选择问卷中的"是"或"否"，所得分数越高表示焦虑症状越严重。总分高于 10 分的老年人归类为焦虑症风险人群。研究证实该量表具有良好的信度和效度，并能准确地识别出老年焦虑症患者，准确率达 84%。

（3）糖尿病性神经病焦虑量表（painful diabetic neuropathy anxiety rasch-transformed questionnaire，PART-Q30）：PART-Q30 共 30 个问题，涉及对低血糖的恐惧、对疼痛以及对日常生活影响的恐惧、对跌倒的担忧、对疲劳及外人对自己不良评价的担忧，该问卷 PSI=0.9，可靠性高，可以解释 36% 的功能障碍[62]。

（4）疼痛焦虑症状量表（pain anxiety symptom scale，PASS）：PASS 是用于评估认知焦虑症状、逃避和回避反应、对疼痛的恐惧评价以及疼痛相关的生理学焦虑症状的测评工具。简版的 PASS 有 20 个条目，PASS-20 的内部一致性较强，重测信度良好，总克龙巴赫 α 系数（Cronbach's α coefficient）为 0.91[63]。

（5）疼痛灾难化量表（pain catastrophizing scale，PCS）：PCS 由 Sullivan 在 1995 年编制，包括 13 个条目，分为反复思虑、夸大和无助 3 个维度。每个条目按 0~4 分进行评分，0 分表示从来没有，1 分表示偶尔，2 分表示适度的，3 分表示很多时候，4 分表示总是如此。该表用于评估患者在经历疼痛时的想法与感受，具有良好的信度与效度[64]。

（6）国际版跌倒效能量表（falls efficacy scale-international，FES-I）：FES-I 用于衡量对跌倒的恐惧程度，由 16 个条目组成，包括在室内的身体活动（打扫房间、穿脱衣服、准备简单的饭菜、洗澡、购物、从椅子上站起来或坐下、爬楼梯、接听电话、拜访亲友、参加社会活动）和在室外的身体活动（散步、伸手拿高过头顶的东西、在滑的路面上行走、在拥挤的人群中行走、在不平整的路面上行走、上下斜坡）。各条目按 1~4 分计分（表示从"一点信心也没有"到"非常有信心"），总分 16~64 分，总分越高说明跌倒效能感或自信心越强。汉化版 FES-I 评价在社区老年人跌倒风险具有良好的信效度，对评价我国社区老年人跌倒效能或自信心具有一定的推广价值[65]。

（7）医学结局研究睡眠量表（medical outcomes study sleep scale，MOS-SS）：是一份包含 12 个条目的调查表，要求受试者回忆过去 4 周的睡眠情况，以评价睡眠的关键指标，包括睡眠干扰、睡眠充足度、日间精神状态、打鼾、醒后气促和睡眠量 6 个维度，其中有 9 个条目可单独作为一个综合睡眠障碍指数用来快速评估整体睡眠质量，适用于慢性疼痛患者的睡眠评估[66]。

3. 临床诊断 由精神科医师根据《CCMD-3 中国精神障碍分类与诊断标准（第三版）》对抑郁障碍、焦虑障碍进行诊断。

（三）临床与康复治疗

1. 对症治疗 改善老年 DPN 患者临床症状与功能障碍，做好疼痛管理，开展感觉训练、运动疗法、防跌倒干预等，减少引起精神心理问题的潜在因素。

2. 心理治疗 由专业的心理治疗师或有经验的精神科医师介入，为老年 DPN 患者提供认知行为疗法、冥想训练等心理服务[67]。

3. 运动治疗　运动训练改善 DPN 患者心理状态的机制主要有心理性和生理性两个方面：①心理性包括自我效能和控制感增加，以及注意力的分散、自我观念的改变等；②生理性机制包括中枢神经系统去甲肾上腺素传递增加，下丘脑肾上腺皮质系统、5- 羟色胺合成和代谢及内啡肽的变化[12]。

4. 患者教育　对患者及家属进行有关 DPN 精神心理健康的教育，消除错误信息和其他可能阻碍治疗依从性因素。

5. 药物治疗　以疼痛管理的药物治疗为主，必要时应请精神科医师会诊或转介至精神专科。

（四）康复护理衔接

1. 心理筛查　建议使用 GDS、GAI 等标准化量表对老年 DPN 患者的心理健康状况进行定期筛查，协助医生开展宣传教育，提供社会支持、心理支持。

2. 提供心理护理　将心理护理与常规医疗护理相结合，由训练有素的护士为患者提供协作、以人为本的心理健康护理，与家属沟通患者病情，指导提供家庭支持。老年 DPN 患者的护理团队应该包括心理健康专业人员，为护理团队提供建议，必要时为患者提供心理咨询。

四、吞咽功能障碍

（一）概述

老年 DPN 患者的吞咽困难是消化系统自主神经病变（迷走神经节段性脱髓鞘、轴索突起等）导致食管动力障碍的典型症状，与脑卒中后延髓麻痹和假性延髓麻痹、肿瘤机械性梗阻等疾病导致的吞咽功能障碍有很大不同[68]。然而，现有文献对 DPN 导致吞咽障碍的报道较少，目前尚未有针对 DPN 吞咽障碍的规范化康复评估与治疗方案。因此，有关 DPN 吞咽障碍的筛查、评估、治疗与康复管理、营养管理和康复护理，建议参考"中国吞咽障碍评估与治疗专家共识（2017 年版）""老年吞咽障碍患者家庭营养管理中国专家共识（2018 版）""中国社区吞咽功能障碍康复护理与照护专家共识"等专家共识，并进行简要概述[69-72]。

（二）临床与康复评估

1. 吞咽风险筛查　需要筛查患者是否存在吞咽障碍及其风险程度，可以使用吞咽障碍指数、改良饮水试验、进食评估问卷调查工具（eating assessment tool-10，EAT-10）、吞咽障碍简易筛查表等进行筛查。

2. 临床吞咽评估

（1）全面的病史评估：包括吞咽相关的病史查阅与患者的精神状态、依从性、认知功能、沟通能力、目前营养状况、口腔卫生、呼吸功能、一般运动功能评估。

（2）口颜面功能和喉部功能评估：口颜面和喉部的解剖结构检查、吞咽相关反射等。

（3）床旁进食评估：在明确患者的适应证和禁忌证后，进行容积 - 黏度测试，用于吞咽障碍安全性和有效性的风险评估。

（4）直接摄食评估：通常使用一口量（5 ml）观察患者的进食吞咽时间、呼吸和吞咽的协调情况、适合患者安全吞咽的食物性状，并进行口服药物评估。

3. 仪器评估　有条件的单位可以进一步开展吞咽造影检查、软式喉内窥镜吞咽功能检查、测压检查（高分辨率咽腔测压、上食管括约肌测压、咽自动阻抗测压）、表面肌电图等。考虑到 DPN 患者的吞咽困难由食管动力障碍引起，可以通过上食管括约肌测压评估食管腔内压力、蠕动和食团传输情况。

（三）临床与康复治疗

1. 肉毒毒素治疗　一项临床研究对 12 例伴有吞咽困难的糖尿病自主神经病变患者的环咽肌进行 A 型肉毒毒素注射，并在随后的 24 周内持续进行临床检查、吞咽造影和针极肌电图随访，结果表明 10 名患者的吞咽困难完全恢复，2 名患者在注射后 3～7 天有显著的改善[73]。

2. 营养管理　营养是吞咽障碍患者需首先解决的问题，若无禁忌证则推荐使用肠内营养。对于肠内营养不能满足需求或有禁忌证的患者，可选择部分或全肠道外营养。

3. 口腔运动训练　训练包括口腔器官运动体操、舌压抗阻反馈训练、舌肌的康复训练、Masako 训练法、Shaker 锻炼等训练方法。

4. 气道保护方法　该方法旨在提高吞咽的安全性和有效性，增加患者口、咽、舌骨喉复合体等结构的运动范围、运动力度以及感觉和运动协调性，避免误吸，具体操作包括 Mendelsohn 吞咽法、声门上吞咽法、超声门上吞咽法、用力吞咽法。

5. 表面肌电生物反馈训练　对于依从性较好的吞咽障碍患者具有较多的循证支持，配合用力吞咽法、Mendelsohn 吞咽法效果会更好。

6. 食管扩张术　常用且安全性较好的有改良的导管球囊扩张术，适用于环咽肌或贲门失弛缓症，其他扩张术包括内镜下扩张术、胃咽橡胶梭子扩张术和支架置放术。

7. 代偿方法　对食物的液体稠度、质地、一口量进行调整，或是进行吞咽姿势、进食工具的调整。

（四）康复护理衔接

1. 吞咽障碍的筛查一般由护士完成。

2. 吞咽障碍康复护理方案

（1）口腔护理：在言语治疗师、康复医生的医嘱下，根据患者病情及不同口腔问题进行适宜的口腔护理。

（2）营养状态的监测：记录并计算患者每天的进食量，监测其营养状态。

（3）进食安全的监护：根据康复医生、言语治疗师及护士的综合评估，制定适合患者的安全进食方案，护士每天进行监管。

（4）摄食锻炼：根据不同患者的情况，帮助其选择适合的餐具、食物性状、进食环境、进食量、食物种类等。

（5）吞咽功能训练：指导患者进行咳嗽、发音的练习。

（6）人工气道管理：进行鼻饲管、气切管的管理宣教和并发症护理，适时调节吸痰、排痰等护理方式，预防误吸、窒息并应急处理。

（7）心理护理：吞咽障碍的患者常表现出不同症状的心理问题，需要护理人员通过心理干预改善或消除患者的负面心理，帮助重建信心，积极配合治疗。

五、心功能障碍

（一）概述

心血管自主神经病变是临床上较常见的糖尿病自主神经病变，在 2 型糖尿病诊断之初的患者中，其患病率约为 9%，在长期患有 2 型糖尿病的患者中可高达 65%，早期可表现无症状，晚期常见症状主要为站立时出现虚弱、头晕、心悸和晕厥，一旦其临床症状变得明显，基本没有有效的治疗方法阻止或逆转[74]。由于心血管自主神经病变危及生命的体征（心律失常、无症状心肌缺血和猝死）及其与微血管病变的关系，许多研究已通过多种检测手段、提取相关信号进行早期预警，包括深呼吸时心率变异性（heart rate variability，HRV）降低、QT 间期延长、短暂的静息心动过速、运动耐量受损、压力反射敏感性降低、血压调节异常和体位性低血压[75]。

（二）临床与康复评定

心血管自主神经病变的诊断方法有很多，如心血管反射试验、HRV 时域和频域研究、24 小时血压曲线、压力反射敏感性试验和心交感神经显像等，但大多局限于研究环境，其床旁诊断方法有限。目前，心血管反射试验是诊断心血管自主神经病变的金标准，可评估受试者在深呼吸、站立和 Valsalva 试验（行强力闭呼动作）期间血压和心率的变化。从标准 10 秒 12 导联心电图中推导出的心 HRV 是一项反映自主神经的工作状况的指标，它是指心跳的不规律性，数值越高表示更好的心血管功能和抗压能力，越低则越危险。

（三）临床与康复治疗

临床对心血管自主神经病变的治疗旨在强化血糖控制、提升自主神经功能和解决症状。

1. 多因素干预　Steno-2 队列研究表明，将血糖控制与心血管疾病风险因素的药物治疗和生活方式管理相结合的多因素干预能够降低 63% 的心血管自主神经病变风险，包括饮食干预、每周 3 ~ 5 次至少 30 分钟的轻中度运动、个体化血糖药物治疗、血压管理等。

2. 运动干预　有氧运动联合抗阻训练可以改善糖尿病患者外周血管阻力、血管舒缩功能，显著降低心血管事件的发生风险。即使是每周仅 2 小时的步行，也能使糖尿病患者的全因死亡率下降 39%，心血管事件诱发的死亡率下降 34%[76]。

3. 改善直立性低血压　需要行为干预和药物干预相结合。行为干预包括摄入充足的水分，保持水盐平衡，加强体育锻炼，避免使用加重低血压的药物（如三环类抗抑郁药、吩噻嗪和利尿剂），穿戴腿部与腹部压力裤袜。当行为干预无效时，考虑药物治疗，拟交感神经药物（如米多君、屈昔多巴、溴吡斯的明）可以增加周围血管阻力，氟氢可的松可以增加中心血容量[77]。

六、二便功能障碍

（一）概述

消化系统自主神经病变可导致患者出现腹泻、便秘及大便失禁等，易导致老年糖尿病患者发生低血糖及低血糖引起的意识障碍或死亡[78]。腹泻通常是间歇性的，严重时可能每天排便 20 次或更多，大便通常呈水样。便秘定义为每周排便次数少于 3 次，可与腹泻交替出现。大便失禁主要由肛门括约肌张力下降引起，可能与严重的阵发性腹泻或肛门直肠功能障碍有关[79]（图 5-3-4）。

泌尿生殖系统自主神经病变可表现为排尿障碍、尿失禁、尿潴留、尿路感染、尿频、尿急、夜尿增多等[80]。37% ~ 50% 的糖尿病患者有膀胱功能障碍，老年患者比例更高[78]。早期的膀胱自主神经功能障碍是感觉异常，膀胱感觉受损后，导致排尿反射阈值升高，进一步引发膀胱容量增加及无症状性尿潴留。起源于脊髓 S2 - S4 节段的副交感神经为膀胱提供了主要的兴奋性输入，当副交感神经纤维受损时，逼尿肌活动降低，便会出现排尿不畅、排尿费力等症状[81]。患者表现为膀胱排空不完全，残余尿增加，尿峰值流速降低，膀胱过度膨胀、尿潴留。最后，阴部神经支配尿道外括约肌和交感神经腹下神经支配内部括约肌的失神经支配，导致尿失禁[81, 82]。具有膀胱功能障碍的个体易患尿路感染，包括肾盂肾炎，可能会加速或加重肾功能衰竭。老年糖尿病患者中尿路感染的发生率更高[78]。

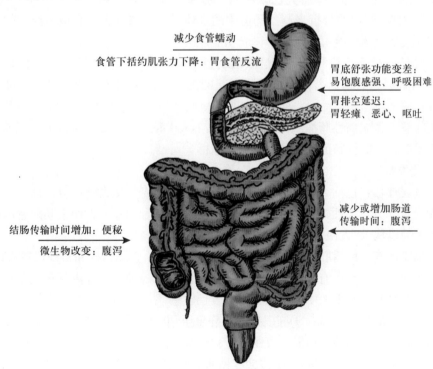

图 5-3-4　消化系统自主神经病变对胃肠道各部位运动的影响[83]

（二）临床及康复评定

1. 便秘

（1）肛门直肠测压法：用于评估括约肌张力和直肠肛门抑制性反射，以区分结肠肠动力不足和直肠乙状结肠功能障碍引起的出口梗阻症状。

（2）结肠传输试验：通过经口摄入的不透射线标记物的分段转运来评估结肠段输送时间。

（3）骨盆检查：对女性进行仔细的双手检查。

（4）粪常规检测。

（5）肠测压法：是当前用于评估肠动力的金标准技术。该方法将一系列压力传感器引入肠道，将其安装在可通过口腔或肛门引入的导管上，当肠在传感器上收缩时，会记录压力的增加。但是该检测方法技术要求高，也涉及引起患者不适的侵入性手术。此外该技术不能测量肠运动功能障碍的其他体征，例如食糜的迁移。肠道测压对较轻或较早的肠道运动功能障碍相对不敏感。

（6）腔内图像分析：系统通过一个装有照相机和闪光灯的小胶囊可视化消化道的内部。当患者摄取胶囊后，胶囊会拍摄其肠腔的连续照片，这些照片会传输到外部记录仪，并使用特定的计算机程序以视频形式显示。在正常的、未经准备的肠道中，气体或透明液体的存在使肠道壁和管腔清晰可见，类似于常规或水下摄影。该系统的主要优点是可以在不影响生理的情况下进行记录[84]。

（7）腹部成像：有一些研究已采用自动技术，基于对计算机断层扫描（computed tomography，CT）图像的分析来测量肠道中的气体量。一部分患有肠道神经病的患者会出现管腔内气体潴留，这可能有助于诊断功能障碍[85, 86]。

（8）胃肠道敏感性检测：可通过激活肠道的感觉通路的探查刺激来评估。如经黏膜电神经刺激引起的感觉类似于由扩张引起的感觉，化学和热刺激也可以测试内脏感觉[87]。

（9）问卷：糖尿病性肠症状问卷（diabetes bowel symptom questionnaire，DBSQ），涉及一种糖尿病患者的胃肠道症状和血糖控制指标[88]。

2. 大便失禁

（1）量表评估：包括大便失禁严重程度指数、圣马克大便失禁评分、佛罗里达克利夫兰大便失禁评分、大便失禁量表修订版、大便失禁综合问卷、大便失禁问卷国际咨询表（大便失禁模块）、大便失禁生命质量评分[89]。

（2）临床检查：包括肛周皮肤检查、肛周外部视诊、直肠指检和常规仪器检查[90]。

（3）腔内超声检查：有助于对疑似括约肌损伤患者的确诊，腔内超声检查在评估经阴道分娩或有肛肠手术史大便失禁患者时有效且敏感[90]。

（4）肛门直肠生理测试：①肛门括约肌静息压和收缩压；②肛管高压带长度和肛管压力分布；③肛门直肠感觉功能、直肠容量和顺应性测定[90]。

3. 膀胱功能障碍　美国内分泌协会"糖尿病医学诊疗标准（2020年版）"建议，对于患有反复尿路感染、尿失禁或可触及膀胱的糖尿病患者进行膀胱功能评估，评估通常由泌尿科医师进行。

（1）症状及体征：可出现尿量与排尿次数变化、排尿不畅、尿路感染、上尿路损害。尿量与排尿次数在早期表现为单次尿量增加、排尿次数增多，随着膀胱逼尿肌的损伤，出现排尿间隔时间延长，排尿次数减少。排尿顺畅程度在早期以膀胱容量增加为主，无明显排尿困难，中晚期逼尿肌收缩功能受损，出现排尿困难、排尿不尽、尿潴留、残余尿增多，甚至出现充溢性尿失禁。尿路感染是晚期患者的突出症状，主要与糖尿病代谢紊乱、机体免疫力显著降低、尿潴留、尿意消失有关，且感染容易扩散全身，严重者可有条件致病菌感染或真菌感染，是晚期患者的主要死亡原因之一。上尿路损害表现为尿意消失、残余尿显著增多时对上尿路的危害极其严重，常会形成全程上尿路扩张，同时可因为存在的糖尿病肾损害而最终出现慢性肾功能不全[91]。

（2）尿动力学测定：使用尿动力学检测仪进行测定，可获得最大尿流率、排尿量、初感膀胱容量、最大膀胱压力、最大逼尿肌压力、最大膀胱容量、残尿量、膀胱颈压力及括约肌肌电图等参数。

（3）膀胱神经支配检查：胫神经、阴部神经躯体感觉诱发电位（somatosensory evoked potential，SEP）、球海绵体肌反射（bulbocavernosus reflex，BCR）、球海绵体肌电图、运动诱发电位等检查，间接了解膀胱的神经支配情况。

（三）临床与康复治疗

1. 便秘

（1）适当运动：增加体力活动可部分改善患者便秘的症状。

（2）改变饮食结构：强调指导患者多饮水（每日超过 1.5 L），多摄入膳食纤维（每日超过 1.5 g），反复进行对便秘发生、发展等基本情况的知识普及。教会患者及家属通便药物的简单作用机理、使用方法和副反应，按分期选择合适的泻药（渗透性泻药、分泌性泻药或可加用促动力药或益生菌）治疗 2 ~ 4 周[92]。

（3）建立良好排便习惯：患者在晨起或餐后 2 h 内尝试排便，排便时应集中注意力，减少外界因素的干扰。

（4）心理治疗：便秘与抑郁、焦虑等精神心理障碍关系密切，应注重便秘患者的精神心理治疗、健康教育和药物治疗等。

（5）生物反馈治疗：能够改善老年患者的排便次数、排便感觉及排便评分，治疗有效率达 90%，但对于存在认知障碍的老年患者不适用[93]。

（6）推拿，按摩：均有助于改善便秘症状。

（7）助力排便：开塞露、栓剂、人工帮助等。

（8）药物治疗：包括容积性泻剂、口服微生态制剂、渗透性泻剂、刺激性泻药和促动力药及促分泌药。对于老年患者，应首选容积性泻剂，如植物纤维素、甲基纤维素，或通过口服微生态制剂调节肠道微生态平衡，可在一定程度上缓解便秘和腹胀。其余药物的选择应充分考虑老年人的身体状况并在循证基础上使用[94]。

（9）手术治疗：经过非手术治疗后无明显疗效的、经便秘特殊检查显示有明显异常的患者，可考虑手术治疗。但应充分考虑手术的适应证、病变复杂程度、术前疗效预测、患者是否存在显著的心理障碍和除结肠以外的消化道异常[94]。

2. 大便失禁

（1）优化饮食结构，建立排便习惯：在营养师的帮助下，调整患者的饮食习惯、液体摄入和药物使用，恢复正常的排便习惯，可以改善22%～54%的大便失禁患者的症状。

（2）生物反馈训练：通过力量训练、感觉训练和协调训练等不同训练模式的单独或联合应用，增强患者的肛门括约肌收缩力、提高直肠感觉阈值、纠正排便时肛门括约肌和盆底肌的不协调运动。

（3）心理指导：这类患者多数存在精神心理问题，应对患者进行心理护理，如健康宣教、心理支持、疾病的可治愈性、鼓励患者积极参与社会交流等。

（4）皮肤护理：长期卧床的患者一般有会阴部、骶尾部、肛周皮肤炎症。老年糖尿病患者的炎症难以控制，因此需做好皮肤护理。可采用保护性软膏、柔性肥皂和纸巾、除臭剂和衬垫等保护措施[95]。

（5）手术治疗：对于内科治疗无效或有明确适应证的患者，可进行手术治疗，如括约肌成形术、肛门后方修补术、动力性股薄肌移位术、人工肛门括约肌植入术、骶神经刺激和结肠造口术[95]。

（6）药物治疗：止泻药、增加肛管静息压的药物、导泻药、三环类抗抑郁药等可用于腹泻、被动型大便失禁、伴便秘或粪便嵌塞的大便失禁以及伴肠易激综合征的患者。

3. 膀胱功能障碍　糖尿病性膀胱功能障碍常表现为引起逼尿肌反射收缩的阈值增加，从而导致膀胱过度膨胀。治疗通常是对症治疗。

（1）盆底肌训练：旨在加强耻骨尾骨肌的肌肉张力，保持膀胱和尿道的正常，对于压力性、急迫性和混合性尿失禁均有帮助，如凯格尔运动（Kegel exercise）。

（2）排尿控制训练：有意识地控制排尿（2～3 h排尿1次），可补偿缺乏排尿意识和反射的感觉障碍，重建排尿反射，刺激膀胱功能的恢复。

（3）传统治疗：以益气活血、温阳利尿为主。

（4）理疗：经皮膀胱电刺激、超短波疗法、神经电刺激等物理因子治疗在国内已被广泛用于临床，具有一定的疗效，但仍缺乏其在治疗膀胱功能障碍的循证依据[96]。

（5）间歇导尿：非药物治疗更安全，通过导尿管引流以改善收缩力，间歇导尿可以实现膀胱排空并减少尿道感染的风险。应指导患者定时排空，而不是等待膀胱膨胀的感觉[81]。

（6）药物治疗：药物方面可使用α受体阻滞剂和抗胆碱能药物。抗胆碱能药物在老年糖尿病患者中应谨慎使用，因为其较强的抗胆碱能特性，可能使患者出现意识混乱、口干、便秘、尿潴留或跌倒[78]。

（7）手术治疗：根据患者自身情况使用膀胱造瘘术、骶神经调节术、膀胱颈切开术、选择性阴部神经阻滞术等手术方法。

（四）康复护理衔接

1. 便秘与大便失禁

（1）协助评估：①记录排便日记，包括排便次数、排便习惯、排便困难的程度、失禁程度和粪便性状等，以及排便时是否伴随腹胀、腹痛、腹部不适、胸闷、胸痛、气急、头晕等症状；②可能引起便秘、失禁的既往史和用药史；③肛周皮肤情况；④腹部触诊有无粪快、肿块等；⑤肛门指检情况，有无粪便嵌塞、肛门狭窄、直肠脱垂、直肠肿块、括约肌紧张或松弛等病变；⑥饮水、饮食习惯；⑦自理能力、认知配合能力、活动情况等。

（2）饮食干预：多食用蔬菜、粗纤维食物。对于大便失禁的患者，应与营养师沟通，指导患者食用蛋白质、膳食纤维丰富的食物，刺激肠蠕动促进排便，并形成排便规律，补充失禁丢失的水分，应视患者的脱水情况补充，一般患者每日补液1500 ~ 2000 ml。

（3）行为干预：定时排便，避免久坐久站，保持适当运动，排便前温水坐浴，按摩腹部，促进排便。

（4）维持整洁：对患者使用一次性吸收型护理用品，预防粪便对皮肤的刺激，及时清理粪便，使用温水或清洗液对患者的皮肤进行清洁和擦干，保证皮肤的干燥和整洁，对肛门周围皮肤使用皮肤保护膜，有效地保护患者的皮肤，预防失禁性皮炎。

（5）监督患者遵医嘱用药处理、灌肠和物理治疗。

2. 膀胱功能障碍

（1）尿管护理，预防并发症：对进行间歇性导尿术、留置导尿的患者进行尿管护理，妥善固定、定期更换尿管和尿袋，保持尿道口清洁，进行膀胱功能锻炼，促进及早拔管。

（2）行为训练：将行为分解为细小的、可以测量的单元，通过系统训练，产生强化作用，帮助患者改善排尿行为。

（3）辅助排尿：严格按照指征，规范化开展辅助排尿，如扳机点排尿、Crede 手法排尿、Valsalva 排尿等。

参考文献

［1］WANG W, JI Q, RAN X, et al. Prevalence and risk factors of diabetic peripheral neuropathy：A population-based cross-sectional study in China［J］. Diabetes/Metabolism Research and Reviews, 2023, 39（8）：e3702.

［2］《中国老年型糖尿病防治临床指南》编写组. 中国老年 2 型糖尿病防治临床指南（2022 年版）［J］. 中国糖尿病杂志, 2022, 30（01）：2-51.

［3］ELSAYED N A, ALEPPO G, ARODA V R, et al. Retinopathy, Neuropathy, and Foot Care：Standards of Care in Diabetes—2023［J］. Diabetes Care, 2023, 46（Supplement 1）：S203-S215.

［4］中华医学会糖尿病学分会. 中国 2 型糖尿病防治指南（2020 年版）［J］. 中华内分泌代谢杂志, 2021, 37（04）：311-398.

［5］SLOAN G, SELVARAJAH D, TESFAYE S. Pathogenesis, diagnosis and clinical management of diabetic sensorimotor peripheral neuropathy［J］. Nat Rev Endocrinol, 2021, 17（7）：400-420.

［6］时立新. 糖尿病神经病变的机制与药物治疗［J］. 中华糖尿病杂志, 2021, 13（4）：446-448.

［7］FELDMAN E L, CALLAGHAN B C, POP-BUSUI R, et al. Diabetic neuropathy［J］. Nat Rev Dis Primers, 2019, 5（1）：41.

［8］中华医学会糖尿病学分会. 中国 2 型糖尿病防治指南（2017 年版）［J］. 中华糖尿病杂志，2018，10（1）：4-67.

［9］GÖLAÇ H，ATALIK G，KEMALOĞLU Y K，et al. Reflux，dysphonia，and dysphagia symptoms in patients with diabetes and their association with diabetic complications［J］. Turkish Journal of Medical Sciences，2022，52（3）：770-777.

［10］Committee Report：Glycemic targets for elderly patients with diabetes：Japan Diabetes Society（JDS）/ Japan Geriatrics Society（JGS）Joint Committee on Improving Care for Elderly Patients with Diabetes［J］. Journal of Diabetes Investigation，2017，8（1）：126-128.

［11］燕铁斌，章马兰，于佳妮，等. 国家标准《功能、残疾、健康分类的康复组合评定》践行指南［J］. 中国康复医学杂志，2023，38（06）：724-729.

［12］赵晓辉. 低强度有氧运动和简易耐力训练对 2 型糖尿病血糖影响研究［D］. 内蒙古：内蒙古民族大学，2014.

［13］孙子林，刘莉莉.《中国糖尿病运动治疗指南》解读［J］. 国际内分泌代谢杂志，2013，33（6）：373-375，378.

［14］中国老年医学学会老年内分泌代谢分会，国家老年疾病临床医学研究中心（解放军总医院），中国老年糖尿病诊疗措施专家共识编写组. 中国老年 2 型糖尿病诊疗措施专家共识（2018 年版）［J］. 中华内科杂志，2018，57（09）：626-641.

［15］MORLEY J E，PATEL A，VANPUYMBROUCK L H，et al. CHAPTER 9 – Physiological and neurological system changes with aging and related occupational therapy interventions［M］//BARNEY K F，EMERITA C，PERKINSON M A. Occupational Therapy with Aging Adults. Mosby，2016：125-143.

［16］任韦燕，蒲放，樊瑜波. 糖尿病足部辅具研究进展［J］. 科技导报，2019，37（22）：69-77.

［17］郭欢. 智能纺织品的研究进展及在康复辅具领域的发展前景［J］. 纺织导报，2020（02）：81-84.

［18］彭园珠，肖凤连，邱咪咪. 循证护理对 2 型糖尿病周围神经病变患者的效果分析［J］. 中国医药指南，2024，22（6）：149-152.

［19］MOLD J W，VESELY S K，KEYL B A，et al. The prevalence，predictors，and consequences of peripheral sensory neuropathy in older patients［J］. The Journal of the American Board of Family Practice，2004，17（5）：309-318.

［20］POP-BUSUI R，BOULTON A J，FELDMAN E L，et al. Diabetic Neuropathy：A Position Statement by the American Diabetes Association［J］. Diabetes Care，2017，40（1）：136-154.

［21］JENSEN T S，KARLSSON P，GYLFADOTTIR S S，et al. Painful and non-painful diabetic neuropathy，diagnostic challenges and implications for future management［J］. Brain，2021，144（6）：1632-1645.

［22］中国医师协会神经内科医师分会疼痛和感觉障碍专委会. 糖尿病性周围神经病理性疼痛诊疗专家共识［J］. 中国疼痛医学杂志，2018，24（8）：561-567.

［23］陈海萍，李璇，孙锦文，等. 糖尿病足定量感觉检查研究进展［J］. 中国康复，2016，31（4）：316-319.

［24］BELL-KROTOSKI J A，FESS E E，FIGAROLA J H，et al. Threshold detection and Semmes-Weinstein monofilaments［J］. J Hand Ther，1995，8（2）：155-162.

［25］贾杰. 手功能康复概论［M］. 北京：电子工业出版社，2019.

［26］ERYILMAZ M，KOCER A，KOCAMAN G，et al. Two-point discrimination in diabetic patients［J］. J Diabetes，2013，5（4）：442-448.

［27］樊宇超，卢帆，杨邦祥，等. 神经病理性疼痛症状问卷中文版及初步验证［J］. 中国疼痛医学杂志，2018，24（10）：757-762.

［28］中华医学会糖尿病学分会. 中国糖尿病运动治疗指南［M］. 北京：中华医学电子音像出版社，2020.

［29］VAN LAAKE-GEELEN C，SMEETS R，QUADFLIEG S，et al. The effect of exercise therapy combined with psychological therapy on physical activity and quality of life in patients with painful diabetic neuropathy：a systematic review［J］. Scand J Pain，2019，19（3）：433-439.

［30］SONG C H，PETROFSKY J S，LEE S W，et al. Effects of an exercise program on balance and trunk proprioception in older adults with diabetic neuropathies［J］. Diabetes Technology & Therapeutics，2011，13（8）：803-811.

［31］DAVIES B，CRAMP F，GAUNTLETT-GILBERT J，et al. The role of physical activity and psychological coping strategies in the management of painful diabetic neuropathy － A systematic review of the literature［J］. Physiotherapy，2015，101（4）：319-326.

［32］CRASTO W，ALTAF Q A，SELVARAJ D R，et al. Frequency Rhythmic Electrical Modulation System（FREMS）to alleviate painful diabetic peripheral neuropathy：A pilot，randomised controlled trial（The FREMSTOP study）［J］. Diabetic Medicine，2022，39（3）：e14710.

［33］ZENG H，PACHECO-BARRIOS K，CAO Y，et al. Non-invasive neuromodulation effects on painful diabetic peripheral neuropathy：a systematic review and meta-analysis［J］. Scientific Reports，2020，10（1）.

［34］KIOSKLI K，SCOTT W，WINKLEY K，et al. Psychosocial Factors in Painful Diabetic Neuropathy：A Systematic Review of Treatment Trials and Survey Studies［J］. Pain Med，2019，20（9）：1756-1773.

［35］LEROITH D，BIESSELS G J，BRAITHWAITE S S，et al. Treatment of Diabetes in Older Adults：An Endocrine Society Clinical Practice Guideline［J］. The Journal of Clinical Endocrinology & Metabolism，2019，104（5）：1520-1574.

［36］VAN NETTEN J J，LAZZARINI P A，ARMSTRONG D G，et al. Diabetic Foot Australia guideline on footwear for people with diabetes［J］. J Foot Ankle Res，2018，11：2.

［37］林奕芳，贾杰. 糖尿病周围神经病的功能障碍表现与康复训练策略［J］. 中国康复医学杂志，2021，36（10）：1311-1315.

［38］WANG T，FENG X，ZHOU J，et al. Type 2 diabetes mellitus is associated with increased risks of sarcopenia and pre-sarcopenia in Chinese elderly［J］. Scientific Reports，2016，6（1）：38937.

［39］WYATT L H，FERRANCE R J. The musculoskeletal effects of diabetes mellitus［J］. J Can Chiropr Assoc，2006，50（1）：43-50.

［40］HEWSTON P M，DESHPANDE N P. Falls and Balance Impairments in Older Adults with Type 2 Diabetes：Thinking Beyond Diabetic Peripheral Neuropathy［J］. Canadian Journal of Diabetes，2015，40（1）：6-9.

［41］BROWN S J，HANDSAKER J C，BOWLING F L，et al. Diabetic peripheral neuropathy compromises balance during daily activities［J］. Diabetes Care，2015，38（6）：1116-1122.

［42］ALLET L，ARMAND S，DE BIE R A，et al. Clinical factors associated with gait alterations in diabetic patients［J］. Diabetic Medicine，2009，26（10）：1003-1009.

［43］CORRIVEAU H，PRINCE F，HEBERT R，et al. Evaluation of postural stability in elderly with diabetic neuropathy［J］. Diabetes Care，2000，23（8）：1187-1191.

［44］ZHANG Q，LIN Y，LIU X，et al. Diabetic Peripheral Neuropathy Affects Pinch Strength and Hand Dexterity in Elderly Patients［J］. Neural Plasticity，2021，2021：9959103.

［45］赵依帆，陈作兵. 老年肌少症筛查评估研究进展［J］. 实用老年医学，2021，35（01）：77-80.

［46］DENT E，MORLEY J E，CRUZ-JENTOFT A J，et al. International Clinical Practice Guidelines for Sarcopenia（ICFSR）：Screening，Diagnosis and Management［J］. The Journal of Nutrition，Health & Aging，2018，22（10）：1148-1161.

［47］冯建萍. 糖尿病患者运动指南［J］. 中国实用乡村医生杂志，2008，15（10）：39-40.

［48］PARASOGLOU P, RAO S, SLADE J M. Declining Skeletal Muscle Function in Diabetic Peripheral Neuropathy［J］. Clinical Therapeutics, 2017, 39（6）: 1085–1103.

［49］JAHANTIGH AKBARI N, HOSSEINIFAR M, NAIMI S S, et al. The efficacy of physiotherapy interventions in mitigating the symptoms and complications of diabetic peripheral neuropathy: A systematic review［J］. Journal of Diabetes & Metabolic Disorders, 2020, 19（2）: 1995–2004.

［50］MELESE H, ALAMER A, HAILU M, et al. Effectiveness of Exercise Therapy on Gait Function in Diabetic Peripheral Neuropathy Patients: A Systematic Review of Randomized Controlled Trials［J］. Diabetes Metab Syndr Obes, 2020, 13: 2753–2764.

［51］ORLANDO G, BALDUCCI S, BOULTON A, et al. Neuromuscular dysfunction and exercise training in people with diabetic peripheral neuropathy: A narrative review［J］. Diabetes Res Clin Pract, 2022, 183: 109183.

［52］ALSHAMMARI F S, PETROFSKY J S, DAHER N, et al. Tactile Intervention as a Novel Technique in Improving Body Stability in Healthy Elderly and Elderly with Diabetes［J］. Diabetes Technology & Therapeutics, 2014, 16（12）: 822–827.

［53］IRAM H, KASHIF M, HASSAN H M J, et al. Effects of proprioception training program on balance among patients with diabetic neuropathy: a quasi experimental trial［J］. Journal of the Pakistan Medical Association, 2021, 71（7）: 1812–1818.

［54］STRECKMANN F, BALKE M, CAVALETTI G, et al. Exercise and Neuropathy: Systematic Review with Meta-Analysis［J］. Sports Medicine, 2022, 52（5）: 1043–1065.

［55］LEMASTER J W, REIBER G E, SMITH D G, et al. Daily Weight-Bearing Activity Does Not Increase the Risk of Diabetic Foot Ulcers［J］. Medicine & Science in Sports & Exercise, 2003, 35（7）: 1093–1099.

［56］COLBERG S R, SIGAL R J, YARDLEY J E, et al. Physical Activity/Exercise and Diabetes: A Position Statement of the American Diabetes Association［J］. Diabetes Care, 2016, 39（11）: 2065–2079.

［57］POUWER F, MIZOKAMI-STOUT K, REEVES N D, et al. Psychosocial Care for People With Diabetic Neuropathy: Time for Action［J］. Diabetes Care, 2024, 47（1）: 17.

［58］NARANJO C, DEL REGUERO L, MORATALLA G, et al. Anxiety, depression and sleep disorders in patients with diabetic neuropathic pain: a systematic review［J］. Expert Review of Neurotherapeutics, 2019, 19（12）: 1201–1209.

［59］BEVERLY E A, RITHOLZ M D, SHEPHERD C, et al. The Psychosocial Challenges and Care of Older Adults with Diabetes: "Can't Do What I Used To Do; Can't Be Who I Once Was"［J］. Current Diabetes Reports, 2016, 16（6）: 1–12.

［60］HEWSTON P, DESHPANDE N. Fear of Falling and Balance Confidence in Older Adults With Type 2 Diabetes Mellitus: A Scoping Review［J］. Can J Diabetes, 2018, 42（6）: 664–670.

［61］GORE M, BRANDENBURG N A, DUKES E, et al. Pain Severity in Diabetic Peripheral Neuropathy is Associated with Patient Functioning, Symptom Levels of Anxiety and Depression, and Sleep［J］. Journal of Pain and Symptom Management, 2005, 30（4）: 374–385.

［62］GEELEN C C, BROUWER B A, HOEIJMAKERS J G, et al. Painful Diabetic Neuropathy Anxiety Rasch-Transformed Questionnaire（PART-Q30（©））［J］. J Peripher Nerv Syst, 2016, 21（2）: 96–104.

［63］GEELEN C C, SMEETS R J E M, SCHMITZ S, et al. Anxiety affects disability and quality of life in patients with painful diabetic neuropathy［J］. European Journal of Pain, 2017, 21（10）: 1632–1641.

［64］严广斌. 疼痛灾难化量表［J］. 中华关节外科杂志（电子版）, 2014, 8（6）: 826.

［65］郭启云, 郭沐洁, 张林, 等. 国际版跌倒效能量表汉化后信效度评价［J］. 中国全科医学, 2015,

18（35）：4273-4276.

［66］窦智，蒋宗滨，钟进才. MOS-SS 睡眠量表用于癌痛患者信度和效度的研究［J］. 中国疼痛医学杂志，2013，19（6）：341-344.

［67］HUSSAIN N, SAID A S A. Mindfulness-Based Meditation Versus Progressive Relaxation Meditation：Impact on Chronic Pain in Older Female Patients With Diabetic Neuropathy［J］. Journal of Evidence-Based Integrative Medicine，2019，24：2515690X1987659.

［68］ZHAO J. Upper gastrointestinal sensory-motor dysfunction in diabetes mellitus［J］. World Journal of Gastroenterology，2006，12（18）：2846-2857.

［69］中国老年保健医学研究会老龄健康服务与标准化分会，杂志编辑委员会中国老年保健医学，北京小汤山康复医院. 中国社区吞咽功能障碍康复护理与照护专家共识［J］. 中国老年保健医学，2019，17（4）：7-15.

［70］中国吞咽障碍康复评估与治疗专家共识组. 中国吞咽障碍评估与治疗专家共识（2017 年版）第一部分 评估篇［J］. 中华物理医学与康复杂志，2017，39（12）：881-892.

［71］中国老年医学学会营养与食品安全分会，中国循证医学中心，中国循证医学杂志编辑委员会，等. 老年吞咽障碍患者家庭营养管理中国专家共识（2018 版）［J］. 中国循证医学杂志，2018，18（06）：547-559.

［72］中国吞咽障碍康复评估与治疗专家共识组. 中国吞咽障碍评估与治疗专家共识（2017 年版）第二部分 治疗与康复管理篇［J］. 中华物理医学与康复杂志，2018，40（1）：1-10.

［73］RESTIVO D A, MARCHESE-RAGONA R, LAURIA G, et al. Botulinum Toxin Treatment for Oropharyngeal Dysphagia Associated With Diabetic Neuropathy［J］. Diabetes Care，2006，29（12）：2650-2653.

［74］DILLON B R, ANG L, POP-BUSUI R. Spectrum of Diabetic Neuropathy：New Insights in Diagnosis and Treatment［J］. Annu Rev Med，2024，75：293-306.

［75］VERROTTI A, PREZIOSO G, SCATTONI R, et al. Autonomic Neuropathy in Diabetes Mellitus［J］. Frontiers in Endocrinology，2014，5：205-212.

［76］中华医学会糖尿病学分会. 中国糖尿病运动治疗指南［EB/OL］.（2019-6-15）［2023-07-15］. https：//down. jctnb. org. cn/uploads/download_content/2019/06/15d102b5c39564. pdf.

［77］丁岩，崔博，卫华，等. 神经源性直立性低血压的药物治疗［J］. 中华内科杂志，2020，59（8）：653-656.

［78］SCHEINBERG N, SALBU R, GOSWAMI G, et al. Treatment of Diabetic Autonomic Neuropathy in Older Adults with Diabetes Mellitus［J］. The Consultant Pharmacist，2016，31（11）：633-645.

［79］SCHILLER L R, ANA C A S, SCHMULEN A C, et al. Pathogenesis of Fecal Incontinence in Diabetes Mellitus［J］. New England Journal of Medicine，1982，307（27）：1666-1671.

［80］POP-BUSUI R, BOULTON A J M, FELDMAN E L, et al. Diabetic Neuropathy：A Position Statement by the American Diabetes Association［J］. Diabetes Care，2016，40（1）：136-154.

［81］HUSSEIN A, AHMED A, AHMED N, et al. Diabetic autonomic neuropathy［J］. Journal of the Neurological Sciences，2017，381：916.

［82］ELLENBERG M. Development of urinary bladder dysfunction in diabetes mellitus［J］. Annals of Internal Medicine，1980，92（2 Pt 2）：321.

［83］YARANDI S S, SRINIVASAN S. Diabetic gastrointestinal motility disorders and the role of enteric nervous system：current status and future directions［J］. Neurogastroenterol Motil，2014，26（5）：611-624.

［84］STANGHELLINI V, CAMILLERI M, MALAGELADA J R. Chronic idiopathic intestinal pseudo-obstruction：clinical and intestinal manometric findings［J］. Gut，1987，28（1）：5-12.

［85］SERRA J, VILLORIA A, AZPIROZ F, et al. Impaired intestinal gas propulsion in manometrically proven dysmotility and in irritable bowel syndrome［J］. Neurogastroenterology & Motility，2010，22（4）：401-492.

［86］BENDEZÚ R A，BARBA E，BURRI E，et al. Intestinal gas content and distribution in health and in patients with functional gut symptoms［J］. Neurogastroenterology & Motility，2015，27（9）：1249-1257.

［87］FRØKJÆR J B，DUE ANDERSEN S，EJSKJÆR N，et al. Gut sensations in diabetic autonomic neuropathy［J］. Pain，2007，131（3）：320-329.

［88］QUAN C，TALLEY N J，CROSS S，et al. Development and validation of the Diabetes Bowel Symptom Questionnaire［J］. Aliment Pharmacol Ther，2003，17（9）：1179-1187.

［89］BHARUCHA A E，DUNIVAN G，GOODE P S，et al. Epidemiology，Pathophysiology，and Classification of Fecal Incontinence：State of the Science Summary for the National Institute of Diabetes and Digestive and Kidney Diseases（NIDDK）Workshop［J］. American Journal of Gastroenterology，2015，110（1）：127-136.

［90］丁曙晴，周惠芬，丁义江. 美国结直肠外科医师协会临床实践指南：大便失禁的治疗［J］. 中华消化外科杂志，2015，14（10）：800-805.

［91］王东文，双卫兵. 糖尿病膀胱诊治现状［J］. 医师进修杂志，2005，28（16）：11-12.

［92］中国老年保健医学研究会老龄健康服务与标准化分会，《中国老年保健医学》杂志编辑委员会. 中国老年人便秘评估技术应用共识（草案）［J］. 中国老年保健医学，2019，17（4）：46-47.

［93］姚健凤，郑松柏. 老年人慢性便秘的评估与处理专家共识解读［J］. 中华老年病研究电子杂志，2017，4（2）：28-31.

［94］中国医师协会肛肠医师分会. 便秘外科诊治指南（2017）［J］. 中华胃肠外科杂志，2017，20（3）：241-243.

［95］宋玉磊，林征，林琳. 大便失禁的诊治进展［J］. 胃肠病学，2012，17（2）：79-82.

［96］纪任欣，谢湘华，陈文华. 糖尿病膀胱功能障碍的临床治疗及康复进展［J］. 实用老年医学，2016，30（8）：626-629.

第六章
老年抑郁症全周期康复专家共识

抑郁症以显著而持久的心境低落为主要临床特征，目前我国每 100 人中就有 3.02 人罹患抑郁症，且呈逐年增长趋势[1]。该病病因尚不明确，但与社会环境、家庭、生理及心理个性等因素密切相关。由于抑郁症属于主观性精神疾病，因此在社会中甚至是临床上容易被大家忽视，导致患者的病情加重。随着我国人口老龄化的进程逐渐加快，老年问题越来越受到重视，其中抑郁症就是常见的一种疾病，针对如何更好地预防和治疗老年抑郁症也成为当下的一个热点研究。我们可以通过在发病原因以及早发现、早诊断、早治疗等方面入手，提高老年人的生命质量，为我国步入老龄化后的社会服务质量提升而提供坚实基础。

老年抑郁症（late life depression，LLD）是指年龄大于 65 岁的老年人出现以显著而持久的心境低落为主要临床特征的心境障碍[1]，抑郁症是老年人常见的精神疾病之一。根据世界卫生组织的数据，老年人抑郁症患病率为 10% ~ 20%，老年抑郁症的发病率为 9% ~ 18%，社区 65 岁以上老年人重度抑郁的患病率为 5% 左右，而老年住院患者中 10% ~ 12% 存在重度抑郁[2]。2020 年一项 Meta 分析结果显示，中国老年人抑郁症患病率为 25.55%，患病率女性高于男性，北方高于南方，农村高于城市，这些可能是中国的经济及地域、文化等多方面因素综合作用而产生的结果。此外，中国老年抑郁症患病率逐年升高[3]。但随着机体的衰老，老年人常因机体功能下降或者身患其他躯体疾病，而忽略抑郁症的存在和影响。因此，老年患者抑郁症的诊治较中青年患者更加困难。有关数据表明，仅有 22.3% 的老年患者被确诊为抑郁症，而其中仅有 13.7% 的患者得到了正规治疗[2]。

老年抑郁症的核心症状包括心境低落、快感缺失和兴趣减退，但常被其他主诉掩盖，而情感痛苦与动机缺乏等症状常与抑郁密切相关，并且年龄越大越明显。老年抑郁症的症状复杂多样，常导致多种不同程度的功能障碍，影响患者的日常生活活动能力，严重者可有自残和自杀行为。其中老年抑郁症的主观痛苦程度可能大于老年痴呆人群，且会严重影响老年患者的躯体健康[2]。随着年龄增长，老年患者的心理适应能力与心理防御能力会随之减退，当遇到精神挫折时，心理活动难以维持平衡，便会促使认知功能受损，严重影响患者预后与疾病转归。目前，药物治疗仍是老年抑郁症的主要治疗方法，而康复治疗被认为可作为药物治疗的辅助手段，可以改善老年抑郁症患者的多种功能障碍，减轻患者的抑郁严重程度。当前，对老年抑郁症的认识不足、就诊率低、识别率低、系统治疗率低、疗效有限依旧是老年抑郁症防治的最大问题。尽管老年人的抑郁发生率与成人相似，但老年人的抑郁常导致自杀风险更高，住院更频繁，治疗机构咨询次数更高和家庭负担更重。老年抑郁症是发生于老年群体的抑郁症，由于机体处于虚弱状态，各种不良刺激更易诱发抑郁症的发生，其发病机制更为复杂，隐匿性更强。因此，了解和管理老年人的抑郁症是非常重要的[4]。

在诊断抑郁症和评估治疗效果时，机体功能越来越受到重视。美国精神医学协会在其《精神障碍诊断与统计手册（第5版）》（Diagnostic and Statistical Manual of Mental Disorders-5，DSM-5）中，将功能作为评估重性抑郁障碍精神疾病的诊断选择的依据。目前，无论是传统功能障碍分类还是 ICF 框架下核心集分类，对老年抑郁症患者康复仍较少关注。本章以世界卫生组织 ICF 和全周期康复的框架为指导，形成系统、全面、规范化的老年抑郁症的全周期诊治流程，以提高我国对老年抑郁症的关注和诊疗水平，推动老年抑郁症康复的普及和发展，更好地提升老年人群的生活质量。因此，本章的目的是为中国老年抑郁症患者康复的规范开展提供相对科学的证据基础，从而给予患者规范化、智能化、个性化的评估以及综合康复治疗和护理衔接技术，以改善患者的抑郁症，提高其生活质量。

第一节　老年抑郁症概述

一、老年抑郁症的致病因素

截至目前，临床有关老年期抑郁症的发病机制尚未完全明确，患者本身并没有明显的特异性体征或实验室指标异常，多数认为是生物因素、心理因素及错综复杂的社会因素所诱发而产生的。老年抑郁症的易感因素主要包括：①女性；②社会隔离；③婚姻状况为丧偶、离异或分居；④社会经济地位较低；⑤合并其他躯体疾病；⑥躯体疼痛未得到有效控制；⑦失眠；⑧功能障碍；⑨认知损害[5]。

（一）生物因素

近几年的大量临床研究表明，致使老年人身患抑郁症的生物性因素可能包括大脑中枢神经的功能退化、生物节律的改变、遗传因素等。随着机体的衰老，老年人机体各项生理功能退化，其中大脑生理功能的退化被认为与抑郁症的发生存在密切联系。去甲肾上腺素（NE）和5-羟色胺（5-HT）作为存在于大脑结构中调节情绪的物质信号（图6-1-1），其水平高低与抑郁症的发生发展密不可分[6]。多巴胺、NE 属于具有生物学活性的单胺类神经递质，20世纪50年代曾出现单胺代谢异常假说，认为突触间隙单胺类递质功能或表达

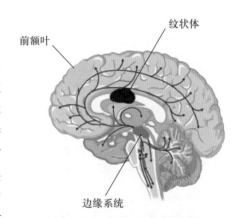

图6-1-1　多巴胺传递通路

降低是引起疾病的重要基础。有研究指出，NE 和5-HT 水平在老年抑郁症患者中均明显偏低，而提高患者 NE、5-HT 水平能够有效改善其抑郁症状。

（二）心理因素

老年群体在社会上是一个较为特殊的存在，随着年龄的增长，老年人身体各项机能

都会下降。不仅如此,老年人的精神心理等方面也会产生一些问题(图6-1-2),如对于一些慢性病的折磨以及生活中的重大突发事件的承受能力下降。受年龄因素的影响,老年人在社会以及家庭中的角色开始发生转变,生活重心发生转移,生活方式发生改变,老年人普遍会感到无所适从。按照以往,老年人会将重心转移到家庭,然而如今随着人口流动的加剧,其儿女们往往外出求学、务工、建立家庭,地理距离较远,不利于向儿女寻求情感支持。老年人由于躯体疾病、退休、丧偶、负性事件等的影响,极易产生负性情绪,从而产生无价值感。笼罩在老年抑郁症患者身上的病耻感,也是抑郁被忽视的原因之一。在临床中,一些老年人并非主动就医,而是在家属要求下前来就诊。在"患者角色"的框架下不能自拔。在应对方式上,老年抑郁症患者往往不能保持以往好的生活习惯,食欲下降,服药依从性不强。

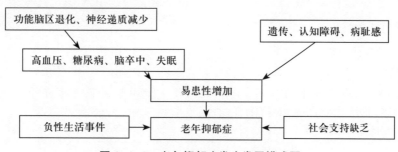

图6-1-2 老年抑郁症发生发展模式图

(三)社会因素

随着中国老龄化进程的逐渐加快,信息技术的快速发展,人口老龄化和社会信息化这两大进程齐头并进,在未富先老、医疗保障体系不完善、老年教育资源缺乏的情况下,很多的老年人成了新一代的文盲或者被科技边缘化的群体。家庭结构的小型化,养老观念变化,城市及农村老年空巢家庭数量逐年增加,以及生活负性事件的发生率增加可显著提高老年人的抑郁倾向。脑功能的衰退导致了老年人的情绪调节能力的降低,使其更易受到低落情绪的影响,增加抑郁的发生率。生活负性事件作为老年抑郁的高危因素,已得到多项研究证实。老年人的社会参与意愿显著降低,而社会参与可以通过与同龄人、其他社区成员、志愿者组织的互动等活动保持老年人与社会的联系,广泛的社会参与可以提供给老年人接触各种社会组织和社会团体的机会,为老年人增添社会支撑,缓解负性事件的不良影响。

二、老年抑郁症的分型

需要注意的是老年抑郁症患者的特殊临床特征,不同的诊断标准对于抑郁的分类不同。如DSM-V将抑郁障碍分为重度抑郁障碍与轻度抑郁障碍(表6-1-1);《中国精神障碍分类与诊断标准》(第3版)(CCMD-3)包括重度抑郁、狂躁症、抑郁性精神病、环性情感障碍及情绪障碍等(表6-1-2)。在评估老年人抑郁时,尽管许多老年人有抑郁症状,但他们不符合重度抑郁的标准。躯体疾病和非典型表现的存在使临床表现进一步复杂化,我们根据世界卫生组织《国际疾病分类》(第10版)(International Classification of Diseases-10，ICD-10）中抑郁症的诊断标准以及印度精神病学学会（Indian Psychiatric Society，IPS）"2018 IPS 临床实践指南：老年抑郁症的管理"的标准将老年抑郁症广泛地分为重度抑郁症和非重度抑郁症[7]，非主要类别包括轻度抑郁障碍、混合焦虑–抑郁障碍、情绪障碍和抑郁情绪的适应障碍。

表 6-1-1　老年抑郁症的分型

根据症状

- 轻度抑郁障碍（其他指定的抑郁障碍，DSM-5 中症状不足的抑郁发作）/亚综合征或阈下抑郁/无悲伤的抑郁
- 混合焦虑–抑郁障碍
- 情绪调节障碍
- 丧恸
- 抑郁情绪的适应障碍
- 重度抑郁障碍

根据相关病因

- 由疾病引起的情绪障碍（神经认知障碍合并抑郁发作，脑卒中后抑郁，帕金森病合并抑郁发作）
- 血管性抑郁/抑郁–执行功能障碍综合征
- 物质或药物诱发的抑郁

表 6-1-2　老年期抑郁症诊断标准

A. 在连续的两周里，患者每天或大部分时间内表现出右列 9 个症状中的 5 个以上。这些症状必须是患者以前没有的，或者极轻的，并且至少包括症状（1）和（2）中的一个	（1）抑郁心境 （2）对所有或者大多数平时感兴趣的活动失去了兴趣 （3）体重显著减少或增加（1 个月内正常体重的改变大于 5%），食欲显著降低或增加 （4）每天失眠或者睡眠过多 （5）每天精神运动亢进或减少（不止是自我主观感觉到的坐立不安或者不想动，旁人都可以观察得到） （6）每天感到疲劳，缺乏精力 （7）每天感到自己没有价值，或者自罪自贬（这不仅是普通的自责） （8）每天注意力和思考能力下降，做决定时犹豫不决（自我报告或者是旁人的观察） （9）常常想到死（不只是惧怕死亡），或者常常有自杀的念头但没有具体的计划，或者是有自杀的具体计划，甚至有自杀行为
B. 上述症状对患者的生活工作或其他重要方面造成严重影响	
C. 上述症状不是由于药物的生理作用或者躯体疾病所引起	

许多老年患者也表现为迟发性心境障碍，这类患者被认为与年轻心境障碍患者不同，如果存在人格障碍，则分为强迫症和回避型人格障碍。有一些证据表明，老年抑郁症的临床特征与年轻患者不同，包括更高的共病患病率、存在认知恶化、经常遭遇不良生活事件和较少的"抑郁认知"症状。老年期首次出现抑郁发作的患者较少存在抑郁症

或其他严重精神障碍家族史[8]。

三、老年抑郁症存在的功能障碍

（一）老年抑郁症的临床特征

老年抑郁症的核心症状与其他年龄段发病者无明显差别，但因其固有的生理、心理和社会因素等而对患者的临床表现产生影响[9]。老年期抑郁症患者常主诉躯体不适，以头痛、颈痛、腹痛、腰腿痛等慢性躯体疼痛为主，且多数患者伴随失眠、早醒、嗜睡等睡眠障碍，病情进展严重者可出现认知功能障碍，导致记忆力下降，无法正常沟通。老年患者抑郁症发作时的症状（如无法解释的疼痛、缺乏正常活动、注意力不集中或记忆力减退、对生活失去兴趣、对未来担忧、睡眠不足、反复出现的寻死念头等）通常被归因于老年、痴呆或健康状况不佳，易被医患双方所忽略（表6-1-3）。

1. 记忆力下降　老年人的记忆力是随着年龄的增长而减退的。患者对眼前的或近期的事情易遗忘，而对很久以前的事情则往往记得很清楚。对于与过去、与生活有关的事物，或有逻辑联系的内容记得比较好，而对生疏的或需机械记忆（或需"强记"）的事物则记忆力差。

2. 自责感　在抑郁情绪的支配下，患者往往自我贬低、自我谴责，个人生活态度消极，常常认为自己什么都没做好，谁都对不起，或是容易将一件小事夸大成不可饶恕的错误，内心不断责备自己，甚至有的人认为只有通过自杀才能减轻或者逃避。

3. 思维方面　患者思维内容贫乏、迟缓，忧郁悲观，焦虑不安，紧张、绝望，觉得活着没意思，因厌世而产生自杀的念头。思维活动受到限制，时常感到脑子迟钝，自己觉得"变笨了"，甚至连很简单的问题都难以解决。由此，患者往往认为自己不中用了，更增加了自卑和自责。

4. 个人情绪　患者表现为终日愁眉苦脸，情绪低落，悲痛、哀伤，有空虚感，觉得做什么都没兴趣，坐卧不安；不爱运动，拒绝社交，喜欢孤僻一人，害怕与人交谈，人际关系冷淡，失去原来的爱好，脑力和体力下降，能力减弱。

表6-1-3　老年抑郁症的常见临床特征

临床特征	主要表现
否认抑郁	悲伤和焦虑较少表达，甚至否认抑郁的感觉
焦虑和激越	过分担心、灾难化的思维与言行以及冲动激惹
躯体不适主诉突出	担心躯体疾病、历经检查及对症治疗效果不佳
精神病性症状	妄想，偶有幻觉出现、疑病
认知功能障碍	注意力不集中，记忆力也有下降的表现
自杀行为	自杀观念频发且牢固，自杀计划周密，自杀成功率高

（二）老年抑郁症存在的功能障碍

老年抑郁症患者存在多种功能障碍，主要表现为以下几个方面。

1. 精神症状　精神病性抑郁常见于老年人，神经生物学易感因素、老龄化心理和人格改变以及社会心理因素均与老年重度抑郁发作时伴发精神病性症状密切相关。常见的精神病性症状为妄想，偶有幻觉出现，需警惕是否存在器质性损害。疑病、虚无、被遗弃、贫穷和灾难以及被害等是老年期抑郁障碍患者常见的妄想症状。焦虑和激越是其中最为常见而突出的特点，以至于掩盖了抑郁障碍的核心主诉。主要表现为过分担心、灾难化的思维与言行以及冲动激惹[1]。严重的抑郁发作、精神病性症状出现时可能会促使患者企图自杀或者有自杀的行为出现。失眠也是精神障碍的主要症状之一，表现形式包括入睡困难、易醒、早醒以及矛盾性失眠。失眠与抑郁常常相互影响，长期失眠是老年抑郁症的危险因素，各种形式的失眠也是抑郁障碍的残留症状。针对失眠的干预措施，如对失眠的认知行为疗法，可能会导致抑郁症的改善。抑郁症在失眠的情况下可能更难治疗，虽然抑郁症的行为治疗可以改善轻度至中度抑郁症患者的失眠症状，但残留的失眠症状也很常见[10]。此外，抑郁症治疗一个疗程后，如果失眠持续存在，抑郁症复发的风险会增加。因此，对失眠的治疗可能改善抑郁症的治疗结果，也可能防止合并重度抑郁症和失眠障碍的复发。

2. 认知障碍　认知功能是人类的高级神经活动，涉及多个领域。《精神障碍诊断与统计手册（第5版）》（DSM-5）定义了六种主要的认知功能，包括知觉运动功能、语言功能、执行功能、学习记忆功能、复杂注意力和社会认知功能，涉及视觉感受、感知运动、对象命名、词语查找、计划决策、短时回忆及长期记忆、选择性注意、情绪识别、洞察、操作能力、思维灵活性等方面。研究表明，认知功能的下降与吸烟、体育活动、糖尿病、脑卒中明显相关，控制这些危险因素可能有助于减轻认知功能下降的程度。老年抑郁症患者多伴有认知功能障碍，执行功能障碍尤为常见，表现在制订计划、执行实施及排除外界干扰的能力下降，认知功能障碍是抑郁症的主要临床表现之一，也是DSM-5中抑郁症的一项诊断条目。在抑郁症中观察到的认知能力下降并不局限于老年人，但在这一人群中肯定更为明显[2]。近几年有临床研究表明[8]，老年抑郁是痴呆的高风险因素。尽管老年抑郁症的确切病理机制并不清楚，但是大量流行病学、临床研究、神经影像学等研究显示，老年抑郁症伴有的认知功能损害与神经退行性改变、血管损害以及神经炎性改变有关。抑郁症可显著降低患者在多个认知维度的功能，主要表现为执行功能、注意、记忆和信息加工速度4个方面的功能受损[11]。执行功能受损主要表现为认知灵活性下降、转换及反应抑制能力受损、决策及任务管理能力下降，或表现为拖延倾向，缺乏自信；注意功能受损体现为难以集中注意力，和（或）难以维持注意力；记忆受损主要表现为短期记忆受损，明显健忘；信息加工速度减慢主要表现为自感大脑混沌不清，反应减慢，老年患者尤为突出[12]。

3. 慢性疼痛　流行病学调查显示，高达66%的抑郁症患者常伴有慢性疼痛（纤维肌痛、关节炎/风湿病、腰背痛、偏头痛），约73.3%慢性疼痛患者会诱发抑郁症[13]。在老年人中，各种形式的疼痛也可能是抑郁症的主要症状，有时是孤立的。然而，与年轻人相比，这种症状的抑郁起源更难确定，因为与躯体疾病相关的疼痛的因素随着年龄的增长而增加。老年人多低估主要的抑郁症状，主诉较多的躯体症状如慢性疼痛（头痛、背痛、胸痛等）[14]。国内外研究表明，轻度抑郁症患者对缺血性疼痛的耐受下降，在老年抑郁症患者中，伴慢性疼痛症状者的抑郁程度更重，发作时间更长，抑郁症状更多，生活质量及心理、社交功能均下降，且与疼痛强度或疼痛部位数目有关。由此可见，抑郁症和慢性疼痛互为危险因素。

4. 二便障碍　抑郁症患者较易出现便秘与膀胱过度活动症[15]。抑郁症被认为是便秘的继发原因之一。便秘与抑郁症的先后发生顺序和机制暂未明确。严重抑郁症预示了尿失禁的发作。

老年人易患多种躯体疾病，疾病的病理生理变化、药物治疗及所产生的心理影响均可以成为老年期抑郁症的发病原因。

（1）心血管疾病：老年心血管疾病患者中，20%～25%的冠心病患者出现严重的抑郁症状[16]，可能与交感神经兴奋性改变、血小板活性增加、神经内分泌和神经免疫改变有关。

（2）糖尿病：糖尿病患者中约15%合并重度抑郁症状，另20%有可疑临床抑郁综合征症状[16]。近年来研究显示，糖尿病是独立于生活方式和其他危险因素的抑郁高危因素。

（3）神经系统疾病：脑卒中后抑郁是脑卒中后常见的并发症，严重影响患者及家庭的生活质量，阻碍神经功能的恢复，增加患者的死亡率，而且越来越多的研究认为抑郁是脑卒中的独立危险因素之一[5]。抑郁症状不仅增加脑卒中风险，也增加脑卒中后死亡率，脑卒中后还可造成不同程度的认知功能缺损，并且与抑郁情绪相互影响，严重影响患者疾病的康复和生活质量。脑卒中后抑郁的发生率为40%～60%，脑卒中的部位和严重程度与抑郁的发生有一定关系[5]，以额极接近及损害到情感环路的脑卒中后抑郁较多见。

（4）某些疾病的治疗也会导致抑郁，如甲状腺功能亢进治疗后的继发甲状腺功能减退可以导致抑郁，激素、某些抗高血压药物、肿瘤免疫抑制药物治疗等都可能诱发药源性抑郁，当患者同时存在躯体疾病时，应注意评估老年抑郁症与躯体疾病是否存在关联。

患者存在躯体共患疾病时，以下情况应考虑老年抑郁症：①与预期不相称的心境或躯体症状；②对标准内科治疗反应不佳；③参与治疗的动机不足；④与医护人员缺乏互动。

在超高龄老年人（＞85岁）中，心境低落、烦躁不安作为诊断抑郁的标准不太可靠。对身体衰弱的老年人的抑郁症的诊断应强调心境或兴趣改变至少持续2周，非躯体的症状，以及社交功能退化或丧失。

第二节　ICF和老年全周期框架中的老年抑郁症

一、基于ICF对老年抑郁症患者的整体功能和健康状态评估

《国际功能、残疾和健康分类》（International Classification of Functioning, Disability and Health, ICF）是WHO于2001年5月22日在第54届世界卫生大会颁布的，其总目标是通过提供一种统一和标准的语言和框架来描述健康状况和与健康有关的状况。ICF

公布了与残疾有关的新概念，它从残疾人融入社会的角度出发，将残疾建立在一种社会模式基础上。因此，残疾的定义是复杂和多维度的，是个体和环境相互作用的结果，包括身体结构与功能损伤、活动受限和社会参与限制，而且强调残疾的背景性因素（个人情况，生活中的自然、社会和态度环境等）对患者的健康和残疾情况起着重要的互动作用。

ICF 作为 WHO 国际分类家族（WHO Family of International Classifications，WHO-FIC）的一员，从疾病、失能及其他健康状况对人体的结构与功能、活动能力、参与能力影响的角度构建理论框架和分类体系；以功能障碍为出发点，整合了生物、心理、社会、环境，更加符合现代康复医学改善和恢复功能的核心目标，对加强康复医学学科建设、完善康复服务和提升生活质量具有积极的意义。WHO 已经将 ICF 作为功能和残疾的核心分类。在康复领域，ICF 已经在政策发展、临床和服务应用、管理和信息应用，以及残疾调查和流行病学研究等领域得到广泛应用。

ICF 分为功能和残疾、背景性因素两部分。在功能和残疾部分，除身体功能和结构成分外，活动和参与是另一个成分，活动和参与是通过能力和活动表现来描述的。背景性因素包含环境因素和个人因素，这些因素对个体的健康和健康有关的问题可能会产生影响。ICF 是以活动和参与为主线来进行功能、残疾和健康分类的，强调环境因素、个人因素以及各部分之间的双向作用。

在该标准中，"残疾"不再被分成残损、残疾、残障三个层次，而是被定义为："是对损伤、活动受限和参与限制的一个概括性术语。"ICF 将"损伤（impairment）"定义为："身体功能或结构问题，有显著差异或丧失。身体功能是身体各系统的生理功能（包括心理）。身体结构是身体的解剖部位，如器官、肢体及其组成。""活动受限（activity limitation）"定义为："个体在进行活动时可能遇到的困难，活动指个体执行一项任务或行动。"参与限制（participation restriction）"定义为："个体投入到生活情景中可能经历到的问题。""表现（Performance）"定义为："描述个体在现实环境因素影响下（包括物理、社会和周围人的态度等方面）能够完成活动的水平。"能力（Capacity）"定义为："描述个体在不借助辅助器具、他人协助及其他有利或不利环境因素影响下完成活动的真实能力。能力是在中立环境（如测试环境）下完成活动的水平。"

WHO 的《国际功能、残疾和健康分类》（ICF）是理解和描述功能和残疾的通用框架。为了使 ICF 更适用于日常使用，WHO 和 ICF 研究处创建了一个开发 ICF 类别核心集或"ICF 核心集"的流程。ICF 核心集通过提供与特定健康状况和医疗保健环境相关的基本类别列表，促进了在临床实践中对功能的描述。这些 ICF 类别是从整个 ICF 中挑选出的，遵循基于预备研究和多学科专家组参与的科学过程。

二、ICF 和全周期康复框架下的老年抑郁症康复流程

在病史询问、体格检查和精神病学评估的基础上，结合老年抑郁症的危险因素和发病特点，根据世界卫生组织《国际疾病分类》（第 10 版）（简称 ICD-10）的诊断标准，明确老年抑郁症的诊断；然后在 ICF 和全周期框架下，进行老年抑郁症的功能障碍分析、评定和康复。

ICF 认为，个体的功能水平（身体功能、执行任务活动的能力、日常活动参与）是健康状况与环境和个人因素交互作用的结果。临床干预针对脑卒中的疾病问题；康复服务针对脑卒中后躯体功能的损害、个人活动能力和社会参与水平，以及影响活动和参与水平的个人和环境背景因素。ICF 分类系统将功能状况分为 3 个维度，即身体功能与结构，个体完成任务或动作的能力和参与家庭及社会活动的能力。在 ICF 中，功能障碍和疾病被认为是健康状况和环境因素相互作用的结果，继而导致活动功能受限或参与局限。

老年人常见多种健康问题、共患疾病以及伴随的损伤，这些会影响功能障碍恢复进程。老年人功能问题有各种原因，经常因躯体功能障碍、个人及参与能力下降与个人和环境背景因素相互作用而产生[17]。临床药物治疗有可能提高脑卒中后个人能力，但综合康复干预措施可提高个人能力和（或）降低任务要求。

老年抑郁症的全周期康复包括"患者""疾病""机构""地域"4 个维度。"患者"全周期，即"衰老－高危因素－患病"全过程，老年抑郁症的发病是长期的过程，是自身和环境高危因素、衰老综合作用的结果，因此对老年抑郁症患者的康复评定及干预需要在不同阶段针对患者的精神症状和需求有重点地进行。ICD-10 根据抑郁严重程度及社会功能，将抑郁症分为轻度、中度及重度 3 个等级，在疾病的不同阶段均需有针对性和个性化的评估和治疗，即"疾病"全周期。我国医疗机构主要可分为三级综合性医院，二级综合性 / 康复专科医院，社区卫生服务站点 / 家庭医疗。多数老年抑郁症患者的确诊、全面评定、制定康复方案在三级医院专科或专业康复机构进行，二级医院主要对高危人群进行早期筛查、长期康复干预、护理和随访，社区卫生服务站点和家庭照护者积极参与其中。各级医疗机构根据自身条件从多角度介入患者的康复过程，即"机构"全周期。"地域"全周期则指通过全国各地区和各级医疗机构配合，完善康复体系和流程。

老年抑郁症患者主要存在精神心理障碍，并可直接或间接造成一系列不同严重程度的功能障碍。其中，认知功能受损、疼痛、二便功能障碍为最突出的功能障碍表现，可伴有吞咽功能、心肺功能和其他功能障碍。康复治疗主要针对患者的功能障碍，因此应对患者的功能障碍进行全面评定，目的是确定患者各种功能障碍的类型、严重程度和原因，以便制订客观和个性化的康复目标及计划，进行针对性的精准康复治疗。此外，还需对患者的照护者、周围环境、其他医疗保健需求等进行评估。基于 ICF 分类和全周期康复的老年抑郁症康复流程见图 6-2-1。

三、全周期康复框架下的预防策略

关注老年人的心理问题刻不容缓，要从个人、家庭、社会三方面着手进行。完善健康管理工作，丰富社会各区域卫生服务健康管理工作的内容和形式，要在社区和家庭树立积极健康教育先行的理念，促进政府将健康教育融于各项基本公共卫生服务中。帮助老年人用积极的心态对待身体生理功能下降的变化，面对现实合理安排退休后的晚年生活，保持乐观平和的心态去对待身边的每件事情[3]，以及当出现思想波动、情绪低落时学会自我调节。鼓励老年人积极参加社会活动，多外出与人交流，参加身体锻炼。同时也使更多的老年人了解与认识老年抑郁症，用正确的态度看待疾病，并认识到老年抑郁症是可防可治的。

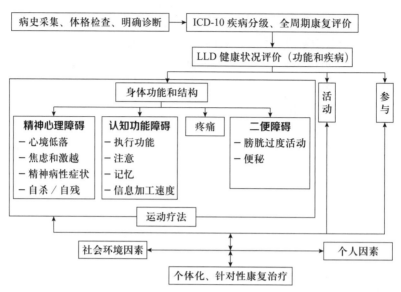

图 6-2-1　基于 ICF 分类和全周期康复的老年抑郁症康复流程图

1. 家庭支持　健全家庭和社会的支持系统，鼓励老年人参加日常家务以及基础的身体锻炼，提倡"尊老爱老"，子女要"常回家看看"以照顾好老人的生活起居。子女要注意观察老人身体和心理的细微变化，帮助老人顺利完成角色转变，满足老人自尊的需要。作为子女，要尽力保持家庭和谐气氛，家庭成员间要多关心、支持，多和父母聊天，给予老人心理上的支持和安慰。当老人出现心理问题时，家人或者朋友应给予老人必要的关怀和照顾，尽快帮助老人做好心理调适。

2. 自我改善　老年人本身不宜自我评价过高，要正确对待老年期，面对现实，认清衰老是生命的自然规律，任何人是无法抗拒的，衰老并不是人生事业的终点。老年人应凡事降低期望值，增强自我价值观念，保持心平气和的心态，过好晚年生活。我国传统医学认为："百病生于气也，怒则气上，喜则气乱，思则气结。"因此鼓励老年人要知足常乐，保持豁达的心态，同时也要丰富自己的日常生活，多学新知识，培养新的兴趣爱好，多参加文体活动，比如跳广场舞、下象棋等，让自己保持一个轻松愉悦的心情。

3. 社会支持　从我国目前情况看，心理疾病的发病率和患病率正在逐步上升，但是就诊率和治愈率却与之相反。在生活中如果发现身边的老年人有长期的心理问题，或者发现老年人有难以调整的负性情绪，就应该提醒他们找心理医师咨询或治疗。同时，老年人不必有心理负担，去看心理医师并不是见不得人的事。在老年人心理出现紧张和障碍的萌芽期进行心理调适，是预防、避免诱发精神疾病的有效手段。由于当今的社会竞争更激烈，生活节奏加快、收入差距拉大等使老年人的心理会出现不平衡。如果没有进行退休准备教育，帮助老年人准备好预防措施，妥善解决这种心理失衡，老年抑郁症和其他精神障碍问题将会大大增加。上述心理矛盾、社会矛盾都会在社会转型期暴发出来。

4. 预防复发　不少老年抑郁症患者经治疗好转出院后，由于多种因素的综合作用导致疾病反复发作。对于反复发作的患者，一方面应在专业的医师指导下长期地服用药物以维持治疗，另一方面应消除和减少那些对老年人不利的心理社会因素。

5. 政府政策　政府部门要充分行使其政府职能，不断完善顶层设计和总体规划，制定有关养老服务的具体政策方针，制造良好舆论，支持养老产业发展。在全社会弘扬尊重劳动与知识、尊重科技与人才的良好社会风气，制造良好的社会环境，营造良好的服务氛围，同时对养老服务人才的培养和养老产业的发展做好社会舆论监督，推动养老事业不断发展。

随着国家医疗卫生工作的"关口前移，重心下移"，初级卫生保健人员是进行健康管理的关键角色，要结合不同人口学特征老年人的理解力和接受度，并积极调动老年人的社会支持来共同促进健康老龄化[18]。建议社区居委会、居家养老服务中心和基层卫生服务机构联合起来，通过适当的方式来进行健康教育，一方面可定期举办健康讲座，提高老年人群的健康意识，鼓励老年人多参与集体活动和体育锻炼，"多动手、勤动脑、放宽心"。另一方面社区可以举办兴趣小组，定期开展活动，鼓励老年人参加，增加老年人的社会支持，维持老年人的社会功能，促进老年人的身心健康；有条件的社区还可以组织志愿者到老年人家中或集中指导老年人生活自理的技巧，教会老年人使用智能化家电和工具，如使用智能手机、全自动洗衣机等，帮助老年人出行，提供陪同购物等服务，共同维护老年人的自理能力、家庭功能和社会功能，提高老年人的生活质量。总之，政府相关部门和医护工作者要基于人群，针对社区老年人抑郁发生率高的情况，重视并做好老年抑郁的一级预防和健康管理，通过积极干预，预防老年人出现情绪障碍，改善抑郁情绪，促进健康老龄化，提高老年人的生活质量（图6-2-2，图6-2-3）。

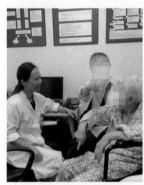
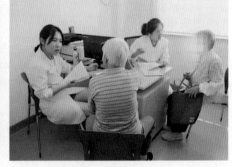
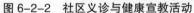
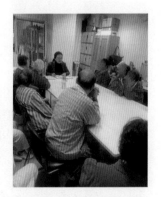

图6-2-2　社区义诊与健康宣教活动　　　　　图6-2-3　心理治疗师与
老年抑郁患者交谈

第三节　老年抑郁症的全周期康复评估与治疗

老年患者多合并认知障碍、睡眠障碍等疾病，躯体症状较多，导致抑郁症表现多不典型，诊断较为困难，采用不同的评估方法也会影响老年抑郁症的评估结果。设计诊断工具主要用于了解患者的客观资料，根据量化标准区分病理状态和正常状态。评估工具可提供心理和行为现象的量化指标，通过将评定过程和结果进行标准化，最大程度上减少观察者的主观差异因素，而且获得的资料可采用常规统计方法进行分析。相关评估量表和问卷主要从多个方面对抑郁状态进行研究，其中量表评估分为他评量表和自评量表。他评量表通常由精神科医师测评，相对规范，能准确直观地判断患者的病情程度；但是评估结果易受评定者主观因素的影响，评估内容较多、花费时间较长，他评量表更适用于文化程度较低的患者。自评量表具有简短、花费时间较短的优点，它能更好地反映患者的真实感受，并不断评估病情变化。

据统计有 90% 以上[19]的抑郁症患者会首先向初诊医师而非精神科医师陈述其情绪低落、悲观厌世等抑郁症状，而初诊时较易发生误诊或者漏诊的情况。比如就诊者可能会把一种单纯的悲伤情绪描述为抑郁症从而造成误诊，再比如患者通常会因病耻感而否认自己患精神类疾病从而造成漏诊。而那些不典型抑郁症患者的主诉更容易混淆视听，他们可能表现为疲劳、疼痛等躯体症状，也可能表现为记忆力衰退、社会功能退化、生活不能自理，以及过度依赖酒精或镇静药等。综合评估老年人抑郁的危险因素、共病及相关病因、抑郁严重程度、自残风险和功能障碍程度至关重要。常见的抑郁症状（如对正常活动缺乏乐趣、对生活失去兴趣、对未来担忧、睡眠质量差、反复出现的死亡想法、持续的无法解释的疼痛、注意力不集中或记忆受损）常常被错误地归因于老年、痴呆或健康状况不佳。因此，老年人的抑郁症往往在很长一段时间内未被发现和治疗。许多老年抑郁症患者往往报告更多的躯体和认知症状，而不是情感症状。所以评估是一个持续的过程，应该根据治疗的需要和阶段定期对患者进行评估。综合评估需要获得详细的病史，包括身体共病的评估，身体检查和精神状态检查。所以应尽一切努力从多个来源收集信息与数据。

一、病史采集

除了对老年抑郁症患者的现病史进行采集和系统体格检查，还需对以下内容进行详细询问。

1. 易感因素和诱发因素　近期是否发生过对老年人产生打击和造成失落感的生活事件，以及亲子关系，家庭氛围是否和睦等。

2. 相关病因　使用可致抑郁的药物，例如：心血管药物、抗感染药物、镇静剂或抗焦虑药物等。

3. 症状的严重程度　轻度抑郁障碍、混合焦虑 – 抑郁障碍、情绪调节障碍、重度抑郁，以及社会功能及日常生活质量。

4. 对自己或他人的"危险"程度，是否存在自杀或自残行为。

5. 治疗过程中是否有转躁的表现。

6. 是否出现其他精神障碍，包括酒精依赖或其他物质依赖。

7. 合并的躯体疾病及相关治疗，特别关注与抑郁症严重程度及躯体疾病治疗的关系。

8. 对抗抑郁治疗的反应、不良反应及治疗的依从性。

9. 个人病史（例如心理健康发育、生活巨大转变和重大生活事件等）、社会心理史、人际关系、社会文化环境、日常生活活动等。

二、临床诊断

老年期抑郁障碍在现行的《国际疾病分类（第10版）》（International Classification of Diseases-10，ICD-10）以及美国《精神障碍诊断与统计手册（第5版）》（Diagnostic and Statistical Manual of Mental Disorders-5，DSM-5）中，并没有专门的诊断标准，而是直接采用与成年人一致的标准。当患者年龄大于65岁，就称为老年期抑郁。由于采用诊断的工具不同，调查的对象也不相同，老年期抑郁在老年人中患病率有很大不同，文献报道范围为3.7%~25.1%[20]。由于没有明确的诊断标记物，医师只能根据患者当时生物-心理-环境等因素对抑郁障碍进行诊断。

当患者步入老年后，环境-心理-躯体-脑器质性的因素与成年期相比，均发生了显著的变化，增加了老年期抑郁障碍的风险，也让老年期抑郁的异质性增加。而且，导致老年期抑郁的各种因素往往并不单一出现，而是以相互影响、并列存在。故在老年期抑郁的全周期维度进行诊疗工作尤为重要，对老年期抑郁障碍的诊疗要更充分地考虑到其血液生化指标、影像指标及营养状况的情况，对药物治疗和物理治疗进行决策。

（一）血液生化指标

抑郁障碍是一种广泛的、基于症状的诊断。由于抑郁障碍的病因不明，目前抑郁症的假说包括5-HT假说、NE假说、多巴胺假说、γ-氨基丁酸假说等，但是由于血脑屏障的存在，目前尚无明确的血液生化指标可作为临床生物标志物，对抑郁障碍进行辅助诊断或者预测疗效[21]。故目前对抑郁症患者的血液生化相关指标检查的目的主要是做排除性的诊断。

慢性身体健康问题既可能导致也可能加剧抑郁症，如与慢性身体健康问题相关的疼痛、功能障碍和残疾会大大增加有躯体疾病患者的抑郁症风险，而同时抑郁体验又反过来加剧了与身体疾病相关的疼痛和痛苦。由于老年患者的慢性合并症较多，情绪障碍和慢病疾病带来的痛苦互为因果的情况非常多见。

不同于非老年期抑郁障碍，老年期抑郁障碍患者常常伴有各种躯体疾病，包括心脑血管疾病、内分泌异常、贫血、维生素缺乏等，这些躯体疾病都可引起继发性抑郁障碍。抑郁障碍在存在慢性疾病患者中的发病率是身体状况良好者的2~3倍，约20%存在[22,23]慢性身体健康问题者会合并有抑郁障碍。特别是正常老年人和老年期抑郁障碍患者的神经内分泌改变常见，甲状腺功能减退特别是亚临床甲减在老年人中常见。

受下丘脑促甲状腺激素释放激素（thyrotropin-releasing hormone，TRH）的调节，促甲状腺激素（thyroid-stimulating hormone，TSH）从垂体前叶释放，神经介质去甲肾上腺素和多巴胺可以兴奋下丘脑促进TRH释放（图6-3-1），而5-羟色胺抑制其释放。TSH调节T3、T4生成，它们又负反馈调节下丘脑-垂体-甲状腺素轴（HPT轴）。而年龄因素本身即可造成迟钝的TRH反应，对神经递质NE、多巴胺、5-HT造成一定影响。甲状腺功能异常起病隐匿，可能仅表现出情绪的淡漠或者低落，此时针对甲状腺功能的血液生化检查显得尤其必要[24]。

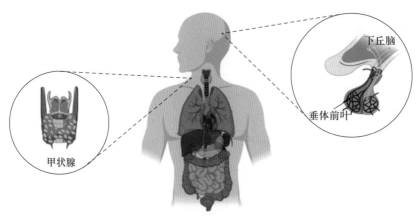

图 6-3-1　人体下丘脑 – 垂体 – 甲状腺素轴

（二）影像学检查

不同于非老年期抑郁障碍，老年期抑郁障碍与老年期痴呆的关系极密切。部分研究认为老年期抑郁障碍是痴呆的危险因素，另一部分研究认为老年期抑郁障碍，特别是晚发性的老年期抑郁障碍是痴呆的前驱期表现。

老年期抑郁障碍患者的神经影像表现与其他老年病有重叠之处，包括阿尔茨海默病和脑血管病。目前研究结果比较一致的结论为[23]，老年期抑郁障碍患者与健康对照组相比，可观察到以下脑区的皮质萎缩：①额叶，特别是眶额叶皮质以及直回和前扣带回体积减小；②基底节特别是在尾状核和壳核，晚发患者中的萎缩更明显；③杏仁核、纹状体萎缩，以及包括海马在内的左侧颞叶皮质体积减小。而海马体积与转化为痴呆症呈负相关，抑郁的终生持续时间与海马体积相关（图 6-3-2）。

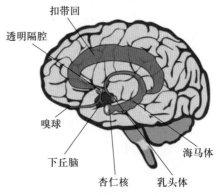

图 6-3-2　大脑的边缘系统

功能磁共振成像（functional magnetic resonance imaging，fMRI）可以帮助阐明与精神疾病相关的大脑区域和功能。研究表明[23]，在老年期抑郁障碍患者中，有 3 个突出的功能网络存在异常，分别是：①执行控制网络（executive control network，ECN），是一个由背外侧前额叶、内侧额叶和外侧顶叶皮质组成的功能相连的系统，参与复杂的认知，特别是执行控制；②默认网络（default mode network，DMN），由内侧前额叶皮质、后扣带回（posterior cingulate cortex，PCC）、顶下皮质和海马组成，在复杂的认知加工过程中通常处于失活状态，在内部心理过程中处于活跃状态；③显著 / 情绪处理网络（salience/emotional processing network，SN），以右前岛和背侧前扣带回（dorsal anterior cingulate cortex，DACC）为主要中枢，对刺激的重要性进行评估，并与杏仁核活动一起为刺激赋予情绪，即调控外部刺激带来的主观感受。目前研究表明，老年人中存在的抑郁症状包括执行功能障碍、多思多虑、淡漠和消极想法，与 ECN 活动减少以及 SN 和 DMN 过度活跃有关；ECN-SN 中连接的增加与 LLD 的执行功能差和淡漠有关。另外，ECN 功能连接降低与执行功能差、认知再评价能力差或对情绪的认知控制能力差有关[25]。边缘区即 DMN 和 SN 连接增加，与更重的抑郁程度相关。在治疗过程中，抑郁症状缓解者在 ECN 中表现为功能连接增加，在 DMN 中表现为功能连接降低，而治疗无效者则无此变化[9]。

（三）营养状态检查

已有研究表明，营养因素可能在抑郁症、认知功能障碍的预防和治疗过程中发挥重要作用。因此需要评估营养因素对老年抑郁症的影响。注意患者的必需营养素摄入量（如维生素 B12、叶酸、色氨酸），以及日常饮食模式是否健康。这里推荐使用老年简易营养评估（mini nutritional assessment，MNA）（表 6-3-1），包括身体质量指数（BMI）、生活方式、药物使用情况、心理问题等[26]。

MNA 是经过验证的营养筛查和评估工具，可以确定 65 岁及以上营养不良或有营养不良风险的老年患者。MNA 是近 20 年前开发的，是对老年人最有效的营养筛选工具[27]。MNA 最初由 18 个问题组成，现在的多边核算体系由 6 个问题组成，简化了筛选过程。目前的多学科评估在确定营养不良或有营养不良风险的老年人方面保留了原多学科评估的有效性和准确性。

表 6-3-1　老年简易营养评估量表

姓名：	性别：	年龄：
体重（kg）：	身高（cm）：	日期：
请于方格内填上适当的分数，将分数相加以得出最后筛选分数。		
1. 过去 3 个月内有没有因为食欲减退、消化问题、咀嚼或吞咽困难而减少食量？ 0= 食量严重减少 1= 食量重度减 2= 食量没有改变		☐
2. 过去 3 个月内体重下降的情况 0= 体重下降大于 3 kg 1= 不知道 2= 体重下降 1 ~ 3 kg 3= 体重没有下降		☐
3. 活动能力 0= 需长期卧床或坐轮椅 1= 可以下床或离开轮椅，但不能外出 2= 可以外出		☐
4. 过去 3 个月内有没有受到心理创伤或患上急性疾病？ 0= 有 2= 没有		☐

5. 精神心理问题	
0= 严重痴呆或抑郁	
1= 轻度痴呆	☐
2= 没有精神心理问题	
6. 身体质量指数（BMI：kg/m^2）	
0= BMI < 19	
1= 19 ≤ BMI < 21	
2= 21 ≤ BMI < 23	☐
3= 23 ≤ BMI	
如不能取得身体质量指数（BMI），请以问题 7 代替问题 6。如已完成问题 6，请不要回答问题 7。	
7. 小腿围（cm）	
0= 小腿围< 31	☐
3= 小腿围≥ 31	
筛选分数（最高 14 分）：	

指标：12 ~ 14：正常营养状况；8 ~ 11：有营养不良的风险；0 ~ 7：营养不良。

三、精神行为障碍

（一）概述

老年抑郁症患者长期处于自我否认、自我怀疑的负性情绪中，因此有些患者可出现不同程度的妄想症状，经常会出现疑病现象，怀疑自己身患疾病，即使在临床检查并未确诊，患者仍会感到惶恐不安、焦虑。妄想的种类与患者的生活环境以及对待生活的态度密切相关，多继发于情感障碍。老年抑郁症患者的精神功能也会受到不同程度的抑制，大脑的思维联想存在一定的局限性，从而导致性情大变，不愿与人交流，情感淡漠，情绪起伏较小。在身体的行为举止上也有类似表现，外界的一切改变似乎都与其无关，可呈现出木僵状态，少数患者甚至会出现一定程度的认知功能受损，与痴呆患者相似。但是与痴呆患者相比，其定向力和生活自理能力并未受到影响，而且不会出现神经系统的体征，给予相应抑郁症药物治疗后，患者的情感状况以及认知能力均可得到改善和恢复。因此，精神运动迟滞性的抑郁症又被称为抑郁性假性痴呆。由此可知，对于患者进行精神功能的检查和评估尤为重要。

评估工具的选择对于精神心理评估来说至关重要。若选择不客观、不合格的心理量表来进行评估，会极大程度地限制评估结论的有效性。老年人抑郁评估工具的选取不仅要考虑量表的信效度，还要结合老年人情绪不稳定、自控能力差、喜安静、注意力不集中、记忆力减退等特点，综合考虑量表的简洁性、可读性和可理解性。本章推荐使用的评估量表包括汉密尔顿抑郁量表、9 项患者健康问卷、老年抑郁量表、匹兹堡睡眠质量指数等。

（二）药物治疗

老年患者多合并有慢性躯体疾病，对此类抑郁障碍患者进行药物治疗需要综合考虑其目前的躯体情况和合并使用药物情况。抗抑郁药物治疗仍是老年抑郁症的主要治疗措施。老年人使用抗抑郁药物时，应考虑年龄相关的药代动力学和药效学变化。通常情况下，药物必须以较低的剂量开始，剂量必须逐步上升，这取决于患者反应和副作用的经历。开始服用抗抑郁药物的患者需要仔细监测，以评估药物治疗的反应及副作用的出现和安全性。康复治疗的目的是在药物治疗的基础上，针对其精神心理问题及其他功能障碍，主要改善老年人的生活质量，降低自杀风险，促进整体健康水平。康复治疗应因人而异，需根据老年抑郁症患者的疾病严重程度及存在的各种功能障碍类型和程度，制定个体化康复目标和针对性康复治疗措施。在急性期主要缓解抑郁症状，在持续阶段防止抑郁发作，在维持阶段以预防未来复发为主。

临床中常用选择性5-羟色胺再摄取抑制剂（selective serotonin reuptake inhibitor，SSRI）为其一线治疗药物（图6-3-3），5-羟色胺和去甲肾上腺素再摄取双重抑制剂（serotonin and noradrenaline reuptake inhibitor，SNRI）可作为SSRI的替代治疗。因老年人的整体功能调节水平低下，存在基础疾病较多，用药选择具有特异性，需根据个体化进行用药和起始剂量的选择等，具体可参考"老年期抑郁障碍诊疗专家共识"[1]。

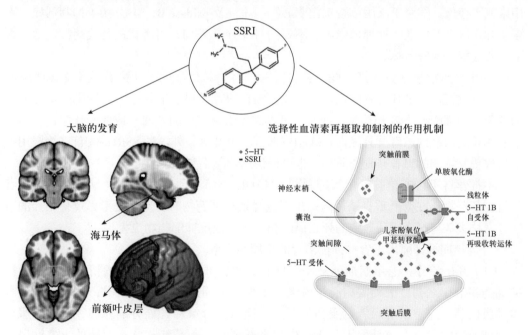

图6-3-3　SSRI类药物对大脑的作用及机制

老年人服用抗抑郁药的注意事项如下：

（1）老年人对特异性药物浓度更敏感。

（2）老年人身体器官的适应能力下降，尽量单一用药。

（3）起始剂量为成人推荐剂量的1/2或更少。

（4）老年患者使用抗抑郁药物的半衰期会延迟。

（5）注意药物的相互作用关系，尽量减少药物副作用。

（6）减停或换药应逐步应用，避免发生撤药反应。

1. 抗抑郁药的选择 推荐将老年期抑郁症患者转介至精神科专科就诊以开具抗抑郁药物处方。当给患有抑郁症和慢性身体健康问题的患者开抗抑郁药时，应考虑到抗抑郁药的副作用，如SSRI（五羟色胺再摄取抑制剂类）在老年人中可能会导致或加重低钠血症[28]。对于老年人多合并的高血压、糖尿病等慢性疾病，目前尚无特定合并抗抑郁药物推荐，但是考虑到药物的相互作用，可首先考虑使用SSRI类药物如西酞普兰或舍曲林，因为它们相互作用的倾向较小。应尽量使用单一的抗抑郁药物，因为联合用药或使用增效剂会增加药物的副作用。

使用SSRI时需注意以下几点：①SSRI增加胃肠道出血的风险，故不推荐该类药物与非甾体抗炎药（nonsteroidal anti-inflammatory drug，NSAID）同服。对于目前已服用NSAID（如阿司匹林）的老年期抑郁障碍患者，可以予以相互作用倾向较低或范围不同的抗抑郁药，如米安色林、米氮平或曲唑酮。如上述药物疗效均不佳，也无其他合适的替代药物，在同时开具SSRI与NSAID时，可考虑提供胃保护药物（例如质子泵抑制剂）。②SSRI具有抗血小板作用，故不推荐该类药物与华法林或肝素同服，可以考虑使用米氮平替代。③对于服用单胺氧化酶B（monoamine oxidase B，MAO-B）抑制剂如司来吉兰和雷沙吉兰的老年期抑郁患者，不要同时处方予SSRI，可考虑的替代药物包括米氮平、曲唑酮、米安色林。

SSRI类药物包括氟西汀、帕罗西汀、舍曲林、氟伏沙明、西酞普兰（艾司西酞普兰）。选择这五类SSRI药物时需注意：①不要向服用茶碱、氯氮平、美沙酮或替扎尼定的老年期抑郁障碍患者开具氟伏沙明，可考虑提供更安全的舍曲林或西酞普兰；②不要给服用托莫西汀的患者开具氟西汀或帕罗西汀，可开具另外三种SSRI；③首选给服用氟卡尼或普罗帕酮的患者开具舍曲林，也可以使用米氮平和吗氯贝胺。

不推荐将不可逆单胺氧化酶抑制剂（MAOI，如苯乙肼）作为老年期抑郁障碍患者的抗抑郁药物。在为严重自杀风险的患者选择抗抑郁药物时，应充分考虑过量用药的毒性，文拉法辛与过量用药导致的死亡风险相对于其他抗抑郁药物更大。

2. 老年期抑郁障碍患者抗抑郁治疗的全周期方案

（1）开始治疗：老年期抑郁障碍多伴有焦虑，部分患者有赘述的情况，故开始抗抑郁药物治疗之初，医师需耐心了解老年期抑郁障碍患者的躯体情况，评估其慢性身体健康问题，注意了解患者对服药的顾虑。同时充分解释开处方的原因，并提供服用抗抑郁药物的信息，包括但不限于：向患者解释其目前情绪症状；服药的重要性以及缓解后继续治疗的必要性；抗抑郁药物突然停药后可能的风险和不适症状，以及如何将这些症状降至最低；潜在的副作用；与其他药物相互作用的可能性；抗抑郁药不会上瘾。

在开始使用抗抑郁药物治疗后，在没有明确自杀行为和意念的情况下，第1个月建议2周随诊一次，如疗效确切且无明显不良反应，自第2个月起可1个月随诊一次。药物自小剂量开始服用，缓慢加量至治疗剂量。对于伴有焦虑障碍或者睡眠障碍的老年期抑郁障碍患者，在治疗之初可以联合使用苯二氮䓬类药物，但是为防止其药物依赖，不推荐使用超过 2 周。

　　如果抑郁症患者在抗抑郁治疗早期出现副作用，应密切监测副作用的严重程度，如不良反应无法忍受，应停止目前抗抑郁药物或换一种不同的抗抑郁药物。如果患者接受抗抑郁药物治疗 2 ～ 4 周后，抑郁症没有改善，首先检查该药物是否已按规定剂量定期服用。如果已按照规定剂量服用，且服用剂量已达到推荐治疗剂量的，抗抑郁药物治疗 3 ～ 4 周后仍无效或抗抑郁效果轻微，可考虑在使用范围内增加治疗剂量或者换一种不同的抗抑郁药物，换药时需要逐步适度增加剂量，同时应考虑相互作用的可能性，如氟西汀半衰期约为 1 周，换药时需充分考虑该药物在体内的蓄积。

　　（2）维持治疗：老年期抑郁障碍复发比例和慢性迁延患者较年轻人更高，故支持和鼓励患者在抑郁症发作缓解后至少 6 个月内继续服用抗抑郁药物，可降低复发风险。同时可明确告知患者抗抑郁药物没有成瘾性。

　　6 个月后的药物决策方向为考虑逐步停药或者继续维持治疗。对于有以下情况的老年人，建议维持 2 年的抗抑郁药物治疗：①短期有过 2 次或 2 次以上的抑郁发作，在发作期间社会功能明显受损；②有复发的其他危险因素，如有抑郁残留症状、既往多次发作、长期发作史；③抑郁发作时程度较重，如有自杀行为，复发的后果可能也是严重的，建议延长维持治疗时间。剂量方面，考虑仍维持予急性治疗有效的药物水平。

　　（3）停药阶段：在老年期抑郁障碍抗抑郁药物的全周期指南中，停药阶段是药物治疗的重要环节。在使用药物治疗剂量持续治疗的过程中，如突然停药会出现停药症状，包括但不限于出现情绪波动、坐立不安、睡眠困难、胸闷、出汗、胃肠道反应和感觉异常等。症状通常在 1 周内发生，严重程度与停药的速度密切相关，突然停药可能带来更严重的停药反应，停药反应有一定自限性[29]。

　　在药物使用之初，医师就应与老年期抑郁障碍患者充分讨论形成治疗联盟，指导其药物使用的全过程，包括停药过程；指导患者在停止抗抑郁药物时，应逐渐减少剂量，减量到停药的周期通常持续 4 周，如果使用的是半衰期较短的药物，如帕罗西汀和文拉法辛，可能需要更长的减量药物时间。在停药过程中，老年期抑郁障碍患者若出现停药反应，如果症状轻微，可以加以心理安抚；如果出现比较明显的停药症状，应考虑以有效剂量（或同一类中半衰期更长的另一种抗抑郁药）重新使用原抗抑郁药，并在监测症状的同时逐渐减少剂量。

　　（三）康复评定

　　1. 汉密尔顿抑郁量表（Hamilton depression scale，HAMD）　HAMD 量表由 Hamilton 于 1960 年编制，是临床应用最广的量表之一，有 17 项、21 项和 24 项 3 种版本，常用于抑郁症的诊断，评估其严重程度及抗抑郁药的疗效，是许多新编抑郁量表的效度研究的参照标准（表 6-3-2）。HAMD-17 包含的 4 类因子，即焦虑躯体化因子、体重因子、迟缓因子、睡眠障碍因子，可简洁清晰地反映患者的病情特点，并能够反映靶症状的治疗效果。HAMD-17 一般测评患者前 1 周的情况，评分范围是 0 ～ 50 分。HAMD-17 总分的评分准则为：正常：0 ～ 3 分；边缘状态：4 ～ 7 分；轻度抑郁：

8 ~ 15 分；中度抑郁 16 ~ 26 分；严重抑郁：27 分以上。这项量表由经过培训的两名评定者对患者进行 HAMD 联合检查，一般采用交谈与观察的方式，检查结束后，两名评定者分别独立评分。在治疗前后进行评分，可以评价患者病情的严重程度及治疗效果。

表 6-3-2　汉密尔顿抑郁量表（HAMD-17）

序号	项目名称	评分标准	0分 无	1分 轻度	2分 中度	3分 重度	4分 极重度
1	抑郁情绪	0. 未出现 1. 只在问到时才诉述 2. 在访谈中自发地描述 3. 不用言语也可以从表情、姿势、声音或欲哭中流露出这种情绪 4. 患者的自发言语和非语言表达（表情、动作）几乎完全表现为这种情绪					
2	有罪感	0. 未出现 1. 责备自己，感到自己已连累他人 2. 认为自己犯了罪，或反复思考以往的过失和错误 3. 认为疾病是对自己错误的惩罚，或有罪恶妄想 4. 罪恶妄想伴有指责或威胁性幻想					
3	自杀	0. 未出现 1. 觉得活着没有意义 2. 希望自己已经死去，或常想与死亡有关的事 3. 消极观念（自杀念头） 4. 有严重自杀行为					
4	入睡困难	0. 入睡无困难 1. 主诉入睡困难，上床半小时后仍不能入睡（要注意平时患者入睡的时间） 2. 主诉每晚均有入睡困难					
5	睡眠不深	0. 未出现 1. 睡眠浅、多噩梦 2. 半夜（晚 12 点钟以前）曾醒来（不包括上厕所）					
6	早醒	0. 未出现 1. 有早醒，比平时早醒 1 小时，但能重新入睡 2. 早醒后无法重新入睡					

续表

序号	项目名称	评分标准	0分 无	1分 轻度	2分 中度	3分 重度	4分 极重度
7	工作和兴趣	0. 未出现 1. 提问时才诉说 2. 自发地直接或间接表达对活动、工作或学习失去兴趣，如感到没精打采，犹豫不决，不能坚持或需强迫自己去工作或劳动 3. 病室劳动或娱乐不满 3 小时 4. 因疾病而停止工作，住院患者不参加任何活动或者没有他人帮助便不能完成病室日常事务					
8	迟缓	0. 思维和语言正常 1. 精神检查中发现轻度迟缓 2. 精神检查中发现明显迟缓 3. 精神检查进行困难 4. 完全不能回答问题（木僵）					
9	激越	0. 未出现异常 1. 检查时有些心神不定 2. 明显心神不定或小动作多 3. 不能静坐，检查中曾起立 4. 搓手、咬手指、头发、咬嘴唇					
10	精神性焦虑	0. 无异常 1. 问及时诉说 2. 自发地表达 3. 表情和言谈流露出明显忧虑 4. 明显惊恐					
11	躯体性焦虑	指焦虑的生理症状，包括口干、腹胀、腹泻、打呃、腹绞痛、心悸、头痛、过度换气和叹息，以及尿频和出汗等 0. 未出现 1. 轻度 2. 中度，有肯定的上述症状 3. 重度，上述症状严重，影响生活或需要处理 4. 严重影响生活和活动					
12	胃肠道症状	0. 未出现 1. 食欲减退，但不需他人鼓励便自行进食 2. 进食需他人催促或请求和需要应用泻药或助消化药					

续表

序号	项目名称	评分标准	0分 无	1分 轻度	2分 中度	3分 重度	4分 极重度
13	全身症状	0. 未出现 1. 四肢、背部或颈部沉重感，背痛、头痛、肌肉疼痛，全身乏力或疲倦 2. 症状明显					
14	性症状	指性欲减退、月经紊乱等 0. 无异常 1. 轻度 2. 重度 不能肯定，或该项对被评者不适合 （不计入总分）					
15	疑病	0. 未出现 1. 对身体过分关注 2. 反复考虑健康问题 3. 有疑病妄想，并常因疑病而去就诊 4. 伴幻觉的疑病妄想					
16	体重减轻	A. 按病史评定： 0. 不减轻 1. 患者述可能有体重减轻 2. 肯定体重减轻 B. 按体重记录评定： 0. 一周内体重减轻 0.5 kg 以内 1. 一周内体重减轻超过 0.5 kg 2. 一周内体重减轻超过 1 kg					
17	自知力	0. 知道自己有病，表现为忧郁 1. 知道自己有病，但归咎伙食太差、环境问题、工作过忙、病毒感染或需要休息 2. 完全否认有病					
	总分						

（1）注意事项：评定过程应由经过训练的两名评定员进行联合检查，采用交谈与观察的方式，检查结束后，两名评定员各自独立评分。若需比较治疗前后的症状和病情的变化，则于入组时，评定当时或入组前一周的情况，治疗一段时间后，再次评定，以资比较。汉密尔顿抑郁量表中，第 8、9 及 11 项应依据对患者的观察进行评定；其余各项则根据患者自己的口头叙述评分；但其中第 1 项需两者兼顾。另外，第 7 项尚需向患者家属或病房工作人员收集资料；而第 16 项最好是根据体重记录，也可根据患者主诉及家属或病房工作人员所提供的资料评定。做一次评定需 15 ~ 20 分钟。这主要取决于患

者的病情严重程度及其合作情况；如患者严重迟缓，则所需时间将更长。测验方法的选择及分析根据年龄、文化水平、环境等实际情况进行。

（2）测验前的准备工作：①了解患者的背景资料；②争取患者的配合；③选择安静的环境；④营造和谐的氛围；⑤检查者做法的规范性；⑥全面的记录。

2. 9条目患者健康问卷（patient health questionnaire-9，PHQ-9） PHQ-9是筛选精神疾病，评估严重程度与疾病变化的自我测评量表，具有较高的可靠性、有效性、敏感性和可行性（表6-3-3）。PHQ-9于1999年被开发，作为精神障碍初级保健评价的自评量表。该量表由DSM-Ⅳ的9个诊断标准项目组成，即兴趣减退、情绪低落、睡眠障碍、疲乏感、食欲改变、内疚或无价值感、注意力不集中、感觉迟钝或不安、自杀念头，每个项目的评分从0（几乎不会）到3（几乎每天）。一项关于老年抑郁症多中心治疗的研究指出，PHQ-9测量抑郁症严重程度变化更敏感，能很好地区分持续的、部分缓解的、完全缓解的重度抑郁症，这些都是通过独立的结构化访谈确定的。本量表的主要统计指标为总分，即1~9各条目得分的总和。PHQ-9的总分范围为0~27，通过PHQ-9的总得分可以评估抑郁症状的严重程度：0~4分无抑郁症状，5~9分为轻度抑郁症，10~14分为中度抑郁症，15分以上为重度抑郁症。

注意事项：评定人员采用的诊断标准不同可影响结果的准确性，而且具有较强的主观性。同时，文化水平的高低以及种族文化的不同可能也是造成结果不同的原因。文化水平的差异影响了抑郁症状的体验和个人对精神疾病的态度，而不同文化背景下的人表达抑郁症状的方式也不同，从而影响问卷的准确性。在中国，病耻感是普遍存在的问题，人们隐藏自己的真实感受不愿被外界所知，可能会使抑郁患者的主要表现以躯体症状为主。因此，最佳截止分数的选取应该具体情况具体分析。

表6-3-3 9条目患者健康问卷（PHQ-9）

表现	0分 完全不会	1分 好几天	2分 一半以上的	3分 几乎每天
1. 做事时提不起劲或没兴趣				
2. 感到心情低落、沮丧或绝望				
3. 入睡困难、睡不安稳或睡眠过多				
4. 感觉疲倦或没有活力				
5. 食欲减退或吃太多				
6. 觉得自己很糟或觉得自己很失败，让自己或家人失望				
7. 对事物专注有困难，例如阅读报纸或看电视时				
8. 动作或说话速度缓慢到别人已经觉察，或正好相反—烦躁或坐立不安、动来动去的情况更胜于平常				
9. 有不如死掉或用某种方式伤害自己的念头				
总分				

3. 老年抑郁量表（geriatric depression scale，GDS） GDS 专用于老年人的抑郁筛查（表 6-3-4）。针对老年人一周以来最切合的感受进行测评。GDS 严重抑郁和轻度抑郁均敏感，是有效的筛查工具。该量表现已译为多国语言，操作简便易行，且在社区人群、住院患者及养老院群体中的效度可考证，该量表的条目易理解，适用于我国的老年人群。GDS 量表共有 30 个条目，包括以下症状：情绪低落，活动减少，容易激惹，退缩，痛苦的想法，对过去、现在与未来消极评价。GDS 得分标准为：0 ~ 10 分，属正常；11 ~ 20 分，为轻度抑郁；21 ~ 30 分，则为中重度抑郁。

表 6-3-4　老年抑郁量表（GDS）

指导语：选择最切合你最近一周来的感受的答案	（是，否）
1. 你对生活基本上满意吗？	
2. 你是否已放弃了许多活动与兴趣？	
3. 你是否觉得生活空虚？	
4. 你是否常感到厌倦？	
5. 你觉得未来有希望吗？	
6. 你是否因为脑子里一些想法摆脱不掉而烦恼？	
7. 你是否大部分时间精力充沛？	
8. 你是否害怕会有不幸的事落到你头上？	
9. 你是否大部分时间感到幸福？	
10. 你是否常感到孤立无援？	
11. 你是否经常坐立不安、心烦意乱？	
12. 你是否希望待在家里而不愿去做些新鲜事？	
13. 你是否常常担心将来？	
14. 你是否觉得记忆力比以前差？	
15. 你觉得现在活着很惬意吗？	
16. 你是否常感到心情沉重、郁闷？	
17. 你是否觉得像现在这样活着毫无意义？	
18. 你是否总为过去的事忧愁？	
19. 你觉得生活很令人兴奋吗？	
20. 你开始一件新的工作很困难吗？	
21. 你觉得生活充满活力吗？	
22. 你是否觉得你的处境已毫无希望？	
23. 你是否觉得大多数人比你强得多？	
24. 你是否常为些小事伤心？	
25. 你是否常觉得想哭？	
26. 你集中精力有困难吗？	

指导语：选择最切合你最近一周来的感受的答案	（是，否）
27. 你早晨起来很快活吗？	
28. 你希望避开聚会吗？	
29. 你做决定很容易吗？	
30. 你的头脑像往常一样清晰吗？	

（1）注意事项：第 2 和第 9 条项目不适合纳入量表，与中国老年人生活习惯有密切关系，"放弃以往的活动和爱好""宁愿在家，不愿意做不熟悉的事情"往往是由于老年人身体健康状况下降，活动半径缩小造成，并不是抑郁的典型表现。即使是抑郁水平不高老年人，也会有同样的感受。同时，第 8 和第 13 条项目在农村和城镇表现不完全一致，说明生活环境和生活方式亦对老年人对抑郁症状的理解产生影响。因此，评定人员在进行评估时应视情况而定。

（2）检查者指导：该量表可用口述或书面回答两种方式检查。如用书面形式，须在每个问题后印有是 / 否的字样，让受试者圈出较贴切的回答。如口头提问，检查者可能要重复某些问题以获得确切的"是"或"否"的回答。痴呆严重时 GDS 效度下降。GDS 在其他年龄段同样适用。

4. 匹兹堡睡眠质量指数（Pittsburgh sleep quality index，PSQI） 睡眠质量问题不仅是各种躯体疾病的危险因素，也是老年抑郁发病的潜在原因。PSQI 量表是由美国匹茨堡大学医学中心精神科睡眠和生物节律研究中心的睡眠专家 Buysse Dj 等于 1993 年编制，用于评定被测试者最近 1 个月的主观睡眠质量（表 6-3-5）。被测试者自己填写该表，完成此量表需 5 ~ 10 分钟。我国刘贤臣等对该表进行了信度和效度检验，认为适合国内患者应用。该量表适用于睡眠障碍患者、精神障碍患者评价睡眠质量。PSQI 量表由 18 个条目组成 7 个部分，每个部分按 0 ~ 3 等级计分，累计各条目得分为 PSQI 总分，总分范围为 0 ~ 21，得分越高，表示睡眠质量越差。

表 6-3-5　匹兹堡睡眠质量指数（PSQI）

下面一些问题是关于你最近 1 个月的睡眠情况，请选择并填写最符合你近 1 个月实际情况的答案。请回答下列问题

1. 近 1 个月，晚上上床睡觉通常为（　　）点钟（如 22，以 24 小时计时）

2. 近 1 个月，从上床到入睡通常需要（　　）分钟

3. 近 1 个月，通常早上（　　）点起床

4. 近 1 个月，每夜通常实际睡眠（　　）小时（不等于卧床时间）

5a. 近 1 个月，入睡困难（30 分钟内不能入睡）

无
＜1 次 / 周
1 ~ 2 次 / 周
≥3 次 / 周

5b. 近1个月，夜间易醒或早醒

无

< 1次/周

1 ~ 2次/周

≥ 3次/周

5c. 近1个月，夜间去厕所

无

< 1次/周

1 ~ 2次/周

≥ 3次/周

5d. 近1个月，呼吸不畅

无

< 1次/周

1 ~ 2次/周

≥ 3次/周

5e. 近1个月，咳嗽或鼾声高

无

< 1次/周

1 ~ 2次/周

≥ 3次/周

5f. 近1个月，感觉冷

无

< 1次/周

1 ~ 2次/周

≥ 3次/周

5g. 近1个月，感觉热

无

< 1次/周

1 ~ 2次/周

≥ 3次/周

5h. 近1个月，做噩梦

无

< 1次/周

1 ~ 2次/周

≥ 3次/周

5i. 近1个月，疼痛不适

无

< 1次/周

1 ~ 2次/周

≥ 3次/周

续表

6. 近 1 个月，总的来说，你认为自己的睡眠质量	
	很好
	较好
	较差
	很差
7. 近 1 个月，你用药物催眠的情况	
	无
	< 1 次 / 周
	1 ~ 2 次 / 周
	≥ 3 次 / 周
8. 近 1 个月，你是否常感到困倦	
	无
	< 1 次 / 周
	1 ~ 2 次 / 周
	≥ 3 次 / 周
9. 近 1 个月，你是否做事情的精力不足	
	没有
	偶尔有
	有时有
	经常有
睡眠质量得分：	
入睡时间得分：	
睡眠时间得分：	
睡眠效率得分：	
睡眠障碍得分：	
催眠药物得分：	
日间功能障碍得分：	
PSQI 总分：	

注意事项：PSQI 量表是由 19 个自我评定问题和 5 个由睡眠同伴评定的问题组成，仅将 19 个自我评定问题计分。19 个自我评定问题构成 0 ~ 3 分的 7 个因子，"0"分指没有困难，"3"分指非常困难。所有因子分相加构成 0 ~ 21 分的量表总分，"0"分指没有困难，"21"分指在所有方面非常困难。

5. 自评类量表　自评类量表是一种简易的心理测量工具，适用于认知功能未损害并且具备一定教育水平的患者。在临床中最常用的自评量表是贝克抑郁量表（BDI）。最初 BDI 由 21 个项目组成，后经作者修订为 13 个项目（BDI-IA）。第 3 版即 BDI-Ⅱ保留了最初的大部分结构，参考值更容易辨别，测量更灵敏，但仅测量包括悲观在内的相对有限的症状，缺乏自信、自责、不满等，排除了与焦虑有关的症状及其他从属症状。此量表专门用于评估抑郁，通过每个项目明确规定的量化标准测量抑郁的行为表现时特别准确：由患者本人选择病情的严重程度，特别是一周以来的情况。还有 Zung 氏抑郁自评量表、抑郁体验问卷（depressive experiences questionnaire，DEQ）等可用于社区和专业医疗机构中的患者抑郁自评筛查。除对患者目前的精神功能障碍进行评定，还需关注老年患者既往发作的情况，以及对先前治疗方法的反应。

（四）精神心理康复

针对患者精神心理问题的康复治疗主要包括心理干预治疗、生物物理治疗、非侵入性神经调控治疗和 VR 治疗等。

1. 心理干预治疗　研究显示，老年抑郁症患者的心理特点是对待事物不能做到正常一般的理性，较容易用极端的思维考虑事情。老年抑郁症患者也更倾向于采取回避、自责、幻想等消极的应对方式，这与其自我效能感的下降有关。在性别方面，女性老年抑郁症患者可能具有低挫折耐受的人格特质，其治疗前后的耐受挫折能力均较男性弱，且不合理信念普遍高于男性患者[30]。心理治疗的目的在于为患者提供心理支持，化解患者的心理内部矛盾，帮助患者克服自身困难，将因为患者生活环境因素所产生的消极性影响降到最低。对个别患者，也可选用认知和行为治疗（图 6-3-4），以激励患者的自尊心、强调人生价值和患者一生中所取得的重大成就，对美好生活的依恋与难以割舍的情怀、动情晓理。心理治疗还能够改善老年患者的认知歪曲和应对方式，可作为治疗老年抑郁症的一线治疗方法，需根据患者的具体情况及偏好进行选择。

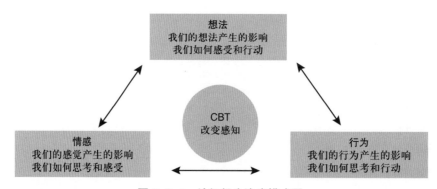

图 6-3-4　认知行为治疗模式图

标准化的心理治疗方法包括一个短期的治疗阶段，通常为 8 ~ 12 周的每周随访。心理干预治疗方法包括支持性心理治疗、认知行为治疗、正念治疗、问题解决治疗、人际关系治疗、行为激活治疗、生命回顾治疗等[11]。支持性心理治疗属于一类常见的心理治疗方法，其是建立在心理动力学理论的基础上，由治疗者在治疗过程中通过倾听、讲解、鼓励、支持等提升患者治疗的依从性。通过认知心理治疗，一旦患者认识到自身的错误认知，治疗者便应鼓励他们通过假设的形式将认知内容表达出来，并协助患者对内容的真实性进行检验，患者通过总结和分析错误认知，逐渐产生一些新思想，一旦这些新思想被患者接受，自然而然便会替代原有的错误认知，而患者的抑郁情绪也会得以缓解。目前，以正念为核心思想的心理疗法可以有效缓解压力，避免由压力引发的心身疾病，减轻慢性疾病引发的疼痛、情绪和睡眠障碍，提高人体的免疫力，同时对焦虑、强迫、抑郁等精神心理疾病也有很好的改善作用[31]。

老年期抑郁障碍的治疗可以单独采用心理治疗和（或）药物治疗联合应用，由于心理干预治疗一般需要 2 ~ 4 个月才能显现疗效，因此在治疗中更倾向于心理治疗与其他治疗措施联合使用。心理治疗还包括对患者及家属进行抑郁症相关知识的教育，以及给予他们支持和帮助。医师本人还应该做到规律的随访，对患者的不良生活习惯进行干预，警惕患者的自杀意念，当患者病情严重或者可能存在精神病性抑郁或双极抑郁而需要额外的心理治疗时，要咨询或求助心理医师和专业人员。

2. 电休克治疗（electroconvulsive therapy，ECT）　ECT 是重度抑郁症（major depressive disorder，MDD）和（或）抗抑郁药物治疗无效的老年抑郁症患者的重要治疗选择，持续或维持 ECT 治疗可能是预防老年抑郁症急性复发的有效策略[17]。对重度抑郁治疗的有效率达到 60% ~ 80%。电休克治疗也被应用于治疗精神病性抑郁症并因不恰当停药而病情恶化的患者。因此，ECT 在老年抑郁症患者中或许可作为抗抑郁药的一种替代治疗。电休克治疗疗效肯定，起效快，并对自杀、拒食、伴有精神病性症状的患者更有优势，而改良电休克治疗的安全性更高，更适用于老年期抑郁障碍的患者。较低频率的改良电休克治疗也可以作为部分老年期抑郁障碍患者的维持治疗措施[32]。ECT 是以短暂适量的电流通过大脑，引起皮层广泛性脑电发放和全身性抽搐，以达到控制精神症状的一种方式[33]。由于传统 ECT 存在引起全身抽搐、骨骼肌过度牵拉导致骨折、心功能负荷重、持续性呼吸停止等严重不良反应，在心理上对患者会造成极大恐惧，故已所用不多，在老年抑郁症患者中更是极少使用。

当前最常用的是改良无抽搐电休克治疗（modified electroconvulsive therapy，MECT），MECT 是在使用静脉麻醉和肌肉松弛剂后，仅诱发皮层广泛性脑电发放，但不诱发全身抽搐。对于合并多种躯体疾病，同时接受其他药物治疗的老年抑郁症患者，如既往对电休克治疗有效，或自愿接受这种物理治疗，MECT 是有效和安全的。MECT 已被反复论证是一种有效的对症治疗方法，可以着重考虑在存在以下情况的老年期抑郁障碍患者中尝试使用：①抑郁症状严重，患者自杀意念强烈，危及生命，需要快速缓解症状；②其他治疗均失败，抑郁症对多种药物治疗和心理治疗没有反应，可使用电休克疗法进行急性治疗。老年患者电休克治疗前需评估心肺功能，主要的不良反应为认知功能减退和意识障碍，若患者不良反应明显则建议终止电休克治疗。

MECT 致死风险与单纯麻醉相当，目前尚无证据表明老年抑郁症患者相较于非老年患者有更多的治疗绝对禁忌证，但 MECT 相关的风险在老年人中可能更大[34]。在老年期抑郁障碍患者使用中，如果有部分躯体疾病者应当极其谨慎使用，包括但不限于：可引起颅内压增高的颅内病变，最近的颅内出血，心功能不稳定的心脏病，出血或不稳定的脑动脉瘤，视网膜脱离，嗜铬细胞瘤。

在 MECT 的疗程方面，成人一般每周实施 2 ~ 3 次，一疗程共计 7 ~ 12 次，通常不超过 20 次，老年期抑郁障碍患者可参照成年人流程实施。在对行 MECT 治疗的老年期抑郁患者而言，应同时合并使用抗抑郁药物，以便在 MECT 治疗结束后继续药物序贯治疗，防止抑郁复发。在 MECT 治疗过程中，如使用抗癫痫药物或者苯二氮䓬类药物则会增加引起皮层广泛性脑电发放的电位阈值，或者降低电休克治疗的疗效，故在决定行 MECT 之初应考虑停用可能影响 MECT 疗效的药物，并与患者和家属充分讨论。

MECT 最常见的不良反应是引起认知功能减退，以顺行性遗忘和逆行性遗忘最为常见，大部分行 MECT 的患者治疗 6 个月内认知功能基本恢复至 MECT 前水平，但是也有少数患者存在永久的记忆障碍[6]。目前 MECT 导致认知功能障碍的机制尚不明确，且尚无证据表明老年期抑郁患者行 MECT 后存在认知障碍，或永久的记忆障碍的比例更高或认知障碍持续时间更长。但鉴于认知减退在老年人中的普遍性，推荐更密切地检测正在接受 MECT 治疗的老年患者的认知功能，可在第一次 ECT 治疗前评估认知功能，并至少每 3 ~ 4 次治疗和 1 个疗程结束时进行监测。认知功能的评估内容包括：治疗后至少 24 小时进行学习记忆、逆行性遗忘和主观记忆障碍的测量。如果在治疗中副作用超过潜在益处时应考虑尽快停止治疗。

3. 非侵入性神经调控治疗　应用较多的是重复经颅磁刺激（repetitive transcranial magnetic stimulation，rTMS）治疗。rTMS 是一种应用磁信号刺激大脑神经的无创、无痛的绿色疗法，通过调节频率达到兴奋或抑制局部大脑皮质功能，分为重复低频经颅磁刺激和重复高频经颅磁刺激，重复高频经颅磁刺激能刺激神经异常兴奋，而重复低频经颅磁刺激能双向调节大脑兴奋与抑制，广泛应用于抑郁症的治疗（图 6-3-5，表 6-3-6）。rTMS 不需要麻醉，可以在门诊进行，相比起电休克治疗更加安全。行 rTMS 时，一个特制的电磁线圈会紧贴头皮放置，目的是让大脑皮层感应电流。在 rTMS 中，重复的电磁

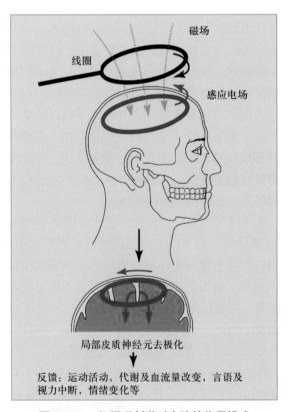

图 6-3-5　经颅磁刺激对大脑的作用模式

能量脉冲以不同的频率或刺激强度传送。因其具有安全性，rTMS 治疗适应证广泛，对轻度到重度的老年期抑郁障碍患者均可实施，对抗抑郁药物没有反应的老年期抑郁障碍患者或不适合抗抑郁药物的患者也可尝试进行治疗[35]。

表 6-3-6　老年抑郁症患者的 rTMS 治疗

老年抑郁症的类型	推荐等级
急性期抑郁症状的缓解治疗	A 级推荐、Ⅰ类证据*
既往在急性期治疗中获益的 DSM-Ⅳ重性抑郁单次发作或复发患者	A 级推荐、Ⅰ类证据*
与药物同时或单独治疗	B 级推荐、Ⅱb 类证据*
既往受益于 rTMS 治疗后再次出现抑郁症状的患者	B 级推荐、Ⅱb 类证据*

注：* 推荐等级参考于美国精神医学协会《精神障碍诊断与统计手册（第 5 版）》。

rTMS 的刺激部位目前主要通过国际 10-20 脑电图系统进行定位。利用功能磁共振成像可对脑区进一步精准定位，提高老年抑郁症的治疗效果[36]。当前多使用 rTMS 单侧刺激 DLPFC 区，有研究认为双侧刺激比单侧刺激效果更好，可能与老年抑郁症患者双侧 DLPFC 皮质体积均减小有关。神经影像学研究显示，老年抑郁症患者双侧 DLPFC 均存在异常[25]。2008 年 FDA 推荐 rTMS 可用于治疗对于抗抑郁药物发生抵抗的抑郁症患者，高频脉冲重复刺激左侧前额部皮质背外侧的治疗方式被证实较之电休克疗法有更好的耐受性。2016 年美国临床经颅磁刺激学会[37] 推荐 rTMS 可用于治疗不同类型的重度抑郁症患者（表 6-3-6）。2017 年美国精神病学会共识和 FDA 推荐使用 rTMS 对重度抑郁症患者进行抗抑郁治疗。推荐使用蝶形或 H 形线圈，刺激强度选择 100% ~ 120% RTM，部位选择 DLPFC，进行左侧 DLPFC 高频（5 Hz、10 Hz）兴奋性刺激或右侧 DLPFC 低频（1 Hz 甚至更低）刺激，建议患者持续进行 4 ~ 6 周的 rTMS 治疗。rTMS 作为一种新型非侵入性物理治疗技术，通常副作用更少、耐受性良好。rTMS 常见的副作用如刺激部位的局部疼痛、头痛和颈部疼痛，可能与表面神经、肌肉、头皮的刺激以及长期不舒服的体位有关，但其耐受性良好。严重的副作用如癫痫、听力损害、转躁，但发生率极低，可能与高频率、高强度的刺激及之前存在的神经系统疾病有关。但为获得更好的治疗效果，应根据患者的临床表现、皮层兴奋性等因素制定个性化的 rTMS 治疗方案，临床仍需进行大量研究。

rTMS 在老年期抑郁障碍患者中的疗效情况，可参考成人有效性的相关研究。一项纳入 40 项随机对照的系统综述，包括 1592 名接受重复经颅磁刺激（n=751）或假刺激（n=632）治疗的抑郁症患者，对抑郁评定量表均值变化的分析显示，采用重复经颅磁刺激治疗抑郁症有显著效果（Hedges'g value=0.55，$P < 0.001$）。在另一项对 63 项研究的系统回顾中，包括 3236 名接受 rTMS（n=2330）、假刺激（n=806）或 ECT 治疗（n=100）的患者，HDRS 量表评分变化被统一转换为 CGI-I 量表评分。CGI-I 评分从 1 ~ 7 分不等：4 分表示没有变化，4 分以下表示抑郁有所改善，4 分以上表示抑郁恶化。对于全部类型的抑郁症患者，rTMS 组 HDRS 评分平均下降 37%（CGI-I 2.8），假刺激组下降 22%（CGI-I 3.4）（$P < 0.05$）。对于难治性抑郁症患者，rTMS 组和假刺激组的 HDRS 评分平

均下降百分比分别为 48%（CGI-I 2.4）和 23%（CGI-I 3.4）（$P < 0.05$）。当将 rTMS 与 ECT 进行比较时，在所有类型的抑郁症患者中，rTMS 组和 ECT 组 HDRS 评分的平均下降百分比分别为 34%（CGI-I 等值未报道）和 46%（CGI-I 2.45）（$P < 0.05$）。

rTMS 联合药物治疗、物理治疗及心理治疗等方法治疗老年抑郁症患者疗效较为理想，可改善患者的抑郁症状和认知功能，提高患者的生命质量[38]。rTMS 辅助治疗老年抑郁症疗效较好，但有关其安全性的问题尚无定论。因此，应根据患者年龄、临床表现、大脑网络特征、皮层兴奋性等因素优化 rTMS 治疗参数、精确定位，制定适宜的个体化治疗方案。目前有文献报道的 rTMS 的不良反应包括诱发癫痫发作和抑郁转躁。其他已报道的不良反应多较轻微，包括但不限于刺激部位的头皮不适与疼痛、头疼、面部抽搐、流泪、局部皮肤红斑、嗜睡或失眠、眩晕等[10]。

4. 经颅直流电刺激（transcranial direct current stimulation，tDCS）治疗　tDCS 作为一种非侵入性的神经电刺激技术，与头皮相接触，由电极产生弱电流，作用于大脑皮层，从而调节皮层兴奋性并产生自发神经活动[39]。tDCS 通过促进或抑制神经元放电速率来改变大脑皮层认知和情感功能区域的神经电活动状态，其刺激效果与其电极位置和尺寸、刺激极性、注入电流强度和时间及治疗次数等多种参数有关。抑郁症患者的认知和情感障碍可能是由于前额叶认知和情感功能区活动不平衡所导致，主要体现在其左侧背外侧前额叶（DLPFC）代谢减退、右侧 DLPFC 代谢亢进。因此，增强左侧 DLPFC 的兴奋性，抑制右侧 DLPFC 应能达到调节大脑情感环路活动、缓解抑郁症病情的效果。故 tDCS 应用于抑郁治疗的常规方案是左侧背外侧前额叶作为阳极刺激位点，右侧背外侧前额叶作为阴极刺激位点。电极一般使用 25 ~ 35 cm^2 的海绵电极，刺激时间一般持续 20 ~ 30 min，电流强度为 1 ~ 2 mA。近几年出现的高精度经颅直流电刺激（highdefinition-tDCS，HD-tDCS）采用多个更小面积的电极片（1 cm^2 左右）来增强刺激电流的空间聚焦性，以弥补传统 tDCS 的空间分辨率不足[40]。

在 tDCS 与药物治疗的（单一/联合）对比研究中，Brunoni 等[41]通过 4 组随机实验（120 例患者）比较安慰剂+伪刺激、安慰剂+tDCS、舍曲林+伪刺激、舍曲林+tDCS（tDCS 刺激强度为 2 mA，舍曲林治疗用量为 50 mg/d）分别对抑郁症的治疗效果，结果显示，单一 tDCS 治疗与舍曲林的疗效相当，而两者联合的治疗效果明显比 tDCS 或舍曲林的单一治疗效果更好[42]。由此可见抗抑郁药物与 tDCS 联合治疗对抑郁症的治疗是有效的。

目前关于 tDCS 治疗抑郁症的作用机制还未完全清楚，主要由于现有研究中的样本量有限，所得结果也不尽相同。此外，未来的 tDCS 研究中还须更密切地结合脑电、核磁、近红外等电生理检测与脑功能成像新技术，对 tDCS 抵抗与改善抑郁症的内在作用机制进行更深层次的研究。在一项大型的回顾研究中，Poreisz 等[43]分析了 77 名健康受试者和 25 名接受 567 次 1 mA tDCS 治疗患者的不良反应。结果表明，最常见的不良反应症状是微弱刺痛（75%）、轻度瘙痒（30%）、中度疲劳（35%）和头痛（11.8%）。

5. 虚拟现实技术（VR）治疗　虽然 VR 作为抑郁症干预手段的文献目前还很有限，但最近的许多试验证明了 VR 在改善老年人情绪和认知方面的价值。VR 可以作为一种工具，帮助老年人适应新的环境，让他们沉浸在熟悉的空间中，以缓解压力，或者通过

持续暴露让他们熟悉新的环境[44]（图6-3-6，
图6-3-7）。而且有证据表明，VR可以改善老
年患者的身体和认知功能，接受VR的患者在
视觉记忆、语言流畅性和表达，以及身体投入
方面都有改善。这些增强的能力可以缓解许多
患者的社会排斥感，进一步促进VR对患者整
体心理健康的影响。例如，有一项名为"秘
密花园"的实验通过让老年患者完成每一项任

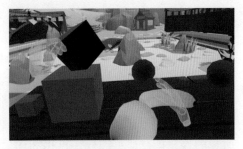

图6-3-6　患者视角下的VR虚拟户外庭院

务，从而会得到花园里美丽花朵的回报。用户与虚拟现实世界之间的互动强化了治疗故
事中的心理沉浸，从而增强了隐喻信息的力量。如果任何任务被证明太难，计算机会立
即根据患者的认知和动觉能力调整其水平，以便其必须投入精力完成任务，但不会超过
其当前的能力。这样，每次治疗都会给患者成功的机会，并获得适当的情绪满足感，从
而激励其继续治疗。在治疗结束时，会有一个美丽多彩的花园的视觉效果与活泼的音乐
和自然的声音（鸟儿歌唱、流水、吹风）呈现给患者[45]。

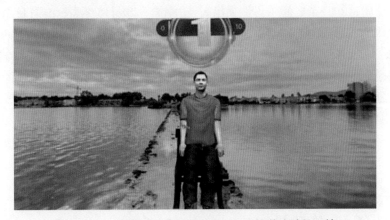

图6-3-7　老年抑郁症患者利用VR益智游戏放松心情

但在大规模实施心理康复和治疗中，VR技术的应用存在各种挑战。并且目前的设
备较为昂贵和笨重，限制了其在临床中的适用性。此外，医师和护理人员也需要进行充
分的技术培训，最大限度的让患者在治疗中获益。

四、自杀/自残和暴力风险

加拿大科学家在研究后发现，老年人的自杀行为与其所患的躯体疾病有关，在调
查中发现最常出现的自杀方式是自缢、服用毒药。促使老年人自杀的因素包括冠心病、
糖尿病、心力衰竭等，而那些疑难复合病症则与老年人自杀关系更密切[46]。在自杀的
老年人中，大部分人在他们死亡前的一个月之内曾看过医生，有一半是在死前的一周
内曾看过医生。在我国，贫穷、子女关系不睦、慢性躯体疾病、慢性疼痛和精神疾病
是引起老年人的自杀的常见原因。我国老年人自杀率较高，呈现农村高于城市的特点。
抑郁症是最常见的引起老年人自杀的精神疾病，老年人的自杀风险比其他人群更高。

当老年人被认为有自杀倾向时，必须采取积极的行动进行干预。最初的评估应相较于患者入院前所做的精神状态、身体功能的检查是一个更详细的评估，以确定目前和特异性的程度。一旦怀疑老年患者有自杀倾向，应采取积极的临床干预措施。干预措施应包括立即全面评估自杀想法和计划的性质与程度、获取手段、过去的自杀行为史，以及对风险和保护因素的系统审查。自杀的风险因素是当前或过去的精神疾病（例如抑郁症、精神病），药物滥用障碍，严重的医疗疾病，以及社会压力因素（例如退休、失去所爱的人、日益加重的残疾负担和社会孤立）。在此基础上，在评估和治疗患者的潜在病理时，可以明确急性管理计划，以帮助维护患者的安全。自杀 / 自残风险和暴力风险是抑郁障碍评估的重要环节，每例患者均需评价。对于老年人生活中存在的一些危险因素也要考虑到，询问患者的自杀意念、自杀计划、自杀准备、目前及既往的自杀行为、自杀手段的便利性及可及性、自杀的危险因素及保护因素等。在评估未来自残的风险时，也必须询问和考虑患者的家族自杀史。发现有自杀意图或计划的患者需要密切监测，并应考虑对自残 / 自杀风险高的患者进行住院治疗。

老年抑郁症患者自杀的危险因素包括：①男性；②年龄较大；③严重焦虑；④恐慌症发作；⑤独居；⑥丧亲之痛（男性突出）；⑦酗酒；⑧身体疼痛；⑨有自杀企图史。

推荐使用自杀风险评估量表（nurses' global assessment of suicide risk scale，NGASR）（表 6-3-7），该量表包括 15 个条目，其中绝望感、情绪低落 / 兴趣丧失或愉快感缺乏、计划采取自杀行动、近亲死亡或亲密关系丧失、自杀未遂史赋值 3 分，其余 10 个条目赋值 1 分，分数越高代表自杀的风险越高。由于此量表条目少，耗时短，易于操作，可作为自杀风险评估工具在临床护理工作中推行。

表 6-3-7　自杀风险评估量表（NGASR）

1. 绝望感	有　无
2. 近期负性生活事件	有　无
3. 被害妄想或有被害内容的幻听	有　无
4. 情绪低落 / 兴趣丧失或愉快感缺乏	有　无
5. 人际和社会功能退缩	有　无
6. 言语流露自杀意图	有　无
7. 计划采取自杀行动	有　无
8. 自杀家族史	有　无
9. 近期亲人死亡或重要的亲密关系丧失	有　无
10. 精神病史	有　无
11. 鳏夫 / 寡妇	有　无
12. 自杀未遂史	有　无
13. 社会 - 经济地位低下	有　无
14. 饮酒史或酒精滥用	有　无
15. 罹患晚期疾病	有　无
得分	

1. 量表评分标准　绝望感（+3）；近期负性生活事件（+1）；被害妄想或有被害内容的幻听（+1）；情绪低落/兴趣丧失或愉快感缺乏（+3）；人际和社会功能退缩（+1）；言语流露自杀意图（+1）；计划采取自杀行动（+3）；自杀家族史（+1）；近期亲人死亡或重要的亲密关系丧失（+3）；精神病史（+1）；鳏夫/寡妇（+1）；自杀未遂史（+3）；社会－经济地位低下（+1）；饮酒史或酒滥用（+1）；罹患晚期疾病（+1）。

上述 15 个条目量表根据加分规则得出总分，分数越高代表自杀的风险越高。≤ 5 分为低自杀风险；6 ~ 8 分为中自杀风险；9 ~ 11 分为高自杀风险；12 分为极高自杀风险。

2. 自杀的预防　老年人自杀的预防可以从以下几个方面开展：①促进国家和地方政府的立法和出台相关政策，以提高老年人的家庭经济状况，改善老人的经济条件；②开展针对子女的赡养老人、孝敬老人的教育课程，加大宣传力度，促进老年人更好地享受晚年的家庭生活；③对于那些有慢性疾病、慢性疼痛的老年人，应督促他们积极就医，缓解痛苦；④加强精神疾病知识的普及和教育，提高非精神科专科医师对抑郁症的识别率，让患抑郁症的老年人得到及时的治疗；⑤在社区中普及和推广抑郁症知识，提高老年人及其子女对抑郁症的认识，使抑郁症老年人能够得到及时的治疗，从而降低抑郁症的自杀率[47]。

五、认知功能障碍

认知障碍是老年抑郁症患者常见的功能障碍，通过认知筛查量表可以初步了解患者的认知功能，也为抑郁和痴呆的鉴别诊断提供线索[48]；必要时对患者进行全面的认知功能检查和评定。

（一）简明精神状况检查（MMSE）

MMSE 量表是目前最具影响的认知障碍筛查工具之一。该量表于 1975 年由 Folstein 等首次发表，目前已广泛应用于评估老年个体的认知功能。该量表包括以下 7 个方面：时间定向力、地点定向力、即刻记忆、注意力及计算力、延迟记忆、语言、视空间。划界分不同研究、不同人群有差异，并且在不同教育程度组给出不同的划界分。

（二）蒙特利尔认知评估（MoCA）

MoCA 是由 Nasreddine 教授于 2004 年研究编制。对 MCI 患者筛查更为敏感。其敏感性高，覆盖重要的认知领域，测试时间短，适合临床运用。但患者的受教育程度、文化背景的差异、检查者使用 MoCA 的技巧和经验、检查的环境及被试者的情绪与精神状态等均会对分值产生影响。该量表共有注意与集中、执行功能、记忆、语言、视结构技能、抽象思维以及计算和定向力 8 个领域，量表总分为 30 分，北京版的划界分为 ≥ 26 分，正式受教育程度 ≤ 12 年者在测试得分上加 1 分作为校正。

（三）其他评估手段

认知功能缺陷自评问卷（perceived deficit questionnaire for depression，PDQ-D）可初步了解患者的认知功能。还可以通过斯特鲁色词图片测验和威斯康星卡片分类测验（Wisconsin card sorting test，WCST）评估执行功能，通过数字广度和数字符号分测验、连线测验 A（TMT-A）、Stroop 色词测验（Stroop color word test）进行注意力评估[49]。

（四）认知功能康复

目前常用的认知训练方法包括注意力训练（attention training，AT）、工作记忆训练

（working memory training，WMT）、元认知训练（metacognitive training，MCT）和正念训练（mindfulness training，MT）等。将认知心理治疗应用于抑郁症治疗中的作用机制为：对患者功能失调性认知进行揭示，逐步改变患者原来的错误认知，最终达到缓解抑郁情绪的目的。认知训练主要通过近迁移和远迁移两种机制发挥作用。在抑郁症患者中，近迁移指与训练方法相似的认知能力的改善或提升，如 AT 可以改善患者的负性注意偏向；远迁移是指随着认知功能的改善，患者的情绪、兴趣、社会功能等也得到恢复。

1. 认知矫正训练（cognitive remediation）　这种治疗方法指的是对认知功能损伤部分进行行为上的干预。神经心理教育矫正法和计算机化的认知功能再训组件是认知矫正训练的方式。相关的研究指出，这种治疗方式能够让患者在各个维度上的认知损害得到缓解，例如可改善患者的记忆、注意和执行功能[50]。针对特定靶点设计的认知控制方法可以改善抑郁症患者的情绪症状及受损的认知功能，改善患者预后，但其疗效监测的具体指标在临床中尚未有统一认识，需后续临床研究确定。

2. 经颅直流电刺激（tDCS）　tDCS 是最常用的非侵入性神经调控技术之一，主要优势包括易操作、安全无创、几乎没有明显的副作用、便于在治疗同时进行其他认知训练或活动等[32]。tDCS 的电极位置、大小、刺激极性、电流强度、治疗时间及治疗频次等各种参数和其对认知功能改善的疗效之间存在着相关性[31]。

3. 有氧运动　有相关研究显示，有氧运动可以提升抑郁症患者的认知能力，呈现出在认知功能上的普遍改善，特别是对执行功能上改善效果明显[16]。有氧运动符合老年人的生理特征，参与的程度和选择的项目较多。在规律性、科学性的有氧运动处方下，对老年轻度认知障碍患者的机体健康和认知功能起着特定作用。这种方式之所以能够对于抑郁症患者呈现出一定的疗效，可能是与运动过程中出现的生理反应息息相关[51]。此外，神经生理学和行为控制、认知控制的有关研究也证明了有氧运动能够积极改善抑郁症患者的神经认知功能。通过音乐训练调节失匹配负波（mismatch negativity，MMN）也可影响和调节精神分裂症、抑郁症等精神类疾病。

六、运动功能障碍

1. 徒手肌力评定（manual muscle testing，MMT）　MMT 是通过被检查者自身重力和检查者用手施加阻力而产生的主动运动来评定肌肉或肌群的力量和功能的方法。该方法也存在一些禁忌证：骨折错位或未愈合、骨关节不稳定或脱位、严重疼痛及关节活动极度受限、严重的关节积液和滑膜炎等疾患应禁止肌力测定检查。

2. 改良 Barthel 指数（modified barthel index，MBI）　MBI 评分量表是在 1965 年由美国人 Dorother Barthel 及 Floorence Mahney 设计、制定，MBI 是评价日常生活能力（activities of daily living，ADL）的常用指标，简单实用，非常适合对老年患者的评估。MBI 包括进食、洗澡、修饰、穿衣、大便控制、小便控制、如厕、床椅转移、平地行走、上下楼梯 10 项内容，共 100 分。得分越高表示患者的独立能力越好。

3. 运动功能康复　运动对于老年抑郁症患者症状的改善起到了一定的作用，尽管目前尚缺乏运动与抑郁症相关的高质量临床研究，但是仍有研究表明，相对于主动关怀或者被动干预（比如增加人际接触、注意力控制等），老年抑郁症患者甚至超高龄患者确实可以从运动中获益，前提是他们自愿加入到有目的的运动计划中去。治疗计划的制订包括决定治疗环境、处方药物和心理干预联合运动治疗。只要有可能，患者都可以参与准备治疗计划。制订治疗计划时还必须咨询护理人员，因为护理人员是最多接触和陪伴患者的人，他们的意见至关重要[52]。治疗方案应切合实际可行，兼顾患者和照顾者的需要。最初制订的治疗计划需要根据临床和社会心理需求不断重新评估和更新（图6-3-8）。

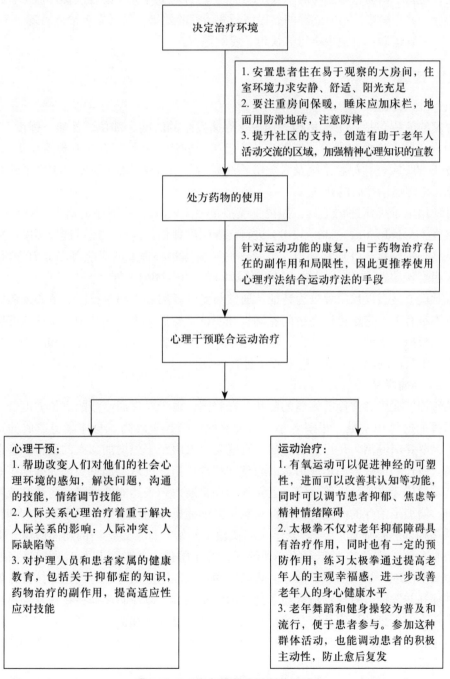

图6-3-8　老年抑郁症的运动治疗

（1）心理干预治疗：标准化的心理治疗方法包括一个短期的治疗阶段，通常为8～12周的每周随访。心理干预治疗方法包括支持性心理治疗、认知行为治疗、问题解决治疗、人际关系治疗、行为激活治疗、生命回顾治疗以及正念治疗[53]。

（2）运动治疗：身心运动如老年舞蹈、健身操、太极拳等体育健身运动，有益于改善老年人的身心健康。这些活动较其他健身项目更具有简单易学的特点，且属于群体娱乐活动，更易于调动患者参与的积极主动性[54]。针对老年人中的轻度抑郁症患者，通过心理疏导并健身锻炼，不但能够明显提高药物治疗的效果，而且患者治愈后复发率较低。

（3）有氧运动：可使用步行、快走、慢跑等方式[55]。

七、疼痛

（一）评定流程

评定的流程包括：①采集相关病史（疼痛发生的时间、部位、性质、强度、频率、诱发因素、加重或缓解因素、伴随症状、已接受的治疗、是否存在其他疾病等）；②体格检查（一般检查、神经系统及骨关节系统检查等）；③疼痛的强度；④患者的精神心理状态；⑤疼痛治疗后的评估。

可使用单维疼痛评估工具，如视觉模拟量表（VAS）、数字评定量表（NRS）、口头评定量表（verbal rating scale，VRS）进行疼痛强度评估。此外，还可选择多维疼痛评估工具从疼痛的强度、性质、部位，以及疼痛对躯体和心理上的影响等多方面进行评估，包括简明疼痛量表（BPI）、麦吉尔疼痛指数问卷（SF–MPQ）等[14]。

视觉模拟量表以数字评分为特征，通常与受试者的心理和对技能、信心或满意度等特征的测量有关，它也可以通过问卷调查和测试来衡量一个人的知识、个性或态度。疼痛是视觉模拟量表的另一个特征，通常用于个体疼痛感受的评估；患者和医护人员都可以使用基于颜色的数字量表对疼痛程度进行评分[56]。

（二）疼痛康复

老年抑郁症患者常伴随疼痛的症状。在我国，由于对疼痛治疗的宣传力度低，导致患者对疼痛的认识不足。很多老年人认为慢性疼痛是年龄高、身体衰退造成的正常结果，不需要寻求医治，是可以容忍的。有些老年人由于不想增加家人的负担，会选择隐瞒疼痛。而长期疼痛容易造成患者的心理和精神负担，进一步加重焦虑、抑郁等心理障碍，严重时还会出现厌世等情绪。老年人的理解能力和表达能力下降，沟通交流可能存在困难，增加了治疗的难度，因此针对老年抑郁症患者的疼痛康复可采用心理和行为疗法以减缓抑郁和疼痛程度[57]。老年人应从预防开始，日常做适当的功能锻炼，保持良好的心情。照护需关注老年人的心理健康，给予陪伴，并教育其及时告知疼痛的重要性，做到早发现、早诊断、早治疗。临床医师在急性期应稳定患者的生命体征，处理各种合并症和并发症，将药物治疗与非药物治疗相结合，以控制疼痛；在恢复期对患者的功能进行全面详细的评定。康复治疗师负责制订康复计划和执行康复治疗方案，帮助患者完成适合的各种训练。护士负责患者的日常护理、教育，观察记录镇痛药物或康复治疗的不良反应，并及时与医师沟通。

在治疗一段时间后，康复治疗师和护士应评估患者的疼痛是否得到缓解，若疼痛得到缓解，应坚持长期康复训练并保持健康的生活方式，以维持治疗效果，改善生活质量。医师根据患者的综合情况决定是否还需继续治疗或转到下级医院。二级医院可以进行相关的检查、症状的处理和康复训练。针对出院后直接回家的患者应给予详细的出院医嘱，指导患者院外药物治疗及家庭康复治疗，教会患者及照顾者疼痛评定的方法，如VAS评定法和行为观察法。稳定期患者的长期康复干预、护理和定期随访需要社区卫生服务站点和家庭照顾者积极参与。

八、二便功能障碍

量表的应用被认为是记录患者尿失禁症状的标准化方式。目前，国内外研发了多种工具，用于评估患者尿失禁症状及其发生频率、严重程度、对日常生活活动的影响程度以及应对方式等[49]。目前的量表多侧重于对女性患者的评估，缺乏针对老年人的特异性量表或适应性强的综合量表。症状评估相关量表通常被用来评价患者尿失禁的严重程度及发生频率，适用于尿失禁的流行病学调查、尿失禁人群筛查等。

1. 膀胱过度活动症　可选择国际尿失禁咨询委员会尿失禁问卷（international consultation on incontinent questionnaire，ICIQ）、尿失禁生活质量（incontinence quality of life，I-QOL）问卷、盆底功能影响问卷（pelvic floor impact questionnaire，PFIQ）、盆腔器官脱垂/尿失禁性问卷（prolapse/urinary incontinence sexual questionnaire，PISQ）、简式健康调查量表36、膀胱过度活动问卷（OAB-q）、尿失禁影响问卷（incontinence impact questionnaire，IIQ）进行评定。

2. 便秘　通常需对患者的排便次数、排便习惯及排便困难的程度，是否伴随腹胀、腹痛、腹部不适，以及胸闷、胸痛、气急、头晕等症状进行了解，应用罗马Ⅳ评估量表进行整体评定。粪便性状可采用"Bristol粪便形态分型"进行评估。有条件时可完善肠道动力和肛门直肠功能检测，包括结肠传输试验、肛门直肠测压、球囊逼出试验、肛门直肠（或盆底肌）表面肌电测量[58]等。

3. 二便功能康复　针对膀胱过度活动症，一线治疗方法包括行为治疗、改变生活方式和患者教育。行为治疗包括膀胱训练（bladder training，BT）和盆底肌肉疗法（pelvic floor muscle therapy，PFMT）。生活方式的改变包括控制液体和咖啡因摄入量、饮食管理和减轻体质量。患者教育包括指导患者控制体重、管理液体摄入量、调整饮食、规律性排便、戒烟、计时性排尿和患者主动抑制急迫性排尿冲动。抗利尿药物（抗胆碱能药物）、抗精神病药物、抗感染药物等应针对患者具体情况选择用药，能够对尿失禁症状有所控制。老年尿失禁患者有较强的病耻感，且存在焦虑、抑郁、自我价值感降低等多种不良心理反应，应对其进行心理疏导。

针对便秘，主要在于生活方式的改变，如增加膳食纤维食物摄取、饮水量。此外，合理运动、建立正确的排便习惯对大便管理至关重要，而良好的心理状态、睡眠及饮食习惯亦有助于缓解便秘。建议结合老年人自身情况，制定符合其功能水平的个性化运动治疗方案。运动方式主要以有氧体操、广场舞、太极拳、健步走等有氧运动进行，遵循因地制宜、循序渐进的原则，促进老年人肠蠕动，加速排便，缓解老年人便秘症状[51]。长期卧床的患者也应增加床上运动，勤加翻身。鼓励老年人定时排便，利用生理规律建立排便条件反射，建立排便习惯。老年人每天在晨起或餐后 2 h 内定时进行排便训练，在排便时应集中注意力，减少手机等外界因素的干扰，在排便时采用蹲位姿势对排便可能更有帮助。

九、对患者家属及照护者的评估

虐待和忽视可能是老年人抑郁的重要诱发因素之一。根据美国医学协会定义，虐待和忽视老年人的行为是对老年人的健康或福利造成损害或可能造成损害的不作为行为[22, 59]，包括身体虐待、心理虐待、忽视照护者、自我忽视和经济上的损失等。严重的认知和功能障碍以及与施虐者共同生活是虐待和忽视的重要危险因素，其他易感因素包括社会孤立、高龄、偏见和歧视。在疾病的不同阶段，若患者出现多处损伤或损伤无法解释时，应怀疑是否有虐待老年人的情况。当有足够资源和指定看护人的老年人在卫生、营养和医疗护理方面存在严重疏忽时，应怀疑存在忽视。虐待和忽视老年人的并发症可以从抑郁到多处受伤，甚至死亡。所以要掌握患者的生活起居问题，注意有无忽视或虐待老人的现象。应对患者的家属及照护者在疾病知识的理解、治疗方面的态度和信念、疾病对他们的影响、个人和社会资源等方面进行评估，以监测患者的心理状态和安全，增强治疗依从性。

（一）虐待行为

虐待行为主要包括身体虐待、精神（心理）虐待、经济剥削、遗弃和疏于照料。随着养老条件的不断提高及养老问题日益受到社会关注，养老机构常发生的虐待行为主要表现为精神（心理）虐待和疏于照料等"隐形虐待"[60]。老年人在养老机构中受到虐待的影响因素可能有以下几点：①随着病情进展，老年人的认知功能、判断力和环境适应力逐步下降，造成老年人生活自理能力下降或完全无法自理，完全依赖照护者，经常接触使得虐待机会增加。②研究表明，患有抑郁、妄想、焦虑、睡眠障碍等精神行为症状的老年人受虐待的风险更大，且精神行为症状会随着病情加重而逐渐严重，意味着老年人将面临更大的虐待风险，睡眠障碍、激越是困扰老年人照护者的主要精神行为症状。③照护者的护理负担越重，虐待发生的风险越高。长期沉重的护理负担，不仅影响照护者的身心健康，增加被照护老年人的受虐风险，还进一步影响被照护者的生活质量，加重病情，形成恶性循环。④照护者的文化程度越高，对疾病的专业知识和护理技能的掌握程度越高，对于照顾过程中的困难就能够采用较正确的处理方法和应对方式。

（二）老年人受虐的识别与干预

有四分之一的老年人存在受虐风险，但相关部门记录和处理的受虐案例却很少。老年人受虐的识别和报道极为困难。首先，因为各种原因，施暴者和受虐者可能隐蔽、淡化甚至否认老年人受虐的存在和严重性。其次，受虐者可能由于不知所措、尴尬或者由于身体的原因不能寻求帮助。而其他组织和机构又难以识别受虐体征，加上对老龄化问题存在根深蒂固的观念、回避处理此类情况、对老年人的问题漠不关心、很少考虑老年人的权利等问题均造成老年人受虐的情况难以识别。立法和制定政策法规是以社会宣传为基础、以法律为导向的防止虐待老年人问题的重要举措，可为防止虐待老年人问题提供强有力的法律依据[8]。关于虐待老年人问题的宣传和教育方式主要包括讲座（面对面和线上）、教育视频、角色扮演、情景模拟和基于现实场景的互动练习等，旨在向专业人员、老年人、照护者及公众传递避免发生虐待老年人的知识，以提高其对虐待老年人问题的认识、改善对老年人的态度和照护老年人问题的应对技巧、增加虐待老年人问题的检出率并减少新的虐待老年人问题的发生等。健全的社会网络可以减缓老年人的衰弱过程，因此通过加强老年人和家庭成员、朋友、邻居之间的联系，鼓励其参与适当的社交活动，有利于预防和减少老年人受虐待问题的发生。实际操作中，可以将受虐老人转移以脱离不安全的照护环境，住进护理机构或者福利院等庇护处，并做出相关后续安排，必要时向其提供医学、法律、伦理、心理方面的干预和援助。对已遭受虐待的老年人提供支持性服务以减轻其心理创伤，并为其以后的生活提供保障。对老年人家庭成员、邻居、社区成员、护理机构人员进行宣传教育，以提高对老年人受虐的识别能力，减轻相关人员的工作压力，加强老年人护理健康知识的宣传，普及保护老年人的相关法律，加强对立法、执法的监管，定期家访等也有助于预防和制止老年人受虐待问题的发生[61]。养老机构的管理者需要为照护者开展多渠道、针对性的教育与培训，提高照护者在疾病方面的照护知识与技能，并提高照护者的综合素质，从而预防或减少虐待危险行为的发生[62, 63]（图6-3-9）。

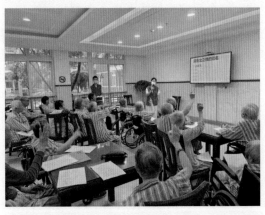

图6-3-9　社区志愿者带领老年患者参与趣味活动

十、基于ICF的老年抑郁症核心集下的康复评估与治疗

目前我国尚未对老年抑郁症康复形成系统性的研究，并且研究没有一个统一的标准。而WHO提供的《国际功能、残疾和健康分类》（ICF）可以加强康复过程的结构化方法，并简化在老年抑郁症康复治疗中关于问题、目标和干预措施的沟通，有助于让患者获得更高的生活质量和幸福感，以及更高的自我效能感。在临床实践中，对功能状态和目标实现变化的评估是证明服务有效性的重要指标。

以ICF概念框架为基础，通过功能评估和量表，依据其主要功能障碍、活动限制或参与限制进行分类；环境和个人因素包括障碍或促进因素。在老年抑郁症全周期康复中，应结合多专业团队的不同成员，以患者为中心，包括功能和个人结果（减少身体功能障碍、活动限制和参与限制的影响），考虑影响预后的因素、个人的康复潜力和需要，以及确定患者和家属的期望，以此降低成本或降低某些患者群体的死亡率。

（一）基于ICF的康复周期

1. 目标设定　根据评估患者在现阶段发现的问题和潜力，在目标设定阶段制订针对个体的康复计划（该计划包括患者的短期和长期目标），并提出实施该计划的时间框架。患者和家庭及护理人员参与目标设定阶段，设定阶段性目标和最终目标是至关重要的。这一阶段还包括为既定目标分配具体的干预措施，使用ICF模型可以极大地促进干预措施的选择。

2. 干预　在干预阶段，康复计划中规定的所有治疗性、教育性和支持性干预都是根据设定的目标进行的，然后由多专业团队的负责成员（包括医师、治疗师、护理人员等）实施干预措施。根据 ICF 理念，干预的目的应该是预防、稳定、改善或恢复身体功能和结构的损伤，并考虑到个人的能力和表现以及相关的环境，优化活动和参与。

3. 评估　最后，评估干预方案与设定目标的效果。换句话说，结果评估是为了评估目标的实现情况。在这一点上，多学科团队需要确定是否仍有未解决但可以解决的问题，以及在何种情况下应继续恢复进程。为此，现有的康复方案要根据新的目标进行审查和重新规划，或者是否要完成康复过程[12]。

目标设定 – 干预 – 评估的这个过程是可迭代的和周期性的，如果仍然有问题需要干预，这个周期将持续下去，直到目标实现。在这个康复过程的大部分阶段，多学科团队要紧密配合，告知家属及患者整体干预计划，在基于 ICF 的评估程序中使用标准化的评估工具（结果测量）以加强团队成员之间的沟通。在康复过程结束时，应向患者及其家属或照护者告知患者的健康情况与进一步的措施，必要时需要进行后续的随访[64]。

（二）基于 ICF 框架的功能评估

功能是个体维持正常生活所必需的基础，根据世界卫生组织的《国际功能、残疾和健康分类》（ICF）概念模型，功能是一个涵盖身体功能和结构、活动和参与的总称。因此，评估功能应该执行基于 ICF 所提供的概念框架和应该包括身体功能和结构，以及活动和参与。为了充分描述一个特定个体的功能，需要评估各个功能维度的数据，包括身体功能和结构的损伤、活动限制、参与限制、环境障碍和促进因素以及个人的认知和期望。可以通过病史、体格检查、实验室检查、影像学检查，以及一些临床、电生理、神经生理检查或自我报告问卷等方法来评估身体功能和身体结构。用于评估抑郁的贝克抑郁量表、用于评估某些认知功能的简易精神状态检查，以及用于评价睡眠质量的匹兹堡睡眠质量指数（PSQI）等都是被广泛使用的评价身体特定功能维度的评估工具[58]。

在所有 ICF 核心集中包括抑郁症综合和简明 ICF 核心集（表 6-3-8），在进行全面的、多学科的评估时，可以考虑到这些类别。当在对老年抑郁症患者进行身体功能评估后，可以通过参考老年抑郁症 ICF 核心集中的活动参与层面和环境因素层面的具体类目，对患者进行更加全面的评估。如：患者周围环境的影响、其他医疗保健需求、与治疗团队的联系和关系等。

表 6-3-8　基于 ICF 的老年抑郁症核心集下的康复评估与治疗

ICF 类目	康复评定手段	治疗手段
b117　智力功能	1. 精神功能评估（汉密尔顿抑	心理干预治疗
b126　气质和人格功能	郁量表、老年抑郁量表、Zung 氏	电休克治疗
b130　精力程度	抑郁自评量表、贝克抑郁自评量	经颅磁刺激治疗
b134　睡眠功能	表、抑郁体验问卷、患者健康问	
b147　心理运动功能	卷等）	
b152　情绪功能	2. 自杀 / 自残和暴力风险评估	
b160　思维功能		

续表

ICF 类目	康复评定手段	治疗手段
b140　注意力功能 b144　记忆功能 b164　高水平认知功能 b172　计算功能	认知功能评估（认知筛查量表、特定认知领域测验等）	注意训练、工作记忆训练、元认知训练、正念训练、填充绘画、音乐疗法
b280　痛觉	疼痛评估（单维疼痛评估工具、多维疼痛评估工具等）	心理和行为疗法
b525　排便功能 b620　排尿功能	二便功能障碍评估	行为治疗、改变生活方式和患者教育
b710　关节活动功能 b715　关节稳定功能 b730　肌肉力量功能 b735　肌张力功能 b740　肌肉耐力功能 b760　随意运动控制功能 b770　步态功能	运动功能障碍的评估 运动能力的评估 （Brunnstrom 运动功能评定方法、Fugl-Meyer 量表）	心理干预治疗 运动治疗 有氧运动 抗阻运动

ICF 核心集可供治疗师在进行全面的、多学科的评估时，考虑到这些类别。该核心集针对不同的国家和地区，通过使用统一和标准化的语言以促进不同文化和领域的卫生专业人员之间的交流。治疗师在应用时，应根据老年患者的具体特点来选择不同的类目，作出相应的调整，以更好地进行针对性的评估。

第四节　老年抑郁症全周期下的"临床－康复－护理"衔接

我国各级医疗机构在老年抑郁症疾病中的临床－康复－护理路径尚未完善，有待进一步规范化和推广。

在多级学科参与的老年抑郁症患者的确诊、全面评定、康复方案制定和干预的疾病全周期中，护理人员均应积极参与，护理内容主要包括针对不同功能障碍老年抑郁症患者的护理要点与出院健康宣教。在临床－康复－护理的衔接过程中，需重点观察患者进行康复治疗期间的各种反应和效果，协助康复医师和治疗师执行和调整运动处方，协调好饮食、运动和其他康复治疗、药物治疗的关系，协助临床医师开展宣传教育。

老年期抑郁症的康复护理应从老年抑郁症患者的生理、心理、生活等方面出发，通过对患者进行护理评估、制订护理计划、实施护理措施等，不断发现问题、解决问题，以此有效预防和减少并发症，确保患者的治疗和护理安全，逐渐帮助患者恢复身心健康，提高生存质量[65]。

一、护理评估

护理人员对患者进行全面评估和护理查体，除掌握患者的病情外，还应了解其生理、心理、家庭、社会等方面的情况，随后将收集到的资料进行综合分析和评估，为后续的制订护理计划做准备[66]。

制订护理计划应根据每位患者可能出现的问题，在短时间内制订相应的护理计划，确定护理目标，有针对性地实施护理。并根据评估结果，将患者护理诊断按首优、中优、次优排序，为实施整体护理、完成护理计划奠定基础。

二、实施护理

（一）专科护理

1. 安全护理　老年抑郁症患者有明显的睡眠障碍，易早醒，而清晨是抑郁情绪最严重的时刻，此时最容易发生自杀行为，所以要掌握患者情绪变化的规律，采取严格的防范措施以保障患者的安全。对危险品如刀、剪、玻璃器皿等做严格管理。严格执行护理巡视制度，多次巡视，观察患者入睡情况。还要善于观察患者言行，预防危险发生[65]。

2. 帮助患者建立对自己的信心　由于大多数老年抑郁症患者性格内向，沉默寡言，不愿与人接触。因此，护理人员可鼓励患者和别人讲话的同时，进行目光交流并学着面带微笑；为患者创造和利用各种个人或团体人际接触的机会，协助患者改善自卑情绪，以达到慢慢增加自己心理自信的力量。

3. 合理运动　对于老年抑郁症患者，保持适当的运动不但能促进身体健康，增强和改善机体的功能，更重要的是具有调节精神、愉悦身心、陶冶情操的作用。鼓励患者积极参加集体性娱乐活动，主动邀请患者散步、做健身操，活动时间由短到长，有目的有计划，以患者不感到疲劳为宜（图6-4-1）。

4. 加强交流沟通技巧，建立良好的护患关系　护士应耐心细致地回答患者提出的问题，加强心理沟通，热情关心；主动了解患者的感受、需要和生活习惯，尽量满足患者的合理要求；通过心平气和的方式、放慢讲话速度、依靠面部表情和肢

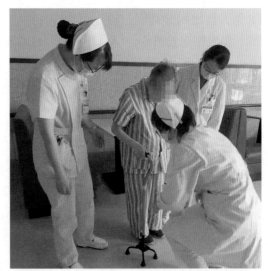

图6-4-1　护理人员帮助老年患者进行步行锻炼

体行为进行交流[9, 67, 68]，如微笑、握手、拥抱或轻拍患者等，使患者感到心理支持和容易配合；鼓励患者说出内心的感受，让患者有机会将内心压抑的感受发泄出来，同时让其身心尽量放松，建立良好的护患关系，赢得患者的信赖；对于思维及语言表达能力困难的患者，护士应教会并鼓励患者用非语言沟通，如手势、书写等，增加交流的机会。

（二）基础护理

1. 生活护理　主动监督和协助患者做好个人卫生，定时洗漱，按时休息，使患者的生活有规律（图6-4-2）；安置患者住在护理人员易于观察的大房间，住室环境力求安静、舒适、阳光充足，以利于提高患者的情绪，病房应空气清新、床单清洁干燥；大多数老年患者由于活动减少，畏寒怕冷，要注重房间保暖；病床应加床栏，地面用防滑地砖，走廊有扶手；患者下床活动、上厕所等要有家属或照护人员扶持，穿防滑拖鞋，防跌倒[69]。

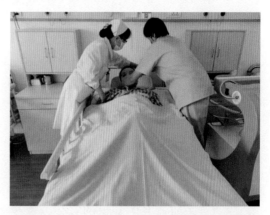

图6-4-2　护理人员为老年患者整理躺姿

2. 饮食护理　老年人大多脾胃不健，故饮食应清淡且富有营养，忌油腻、辛辣、刺激的食物。合理、科学的饮食对改善患者症状非常重要。要让老年人膳食平衡，多食富含卵磷脂、钙、铁、维生素B的食物，并保证患者进食有规律。护理人员应引导和帮助患者养成良好的饮食习惯，以"饮食有节，冷热适度，软硬适宜"为度。

3. 用药护理　严格按照医嘱给药，督促患者坚持服药，并在此基础上对患者及家属进行相关的知识宣教。如果出现药物副作用和不良反应，要及时汇报给医师，遵照医嘱调整或更换药物，并做相应的检查[70]。

（三）心理护理

在对患者的护理过程中不仅要对其身体进行照顾，更要注重其内心的感受。应多与患者交流，注意倾听患者的自我感受，对患者提出的问题要耐心回答，给予积极肯定的回应。加强对患者内心消极情绪的疏导，使其处于良好的情绪状态。可以通过引导患者回顾往昔的美好生活，减轻对患病的痛苦和失落感，增强其自信心和自尊心，促进早日回归社会生活。

对有自杀观念的患者，在交流中要公开、毫无保留地同患者谈论这一问题，在谈论中指导患者加强自我护理。对于面临逆境的患者，应分散、转移其注意力，使之逐渐忘却不愉快的事情；还可鼓励患者做一些平时感兴趣的事情，使其在不知不觉中淡忘烦恼、心境好转[19]。对于遇到不顺心的事时，引导患者尽量从环境、机遇等客观方面寻找原因，不过分内疚、自责，多从积极的一面看问题，这对调节心理平衡大有裨益。

（四）出院指导

1. 医护的指导　抑郁是一种负性情绪，老年患者抑郁的发生与其心理特点有关。护理人员在做好心理护理、安全护理、生活护理的同时，还要做好对患者的健康教育工作。出院前的健康知识宣教也是护理过程中不可或缺的一环。在患者出院前，应针对其当前的身体状况，向患者、家属和照护者——讲解认知功能障碍的相关知识与居家康复的要点，同时在讲解过程中也要注重患者的隐私问题。对患者、家属和照顾者都要有健康教育知识的宣教，以提高其对疾病的认识，减少疾病复发的概率，促进患者早日康复。

2. 家属的支持　对于患者来说，除了医护工作人员的支持外，还需要家庭、朋友、同事等给予其情感上的支持和帮助，但要注意避免刺激患者，及时与家人进行沟通，注意其危机信号和情绪变化，防止恶性事件发生。家属要让患者记得自己是一个有用的人，并为其提供合理的饮食，规律的生活；家属要保持心态平和，劳逸结合，让患者做一些力所能及的家务，锻炼其独立的承受能力，遇到问题应该予以适当的帮助，才能增加患者的社会适应能力；同时家属要掌握患者的心理动态，留心观察患者的情绪变化，给予安慰和温暖，让其感受到家庭的爱。

3. 社区支持　广泛有力的社区支持体系可加快患者的康复过程，如提高患者治疗费用的报销比例，减轻家庭经济负担等[67, 71-73]；加强卫生知识的宣传，及早认识和预防老年抑郁症，做到早发现、早诊断、早治疗；提高对老年抑郁症危险性的认识，创造一个良好的社会环境，使患者在康复过程中充满信心，充分发挥其潜能以达到较理想的康复效果，真正回归社会[65]（图 6-4-3）。

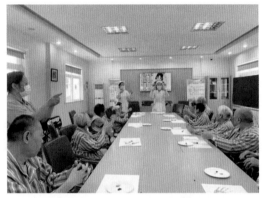

图 6-4-3　医务人员进行健康宣教

参考文献

［1］孙新宇，况伟宏，王华丽. 老年期抑郁障碍诊疗专家共识［J］. 中华精神科杂志，2017，50（05）：329-334.

［2］ALEXOPOULOS G S. Depression in the elderly［J］. Lancet，2005，365（9475）：1961-1970.

［3］李小平，胡德华，张忆雄. 医养结合模式下中国养老服务人才培养策略［J］. 中国老年学杂志，2021，41（11）：2444-2447.

［4］常军，章明星. 抑郁症的发病机制及治疗研究进展［C］// 第六届中国中西医结合学会心身医学专业委员会换届大会暨第十二次中国中西医结合心身医学学术交流会，中国天津，2019.

［5］COLE M G，DENDUKURI N. Risk factors for depression among elderly community subjects：a systematic review and meta-analysis［J］. The American Journal of Psychiatry，2003，160（6）：1147-1156.

［6］ZILVERSTAND A，PARVAZ M A，GOLDSTEIN R Z. Neuroimaging cognitive reappraisal in clinical populations to define neural targets for enhancing emotion regulation. A systematic review［J］. NeuroImage，2017，151：105-116.

［7］AVASTHI A，GROVER S. Clinical Practice Guidelines for Management of Depression in Elderly［J］. Indian Journal of Psychiatry，2018，60（Suppl 3）：s341-s362.

［8］BLAZER D G. Depression in late life：review and commentary［J］. The Journals of Gerontology Series A，Biological Sciences and Medical Sciences，2003，58（3）：249-265.

［9］MANN-WROBEL M C，CARRENO J T，DICKINSON D. Meta-analysis of neuropsychological functioning in euthymic bipolar disorder：an update and investigation of moderator variables［J］. Bipolar Disorders，2011，13（4）：334-342.

［10］SJöBERG L，KARLSSON B，ATTI A R，et al. Prevalence of depression：Comparisons of different depression definitions in population-based samples of older adults［J］. Journal of Affective Disorders，2017，221：123-131.

［11］BORA E，BERK M. Theory of mind in major depressive disorder：A meta-analysis［J］. Journal of Affective Disorders，2016，191：49-55.

［12］杨宏伟，张蕴. 晚发性抑郁认知功能的研究进展［J］. 医学综述，2012，18（14）：2219-2222.

［13］AVASTHI A，GROVER S. Clinical Practice Guidelines for Management of Depression in Elderly［J］. Indian J Psychiatry. 2018，60（Suppl 3）：S341-S362.

［14］HUNG C I，LIU C Y，YANG C H，et al. Migraine and greater pain symptoms at 10-year follow-up among patients with major depressive disorder［J］. The Journal of Headache and Pain，2018，19（1）：56.

［15］DORE M P，PES G M，BIBBò S，et al. Constipation in the elderly from Northern Sardinia is positively associated with depression，malnutrition and female gender［J］. Scand J Gastroenterol，2018，53（7）：797-802.

［16］刘梦媛. 老年期抑郁症的影响因素研究进展［J］. 世界最新医学信息文摘，2021，21（78）：135-137.

［17］GEDULDIG E T，KELLNER C H. Electroconvulsive Therapy in the Elderly：New Findings in Geriatric Depression［J］. Current Psychiatry Reports，2016，18（4）：40.

［18］艾亚婷，胡慧，王凌，等. 社区老年人抑郁状况与日常生活能力的相关性［J］. 中国老年学杂志，2021，41（20）：4557-4560.

［19］罗红，任荣，胡道艳，等. 老年抑郁症及防护策略［J］. 护理实践与研究，2012，9（1）：127-129.

［20］许旺旺. 综合医院老年抑郁症患者基于评估的治疗研究［D］. 浙江：宁波大学，2019.

［21］JAMERSON B D，PAYNE M E，GARRETT M E，et al. Folate metabolism genes，dietary folate and response to antidepressant medications in late-life depression［J］. International Journal of Geriatric Psychiatry，2013，28（9）：925-932.

［22］RICHARDSON T M，FRIEDMAN B，PODGORSKI C，et al. Depression and its correlates among older adults accessing aging services［J］. The American Journal of Geriatric Psychiatry：Official Journal of the American Association For Geriatric Psychiatry，2012，20（4）：346-354.

［23］ANDREESCU C，AIZENSTEIN H. MRI studies in late-life mood disorders［J］. Current Topics in Behavioral Neurosciences，2012，11：269-287.

［24］SáNCHEZ-VILLEGAS A，RUíZ-CANELA M，DE LA FUENTE-ARRILLAGA C，et al. Dietary inflammatory index，cardiometabolic conditions and depression in the Seguimiento Universidad de Navarra cohort study［J］. Br J Nutr，2015，114（9）：1471-1479.

［25］TADAYONNEJAD R，AJILORE O. Brain network dysfunction in late-life depression：a literature review［J］. Journal of Geriatric Psychiatry and Neurology，2014，27（1）：5-12.

［26］HAMER M，BATES C J，MISHRA G D. Depression，physical function，and risk of mortality：National Diet and Nutrition Survey in adults older than 65 years［J］. The American Journal of Geriatric Psychiatry：Official Journal of the American Association For Geriatric Psychiatry，2011，19（1）：72-78.

［27］赵小芳，姜春燕. 老年人常用营养风险筛查工具的研究进展［J］. 中国全科医学，2018，21（22）：2768-2772.

［28］FORLANI C，MORRI M，FERRARI B，et al. Prevalence and gender differences in late-life depression：a population-based study［J］. The American Journal of Geriatric Psychiatry：Official Journal of the American Association For Geriatric Psychiatry，2014，22（4）：370-380.

［29］KARIM H T，ANDREESCU C，TUDORASCU D，et al. Intrinsic functional connectivity in late-life depression：trajectories over the course of pharmacotherapy in remitters and non-remitters［J］. Molecular Psychiatry，2017，22（3）：450-457.

［30］房圆，李霞.心理治疗在老年期抑郁障碍中的应用［J］.中国临床心理学杂志，2018，26（4）：831-834，779.

［31］RICHARDSON B, KITCHEN G, LIVINGSTON G. The effect of education on knowledge and management of elder abuse: a randomized controlled trial［J］. Age And Ageing, 2002, 31（5）：335-341.

［32］FLINT A J, GAGNON N. Effective use of electroconvulsive therapy in late-life depression［J］. Canadian Journal of Psychiatry Revue Canadienne de Psychiatrie, 2002, 47（8）：734-741.

［33］PAN F, XU Y, ZHOU W, et al. Disrupted intrinsic functional connectivity of the cognitive control network underlies disease severity and executive dysfunction in first-episode, treatment-naive adolescent depression［J］. Journal of Affective Disorders, 2020, 264：455-463.

［34］YUEN G S, GUNNING-DIXON F M, HOPTMAN M J, et al. The salience network in the apathy of late-life depression［J］. International Journal of Geriatric Psychiatry, 2014, 29（11）：1116-1124.

［35］COLE M W, SCHNEIDER W. The cognitive control network: Integrated cortical regions with dissociable functions［J］. NeuroImage, 2007, 37（1）：343-360.

［36］ADDICOTT M A, LUBER B, NGUYEN D, et al. Low- and High-Frequency Repetitive Transcranial Magnetic Stimulation Effects on Resting-State Functional Connectivity Between the Postcentral Gyrus and the Insula［J］. Brain Connectivity, 2019, 9（4）：322-328.

［37］PERERA T, GEORGE M S, GRAMMER G, et al. The Clinical TMS Society Consensus Review and Treatment Recommendations for TMS Therapy for Major Depressive Disorder［J］. Brain Stimulation, 2016, 9（3）：336-346.

［38］MCCLINTOCK S M, RETI I M, CARPENTER L L, et al. Consensus Recommendations for the Clinical Application of Repetitive Transcranial Magnetic Stimulation（rTMS）in the Treatment of Depression［J］. The Journal of Clinical Psychiatry, 2018, 79（1）：16cs10905.

［39］LEFAUCHEUR J P, ANTAL A, AYACHE S S, et al. Evidence-based guidelines on the therapeutic use of transcranial direct current stimulation（tDCS）［J］. Clin Neurophysiol, 2017, 128（1）：56-92.

［40］KUO H I, BIKSON M, DATTA A, et al. Comparing cortical plasticity induced by conventional and high-definition 4 x 1 ring tDCS: a neurophysiological study［J］. Brain Stimulation, 2013, 6（4）：644-648.

［41］BRUNONI A R, VALIENGO L, BACCARO A, et al. The Sertraline vs Electrical Current Therapy for Treating Depression Clinical Study［J］. JAMA Psychiatry, 2013, 70（4）：383-391.

［42］BRUNONI A R, BOGGIO P S, D E RAEDT R, et al. Cognitive control therapy and transcranial direct current stimulation for depression: A randomized, double-blinded, controlled trial［J］. Journal of Affective Disorders, 2014, 162：43-49.

［43］POREISZ C, BOROS K, ANTAL A, et al. Safety aspects of transcranial direct current stimulation concerning healthy subjects and patients［J］. Brain Res Bull, 2007, 72（4-6）：208-214.

［44］ZHAI K, DILAWAR A, YOUSEF M S, et al. Virtual Reality Therapy for Depression and Mood in Long-Term Care Facilities［J］. Geriatrics（Basel）, 2021, 6（2）：58.

［45］SZCZEPAŃSKA-GIERACHA J, CIEŚLIK B, SERWETA A, et al. Virtual Therapeutic Garden: A Promising Method Supporting the Treatment of Depressive Symptoms in Late-Life: A Randomized Pilot Study［J］. J Clin Med, 2021, 10（9）：1942.

［46］GOUGEON L, PAYETTE H, MORAIS J A, et al. A prospective evaluation of the depression-nutrient intake reverse causality hypothesis in a cohort of community-dwelling older Canadians［J］. Br J Nutr, 2017, 117（7）：1032-1041.

［47］薛海波.老年人的抑郁症及自杀的防治［J］.老年医学与保健，2004，10（4）：209-211.

［48］MALIK R D, COHN J A, BALES G T. Urinary retention in elderly women: diagnosis & management［J］. Current Urology Reports, 2014, 15（11）：454.

［49］王宗文，李宁，李永朝.老年抑郁症评估工具的应用［C］.// 全军医学心理学专业委员会第七次学术交流会论文集.2009：213-214.

［50］COLE M G, BELLAVANCE F, MANSOUR A. Prognosis of depression in elderly community and primary care populations：a systematic review and meta-analysis［J］. The American Journal of Psychiatry, 1999, 156（8）：1182-1189.

［51］BRIDLE C, SPANJERS K, PATEL S, et al. Effect of exercise on depression severity in older people：systematic review and meta-analysis of randomised controlled trials［J］. The British Journal of Psychiatry：the Journal of Mental Science, 2012, 201（3）：180-185.

［52］ALLAZ A F. Psychological components of chronic pain in the elderly［J］. Psychologie & Neuropsychiatrie du Vieillissement, 2006, 4（2）：103-108.

［53］梁银芳.老年抑郁症的临床症状与治疗分析［J］.中国医药指南, 2013, 11（01）：66-67.

［54］BLAKE H, MO P, MALIK S, et al. How effective are physical activity interventions for alleviating depressive symptoms in older people? A systematic review［J］. Clinical Rehabilitation, 2009, 23（10）：873-887.

［55］BORJA B, BORJA C S, GADE S. Psychiatric emergencies in the geriatric population［J］. Clinics in Geriatric Medicine, 2007, 23（2）：391-400, vii.

［56］THOMPSON T, CORRELL C U, GALLOP K, et al. Is Pain Perception Altered in People With Depression? A Systematic Review and Meta-Analysis of Experimental Pain Research［J］. The Journal of Pain, 2016, 17（12）：1257-1272.

［57］D E WAAL M W, HEGEMAN J M, GUSSEKLOO J, et al. The effect of pain on presence and severity of depressive disorders in older persons：The role of perceived control as mediator［J］. Journal of Affective Disorders, 2016, 197：239-244.

［58］TAYAA S, BERRUT G, SEIGNEURIE A S, et al. Diagnosis and management of depression in the elderly［J］. Geriatrie et Psychologie Neuropsychiatrie du Vieillissement, 2020, 18（1）：88-96.

［59］SMITH K. Mental health：a world of depression［J］. Nature, 2014, 515（7526）：181.

［60］GALLARDA T, LôO H. Depression and the elderly［J］. L Encéphale, 2009, 35（3）：269-280.

［61］JOYCE M K P, GARCíA-CABEZAS M, JOHN Y J, et al. Serial Prefrontal Pathways Are Positioned to Balance Cognition and Emotion in Primates［J］. The Journal of Neuroscience：the Official Journal of the Society for Neuroscience, 2020, 40（43）：8306-8328.

［62］ESTEBSARI F, DASTOORPOOR M, MOSTAFAEI D, et al. Design and implementation of an empowerment model to prevent elder abuse：a randomized controlled trial［J］. Clinical Interventions in Aging, 2018, 13：669-679.

［63］FANG B, YAN E. Abuse of Older Persons With Dementia：A Review of the Literature［J］. Trauma, Violence & Abuse, 2018, 19（2）：127-147.

［64］UNüTZER J. Clinical practice. Late-life depression［J］. The New England Journal of Medicine, 2007, 357（22）：2269-2276.

［65］张越.老年抑郁症的诊与治的研究进展［D］.重庆：重庆医科大学, 2018.

［66］何晓英，彭华生，陈娟，等.护理程序在老年期抑郁障碍患者中的应用［J］.西南国防医药, 2011, 21（07）：774-775.

［67］KRAUSE M, GUTSMIEDL K, BIGHELLI I, et al. Efficacy and tolerability of pharmacological and non-pharmacological interventions in older patients with major depressive disorder：A systematic review, pairwise and network meta-analysis［J］. European Neuropsychopharmacology：the Journal of the European College of Neuropsychopharmacology, 2019, 29（9）：1003-1022.

［68］MCINTYRE R S, LEE Y. Cognition in major depressive disorder：a 'Systemically Important Functional

Index'（SIFI）[J]. Current Opinion in Psychiatry，2016，29（1）：48–55.

[69] 董丽云. 老年抑郁症康复的护理干预[J]. 医学信息，2012，25（5）：157–158.

[70] 张红梅，康有霞，薛淑艳，等. 老年抑郁症患者的临床表现与护理策略[J]. 按摩与康复医学（中旬刊），2012，3（11）：134.

[71] HUHMANN M B，PEREZ V，ALEXANDER D D，et al. A self–completed nutrition screening tool for community–dwelling older adults with high reliability：a comparison study[J]. The Journal of Nutrition，Health & Aging，2013，17（4）：339–344.

[72] HYBELS C F，BLAZER D G. Epidemiology of late–life mental disorders[J]. Clinics in Geriatric Medicine，2003，19（4）：663–696，v.

[73] KLöPPEL S，SAVASKAN E，ANNONI J M，et al. Recommendations for the Diagnosis and Therapy of Psychotic Disorders in the Elderly[J]. Praxis，2021，110（14）：816–825.